U0230260

消化专科常见疾病诊疗能力提升教程

国家卫生健康委员会能力建设
和继续教育消化病学专家委员会 / 组织编写

令狐恩强 / 主　编

科学出版社
北　京

内 容 简 介

本书以推进国家卫生健康委员会关于能力建设和继续教育的战略规划为指导，结合消化病学专家委员会的专业能力和临床经验，以实用性和指导性为原则，以消化专科常见病、多发病的综合诊疗为突破，注重理论与实践的结合，全面系统地介绍了消化专科常见疾病的诊断标准、治疗原则与方法等关键内容。全书分为五篇，分别为上消化道疾病篇、下消化道疾病篇、胆胰疾病篇、消化内镜规范化操作及诊疗常用技术篇和消化内镜中心管理规范篇，旨在结合我国消化专科的实际需求，通过系统化、标准化的方式，为广大消化专科医师提供全面的学术参考和实践指南。

本书权威、实用，系统性、指导性强，可作为消化专科医师培训用书，也可作为消化科医生的参考书。

图书在版编目（CIP）数据

消化专科常见疾病诊疗能力提升教程 / 令狐恩强主编. -- 北京：科学出版社，2025. 2. -- ISBN 978-7-03-081237-7

Ⅰ．R57

中国国家版本馆 CIP 数据核字第 2025YQ8273 号

责任编辑：沈红芬　王先省 / 责任校对：张小霞
责任印制：肖　兴 / 封面设计：黄华斌

科 学 出 版 社 出版
北京东黄城根北街16号
邮政编码：100717
http://www.sciencep.com

北京汇瑞嘉合文化发展有限公司印刷
科学出版社发行　各地新华书店经销
*
2025年2月第 一 版　开本：787×1092　1/16
2025年2月第一次印刷　印张：33 1/4
字数：790 000
定价：268.00元
（如有印装质量问题，我社负责调换）

《消化专科常见疾病诊疗能力提升教程》
编写人员

主　编　令狐恩强

副主编　（以姓氏汉语拼音为序）

柴宁莉　陈旻湖　郭　强　金震东　李　汛

李延青　刘炳瑞　马连君　孙思予　杨爱明

编　者　（以姓氏汉语拼音为序）

白飞虎　包　郁　陈卫刚　陈幼祥　程冰倩

丁　辉　董卫国　杜　晨　范志宁　冯　佳

冯秀雪　冯志杰　韩向阳　何　松　何朝晖

和水祥　姜海行　姜慧卿　李红灵　李良平

李贞娟　林志辉　蔺　蓉　刘冰熔　刘德良

刘思德　吕　宾　马颖才　梅　俏　孟宪梅

缪应雷　聂占国　牛晓彤　覃山羽　苏秉忠

孙明军　谭玉勇　唐秀芬　田德安　庹必光

汪芳裕　王　雯　王　祥　王邦茂　王俊平

王晓艳　王学红　王翊钊　韦　红　熊　英

徐　红　徐闪闪　许国强　许洪伟　薛　刚

杨　卓　杨少奇　杨玉秀　于红刚　原丽莉

张　斌　张国新　张开光　张文刚　智发朝

祝　荫

序　言

在医学领域的广阔天地中，消化专科以其涉及的病种多、发病率高而备受关注。随着现代医学的发展与进步及广大基层群众自我健康管理意识不断提升，消化系统疾病的诊疗工作也迎来了新的挑战。面对这些挑战，提升消化专科医师的诊疗能力，不仅是医疗质量提升的需要，也是保障患者健康权益的前提。

近年来，我国在消化专科诊疗领域取得了一定的成绩，但与国际先进水平相比，仍存在一定的差距。随着我国医疗体制改革的不断深化，基层医疗卫生服务体系的完善成为推动医疗资源下沉、实现医疗服务均等化的关键一环。然而，基层医疗机构在人才、设备、经验等方面存在短板，在诊疗技术标准、操作规程的系统性和统一性方面尚缺乏权威的指导与规范，这不仅影响了医疗服务的质量和效率，也制约了消化专科医师专业能力的系统培养和发展。因此，提高基层医院消化专科医师的诊疗能力，是推动优质医疗资源扩容下沉、实现医疗服务均衡发展的重要环节。

为了全面提升我国消化专科综合诊疗水平，促进消化医学科学发展，国家卫生健康委员会能力建设和继续教育消化病学专家委员会在国家卫生健康委员会的指导和支持下，积极响应国家分级诊疗制度的建立要求，组织国内消化专科领域的权威专家和临床一线工作者，以严谨、务实的态度，紧密结合理论基础和国内外最新研究进展，认真编写了这本《消化专科常见疾病诊疗能力提升教程》，旨在为消化专科医师提供全面、系统的学习资源。

我们衷心期望，本教程能够成为全国消化专科医师临床工作的得力助手，成为提升诊疗技术、优化服务流程、提高患者满意度的重要工具书。通过本教程的学习，消化专科医师能不断提升个人专业素养和能力，为推动我国消化病学的发展做出更大贡献。同时在未来的工作中，我们将继续关注基层医院消化专科的发展需求，及时更新和完善教程内容，以期不断提升基层医疗服务的整体水平，为促进我国医疗服务均衡化、优质化做出贡献。

令狐恩强

2024 年 8 月

前　言

　　消化专科作为临床医学的重要分支，涉及人体最为基础且复杂的生理功能与病理变化。随着生活水平的提高和饮食习惯的改变，消化系统疾病的发病率不断攀升，给国民健康带来了巨大挑战。本教程的编写，正是基于进一步完善基层医疗服务体系建设，提升我国消化专科综合诊疗能力的迫切需求。我们通过多方调研和实地考察，深入了解基层医疗实际情况，针对基层医院消化专科在常见疾病诊疗中面临的问题和挑战，精心编写了本教程。

　　本教程以推进国家卫生健康委员会关于能力建设和继续教育的战略规划为指导，结合消化病学专家委员会的专业能力和临床经验，以实用性和指导性为原则，以消化专科常见病、多发病的综合诊疗为突破，注重理论与实践的结合，全面系统地介绍了消化专科常见疾病的诊断标准、治疗原则与方法等关键内容，旨在结合我国消化专科的实际需求，通过系统化、标准化的方式，为广大消化专科医师提供全面的学术参考和实践指南。同时，我们希望本教程能够帮助消化专科医师在日常工作中更加精准地诊断疾病，更加科学地制订治疗方案，从而提升临床治疗效果，提高患者的生活质量。

　　随着医学技术的飞速发展，消化专科的诊疗技术正在经历前所未有的变革。消化内镜相关的新理论和新技术极大地拓展了消化系统疾病的诊疗手段。为此，本教程中特别增加了相应的章节，以帮助读者了解和掌握这些新理论、新技术，并将其有效融入临床实践中。

　　在未来的工作中，我们期待与广大同行保持密切交流，共同推动中国消化病学和消化内镜学事业发展。我们也欢迎各位读者提出宝贵的意见和建议，使本教程不断完善。

　　最后，衷心感谢所有参与编写、审校和支持本教程出版的同仁。愿我们携手同行，在消化病学的道路上不断探索与进取。

令狐恩强

2024 年 8 月

目　　录

第一篇　上消化道疾病

第四篇　消化内镜规范化操作及诊疗常用技术

第五篇　消化内镜中心管理规范

第一篇

上消化道疾病

第一章

上消化道疾病总论

上消化道是指十二指肠悬韧带（Treitz 韧带）以上的消化道，包括食管、胃、十二指肠、上段空肠，是食物消化的主要场所。上消化道疾病可以原发于上消化道，也可以是其他系统疾病累及上消化道的结果，临床症状多样，轻重程度不等。因此，上消化道疾病诊疗的前提是全面细致收集患者临床资料，并要求医生具备扎实的临床基础知识和清晰的逻辑分析能力，由表及里、抽丝剥茧、去伪存真，最终做出正确诊断。

一、上消化道疾病的诊断

（一）病史

上消化道疾病诊断的大部分线索和依据来源于病史采集，如胃食管反流病、消化性溃疡常能根据典型病史做出诊断。病史采集应该包括疾病的发生、发展、演变和诊疗经过，既往的健康状况、疾病史及用药史（特别是与上消化道疾病有密切关系的情况，如非甾体抗炎药的使用等），手术外伤史、输血史、旅居史（尤其是疫区或地方病流行区）、毒物接触史、烟酒史、性接触史、月经史、婚育史及家族史等。准确、完整的病史采集对疾病的诊断及下一步检查和治疗措施的安排非常重要。

（二）症状

典型的上消化道疾病多有上消化道症状，但其他系统疾病也可累及上消化道或出现类似症状。最常见的上消化道症状有反酸、烧心、恶心、呕吐、腹胀、上腹痛、吞咽困难等，这些症状的出现通常预示着消化系统某个或某几个器官出现了病变或功能紊乱，在临床诊疗工作中，需要对这些症状的出现保持敏感，并对可能关联的疾病加以鉴别。询问症状出现的部位、性质、发作形式、持续时间、与饮食的关系等有助于疾病诊断及鉴别诊断。

1. 恶心与呕吐 可以单独或序贯发生，最常导致恶心与呕吐的病因有消化道梗阻、急性胃肠炎或食物中毒、急性阑尾炎、急性胰腺炎、急性胆道感染及胆石症、消化性溃疡。而其他系统病变如肾绞痛及尿路感染、急性心肌梗死、中枢神经系统损伤、早期妊娠、前庭功能紊乱、青光眼及屈光不正、鼻窦炎等也可能以恶心和呕吐为首发症状。不同疾病患者的临床表现特点是不一样的。如果是幽门梗阻导致的呕吐，一般呕吐在进食早期发生，呕吐后腹痛可以得到缓解；如果是十二指肠压迫或狭窄引起的呕吐，特点是餐后迟发性呕吐；肠梗阻引起的呕吐特点是反复发作、比较剧烈，早期呕吐物可为食物、胃液或胆汁，晚期呕吐物呈粪样，带有恶臭；脑血管病引起的呕吐常呈喷射样，与颅内压升高有关；妊娠呕吐常发生于妊娠早期，多数于孕 12 周后逐渐减轻；恶心与呕吐若多见于清晨空腹时，则常因睡眠紊乱、疲劳、情绪激动等情况而诱发。

2. 烧心与反酸 烧心是指胸骨后和剑突后烧灼样不适感，主要由炎症或化学刺激物作用于食管黏膜引起，反酸则是指酸性胃液反流至口腔。最常伴有反酸与烧心等症状的疾病是胃食管反流病，另外，贲门失弛缓症、肥胖、腹水等引起腹内压升高的疾病及食管裂孔疝等都会导致食管下括约肌结构受损，导致反酸和烧心。

3. 腹胀 是绝大多数功能性胃肠病患者最常见的主诉之一，多由胃肠道内气体或食物积聚过多、腹水、腹腔内肿物或胃肠运动功能失调等引起。腹胀的原因多种多样，以消化道疾病最为常见。急性腹胀主要见于腹腔内器官破裂，多伴有腹痛，如胃肠道穿孔、脾破裂出血等，以及肠梗阻、急性胃扩张等疾病；慢性腹胀病程较长，缓解后多反复发生，多见于慢性胃炎、慢性胆囊炎、慢性胰腺炎、幽门不完全梗阻、小肠不完全梗阻、吸收不良综合征等疾病。另外，发生于女性的盆腔炎与卵巢肿瘤和发生于男性的前列腺增生及输尿管炎、输尿管结石等也有可能引起腹胀。当出现腹胀症状时，需要判断是消化系统还是其他系统原因，是器质性的还是功能性的，具体是哪个部位的腹胀等，从而有的放矢地制订治疗措施。

4. 上腹痛 是消化内科常见的症状之一，腹内器官的炎症性、穿孔性、创伤性、梗阻性及神经性损伤都可能导致上腹痛，另外其他系统或下腹部器官的损伤也有可能以牵涉痛的形式诱发上腹部疼痛。腹痛的诱因、发作时间、持续性或阵发性，以及疼痛的部位、性质和程度，是否放射至其他部位，有无伴随症状和加重或缓解因素等，都是在诊断及治疗上腹痛时需要考虑的因素。

5. 吞咽困难 是指在咽下食物或饮水时感到费力，食物通过口咽部或食管时有梗阻感，吞咽的过程持续时间延长，甚至无法下咽。导致吞咽困难的疾病有器质性疾病（如咽部脓肿、食管炎、食管癌、食管裂孔疝、食管憩室、纵隔肿瘤、主动脉瘤等）及功能性疾病（如贲门失弛缓症等）。

（三）体格检查

体格检查为疾病诊断提供了客观依据，可能提示疾病相关的病理变化。体格检查不仅应全面系统，同时还应根据患者的症状进行重点检查，并在临床治疗及随访过程中反复进行。患者体征的动态变化在一定程度上反映了疾病的演变过程，有助于疾病转归的判断。

腹部检查对上消化道疾病的诊断和鉴别诊断尤为重要。腹部检查的顺序为视、听、叩、触。视诊时应注意观察腹部外形有无膨隆或凹陷、腹壁皮肤、腹壁静脉、胃肠型、蠕动波。听诊时应注意肠鸣音、血管杂音、摩擦音。叩诊有助于了解胃肠道的充气情况、腹腔积气积液、器官大小。触诊在腹部检查中最为重要。腹肌紧张、压痛、反跳痛称为腹膜刺激征，是腹膜炎的典型体征。局部腹膜刺激征常提示局部器官炎症波及腹膜，弥漫性腹膜刺激征多提示急性胃肠穿孔或器官破裂。压痛的部位可以提示受累器官。触及腹部肿块时，应综合肿块的部位、大小、形态、边缘、表面情况、质地、移动度、压痛和搏动情况等初步判断其性质及来源。

（四）辅助检查

1. 实验室检查 对上消化道疾病的诊断价值有限，但可以辅助评估疾病的严重程度。血常规中血红蛋白浓度、红细胞计数、红细胞压积有助于评估上消化道出血的程度和活动性。自身免疫性胃炎可伴有缺铁性贫血或巨幼细胞贫血。上消化道急性炎症可伴有白细胞计数增多。嗜酸性胃肠炎可伴有嗜酸性粒细胞水平升高。呕吐物或粪便隐血试验阳性对于上消化道出血有重要诊断意义。严重的呕吐可能导致电解质紊乱、酸碱平衡失调。血清胃蛋白酶原检测可以反映胃体胃窦黏膜外分泌功能，胃蛋白酶原Ⅰ/Ⅱ比值变化在胃癌筛查中有重要价值。血清胃泌素17可以反映胃窦内分泌功能，提示胃窦黏膜萎缩状况或是否存在异常增殖。血清肿瘤标志物如癌胚抗原（carcinoembryonic antigen，CEA）、糖类抗原（CA）19-9、CA72-4、CA125、CA242等对上消化道肿瘤的诊断、疗效及预后评估具有一定价值。

幽门螺杆菌（*Helicobacter pylori*，*H. pylori*，*Hp*）的检测对胃癌前疾病、癌前病变、消化性溃疡、胃黏膜相关淋巴组织淋巴瘤的防治有重要意义。常用的检测方法包括非侵入性和侵入性。非侵入性检测有 ^{13}C 或 ^{14}C-尿素呼气试验、血清幽门螺杆菌抗体检测、幽门螺杆菌粪便抗原检测等。^{13}C 或 ^{14}C-尿素呼气试验具有较高的敏感度和特异度，是临床上最常用的方法。侵入性检测有快速尿素酶试验、组织切片染色和细菌培养。

2. 内镜检查 利用胃镜可以清晰地观察食管、胃及十二指肠球部、降部的黏膜，结合实时超声扫描、化学染色、电子染色、放大等手段，可以准确定位上消化道病变、评估病变性质、范围、起源、累及深度及与周围器官毗邻关系等，同时还可以进行组织活检，其是诊断上消化道疾病最常用、最准确的方法。对于存在反复发作的上消化道症状（反酸、烧心、腹胀、腹痛、消化不良）及难治性呕吐、吞咽困难、上消化道出血、不明原因贫血、消瘦等症状的患者，应行胃镜检查。但胃镜检查作为一种侵入性检查，对于全身状况极差、严重心肺疾病、上消化道穿孔急性期、严重精神疾病不能配合的患者，原则上是禁忌的。进行胃镜检查前应充分评估患者的风险和获益，与患者及其家属进行沟通。对于高风险患者，应做好全面的术前准备工作，必要时请相关专科医生协助。

3. 组织学检查 内镜下活检可以获得上消化道黏膜进行组织病理学诊断，用于评估病变性质，是上消化道肿瘤诊断的金标准。

4. 功能检查 24h 食管阻抗-pH 监测用于评估食管管腔是否反流及反流物的性质和pH，其对诊断胃食管反流病很有价值。食管测压可以直观精确地评估食管动力情况，主要用于食管动力障碍性疾病的诊断和鉴别诊断，如胃食管反流病、贲门失弛缓症、食管痉挛等。胃电图、胃容纳舒张试验、胃排空时间（标准试餐加服固体小钡条）等可用于评估胃动力情况。

5. 影像学/核医学检查 影像学检查可用于评估上消化道的大体形态、动力性疾病及腔外结构异常。腹部平片对上消化道穿孔、梗阻具有较高的诊断价值。X线钡餐检查可用于鉴别食管狭窄、贲门失弛缓症、食管裂孔疝、胃下垂、弥漫浸润型胃癌（皮革样胃）、胃溃疡等疾病，与内镜检查互为补充。选择性动脉造影可辅助进行消化道出血定位及治疗。

CT 和 MRI 检查在上消化道肿瘤的诊断和分期中具有重要价值。

二、上消化道疾病的治疗原则

上消化道疾病的治疗主要包括一般治疗、药物治疗、内镜治疗、手术或介入治疗。一般治疗措施主要有指导患者合理膳食，改变不良饮食习惯及生活方式，以及精神心理治疗。一般治疗对上消化道慢性疾病如胃食管反流病、慢性胃炎、功能性疾病等尤为重要。药物治疗包括病因治疗和对症治疗。病因治疗中，根除幽门螺杆菌对上消化道癌前疾病、消化性溃疡的防治及预后具有重要意义。抑酸药、抗酸药、黏膜保护剂、促胃肠动力药、消化酶、解痉止吐药等是常用的对症治疗药物，但需要警惕掩盖临床症状的可能性，以免贻误治疗。内镜直视下可进行上消化道出血的止血治疗、上消化道癌前病变及肿瘤的切除、贲门失弛缓症的内镜治疗、消化道梗阻的解除等，具有微创、精准、安全、费用低廉的特点。对于内镜治疗不成功的上消化道出血，可以进行介入治疗，栓塞病变血管。对于进展期上消化道肿瘤及上消化道穿孔、梗阻等经内科治疗无效、疗效不佳或出现严重并发症的疾病，需要进行手术治疗。

第一节　食管胃黏膜异位

一、定义与流行病学

食管胃黏膜异位（heterotopic gastric mucosa in esophagus，HGME）是指异位胃黏膜出现于食管上段，可伴或不伴临床症状的一种疾病。因其常发生于颈段食管，位于食管上括约肌下方，故又称颈段食管入口斑（cervical inlet patch）。1805 年 Schmidt 等在尸检中发现位于食管近端的异常胃底型上皮，该病被初次报道。

由于大多数 HGME 患者无临床症状，一般在内镜检查时无意中发现，因此尚无人群中 HGME 的精确患病率，尸检检出率为 0.7%。HGME 内镜下检出率在不同的文献报道中存在较大差异，波动于 0.18% ～ 14.5%，这种差异性可能与内镜医生对疾病的认识程度、技术水平、退镜时间及病变位置较高难以获得清晰的视野等相关。近年来，随着内镜技术迅速发展，色素内镜、激光共聚焦显微内镜、内镜窄带成像技术及光学相干断层成像技术等更多内镜技术的应用，HGME 内镜下检出率较前有所提高。

研究显示，HGME 在男性患者中的检出率高于女性，但也有研究显示 HGME 与性别无明显相关性。吸烟、饮酒、合并胃食管反流病（gastroesophageal reflux disease，GERD）及巴雷特（Barrett）食管可能与 HGME 的发生具有相关性，而年龄、饮食习惯、幽门螺杆菌感染、食管肿瘤与 HGME 无相关性。

二、病因与发病机制

HGME 的发生是先天发育异常还是后天因素损伤所致，目前尚存在争议。多数学者认为 HGME 是由先天发育异常所致，胚胎发育初期食管被覆柱状上皮，至胚胎 6 个月时完成食管黏膜鳞状上皮化，此种鳞状上皮化从食管中段开始，同时向口侧和肛侧移行，直至完全替代原有的柱状上皮，鳞状上皮化不完全时有柱状上皮残留，即 HGME。有学者指出 HGME 可能引起咽喉症状，症状的发生与异位胃黏膜内的壁细胞分泌胃酸刺激食管黏膜有关，但此观点存在争议。

三、临床表现

大多数 HGME 患者无明显临床症状，但少部分患者可合并食管内、外不适症状。症状发生可能与异位胃黏膜分泌的酸和消化液、食管高敏感及食管上段张力增高、环咽肌痉挛等食管运动障碍因素有关。食管症状包括吞咽困难或吞咽痛、胸骨后疼痛和烧心，食管外症状主要有声音嘶哑、癔球症、咽喉部疼痛不适、慢性咳嗽、继发性喉炎等，有咽喉反流症状者占比低者不到 20%，高者达 73.1%，但症状多较轻微。

四、辅 助 检 查

（一）内镜检查

上消化道内镜及活检组织病理学检查是诊断和鉴别诊断 HGME 的重要方法，并能观察病变的大小、形态，判断有无并发症。新型内镜技术，如色素内镜、激光共聚焦显微内镜、内镜窄带成像技术及光学相干断层成像技术，有助于提高 HGME 的检出率。

1. 普通白光内镜检查　HGME 一般为食管入口区的橘红色黏膜病变，位于食管上括约肌下方，距离门齿 16 ～ 21cm，多发生于食管的右侧壁及后壁，多为单发病灶，也可见多发。外观呈圆形、椭圆形或岛状，橘红色天鹅绒样黏膜，似胃黏膜，表面扁平或稍隆起，与周围鳞状上皮边界清晰。病灶直径为数毫米至 2cm，偶见 3 ～ 5cm 大片异位胃黏膜。

2. 色素内镜检查　色素内镜又称染色内镜，将无毒、无害的试剂或色素配制成一定浓度的溶液对消化道黏膜进行染色，通过内镜进行观察、诊断。借助染色的作用，可识别普通内镜不易发现的异常消化道黏膜。色素内镜对 HGME 的诊断有一定帮助，鲁氏碘液能使正常食管的鳞状上皮着色，而 HGME 的柱状上皮不着色，可区分病变与周围鳞状上皮。

但 HGME 位于食管入口处，此处进行喷洒染色容易刺激咽喉部、呼吸道。

3. 窄带成像技术（narrow-band imaging，NBI）　又称电子染色内镜，可以将白光波长窄化，强化蓝光，可更有效地显示黏膜表面的形态结构，从而指导精准活检。HGME 在 NBI 下呈褐色，与正常食管黏膜色差显著，色彩显示均匀、分界清楚，可发现微小病变并引导活检，有助于提高 HGME 的检出率。

4. 光学相干断层成像（optical coherence tomography，OCT）**检查**　OCT 是一种非接触、高分辨率、快速断层扫描的生物显微镜成像，通过内镜工作通道将 OCT 探头送达检查部位，对消化道扫描成像。OCT 能清楚显示组织横断面的细胞构成，显示 HGME 黏膜层较正常食管黏膜亮度低且厚度薄，识别 HGME 处的柱状细胞，并能区分是由何种胃上皮细胞构成、有无癌前病变细胞，通过成像差异在病理水平进行诊断，实现光学活检。

5. 激光共聚焦显微内镜检查　在共聚焦内镜激光激发下，荧光素钠反射回不同的光线，通过计算机处理放大后，形成组织和细胞形态，使内镜医生在进行内镜检查时获得组织结构和细胞学形态。激光共聚焦显微内镜可以将黏膜结构放大近 1000 倍，在活体内实时观察消化道黏膜细胞及亚细胞结构。在共聚焦内镜下，由于食管和胃黏膜的细胞形态、组织结构及黏膜下微血管网的分布、走行均有不同，可帮助鉴别异位胃黏膜、提高 HGME

检出率，其是诊断 HGME 较为特异的检查方法。

（二）病理检查

HGME 取活检组织行组织病理学检查，表现为胃黏膜柱状上皮，部分被覆鳞状上皮，伴或不伴周围黏膜组织水肿及慢性炎症、灶性充血，偶有双核浆细胞、浆细胞结节样增生，极少数表现为胃黏膜肠上皮化生、糜烂、溃疡、不典型增生及癌性改变。

HGME 与正常胃黏膜相比呈萎缩状态，组织学类型可分为胃底型、胃窦型、贲门型和混合型，以胃底型最为常见，由壁细胞和主细胞组成，具有分泌胃酸、胃蛋白酶、胃泌素等功能。亦可根据分泌类型将 HGME 分为泌酸型、黏液型和混合型，以混合型多见。研究显示，不同类型腺体的 HGME 之间临床病理特征无显著差异，因此确定 HGME 腺体类型在临床工作中可能并无实际意义。

（三）黏膜分泌功能检测

研究显示，HGME 的不适症状可能与其黏膜分泌功能有关，异位胃黏膜可分泌酸或黏液。目前有两种方法可以检测 HGME 是否具有分泌功能。

运用刚果红在 pH < 4.5 时会变黑的特点，内镜检查前给患者注射五肽胃泌素，然后在病变处喷洒 1% 刚果红 2 ～ 5ml，3 ～ 5min 后病灶逐渐变黑，表明异位胃黏膜处的壁细胞能够分泌足够引起症状的酸性液体。

24h 食管 pH 监测能更客观、直接地反映食管管腔内的酸度变化，黏膜泌酸与体位、进食的相关性；结合症状日志，可以分析不适症状是否与 HGME 泌酸具有相关性，同时也是诊断和鉴别诊断胃食管反流病的重要方法。

五、诊断与鉴别诊断

HGME 大多数无临床表现，主要依靠内镜检查发现食管上段异位的橘红色胃黏膜而诊断，病理学检查可以在组织层面上确诊 HGME，同时可与食管其他病变进行鉴别。

需要与 HGME 鉴别的疾病如下。

1. 巴雷特食管　在食管下段的食管鳞状上皮与胃柱状上皮交界线（齿状线）上移超过食管胃结合部（esophagogastric junction，EGJ）≥ 1cm，病理证实食管下段正常的复层鳞状上皮被化生的柱状上皮替代，无论伴或不伴肠上皮化生，病变分为全周型、舌型或岛型。巴雷特食管是食管黏膜对长期反流刺激的一种病理性反应，是食管腺癌的癌前病变之一。与 HGME 鉴别的要点在于两者的病因、发生部位、组织特点不同，巴雷特食管多有长期胃食管反流症状、发生于食管下段、组织学表现为食管鳞状上皮被柱状上皮替代；而 HGME 多无临床表现、发生于食管上段入口处、组织学表现为胃黏膜，有时被覆鳞状上皮。

2. 胃食管反流病　根据典型的烧心和反流症状可拟诊胃食管反流病。质子泵抑制剂（proton pump inhibitor，PPI）试验、反流问卷可作为胃食管反流病诊断的辅助工具，内镜检查可诊断反流性食管炎和 HGME，反流监测可提供客观反流证据以资鉴别。

部分 HGME 患者合并存在胃食管反流病，部分临床症状可能是异位胃黏膜分泌胃酸、胃蛋白酶刺激局部黏膜造成的，因此针对同时存在食管内外症状的 HGME 患者，需要鉴别症状是胃食管反流病引起的还是 HGME 引起的。

3. 食管黏膜上皮内瘤变、食管癌　幽门螺杆菌是否会定植于异位胃黏膜、HGME 是否具有发生肿瘤的可能性，目前尚无确切证据。内镜下食管黏膜边界清晰的局灶色泽变化需要与上皮内瘤变、癌变相鉴别，活检后行病理学检查有助于诊断。

另外，内镜检查时食管入口处黏膜容易与镜身摩擦而形成损伤面，会被误诊为异常病理改变，因此操作内镜时要轻柔、缓慢，边进镜边观察。

六、治　　疗

由于 HGME 检出率较低、大多数患者无临床症状，因此针对其诊断和治疗尚无统一共识或推荐意见。临床上主要根据患者临床表现、有无并发症及有无组织病理学异常制订个体化治疗方案。

无不适症状的患者仅需要随访，无须特殊治疗，无异型增生的患者可每 2～3 年随访1次。

若怀疑食管内外不适症状与 HGME 相关，推荐口服抑制胃酸分泌的药物，如 H_2 受体拮抗剂、质子泵抑制剂，必要时可加用具有中和胃酸功能的黏膜保护剂及消化道动力药。药物治疗方案的选择尚未达成共识，具体剂量及疗程根据临床症状因人而异，以缓解症状为药物治疗的目标。

不适症状顽固、需要长期服药者，也可以选择氩等离子体凝固术（argon plasma coagulation，APC）、内镜黏膜切除术（endoscopic mucosal resection，EMR）或内镜黏膜下剥离术（endoscopic submucosal dissection，ESD）去除病灶。

发生良性并发症如食管狭窄、食管环和食管蹼等患者可以行内镜下扩张治疗。对于伴有肠化生、不典型增生、黏膜内癌变者，需要密切随访，可根据情况行内镜下 APC、EMR 等治疗；对于侵犯黏膜下层者，可能需要外科手术治疗。

七、预　　后

HGME 是一种黏膜异位性病变，多数学者认为是先天发育形成的，大多数患者无临床症状，其与肿瘤的相关性尚无确切证据，总体上预后良好。

第二节　食 管 憩 室

一、定义与流行病学

食管憩室即食管壁的一层或全层向外突出进入纵隔，内壁覆盖有完整上皮的盲袋，此病临床上不多见。食管憩室根据发病部位不同可分为咽食管憩室、食管中段憩室和膈上憩室。

食管憩室相对少见，在国外以咽食管憩室多见，食管中段憩室仅占 15% 左右，膈上憩室更为少见；在我国则以食管中段憩室居多。本病好发于成年人，发病率最高的年龄段为 60～70 岁，30 岁以下者罕见，男性发病率是女性的 3 倍。

二、病因与发病机制

咽食管憩室发生机制为食管发育过程中咽与食管连接处的后方缺少肌纤维，形成解剖学上的薄弱区，加上肌活动不协调，导致食管黏膜自薄弱区膨出，使局部黏膜和黏膜下层突出腔外。食管中段憩室主要由于气管支气管淋巴结、气管肺门淋巴结及气管旁淋巴结等易受真菌或结核杆菌等微生物感染引发局部炎症，从而淋巴结与中段食管壁发生粘连导致瘢痕梗阻，食管全层被牵拉形成真性憩室。真性憩室壁由黏膜层、黏膜下层及肌层 3 层组成，因保留肌层且收缩功能较好，食物不易积存。膈上憩室是由于食管下段近膈上处平滑肌层薄弱，加之因食管运动功能障碍（常见于食管痉挛、咽喉部疾病、非特异性食管动力异常和贲门失弛缓症及食管裂孔疝等功能性疾病或器质性疾病）导致腔内压力升高，食管壁膨出食管壁外，形成憩室。

三、临 床 表 现

早期憩室小且无并发症者常无症状。大部分患者于体检时行消化道造影或胃镜检查而发现。

随着憩室不断增大，患者可能出现吞咽困难、进食哽噎感、胸痛及食物反流，偶尔可能出现误吸，部分患者可有口臭。当憩室囊袋下垂至颈椎左侧时，患者查体时颈部可能触及软质包块。扩大的囊袋压迫食管可致吞咽困难和严重食管梗阻。

食管憩室可并发憩室炎、溃疡、出血、穿孔、恶变、纵隔炎及脓肿。

四、辅 助 检 查

1. 实验室检查 目前尚无相关资料。

2. 上消化道造影 食管憩室早期呈半月形膨出，随着不断扩大，可呈球形。巨大憩室可压迫食管，憩室囊内有食物残渣时可见充盈缺损，并发炎症时黏膜粗糙紊乱。

3. 内镜检查 胃镜检查可以发现憩室的大小，同时可以准确观察憩室囊壁有无并发糜烂、出血、溃疡或癌变。

4. 食管压力测定 了解可能同时存在的食管运动功能障碍。

五、诊断与鉴别诊断

食管憩室无典型临床表现，主要依靠内镜检查或上消化道造影诊断，同时可与食管其他病变进行鉴别。

1. 化脓性食管炎　在食管黏膜损伤（如异物或机械损伤、误服腐蚀剂灼伤）的基础上食管黏膜发生细菌感染性炎症，导致局部炎症性渗出，伴有不同程度的组织坏死及脓液形成，感染可局限，也可呈较为广泛的蜂窝织炎。

2. 食管结核　临床上极为少见。食管结核好发于中段食管，结合内镜表现可分为隆起型、溃疡型、窦道型和狭窄型 4 种类型。临床表现主要为吞咽困难和胸骨后疼痛，患者无明显结核中毒症状，早期诊断较困难。联合胃镜、食管超声内镜、色素内镜等检查技术可提高其诊断准确性。

3. 真菌性食管炎　无特异性临床表现，部分患者可以无任何临床症状，患者可有胸骨后疼痛不适、进食哽噎感、吞咽困难、反酸、上腹痛、恶心、呕吐等症状。主要通过内镜下细胞刷片镜检或细菌培养进行诊断。

六、治　疗

咽食管憩室：无症状时不予干预或进行保守治疗。当症状加重或反复出现炎症、出血甚至穿孔时考虑干预治疗；目前内镜治疗在咽食管憩室中的应用包括内镜下隔膜切开术、经腋窝无充气微创憩室切除术、内镜下二氧化碳激光憩室切除术、经口内镜下吻合术、憩室经口内镜下肌切开术［或称经黏膜下隧道憩室间脊切开术（STESD）］及内镜下横切开纵隔吻合术等；开放性手术适用于其他方法治疗无效者，目前认为，开放式颈部憩室切除联合环咽肌切开术是咽食管憩室标准的外科治疗方法。

食管中段憩室：一般无须任何治疗，当发展为食管炎和（或）憩室炎时，可保守治疗，给予 H_2 受体拮抗剂或质子泵抑制剂抑酸及应用抗生素；如发生出血、穿孔、脓肿或瘘管形成，则需要手术治疗。

膈上憩室：小而无症状，或憩室较大，但未引起食管受压，均无须特殊处理。如出现吞咽困难伴疼痛或癌变，则需要手术治疗。

第三节　胃食管反流病

一、定义与流行病学

胃食管反流病（GERD）是一种由胃十二指肠内容物反流入食管引起不适症状和（或）并发症的疾病。依据食管黏膜是否存在糜烂、溃疡，GERD 可分为反流性食管炎（reflux esophagitis，RE）和非糜烂性反流病（nonerosive reflux disease，NERD），其中 NERD 较为普遍。

GERD 属于临床常见病，随着年龄增长，其患病率逐渐增加，但男女患病率并没有明显差异。GERD 在世界范围内的患病率约为 13.3%，其中我国患病率约为 8.7%，虽低于北美（15.4%）和欧洲（17.1%），但呈逐年上升趋势。

二、病因与发病机制

GERD 是以食管下括约肌（lower esophageal sphincter，LES）功能障碍为主的胃食管动力障碍性疾病，抗反流防御功能减弱和反流物攻击作用增强是其主要发病机制。此外，GERD 还可能与食管敏感度增加、免疫介导食管黏膜损伤及食管功能异常有关。

（一）抗反流防御功能减弱

抗反流屏障结构与功能异常、食管清除功能障碍及食管黏膜屏障功能降低均能削弱抗反流防御功能。

1. 抗反流屏障结构与功能异常 腹内压升高（原因包括肥胖、妊娠、便秘、呕吐、负重劳动及腹水等）、食管裂孔疝、胃内压持续升高（原因包括胃排空延迟、胃扩张等）及贲门失弛缓症术后等均可通过损伤 LES 影响抗反流屏障结构。

以上某些因素、部分激素（包括胆囊收缩素、胰高血糖素及血管活性肽等）、食物（包括高脂肪食物等）及药物（包括钙通道阻滞剂、地西泮等）均能够导致 LES 一过性松弛延长或功能障碍，从而破坏抗反流屏障功能。

2. 食管清除功能障碍 部分疾病包括干燥综合征、硬皮病等可能通过影响食管蠕动和唾液分泌导致 GERD。食管裂孔疝会导致部分胃经食管裂孔进入胸腔，不仅使 LES 结构发生改变，同时也影响了食管清除功能，从而导致 GERD。

3. 食管黏膜屏障功能降低 唾液、复层鳞状上皮及黏膜下丰富的血液可以帮助食管黏膜抵御反流物损害。长期吸烟、饮酒、食用刺激性食物或药物等行为均可削弱食管黏膜屏障功能。

（二）反流物攻击作用增强

损伤食管黏膜的反流物主要是胃酸，此外还包括胃蛋白酶及十二指肠液中的非结合胆盐和胰酶等。反流物的攻击作用与反流物的质和量，以及反流物与黏膜的接触时间、部位有关。

三、临 床 表 现

GERD 的临床表现多样，包括食管症状和食管外症状，两者可单独存在，也可伴随出现。

（一）食管症状

1. 典型症状 GERD 的典型症状包括烧心和反流。烧心即胸骨后或剑突下出现的烧灼感，通常起于胸骨下段，并向上延伸。反流是指在没有恶心和非用力时，胃十二指肠内容物涌入口咽部的感觉，若含酸味，则称为反酸。烧心和反流常与饮食（餐后多发或加重）和体位（卧位、弯腰及腹内压升高时可诱发）相关。

2. 非典型症状 胸痛常由反流物刺激食管引起，位于胸骨后或剑突下，可能向心前区、后背、肩部、颈部及耳后放射，可伴有烧心与反流。GERD 属于导致非心源性胸痛的普遍因素，但对于不伴有烧心和反流典型症状的胸痛患者，只有在排除心脏因素后才能进行 GERD 评估。嗳气是指气体从胃内或食管经咽部排出体外，常伴发声，可同时伴有反流。吞咽困难或胸骨后异物感可能是由食管痉挛或功能紊乱导致，常间断发作，且无论是在进食固体食物还是液体食物时均可能出现。部分患者的吞咽困难由食管狭窄导致，此时该症状为持续性或呈渐进性加重。

（二）食管外症状

食管外症状的产生可能包括两种机制：一种是反流物直接刺激或损伤食管外组织或器官，另一种是食管内的反流暴露通过神经反射或免疫介导，间接影响食管外组织或器官。食管外症状的发作和加重可与 GERD 典型症状关联或规律相似。当患者反复发作食管外症状，尤其伴有烧心和反流时，如果病因不明，应考虑是否存在 GERD。

1. 慢性咳嗽　GERD 是慢性咳嗽的重要原因，多为干咳，常不伴 GERD 典型症状，50%～75% 的患者否认有反流病史。

2. 咽喉症状　以咽喉炎表现为主，包括咽干、咽痛、咽异物感、声音嘶哑、频繁清嗓、咽痒、阵发性喉痉挛及吞咽困难等。部分患者存在咽部异物或阻塞感，然而并不伴有吞咽困难，即癔球症，临床上认为也与 GERD 有关。

3. 哮喘　GERD 与哮喘常同时存在。流行病学调查显示，高达 50% 的哮喘患者伴有 GERD。因此，对于内科控制不理想或排除其他原因的哮喘患者，应考虑 GERD。

4. 其他　GERD 还可表现为鼻塞、鼻涕倒流等鼻部症状，耳闷、耳鸣、耳痛等耳部症状，以及舌烧灼感、口腔异味等口腔症状。严重者可发生吸入性肺炎，甚至出现肺间质纤维化。

（三）并发症

1. 巴雷特食管　为 GERD 的并发症，内镜下可见食管鳞状上皮与柱状上皮的交界线相较于食管胃结合部上移，并且经病理活检证实化生的柱状上皮取代了正常的复层鳞状上皮，其有恶变为腺癌的倾向。巴雷特食管全球患病率约为 1%，GERD 患者巴雷特食管的患病率为 2.3%～8.3%。

2. 食管狭窄　食管炎反复发作引起纤维组织增生，最终导致瘢痕狭窄。其主要表现为吞咽困难，多数患者有 LES 功能缺陷，且同时伴有食管裂孔疝。

3. 上消化道出血　食管黏膜糜烂和溃疡可导致上消化道出血，患者表现为呕血、黑便及缺铁性贫血。

四、辅助检查

（一）上消化道内镜

上消化道内镜是诊断 RE 最准确的方法。上消化道内镜结合病理活检可用于排除上消化道恶性肿瘤，诊断 RE 和巴雷特食管，并检查是否存在其他 GERD 并发症，如食管狭窄、食管裂孔疝等。

上消化道内镜检查可对 RE 的严重程度进行分级，目前应用最广泛的是洛杉矶（Los Angeles，LA）分级，具体如下。

正常：食管黏膜无破损。

A 级：食管黏膜有 1 处或多处长度 ≤ 5mm 的黏膜破损。

B 级：至少有 1 处长度 > 5mm 的黏膜破损，但无融合。

C 级：至少有 1 处 2 条黏膜破损融合，但未超过食管环周的 75%。

D 级：黏膜破损融合，达到或超过食管环周的 75%。

（二）食管反流监测

食管反流监测包括食管 pH 监测和食管阻抗 -pH 监测，可用于检测胃内容物反流入食管的性质和程度，并判断症状与反流的关联性，提供反流的客观证据，是诊断 GERD 的金标准。

1. 食管 pH 监测 可以明确食管内是否存在病理性酸反流，酸暴露时间百分比（acid exposure time，AET）是其主要监测指标，即 24h 内食管 pH 低于 4 的时间百分比，AET > 4.2% 通常被作为异常酸反流的标准。临床上其常用于未使用 PPI 的患者，以明确 GERD 的诊断并指导治疗。

2. 食管阻抗 -pH 监测 通过检测食管黏膜瞬时阻抗值，反映食管黏膜屏障功能，进而判断是否存在长期慢性反流。相较于单纯 pH 监测，食管阻抗 -pH 监测可以提供更多信息，包括非酸反流、反流物性状（液体、气体或混合物）、反流高度、反流速度及反流物清除时间等，目前被认为是检测反流最敏感的方法，临床上常用于寻找难治性 GERD 病因。

（三）高分辨率食管测压

高分辨率食管测压（high resolution esophageal manometry，HREM）能够提示食管的动力状态，包括食管体部的动力障碍和食管胃结合部的形态特征，是诊断食管动力障碍疾病的金标准。HREM 诊断 GERD 价值有限，但有助于鉴别其他非 GERD 的食管动力障碍疾病，以及进行 GERD 抗反流手术的术前评估。此外，HREM 还可定位 LES，用于辅助放置食管反流监测导管。

（四）食管钡剂造影

该检查诊断 GERD 的敏感度和特异度并不高，目前已不作为 GERD 的常规检查，但可用于明确是否存在食管裂孔疝及其大小和位置。对于存在胸痛、吞咽困难等 GERD 非典型症状的患者，食管钡剂造影也可用于判断是否伴有食管胃结合部流出道梗阻。

五、诊断与鉴别诊断

（一）诊断

RE 与 NERD 的诊断方法有所不同。RE 诊断：①有烧心和（或）反流症状；②内镜下发现 RE。NERD 诊断：①有烧心和（或）反流症状；②内镜检查阴性；③食管反流监测提示存在反流异常；④ PPI 治疗有效。

可通过 PPI 试验为拟诊 GERD 或考虑存在反流相关食管外症状的患者提供辅助诊断信息，特别是内镜检查结果正常时。钾离子竞争性酸拮抗剂（potassium competitive acid blocker，P-CAB）试验可能较 PPI 试验更为有效，但目前仍需要进一步评估 P-CAB 用于试验的最佳剂量、持续时间及症状缓解的合适标准。

（二）鉴别诊断

GERD 在临床上应与下列疾病进行鉴别诊断。

1. 功能性烧心与功能性消化不良　患者常有紧张、焦虑等精神因素，且多伴烧心、早饱及上腹胀等症状，但内镜检查、食管反流监测及 HREM 均正常，肝、胆、胰、脾等器官也不存在器质性病变。

2. 心源性胸痛　多见于高龄患者，常有高血压、糖尿病病史，劳累、进食及情绪激动等因素可诱发。胸痛症状与体位关系不明显，含服硝酸甘油等血管扩张药可缓解，心电图可发现特征性改变。

3. 其他原因食管炎　如感染性食管炎、嗜酸细胞性食管炎及药物性食管炎等，上消化道内镜检查可予以鉴别。

4. 食管癌与贲门癌　重度 RE 可伴食管糜烂、溃疡，需要与食管癌、贲门癌鉴别。组织学活检有助于良、恶性疾病的鉴别。

六、治　疗

治疗的目的在于缓解症状、治愈食管炎、预防病情复发及防治并发症。

（一）患者教育

患者教育是预防和治疗 GERD 的基础，无论采取何种治疗方式，患者教育都应贯穿始终。

（1）LES 结构受损或功能异常的患者，进食后不宜立即卧床，为减轻卧位及夜间反流，睡前 2～3h 不宜进食，睡时可将床头抬高。

（2）注意减少引起腹内压升高的因素，如肥胖、便秘及紧束腰带等；应避免进食可引发 GERD 症状的食物及饮品，包括高脂食物、咖啡及浓茶等；谨慎使用可能会导致 LES 压力降低或胃排空延迟的药物，包括硝酸甘油、钙通道阻滞剂及抗胆碱能药物等。

（3）禁酒及戒烟。

（二）药物治疗

1. 抑酸药　因 GERD 的直接损伤因素为胃酸和胃蛋白酶，故抑制胃酸是目前 GERD 的基本治疗方案。目前临床上常用的抑酸药包括 PPI、P-CAB 及 H_2 受体拮抗剂（H_2-receptor antagonist，H_2-RA）。

（1）PPI：与 H^+-K^+-ATP 酶不可逆性结合，具有较强的抑酸作用，是目前 GERD 诱导缓解和维持治疗的首选药物。通常情况下，PPI 的疗程为 4～8 周，但针对重度食管炎（LA-C 级和 LA-D 级）和伴有食管裂孔疝的 GERD 患者，应适当增加治疗时间或药物剂量以达到理想治疗效果。

（2）P-CAB：抑制胃酸分泌的主要机制为竞争性阻断 H^+-K^+-ATP 酶中钾离子的活性。作为一种新型抑酸剂，P-CAB 具有多种优势，包括起效迅速、抑酸持久、夜间酸抑制、受个体差异及饮食因素影响小等，在促进食管黏膜愈合和缓解反流症状等方面的疗效不亚于 PPI，但长期临床疗效和安全性仍有待验证。

（3）H_2-RA：抑酸能力较弱，适用于轻中症患者。增加剂量可提高疗效，但同时也会加重不良反应。

2. 促胃肠动力药 能够提高 LES 压力和增强食管蠕动，加速胃排空，进而改善胃十二指肠内容物反流，并缩短反流物在食管中的停留时间。这类药物对改善症状有一定的补充作用，常与抑酸药联合应用。

3. 抗酸药 临床上常用的抗酸药有氢氧化铝、铝碳酸镁及海藻酸盐等。这些药物能够快速中和胃酸，缓解反流症状，但仅适用于症状轻、间歇发作的患者，只能临时缓解症状，不宜长期服用。

4. 难治性 GERD 治疗 是指在进行 8 周的双倍剂量 PPI 治疗后，患者烧心、反流等症状仍未明显缓解。多种原因可造成难治性 GERD，其中与 GERD 相关的原因包括未纠正不良生活习惯、未按医嘱服药、抑酸治疗不充分及食管高敏感等，非 GERD 相关的原因包括其他食管疾病（如嗜酸细胞性食管炎、贲门失弛缓症等）、功能性及精神心理因素等。发生难治性 GERD 时，应首先检查患者的服药依从性，再根据患者具体情况调整治疗方案，包括调整生活方式、优化抑酸治疗、联合用药及抗反流手术治疗等。

5. 维持治疗 具体方式为按需治疗和长期治疗。对于 NERD 和不伴并发症的轻度食管炎（LA-A 级和 LA-B 级）患者，若初始抑酸治疗有效，可选择按需治疗，即有症状时用药，症状缓解后停药。对于 PPI 或 P-CAB 停药后症状复发、重度食管炎（LA-C 级和 LA-D 级）及食管狭窄扩张术后患者，通常需要长期维持治疗。PPI 或 P-CAB 为维持治疗的首选药物，维持治疗的剂量因人而异，以调整至有效控制 GERD 症状和维持 RE 愈合的最低剂量为宜。

（三）抗反流手术治疗

若患者在进行充分抑酸治疗后症状仍未缓解，并且相关辅助检查提示确实存在症状相关的反流，则需要考虑行抗反流手术治疗。抗反流手术治疗包括内镜治疗和外科手术治疗，术前需要结合既往抑酸治疗效果、内镜检查、反流监测及 HREM 等情况了解食管功能改变，以确定适应证和排除不宜行手术治疗的情况。

1. 内镜治疗 GERD 的初始治疗包括生活习惯调整和药物治疗，对于部分患者，内镜治疗也属于可选的治疗方式。目前，常用的 GERD 内镜治疗术式有内镜下射频消融术、经口无切口胃底折叠术、经口内镜下贲门缩窄术及内镜下抗反流黏膜切除术。

适应证：①中重度 RE，经内科治疗无效者；②食管溃疡及出血经久不愈者；③合并食管裂孔疝者；④年轻患者且需要长期大量药物治疗；⑤反复发作的食管狭窄；⑥反复并发肺炎等。

2. 外科手术治疗 临床常用的抗反流外科手术包括胃底折叠术和磁环下括约肌增强术，疗效与 PPI 相当，但存在手术并发症风险。

适应证：①内科治疗无效及存在 GERD 相关并发症如巴雷特食管、食管狭窄者；②最大药物剂量治疗，症状仍未缓解者；③伴有症状的食管裂孔疝者；④拒绝 PPI 治疗者；⑤不能耐受药物副作用者；⑥存在影响生活质量的 GERD 相关食管外症状，如胸痛、咳嗽、哮喘及睡眠障碍等。

（四）并发症治疗

1. 巴雷特食管 定期随访有助于早期发现异型增生和癌变。对于不伴异型增生的患者，内镜随访间期为 3 ～ 5 年。如发现重度异型增生或早期食管癌，应及时行内镜或外科手术治疗。

2. 食管狭窄 除去极少数因严重瘢痕狭窄需要行手术切除的患者，大多数伴有食管狭窄的患者可通过内镜下食管扩张术治疗。内镜下食管扩张方式主要包括气囊扩张和探条扩张，为改善吞咽困难及避免再次扩张，术后需要维持治疗。

3. 上消化道出血 详见本篇第五章。

七、预　　后

药物治疗通常能够有效控制 GERD 症状，但当患者未保持良好的生活习惯，或疾病处于进展期停用药物时较易复发。判断 RE 预后的重要指标之一是其严重程度，治疗轻度食管炎（LA-A 级和 LA-B 级）患者至黏膜愈合通常需要 4 周，但重度食管炎（LA-C 级和 LA-D 级）患者则需要 8 周甚至更长时间，并且愈合率较低。因此，对于重度食管炎（LA-C级和 LA-D 级）患者，治疗后应定期复查内镜，以判断黏膜是否愈合及排除巴雷特食管。

第四节　贲门失弛缓症

一、定义与流行病学

贲门失弛缓症（achalasia of cardia，AC）又称贲门痉挛、巨食管疾病，是一种起源不明的原发性食管运动障碍性疾病，其特征是吞咽时食管中下段括约肌松弛障碍，或缺乏蠕动，导致食物滞留于食管内，食管逐渐扩张、肥厚，甚至发生溃疡、癌变的病理状态，最常表现为进行性吞咽困难、胃灼热、反流、胸痛及不同程度的体重减轻或营养不良。

贲门失弛缓症是一种罕见的食管平滑肌疾病，年发病率为（0.03 ～ 1.63）/10 万，年患病率为（1.8 ～ 12.6）/10 万；不同国家和地区、不同种族无显著差异；在男性和女性中发病率大致相同，无显著性别差异；可发生于所有年龄段，且发病率和患病率随年龄增长而增加，按年龄呈双峰分布，高峰出现在 30 岁和 60 岁左右。

二、病因与发病机制

在生理情况下，食管下括约肌（LES）具有肌源性张力，防止胃内容物反流，并在吞咽、食管扩张或胃扩张时放松，受肌间神经丛调控。该疾病是多因素综合作用的结果，目前发病原因及发病机制尚未明确，核心是食管平滑肌抑制性神经功能丧失，神经抑制程度与吞咽过程中食管蠕动的传播速度成反比。

（一）原发性/特发性

1. 肌间神经丛的抑制性神经元变性　食管远端和食管胃结合部 Auerbach 神经节细胞变性、减少或缺乏，导致兴奋性和抑制性神经元失衡，兴奋性神经元释放乙酰胆碱、速激肽，而抑制性神经元主要释放血管活性肠肽、一氧化氮，抑制性神经元局部减少导致 LES 松弛和食管蠕动中断。

2. 副交感神经分布缺陷　食管壁张力降低，蠕动消失，LES 痉挛。

3. 肌间神经丛退化　导致神经节细胞缺乏，LES 和肌间神经丛中卡哈尔（Cajal）间质细胞、神经性一氧化氮合酶阳性细胞和神经嵴来源的 S-100 阳性细胞减少。

4. 感染　尤其是水痘 - 带状疱疹病毒（VZV）、麻疹病毒、人乳头瘤病毒、巨细胞病毒（CMV）等感染，或寄生虫感染，如南美洲锥虫病（Chagas 病）。

5. 自身免疫　细胞或抗体介导的对抗原的攻击，存在抗肌间神经细胞抗体，如辅助性 T 细胞释放的辅助因子 TH22、TH17、TH2、TH1 等增多。

6. 遗传　一些遗传性疾病，如 *NOS1* 基因、*VIPR1* 基因、*IL-23* 基因、*PTPN22* 基因突变，会增加遗传易感性；与主要组织相容性复合体（MHC）Ⅱ 的某些变体有关；也可能是遗传综合征的一种，如 AAA 综合征、唐氏综合征、先天性中枢性低通气综合征等。

（二）继发性

1. 继发于原发病　如嗜酸细胞性食管炎。

2. 假性贲门失弛缓症　由恶性肿瘤引起，如局部浸润癌及副肿瘤综合征，可能继发于体液因素、神经元变性或异常神经传递。

三、临 床 表 现

临床表现包括吞咽困难、反流、胸痛、体重下降和呼吸道症状等。

1. 吞咽困难　最为常见，可发生于 90% 以上的患者。其与进食后 LES 不能正常松弛有关，起病缓慢，初期可表现为餐后饱胀感，可由进食刺激性食物及情绪波动诱发，呈间歇性发作，而后随疾病进展逐渐出现固体及液体食物吞咽困难。

2. 反流　吞咽困难导致食管逐渐扩张，潴留在食管内的未消化食物及唾液出现反流，比例达 76% ~ 91%。与胃内呕吐物不同，反流物未经胃腔，无胃酸及胃内容物。

3. 胸痛 发生率为 25% ～ 64%。疼痛多位于胸骨后或中上腹，可表现为针刺样疼痛、闷痛、灼痛或刀割样疼痛，有时发作类似心绞痛，舌下含服硝酸甘油可缓解。其发生可能与食管平滑肌高幅收缩、食物潴留诱发食管炎及食管下段括约肌压力升高有关，随着疾病发展，食管进一步扩张，多数患者的症状会逐渐减轻。

4. 体重下降 发生率为 35% ～ 91%。吞咽困难导致食物摄取量减少，随病程延长，患者可出现体重下降、营养不良、贫血等症状。

5. 呼吸道症状 食物反流入呼吸道可导致咳嗽、气喘、声音嘶哑及肺炎等呼吸道症状，易出现于夜间平卧时。

6. 其他 疾病后期，食管高度扩张，胸腔内器官受压，患者可出现气喘、发绀、干咳、声音嘶哑等症状。

7. 并发症 由于食物潴留和反流物刺激，患者可继发黏膜炎症、糜烂、溃疡出血及食管–气管瘘等，严重者可并发食管癌，其发生率为 4% ～ 6%，好发于食管下段，其次为食管中段，多发生于病程较长的患者，发现时多处于晚期，预后差。

Eckardt 评分是评估贲门失弛缓症症状和疗效最常用的分级系统，对主要症状的发生频率进行评分，将贲门失弛缓症的严重程度分为 0 级（0 ～ 1 分）、Ⅰ级（2 ～ 3 分）、Ⅱ级（4 ～ 6 分）、Ⅲ级（> 6 分）（表 2-1）。

表 2-1 Eckardt 评分

评分	主要症状			
	吞咽困难	食管反流	胸骨后疼痛	体重下降（kg）
0 分	无	无	无	0
1 分	偶尔	偶尔	偶尔	< 5
2 分	每天	每天	每天	5 ～ 10
3 分	每餐	每餐	每餐	> 10

四、辅 助 检 查

（一）食管测压

HREM 是诊断贲门失弛缓症的金标准，其特征性表现为 LES 松弛压升高，食管体无效蠕动。根据其检查结果可将贲门失弛缓症分为 3 型（芝加哥分型，表 2-2），不同亚型均有 LES 松弛障碍，但食管松弛和收缩模式不同（图 2-1）。

表 2-2 贲门失弛缓症芝加哥分型

分型	特点
Ⅰ型（经典型）	中位 IRP > 15mmHg，食管 100% 失蠕动收缩
Ⅱ型（伴食管腔内高压）	中位 IRP > 15mmHg，食管 100% 失蠕动收缩，≥ 20% 的吞咽过程为全食管腔内高压
Ⅲ型（痉挛型）	中位 IRP > 15mmHg，食管无正常蠕动，≥ 20% 的吞咽过程存在痉挛性收缩伴 DCI ≥ 450mmHg·s·cm

注：IRP. 整合松弛压；DCI. 远端收缩积分；1mmHg=0.133kPa。

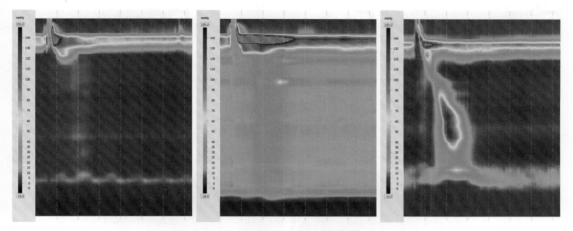

图 2-1 贲门失弛缓症芝加哥分型

从左至右依次为 Ⅰ 型、Ⅱ 型、Ⅲ 型

（二）内镜检查

内镜检查主要用于排除假性贲门失弛缓症或其他可引起贲门失弛缓症症状的机械性梗阻，如反流性食管炎、食管癌等，内镜下可见食管扩张、食物及分泌物潴留、食管胃结合部张力增高及痉挛性缩窄环等，食管黏膜可伴有炎症，多继发于食物潴留或念珠菌感染。在食管出现扩张之前的疾病早期，患者内镜检查可能是正常的，因此仍需要行 HREM 以确诊。对于治疗后复发的患者，内镜检查可对反流及反流相关狭窄与贲门失弛缓症复发进行鉴别。令狐恩强教授依据内镜下不同表现，提出了贲门失弛缓症首个内镜下分型（表 2-3），该分型可用于指导内镜下治疗方式的选择（图 2-2）。

表 2-3 贲门失弛缓症内镜下分型

分型	内镜下表现
Ⅰ 型	管腔轻度扩张，管壁平滑无迂曲
Ⅱ 型	管腔扩张，充分注气后出现环状或半月形结构
Ⅱ a 型	呈细环状，无半月形结构
Ⅱ b 型	出现半月形结构，不超过管腔 1/3
Ⅱ c 型	出现半月形结构，超过管腔 1/3
Ⅲ 型	管腔扩张明显，伴有憩室样结构形成
Ⅲ l 型	憩室样结构位于左侧
Ⅲ r 型	憩室样结构位于右侧
Ⅲ lr 型	左、右侧均可见憩室样结构

（三）食管造影

食管钡餐造影是诊断贲门失弛缓症的常用手段，但其诊断敏感度低于 HREM，典型表现为钡剂排空不良，食管不同程度扩张或扭曲，食管胃结合部呈鸟嘴状狭窄。部分患者钡餐造影未显示异常，特别是在疾病的早期阶段。

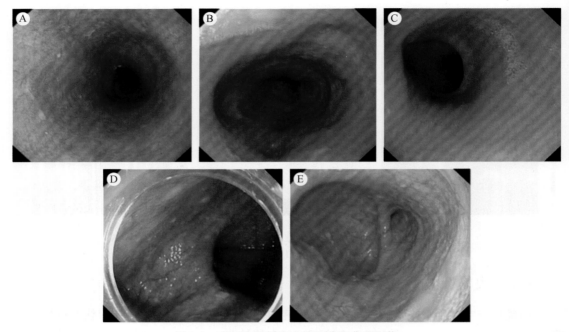

图 2-2　贲门失弛缓症内镜下分型典型图像
A. I 型；B. II a 型；C. II b 型；D. II c 型；E. III 型

定时钡餐造影是一种改良的食管造影方法，通过测量钡剂摄入后 1min、2min、5min 钡柱的高度及宽度，对食管排空能力进行定量评估，不仅可用于诊断，也可对疗效及症状复发进行客观评价。此外，也可以用定时钡剂造影评估治疗后食管的排空情况。

五、诊断与鉴别诊断

患者出现吞咽困难、反流、胸痛等典型症状，结合食管测压、内镜检查、食管造影等检查结果可明确诊断。但应注意与以下疾病鉴别。

1. 胃食管反流病（GERD）　贲门失弛缓症患者可出现胸痛、烧心，而 GERD 患者并发食管狭窄时也可出现吞咽困难，因此贲门失弛缓症患者最初可能被误诊为 GERD 并接受质子泵抑制剂治疗。

2. 弥漫性食管痉挛　是原发性食管运动障碍性疾病，表现为高压型食管蠕动异常，食管出现强烈的持续性非推进收缩，病变多位于食管中下段，上段食管及 LES 常不受累。其常见于 50 岁以上人群，主要表现为吞咽困难及间歇性胸痛。

3. 继发性食管运动障碍　可由肿瘤（食管癌、贲门癌）、全身系统性感染（病毒感染、原虫感染等）、自身免疫性疾病（如硬皮病、皮肌炎、系统性红斑狼疮等）、内分泌及代谢疾病（糖尿病、甲状腺毒症）、缺铁性贫血、神经系统疾病（如帕金森病、重症肌无力、运动神经元病等）等引起，临床多表现为吞咽困难和（或）吞咽疼痛，食管测压无特异性，以治疗原发病为主。

4. 胡桃夹食管　是原发性食管运动障碍性疾病，是引起非心源性胸痛的主要原因，以食管远端高波幅蠕动性收缩为特征，临床上多表现为心绞痛样胸痛发作和吞咽困难，食管测压表现为食管下段高幅蠕动收缩伴收缩时程延长。

5. 非特异性食管动力障碍 部分表现为吞咽困难或非心源性胸痛的患者出现食管测压异常，但其波形不符合原发性动力障碍的典型表现，这部分患者诊断为非特异性食管动力障碍。

6. 食管神经官能症 又称癔球症，患者多表现为咽至食管部异物感或阻塞感，伴有焦虑、抑郁及食欲减退等自主神经紊乱表现，但无吞咽困难，钡餐及内镜检查未见异常。

7. 反刍综合征 患者反复将摄入不久的食物反流入口，再次咀嚼并吞咽，直至反流物变为酸性，反刍前患者无恶心、干呕，且自觉反流物气味愉悦。

8. 环咽肌失弛缓症 环咽肌群功能失调，不能完全松弛，病因未明，可由神经系统疾病、肌源性疾病等引发，常见于40岁以上女性，患者表现为反复尝试吞咽无果，可发生误吸、脱水及营养不良。吞咽造影检查可见食物无法通过食管，或通过食管后变细中断，潴留于环状软骨后及梨状隐窝，食管测压见吞咽时食管上括约肌不能松弛或压力升高。

9. 恶性肿瘤 临床表现为进行性吞咽困难、胸痛、反流及体重下降，病程较短，癌组织浸润黏膜，引起溃疡、肿块等形态学改变，造影显示局部黏膜破坏、紊乱，狭窄上方口侧食管可出现扩张。出现上述典型临床症状的年龄超过55岁患者应尽快完善食管测压、造影及内镜检查，结合病理活检、CT检查等排除肿瘤浸润。

10. 心绞痛 胸痛多由劳累诱发，不伴有吞咽困难，结合临床表现及心电图等辅助检查可进行鉴别。

六、治 疗

贲门失弛缓症患者的治疗目的主要是缓解食管胃结合部梗阻，促进食管排空，减轻患者症状，降低疾病进展风险，提高患者生活质量，并不能逆转食管运动功能障碍。

（一）药物治疗

钙通道阻滞剂（硝苯地平）和硝酸盐类药物（硝酸异山梨酯）是治疗贲门失弛缓症最常用的两种药物，其中前者可减少细胞内钙离子浓度，导致 LES 松弛，于餐前 30～45min 舌下含服 10～30mg，作用可持续 30～120min。而后者通过去磷酸化肌球蛋白轻链抑制 LES 收缩，于餐前 10～15min 舌下含服 5mg，作用持续 30～90min。其他较为少用的药物有抗胆碱能药物（阿托品、双环维林和西托溴铵）、β肾上腺素能受体激动剂（特布他林）及茶碱。由于药物作用时间较短，需要每天多次给药，患者可能会出现头痛、低血压和下肢水肿等副作用。药物治疗主要适用于不适宜行手术或内镜下治疗，或肉毒杆菌毒素注射失败的患者。

（二）肉毒杆菌毒素注射

肉毒杆菌毒素（botulinum toxin，BTX）能够与突触前胆碱能神经元受体特异性结合，抑制神经末梢释放乙酰胆碱，进而降低 LES 压力。BTX 注射主要适用于不适宜行手术或球囊扩张治疗的患者，或作为手术或球囊扩张治疗前的过渡疗法。主要通过内镜沿齿状线上方于四个象限对食管肌层进行注射，用量约 100U。该法操作简便，术后可有胸痛、反流，无须特殊处理，较为安全，严重不良事件发生率低，术后 1 个月约 75% 的患者症状可得到有效缓解，但疗效持续时间短，约 50% 的患者在术后 6～24 个月症状复发而需要重复注射，而多次注射疗效降低，且易引起黏膜下粘连，增加后续手术难度及并发症风险。

（三）球囊扩张

球囊扩张（pneumatic dilation，PD）是治疗贲门失弛缓症的有效方法，通过加压球囊的腔内扩张破坏 LES 纤维。常用的 3 种球囊直径为 30mm、35mm 及 40mm，多于透视下或内镜下从 30mm 的球囊开始分级扩张，2～4 周后采用 35mm 球囊进行扩张，如果症状无缓解，则应用 40mm 球囊进行扩张，球囊内压力 10～15psi（1psi=6.89×10^3Pa）保持 15～60s 可将球囊扩张至最大直径或达透视下球囊腰部凹陷消除。50%～93% 的患者在接受球囊扩张治疗后症状可得到较好缓解，其中年龄＞45 岁、女性、PD 后 LES 压力＜10mmHg 及食管未扩张的患者接受 PD 治疗的临床反应更好。食管穿孔是最严重的并发症，发生率约为 1.9%，术后 GERD 虽然少见，但 15%～35% 的患者可出现烧心，需要PPI 治疗。

（四）经口内镜食管下括约肌切开术

经口内镜食管下括约肌切开术（peroral endoscopic myotomy，POEM）是一种通过建立黏膜下隧道进行肌切开的超级微创技术。2010 年，日本专家 Inoue 等发表了首项关于POEM 的研究，接受 POEM 治疗的 17 例患者术后 LES 压力显著降低，症状均明显缓解。POEM 主要适用于无严重黏膜下粘连的 AC 患者，或外科手术治疗失败患者。根据内镜下分型，POEM 主要用于 Ⅰ、Ⅱa、Ⅱb 型患者，其食管腔不伴有明显扭曲或憩室。POEM 也可用于 Ⅱc、Ⅲ 型患者，但风险相对较高。尽管已有诸多研究证实了 POEM 的安全性，但围术期仍可能发生食管穿孔、气胸、气腹、黏膜损伤、出血、胸腔积液、黏膜下血肿、GERD 等不良事件。严重不良事件较为少见，多数不良事件（如出血、黏膜损伤、气腹）可通过内镜进行处理和治疗，无后遗症。

研究表明，POEM 的总体有效率可达 82%～100%，疗效可靠，同时兼具微创、恢复快等优势，有望成为腹腔镜治疗的替代疗法。

（五）腹腔镜 Heller 肌切开术

腹腔镜 Heller 肌切开术（LHM）由传统的开腹或开胸肌切开术发展而来，通过腹腔镜切断 LES 肌纤维，其对芝加哥分型 Ⅰ 型及 Ⅱ 型患者更为有效。一项荟萃分析表明，LHM 可达89% 的临床缓解率。与球囊扩张相似，LHM 疗效随时间延长而有所降低，5%～15% 的患者可出现复发。LHM 术后，约 48% 的患者出现 GERD 症状，在肌切开术中增加胃底折叠术抗反流能够显著降低术后发生 GERD 的风险，但应警惕胃底折叠术后吞咽困难加重的问题。

（六）外科食管切除术

随着食管排空不良及 LES 压力升高，食管逐渐扩张，5% 的患者可进展为终末期贲门失弛缓症，食管造影表现为巨食管或乙状结肠食管，食管显著扩张（＞6cm）和弯曲。终末期贲门失弛缓症患者可出现营养不良、吸入性肺炎及食管溃疡、出血和穿孔等情况，针对这部分患者，PD、LHM 及 POEM 治疗效果较差，且围术期并发症风险增加，可考虑外科食管切除术。食管切除术主要并发症包括吻合口漏、吻合口狭窄、喉返神经损伤、术后出血等。

七、预 后

预后与贲门失弛缓症并发症有关。与普通人群相比，贲门失弛缓症患者发生营养不良、吸入性肺炎、下呼吸道感染、食管癌的风险增加。贲门失弛缓症患者食管清除能力减弱，导致细菌滋生、化学刺激和黏膜炎症，进而促进黏膜异型增生乃至鳞状细胞癌发生。此外，贲门失弛缓症治疗后食管酸暴露增加，可导致巴雷特食管和食管腺癌。贲门失弛缓症患者发生鳞状细胞癌和食管腺癌的风险为一般人群的 10～50 倍。自诊断贲门失弛缓症到发现恶性肿瘤的周期较长，发现时多处于晚期，预后差，因此对贲门失弛缓症患者进行规律随访是十分重要的，高危患者应于症状出现后至少 10 年开始，每 3 年进行 1 次内镜和（或）食管造影检查。目前针对贲门失弛缓症是否会增加患者死亡率仍存有争议。

第五节 食 管 狭 窄

一、定义与流行病学

食管为管状结构器官，当黏膜发生良恶性病变或较大损伤时，极易发生狭窄。临床上将内镜下评估狭窄部直径＜1cm，或普通型号胃镜（直径约1cm）无法通过，伴随不同程度吞咽困难，定义为食管狭窄。其发生率约为 1.1/（10 万人·年），与年龄呈正相关。按狭窄性质其分为食管良性狭窄（benign esophageal stenosis）和食管恶性狭窄（malignant esophageal stenosis）。

食管良性狭窄常由食管大面积病变内镜黏膜下剥离术（ESD）、外科术后吻合口狭窄、溃疡性病变、化学腐蚀、放射性损伤或食管下括约肌环（Schatzki 环）等原因引起，其中，大面积食管早癌 ESD 后狭窄的发生率为 56%～76%，而全环周病变术后狭窄率高达 100%；食管癌患者外科手术后，吻合口狭窄发生率为 0.5%～16%。

食管癌为食管恶性狭窄最常见的原因，其也可由非食管恶性肿瘤外压所致，且 50% 以上的患者已经无法接受外科手术进行根治性切除，鉴于远处转移、一般状况差等原因，需要通过姑息治疗缓解吞咽困难的症状。我国是食管癌高发国家之一，2015 年我国食管癌新发病例 24.6 万例，死亡病例 18.8 万例，均占全球总数的一半以上。

二、病因与发病机制

任何导致食管管腔直径变小的原因都可造成食管狭窄。可将食管狭窄的成因分为先天性和后天性两种。先天性食管狭窄比较少见，发病原因尚不明确，通常于婴儿喂养后出现吞咽困难而被发现并诊断。后天性食管狭窄多继发于各种食管疾病及手术创伤，如食管肿瘤、术后吻合口狭窄、食管大面积病变 ESD、免疫异常、感染、严重食管炎或误饮强酸强碱等腐蚀性液体等。

食管黏膜损伤后狭窄形成的最主要机制是纤维化和瘢痕形成。在食管黏膜受损的创面愈合期，纤维组织的弹性和顺应性下降，黏膜下层、固有肌层纤维化逐渐形成，食管壁弹性、可扩张性及蠕动性降低，最终导致食管狭窄形成。另外，当食管黏膜上皮缺失后，其屏障保护作用降低，管壁受到食物和消化液（如唾液、胃酸）的刺激易产生重度炎症和溃疡，进一步损伤食管深层组织。炎症消退后固有肌层的萎缩和纤维化直接影响食管肌纤维，同时对肠系膜神经丛可能也有一定影响。

三、临床表现

食管狭窄会引起不同程度的吞咽困难，但因狭窄程度、狭窄病因不同，相应的临床表现通常也不同。

（一）吞咽困难

先天性食管狭窄常见于婴幼儿，喂养时可出现吸乳缓慢，伴不同程度的呕吐。随其成长至进食固体食物时，吞咽困难症状明显。同时，因进食障碍导致营养不良，出现生长发育迟缓。

反流性食管炎所致食管狭窄者，病程相对较长，除吞咽困难表现外，常伴随反酸、烧心、嗳气、胸骨后疼痛等症状。

食管恶性肿瘤所致恶性狭窄，常表现为典型的进行性加重的吞咽困难。

食管吻合口狭窄、食管 ESD 后瘢痕狭窄等所致食管梗阻，早期仅在吞咽固体食物时有困难，随着病情进展会出现吞咽液体困难。

（二）吞咽疼痛

溃疡型食管癌患者，可伴有吞咽疼痛，其疼痛部位与病变部位相关。

（三）营养不良

重度食管狭窄患者因长期无法进食，出现营养摄入不足，表现为营养不良、消瘦、贫血等。食管恶性肿瘤患者同时伴有肿瘤消耗所致营养不良症状。

（四）并发症

食管狭窄常可并发食管穿孔、纵隔炎、贫血等。

四、辅助检查

1. X 线消化道钡剂造影　可间接反映食管通畅情况，确定是否存在食管狭窄，也可协助鉴别贲门失弛缓症等动力性疾病。

2. 24h 食管 pH 监测及食管测压　依据食管和胃内 pH 的差异，确定是否存在胃食管反流，帮助明确食管狭窄病因。

3. 胸部（增强）CT 检查　明确食管扩张段和狭窄段及周围组织的情况，包括血管支气管和纵隔，通过该检查明确狭窄部位及是否存在梗阻，帮助明确狭窄病因。

4. 内镜检查　可直接观察食管情况，明确是否存在狭窄，帮助定位。

5. 超声内镜检查　可判断食管病变浸润深度，初步判断良恶性，且对下一步治疗具有指导意义。

五、诊断与鉴别诊断

出现与进食有关的吞咽哽噎或吞咽困难时均应考虑食管狭窄，影像学检查和内镜检查可帮助明确诊断。上消化道造影可判断食管狭窄的部位、长度及管径粗细等；内镜检查则可直接观察狭窄的细节，同时进行相应的治疗。

食管狭窄最主要的临床表现为吞咽困难，而吞咽困难又分为机械性、运动性、口咽性、神经性等。食管狭窄所致吞咽困难主要表现为机械性梗阻，其他引起吞咽困难的疾病归纳如下。

1. 运动性吞咽困难　指吞咽反射性运动障碍所致随意吞咽动作发生困难，从而食物无法从口腔顺利转运至胃内。常见病因如下：延髓麻痹性疾病、肌痉挛性疾病（如狂犬病）、肠肌丛内神经节细胞减少（如贲门失弛缓症）。此外，系统性硬化等全身疾病可引起食管平滑肌收缩无力，弥漫性食管痉挛可导致食管异常收缩，以上引起的吞咽困难均属运动性吞咽困难。运动性吞咽困难无液体、固体之分，吞咽反射性动力障碍患者吞咽液体比固体食物更加困难。延髓麻痹患者饮水有鼻孔反流伴呛咳、呼吸困难等症状。

2. 口咽性吞咽困难　无法或难以将食团从咽部送入食管，常见于吞咽中枢控制口咽部横纹肌的运动神经节病变，主要影响的是吞咽的前两个阶段。其特点为食物由口腔进入食管过程受阻，食物阻滞于口腔及咽喉部。例如，口咽部炎症或创伤时，患者由于疼痛不敢吞咽。脑血管意外时，吞咽中枢或控制咽下部及食管上段横纹肌的运动神经节受损，引发吞咽困难。临床常见于脑血管病变、帕金森病、脑干肿瘤、脊髓灰质炎等。

3. 神经性吞咽困难　神经性疾病引起吞咽困难或呕吐常导致误吸（固体或液体食物进入气管的入口低于声带），慢性吞咽困难会导致营养不良或体重下降。

六、治　　疗

食管狭窄的治疗方式多种多样，良性狭窄的治疗目标是缓解吞咽困难并防止狭窄复发或加重，肿瘤导致的恶性狭窄需要针对病因进行治疗，即手术切除病变。

（一）食管良性狭窄

食管良性狭窄在治疗前要明确病因，通过内镜下活检排除恶性肿瘤、嗜酸细胞性食管炎等特殊病因。对于怀疑有复杂食管狭窄的患者，建议术前完善食管造影检查（食管狭窄呈角状，不规则，狭窄段长度≥2cm，通常在内镜下扩张治疗3～5次后复发）。

1. 内镜下扩张　是食管良性狭窄的一线治疗方法。其原理为通过机械张力使狭窄处黏膜肌撕裂，从而达到管腔扩张的效果。急性食管穿孔或食管穿孔未完全愈合的患者为扩张治疗的绝对禁忌证；凝血功能障碍、严重心肺疾病、近期消化道手术史、咽部或颈部畸形患者为扩张治疗的相对禁忌证。治疗前需要注意：至少禁食水8h，保证食管及胃腔充分排空；术前1周避免使用抗血小板药物和抗凝药物。术中建议：采用CO_2气体，减少气体在食管腔内积聚；探条或球囊均可作为扩张器使用，据研究，两种扩张器治疗食管狭窄的安全性和有效性并无显著差异，为提高治疗安全性，建议选择内镜直视下可控的扩张器（球囊）或导丝引导的扩张器（球囊或探条）；首次扩张直径应依据术前和术中评估的食管狭窄直径选择；单次扩张治疗时，连续扩张次数不应超过3次。通常认为，食管狭窄患者可能1～2周需要重复扩张治疗，但其实际扩张频率取决于食管狭窄及症状复发的速度。目前尚无对扩张终点的统一标准，国外指南推荐将直径15mm的扩张器可以轻松通过作为扩张终点。

2. 支架置入　常用于治疗难治性食管狭窄，支架置入时间一般选择4～8周，目前尚无支架置入时间与治疗有效性的相关研究报道。最长置入时间不超过12周，以降低支架嵌入食管壁组织甚至食管穿孔的风险。临床使用支架类型包括全覆膜金属支架、塑料支架和可降解支架等，针对支架种类的选择尚无统一意见。支架置入常见并发症有胸痛、反流性食管炎、支架移位或脱落、肉芽组织增生、支架嵌入等。鉴于支架置入的并发症较多，医疗费用较高，其他可供选择的治疗方式较多，目前不推荐将支架置入作为食管良性狭窄的一线治疗方法。但对于扩张后食管穿孔的患者，全覆膜金属支架置入是有效选择。不仅可以快速覆盖食管穿孔创面，并且能够起到持续扩张食管的作用。

3. 内镜下扩张术或切开术联合局部激素注射　其原理在于激素可抑制炎症反应，防止胶原沉积并加速其局部分解，从而预防狭窄形成。使用针刀或IT刀于食管狭窄处多点进行内镜下放射状肌切开，切开深度至固有肌层表面或切开底部位于狭窄两端黏膜连线构成的平面上。研究显示，内镜下肌切开术治疗难治性狭窄具有一定的安全性，并在术后短期内显著改善患者吞咽困难等临床症状，但其远期疗效尚需要进一步探索。

4. 体外自助式扩张球囊　在传统内镜下球囊扩张或肌切开术后，使用体外自助式扩张球囊对狭窄段进行塑形，起到持续扩张作用，防止狭窄复发。此外，该方法也用于治疗腐蚀性食管狭窄、外科术后狭窄等，获得了一定的疗效，有待进一步研究。

5. 组织工程技术　至今临床上开展的预防食管狭窄的新方法、新技术包括自体食管黏膜移植、自体口腔上皮细胞薄片移植、聚羟基乙酸（PGA）联合生物蛋白胶治疗等，部分表现出良好的应用前景。但目前均为单中心小样本研究，其长期疗效有待进一步明确。

（二）食管恶性狭窄

对于食管恶性狭窄患者，首要推荐内镜下置入支架，从而解除由狭窄所致的进食困难，改善患者营养状态，提高生活质量。研究表明，对于恶性狭窄患者，支架置入较内镜下扩张可以维持更长的症状缓解时间，同时食管穿孔风险更低。推荐支架选择可膨式部分覆膜或全覆膜金属支架。

食管－气管瘘是晚期食管癌、肺癌的严重并发症之一，多项研究指出，对于此类患者，金属支架封闭瘘口与未封闭瘘口而进行胃造口术或空肠造口术及最佳营养支持治疗相比，其能够显著提高患者生存率。放置支架需要根据影像学资料及胃镜检查情况明确食管瘘口位置和狭窄段长度以选择合适的食管支架。另外，近年来有针对食管－气管瘘治疗的新技术出现，如内镜下富血小板血浆（PRP）治疗（提取自身富血小板血浆局部注射于瘘口，以促进食管瘘口黏膜再生）；封堵器治疗等，相关研究正在进行中。

（三）食管大面积病变内镜下黏膜切除术后狭窄预防

目前，内镜下黏膜切除术（ESD）已成为食管早癌及癌前病变的一线手术治疗方法，而大范围切除术后食管狭窄发生率高，会严重影响患者生活质量。

食管黏膜病变内镜下切除术前应精准评估、标记病变范围，术中应尽量避免环周切除，可明显降低术后狭窄的发生率。①对于非环周食管大面积病变内镜下切除术后的患者，激素治疗目前仍是预防术后狭窄最主要的方法，以内镜下局部注射应用最为广泛。不建议使用金属支架进行狭窄预防。②对于全环周食管黏膜切除术患者，由于术后狭窄发生率较高，且多为难治性狭窄，不建议仅单纯使用激素预防狭窄，可联合其他方法降低狭窄发生率，如采用自体皮片移植、干细胞移植、食管内环肌切开联合支架放置预防狭窄。③对于食管大面积病变内镜下切除术后黏膜缺损长度≤10cm的患者，可使用体外自助式扩张球囊预防狭窄。④口服或注射其他药物、PGA及再生医学等可根据医院和患者的实际情况进行个体化选择。除激素外，其他可抑制炎症反应和成纤维细胞增生的药物包括丝裂霉素C、A型肉毒杆菌毒素、氟尿嘧啶和曲尼司特等，目前相关研究数量少，样本量也均较小，需要相关研究进一步验证。

七、预　后

良性狭窄一般仅影响进食，其影响程度取决于食管狭窄程度，经过扩张等治疗后，进食困难症状缓解，贫血、营养不良等症状可随之改善。而恶性肿瘤引起的食管狭窄，如未及时接受治疗，随原发病进展，预后不良，食管狭窄程度进一步增加，吞咽困难进行性加重，严重时可出现穿孔、纵隔感染乃至休克、死亡。

第六节　食　管　癌

一、定义与流行病学

食管癌（esophageal cancer）是指发生于下咽到食管胃结合部（GEJ）之间的食管上皮来源的原发恶性肿瘤，包括鳞状细胞癌、腺癌等病理类型。根据进展可分为早期食管癌和进展期食管癌。其中，早期食管癌又称食管早癌，是指局限于食管黏膜和黏膜下层的肿瘤，并且不伴淋巴结转移。食管早癌包括原位癌、黏膜内癌和黏膜下癌。明确食管癌的定义，尤其是食管早癌的定义，对后续的诊疗有重要价值。

食管癌是常见的消化道肿瘤，发病率居全球肿瘤发病率的第 8 位，全世界每年约有 30 万人死于食管癌。其发病率和死亡率呈现明显的地域差异，世界范围内高低发病地区之间的差异为 60 倍。高发区包括亚洲、南非、中非等。我国是世界上食管癌高发区之一，根据 2015 年中国恶性肿瘤流行情况统计，当年发病人数约为 24.6 万，病死人数约为 18.8 万，总体发病率和病死率占全部恶性肿瘤的第 6 位和第 4 位；男性多于女性，发病年龄多在 40 岁以上，以鳞状细胞癌为主。我国食管癌发病呈现明显的地区差异性，高发区在太行山脉，以及秦岭、四川盆地南部、闽粤交界等地区，发病年龄比低发区提前 10 年。

二、病因与发病机制

食管癌的病因尚不完全明确，目前认为主要与以下几个因素相关：①不良饮食及生活习惯。吸烟饮酒、不良膳食结构、频繁进食过快过烫和偏硬食物等均可能与食管癌发生有关。吸烟者食管鳞状细胞癌的发生率增加 3 ～ 8 倍，饮酒者增加 7 ～ 50 倍。②慢性刺激，贲门失弛缓症、食管良性狭窄等长期刺激可诱导食管癌发生。③遗传，食管癌有家族聚集倾向，有食管癌家族史者具有相对较高的食管癌发生率。④人乳头瘤病毒（HPV）感染，可能与鳞状细胞癌发生有关。⑤巴雷特食管，是食管腺癌的潜在高危因素。⑥真菌及其毒素，我国食管癌高发区居民食用发酵、霉变食物较为普遍，部分真菌产生的毒素可诱发食管鳞状细胞癌。⑦亚硝胺，亚硝胺类化合物能引起多种动物发生食管癌，高发区饮水和食品中亚硝胺的含量显著增高。⑧微量元素，我国食管癌高发区环境中钼、硒、锌、铁等微量元素含量较低，其缺乏可影响食管上皮组织修复，不良修复是诱发癌变的因素之一。⑨癌基因，食管癌中存在原癌基因异常激活和抑癌基因失活的现象，但目前尚未发现特定相关的基因变化。

三、临床表现

早期食管癌患者症状多数不明显，仅在内镜检查时被发现。少数患者可有轻微症状，主要表现为胸骨后不适、疼痛感或烧灼感，部分患者进食时有轻度停滞感或梗阻感，在进食干、硬、粗糙食物或刺激性食物时尤为明显。由于临床表现不典型，其极易与食管炎或食管损伤等混淆，因此容易被忽视，造成疾病进展。

进展期食管癌的症状主要有以下几点。

1. 进行性吞咽困难　是进展期食管癌最主要和突出的表现，患者先对固体食物有吞咽不适，随后出现吞咽困难，而后进食半流食、流食亦有困难。吞咽困难程度可被分为 5 级：0 级，没有吞咽困难；1 级，能进食普通饮食，但有阻滞感；2 级，能进食半流食；3 级，能进食流食；4 级，只能饮水；5 级，无法饮水。

2. 吞咽疼痛 由进食时食物、胃酸及分泌物刺激食管糜烂溃疡的癌灶导致。早期患者在进食时可发生胸骨后灼痛、刺痛，摄入刺激性食物时疼痛感更明显。晚期可有放射痛，并可由于癌组织向外浸润或椎体转移，呈现持续性、穿透性胸背部疼痛。

3. 反流与呕吐 常为癌组织浸润造成食管管腔狭窄，或肿瘤直接阻塞管腔，造成上端管腔膨胀，食物及分泌物滞留引起。反流和呕吐物包括未消化食物、唾液、胃液或其混合物，有时可伴有血液和溃烂坏死组织等。

4. 出血 食管癌侵犯血管时患者可出现呕血和黑便症状，其多见于溃疡型食管癌。肿瘤侵犯胸主动脉导致破裂，可造成致死性大出血。

5. 其他症状 癌组织侵犯喉返神经可出现声音嘶哑、进食后呛咳等症状；侵犯气管可出现食管－气管瘘造成呛咳、肺部感染、肺脓肿。侵犯邻近椎体可出现持续性背痛。淋巴结转移患者可出现锁骨上淋巴结肿大等；晚期患者可出现远处器官转移、消瘦、重度营养不良、恶病质表现。

四、辅 助 检 查

（一）内镜检查

内镜检查是诊断食管癌最直接的方法，白光内镜下可直接观察黏膜病变。早期食管癌白光内镜下形态不一，表现为白斑、出血灶、局部黏膜糜烂粗糙或增生隆起等。中晚期食管癌则通常表现为局部黏膜隆起、糜烂、溃疡形成，食管管腔狭窄，活检质脆或硬，易出血。同时可结合活检病理，对可疑病灶进行多点活检可提高诊断率。若无明确禁忌证，进展期癌组织应常规活检完成病理定性。而药物治疗后未愈合的食管溃疡、可疑黏膜隆起／凹陷性病变、白光下边界清晰的黏膜色泽变化，也鼓励尽可能活检以排查可疑癌灶。

白光内镜检查是对普通体检人群或高风险人群进行早期食管癌筛查的基本手段。随着内镜技术在基层医院普及，基层消化科医生也应尽可能掌握内镜操作，并提升内镜下识别早期食管癌的能力。

近年来多种内镜技术的发展，显著提高了早期食管癌的发现率，有效改善了患者的生活质量和预后。染色胃镜对食管的观察通常采用鲁氏碘液。由于癌细胞高代谢消耗糖原，因此正常组织碘液着棕褐色，而癌组织不着色，从而相对白光内镜有更好的对比度（图2-3）。甲苯胺蓝可对细胞核染色，而癌细胞内核DNA含量明显高于正常细胞，因此甲苯胺蓝染色可标记癌细胞上皮与正常黏膜鳞状细胞上皮的界限。

放大内镜：可以对局部可疑病灶黏膜进行最高1000倍的放大，从而可以清晰显示食管黏膜的微细结构和食管上皮内乳头状毛细血管袢（IPCL）。早期食管癌癌组织由于血管异常发育，常呈现异常增生和不规则的IPCL，其形态与癌组织侵犯黏膜深度相关（图2-4）。放大内镜结合染色内镜，可以更加精确地识别病灶的性质及其与正常上皮的界限。放大内镜结合内镜下活检术，可对可疑病灶进行定性，并对最可能为癌组织的区域进行取材，相比于白光内镜＋活检，其精确性显著提升。

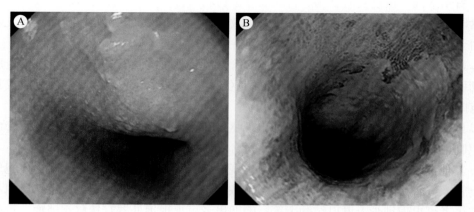

图 2-3　平坦型早期食管癌白光图（A）仅呈现病灶局部黏膜发红，稍粗糙，因此极易漏诊。
而碘染色（B）后清晰显示出病灶不着色区

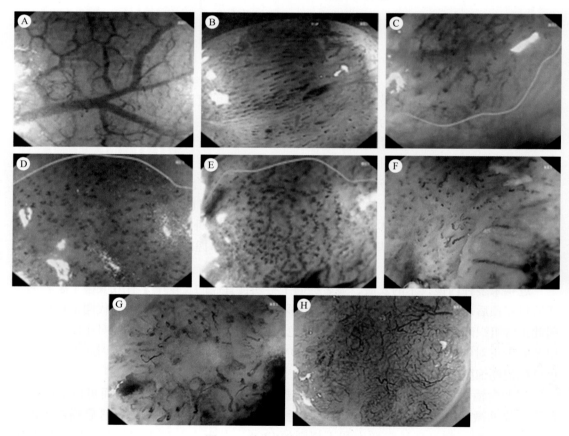

图 2-4　放大内镜下 IPCL 分型

A. Ⅰ型，棕褐色圆点状；B. Ⅱ型，血管延长、扩张；C. Ⅲ型，血管微小扭曲；D. Ⅳ型，1/2 ～ 3/4 血管扩张、扭曲，口径形态不一；E. V1 型，超过 3/4 血管扩张、扭曲，口径形态不一；F. V2 型，在 V1 型基础上血管延长；G. V3 型，在 V2 型基础上血管进一步扭曲；H. Vn 型，肿瘤血管形成超声内镜：分为小探头超声内镜和大探头超声内镜。其中小探头超声内镜探测距离约1cm，分辨率较高，主要用于早期食管癌浸润深度的检测，为之后的黏膜下剥离术提供参考。大探头超声内镜分辨率稍低，而探测距离远，可用于检查进展期食管癌侵犯范围，以及扫查病灶附近可能转移的淋巴结（图2-5）。

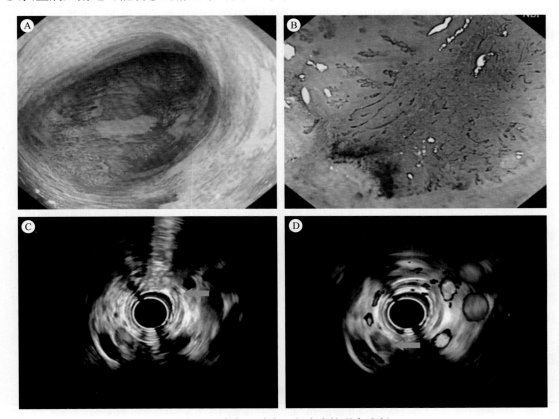

图 2-5　染色 – 放大 – 超声内镜联合诊断

A. 碘染色显示病灶不着色区；B. 放大内镜显示 IPCL Ⅴ 3 型；C. 超声提示病灶侵及黏膜固有层（M2）；D. 食管旁淋巴结肿大（箭头），转移灶可能

（二）影像学检查

1. 钡餐 / 碘水造影　对早期食管癌诊断困难，特别是不容易发现平坦型病变。隆起型病变可显示充盈缺损，溃疡型病变显示为龛影。中晚期食管癌造影见管腔狭窄、梗阻，上段食管扩张等。

2. 胸部及腹部 CT 平扫 + 增强　增强 CT 可有效显示进展期食管癌的食管壁增厚，并用于判断肿瘤外侵程度及区域淋巴结和腹腔转移与否。

3. 正电子发射计算机体层显像（positron emission tomography and computed tomography，PET/CT）　可以发现食管病灶，并通过全身筛查，判断是否有远处转移。

（三）组织学和细胞学检查

肿瘤原发灶采用内镜下活检。在对早期癌进行放大 / 染色内镜等检查定性后，于病灶最可疑处取 1 ～ 2 块组织，结果阳性后尽快进行 ESD 整块切除和病理分析，所有切缘均为阴性，且脉管未见癌细胞，视为治愈性切除。早期食管癌取材数量不宜过多，以避免创面活检后瘢痕过度增生，与下方肌层粘连，造成 ESD 剥离操作困难和出血/穿孔风险增加。

进展期食管癌的肿瘤表面通常覆盖溃烂组织和白苔等，因此内镜下活检时，应尽量避开这些区域，以尽可能避免假阴性结果。必要时在避免大量出血的前提下，可进行多块活检和单点深挖活检，尽可能取到癌细胞。

对于淋巴结转移或远处转移癌灶，对相应转移淋巴结或组织活检可明确诊断，判断原发灶和病理性质，为后期治疗提供依据。

五、诊断与鉴别诊断

（一）诊断

年龄在 40 岁以上（高发区 35 岁以上），出现与进食有关的吞咽梗阻感或吞咽困难、胸骨后疼痛时应考虑食管癌，应进行内镜检查明确诊断。内镜检查后活检病理阳性即可确诊，应给予病理学诊断和 TNM 分期诊断。

食管癌的病理学诊断：组织学分为鳞状细胞癌（H1）和腺癌（H2）。我国鳞状细胞癌占 90% 以上，而在国外有 30% ～ 40% 为腺癌。原发癌灶的分化程度（G）分级如下：细胞分化程度不确定（G_x）；高分化癌（G_1）；中分化癌（G_2）；低分化癌（G_3）；未分化癌（G_4）。

食管癌 TNM 分期（表 2-4）对治疗、预后判断有重要意义。食管鳞状细胞癌及食管腺癌分期分别见表 2-5、表 2-6。

表 2-4　食管癌 TNM 分期

T 分期（原发肿瘤）	Tx: 原发肿瘤不能确定；T0: 无原发肿瘤证据；Tis: 重度不典型增生；T1: 肿瘤侵犯黏膜固有层、黏膜肌层或黏膜下层，T1a，肿瘤侵及黏膜肌层或黏膜固有层，T1b，肿瘤侵及黏膜下层；T2: 肿瘤侵及食管固有肌层；T3: 肿瘤侵及食管纤维膜；T4: 肿瘤侵犯食管周围结构，T4a，肿瘤侵及胸膜、心包或膈肌，可行手术切除，T4b，肿瘤侵及其他邻近结构，如主动脉、椎体、气管等，不可行手术切除
N 分期（区域淋巴结转移）	Nx: 区域淋巴结转移不能确定；N0: 无区域淋巴结转移；N1: 1 ～ 2 个区域淋巴结转移；N2: 3 ～ 6 个区域淋巴结转移；N3: ≥ 7 个区域淋巴结转移。注：术后必须将转移淋巴结数目与清扫淋巴结总数一并记录
M 分期	M0: 无远处转移
	M1: 有远处转移

表 2-5　食管鳞状细胞癌及其他非腺癌的临床分期

TNM 分期	T 分期	N 分期	M 分期	G 分期	肿瘤部位
0 期	Tis	N0	M0	G_1、G_x	任何部位
I A 期	T1	N0	M0	G_1、G_x	任何部位
I B 期	T1	N0	M0	G_2 ～ G_3	任何部位
	T2 ～ T3	N0	M0	G_1、G_x	下段，X

续表

TNM 分期	T 分期	N 分期	M 分期	G 分期	肿瘤部位
Ⅱ A 期	T2 ~ T3	N0	M0	G_1, G_x	中、上段
	T2 ~ T3	N0	M0	G_2 ~ G_3	下段、X
Ⅱ B 期	T2 ~ T3	N0	M0	G_2 ~ G_3	中、上段
	T1 ~ T2	N1	M0	任何级别	任何部位
Ⅲ A 期	T1 ~ T2	N2	M0	任何级别	任何部位
	T3	N1	M0	任何级别	任何部位
	T4a	N0	M0	任何级别	任何部位
Ⅲ B 期	T3	N2	M0	任何级别	任何部位
Ⅲ C 期	T4a	N1 ~ N2	M0	任何级别	任何部位
	T4b	任何级别	M0	任何级别	任何部位
	任何级别	N3	M0	任何级别	任何部位
Ⅳ期	任何级别	任何级别	M1	任何级别	任何部位

注：G_x，表示细胞分化程度不确定；X，表示肿瘤位置不确定。

表 2-6　食管腺癌分期

TNM 分期	T 分期	N 分期	M 分期	G 分期
0 期	Tis	N0	M0	G_1, X
Ⅰ A 期	T1	N0	M0	G_1 ~ G_2, X
Ⅰ B 期	T1	N0	M0	G_3
	T2	N0	M0	G_1 ~ G_2, X
Ⅱ A 期	T2	N0	M0	G_3
Ⅱ B 期	T3	N0	M0	任何级别
	T1 ~ T2	N1	M0	任何级别
Ⅲ A 期	T1 ~ T2	N2	M0	任何级别
	T3	N1	M0	任何级别
	T4a	N0	M0	任何级别
Ⅲ B 期	T3	N2	M0	任何级别
Ⅲ C 期	T4a	N1 ~ N2	M0	任何级别
	T4b	任何级别	M0	任何级别
	任何级别	N3	M0	任何级别
Ⅳ期	任何级别	任何级别	M1	任何级别

注：X，表示肿瘤位置不确定。

（二）食管癌鉴别诊断

1. 食管良性狭窄　常见于反流性食管炎或食管化学性烧伤引起的瘢痕狭窄。反流性食管炎的病灶通常位于食管下段，常伴有食管糜烂、食管溃疡、食管裂孔疝或先天性短食管，通常病程较长，不伴消瘦等恶病质表现。食管化学性烧伤为误服或故意服用强酸或强碱等腐蚀性液体所致，常见于儿童及年轻人，常见食管中上段甚至全段广泛黏膜腐蚀溃烂，恢复期见多段瘢痕性挛缩和狭窄；鉴别主要依靠病史询问、内镜检查及病理检查。

2. 贲门失弛缓症　主要症状为吞咽困难和吞咽后胸骨后不适或疼痛，伴有食物滞留感。通常病程长，间歇性发作，而非进行性加重，且不伴消瘦等恶病质表现。内镜检查可见贲门狭窄，进镜过贲门时可感到有阻力，通常未见可疑黏膜病变。上消化道造影有典型的鸟嘴征改变。食管测压可见 LES 收缩、舒张功能异常，通常表现为静息期压力升高，而吞咽时 LES 未舒张。

3. 食管憩室　常有吞咽障碍、胸骨后疼痛、反流等症状，少数患者有吞咽困难，与食管癌不易鉴别。食管憩室有发生癌变的可能，因此在鉴别诊断时，应尽可能完善内镜检查，特别是在检查时应充分暴露黏膜，避免漏诊。

4. 食管结核　少见，可有吞咽困难和吞咽疼痛感。内镜下表现多为食管黏膜多发糜烂，容易与食管炎和食管溃疡混淆，鉴别主要依靠内镜检查及活检，发现典型的干酪样肉芽肿，以及结核相关抗原定性 [结核抗体 + 蛋白芯片检查、结核菌感染 T 细胞斑点试验（T-SPOT）、结核菌素纯蛋白衍生物（PPD）试验等]。

5. 食管其他肿瘤　多数为良性平滑肌瘤，一般症状较轻，仅表现为轻度的吞咽阻塞感。X 线检查表现为"涂抹"征，内镜下可见表面光滑的黏膜下隆起，一般不取活检。而有吞咽梗阻感等症状的食管平滑肌瘤应建议完善超声内镜检查，明确瘤体性质和大小。对于超过 1cm 或生长速度较快的平滑肌瘤，仍建议行内镜下整体切除，术后病理排除恶变可能。食管其他恶性肿瘤如食管平滑肌肉瘤等，生长速度快，并有邻近侵犯和远处转移等表现，临床表现与食管癌类似，鉴别诊断主要依赖内镜检查和活检病理。

6. 其他　食管功能性疾病，如功能性吞咽困难、癔球症、食管功能性狭窄等，可通过内镜 + 影像学检查排除器质性病变，食管测压明确食管吞咽功能障碍。食管外压迫（如纵隔肿瘤）亦可导致吞咽困难，通过胸部影像学检查可确诊。此外，还有全身性疾病（如重症肌无力）所致吞咽困难，须根据患者病史、症状、体征及 X 线检查和内镜检查鉴别。

六、治　疗

（一）食管癌的总体治疗原则

总体治疗原则：食管癌采取以手术切除及放疗为主的综合治疗。根据肿瘤病理性质、病变部位、分期、患者年龄、全身情况和治疗意愿等综合考虑治疗方法。食管癌的治疗手段包括内镜治疗、外科手术、放疗、化疗及姑息治疗等。对于疑难病例，鼓励消化科、胸外科、胃肠外科、肿瘤科等科室医生进行多学科讨论，确定综合治疗方案，必要时可联用多种治疗手段。

（二）内镜治疗

1. 早期食管癌　近年来内镜手术治疗在食管癌的诊疗中取得了长足进展，并成为早期食管癌的首选治疗方法之一。常用的内镜治疗方法如下：①内镜黏膜切除术（EMR）和内镜黏膜下剥离术（ESD）；②内镜下消融术，包括微波法、激光法及光动力疗法等。

早期食管癌内镜治疗适应证：①原位癌、黏膜内癌和中重度不典型增生；②病灶最大直径＜3cm（相对指征，若病灶大，可同期切除2次或更多次）；③病灶侵及食管周径不超过1/2～3/4（相对适应证）。

早期食管癌内镜治疗禁忌证：①病变广泛，病灶＞3cm或超过食管周径3/4的原位癌和黏膜内癌；②黏膜下浸润癌；③身体一般情况较差，合并心、肺、肝、肾等重要器官基础疾病，不能耐受内镜下手术者；④有食管静脉曲张者；⑤出凝血时间异常或有出血倾向者。

2. 进展期食管癌 进展期食管癌的内镜下治疗主要为姑息疗法，主要目的是通过解除食管梗阻，改善患者的吞咽困难症状，改善晚期患者营养状况和提高生活质量，并辅助治疗瘘管等并发症。促进患者进食，从而改善其营养状态和提高生活质量。内镜下治疗方法包括球囊扩张术、食管支架置入术、瘤体消融术、光动力治疗、化疗药物注射术等。这些方法适用于治疗食管癌造成的恶性梗阻、食管－气管瘘、放疗后食管狭窄和局部闭塞，相对外科造瘘术操作简单，但维持时间通常短，可能需要反复治疗。

（三）外科手术治疗

目前外科手术切除仍是治疗食管癌的主要方法之一，尤其是对中下段未发生转移的食管癌具有较好的治疗和根治效果，我国食管癌的外科手术切除率已达80%～90%，对早期食管癌的根治率可达90%以上。

食管癌外科手术适应证：①Ⅰ、Ⅱ期和部分Ⅲ期食管癌；②食管癌放疗后复发，且不伴有远处转移，一般情况能耐受手术者；③癌灶位于食管中下段，便于手术切除者。近年来新辅助治疗理念推广使手术适应证扩大，部分患者术前配合放化疗，可使瘤体缩小，提高手术完整切除的概率，减小创伤。

食管癌外科手术禁忌证：①诊断明确的Ⅳ期、部分Ⅲ期（侵及纵隔、主动脉及气管的T4病变）食管癌患者；②心肺功能差或合并其他重要器官系统严重疾病，不能耐受手术者。

（四）放疗

放疗对鳞状细胞癌和未分化癌较为有效，而腺癌则相对不敏感。放疗主要适用于外科手术难度大、不易完整切除的食管上段癌，以及内镜/外科手术无法切除的中、下段食管癌。上段食管癌的放疗效果不亚于外科手术，因此放疗可作为首选疗法之一。此外，新辅助治疗中，术前放疗可使瘤体缩小，提高切除率和生存率，减小创面。术后放疗可进一步提高患者生存率，减少复发率，对手术未能完全清扫的病灶或残余淋巴结有益。

（五）化疗

化疗适用于无法手术或不适宜放疗的晚期食管癌患者，或用于食管癌手术/化疗后复发的预防。食管癌通常对化疗药物敏感性低，单药化疗效果差，因此主张联合化疗。食管鳞状细胞癌常用的化疗方案为紫杉醇＋顺铂、顺铂/奥沙利铂＋氟尿嘧啶/卡培他滨/替吉奥、紫杉醇＋氟尿嘧啶/卡培他滨/替吉奥。食管腺癌可采用DCF（多西他赛、顺铂和氟尿嘧啶）方案、ECF方案（表柔比星＋顺铂＋氟尿嘧啶）和改良ECF方案（如MCF，丝裂霉素、顺铂和氟尿嘧啶；EOX，表柔比星、奥沙利铂和卡培他滨）等。

（六）靶向治疗

目前已有多个治疗靶点应用于临床。在 HER-2 过表达的食管腺癌中可采用抗 EGFR 单抗（曲妥珠单抗）进行分子靶向治疗联合化疗。抗 VEGF 靶向药物（雷莫卢单抗）适用于接受过氟尿嘧啶或含铂化疗后，疾病仍进展的晚期食管胃结合部腺癌患者。PD-1 单抗近年已应用于临床，其中纳武单抗适用于已接受新辅助放化疗的完全切除的食管癌或食管胃结合部（GEJ）癌患者，且有病理残留的患者。帕博利珠单抗适用于与铂类和氟尿嘧啶类化疗药物联合治疗，不适合手术切除或根治性放疗的转移性或局部晚期食管癌或 GEJ 癌患者。

（七）姑息治疗

对于Ⅳ期、部分Ⅲ期，存在内镜或外科切除手术禁忌，不能耐受手术或放疗的患者，以姑息治疗为主要手段。能化疗的食管癌患者，可通过化疗减缓瘤体生长、延长生存期，提高生活质量。内镜下姑息治疗（包括食管扩张、食管支架置入等治疗）和外科姑息治疗（胃造瘘）可部分解除梗阻，改善患者进食，提高营养水平。营养支持治疗和镇痛对症治疗有助于提高终末期生活质量。

（八）食管癌的分期综合治疗模式

Ⅰ期：首选手术治疗。完全性切除的 Ⅰ 期食管癌，术后可不行辅助放疗或化疗。对于心、肺等重要器官功能差无法手术或不愿行手术者，可行根治性放疗。

Ⅱ期：首选手术治疗。完全性切除的 T2N0M0 患者术后可不行辅助放疗或化疗。而对于完全性切除的 T3N0M0 和 T1 ～ 2N1M0 患者，术后行辅助放疗可能提高 5 年生存率。对于心、肺等重要器官功能差无法手术或不愿手术者，可行根治性放疗。食管鳞状细胞癌不推荐常规术后化疗。食管腺癌则可以选择术后辅助化疗延长生存期。

Ⅲ期：对于 T3N1 ～ 3M0 和部分 T4N0 ～ 3M0（侵及心包、膈肌和胸膜等）患者，仍首选手术治疗。有条件的医院可以开展术前新辅助放疗和化疗（含铂方案的化疗联合放疗），可提高手术切除比例，减小创面，有助于提高术后患者的总体生存率。术前单独进行放疗不能提高生存率，但是对于术前检查发现肿瘤外侵明显，外科手术不易彻底切除的食管癌，通过术前放疗可以增加切除的成功率。对于不能手术的Ⅲ期患者，标准治疗首选放疗，并可同步辅助化疗以延长生存期。对于Ⅲ期患者，术后行辅助放疗可能提高 5 年生存率。

Ⅳ期：以姑息治疗为主要手段，首选化疗，治疗目的为延长生存期，提高生活质量。其他姑息治疗主要包括内镜姑息治疗（包括食管扩张、食管支架置入等治疗）、镇痛对症治疗和营养支持治疗。

七、预　　后

早期食管癌：符合内镜下治疗适应证的患者，内镜下治愈性切除的成功率为 90% ～

95%。术后患者可通过每 6～12 个月的内镜随访，及时发现早期可疑复发灶，并行再次切除，总体预后令人满意。外科手术对早期食管癌的疗效和预后也极好，患者 5 年生存率达 90% 以上。而未经治疗发展为进展期食管癌的患者大多在 1 年内死亡。

进展期食管癌：患者预后不佳，总体 5 年生存率仅 10%。导致预后不良的主要因素包括癌细胞分化水平低或未分化、Ⅲ期 T4 或Ⅳ期、食管上段癌、病变＞ 5cm、已侵犯肌层或已有远处转移。

第七节　食管良性肿瘤

一、定义与流行病学

食管良性肿瘤发病率通常较低，仅占食管肿瘤总数的 1%。该病多见于年龄较小的患者，病情缓慢发展，病程长。其中，以食管平滑肌瘤最为常见。此外，还有其他类型的肿瘤，如起源于黏膜层和黏膜下层的息肉、脂肪瘤、纤维脂肪瘤、乳头状瘤等。食管平滑肌瘤常单发，以中年男性多见，主要分布于食管中下段。这类肿瘤起源于食管壁肌层，在生长过程中逐渐向内、向外发展。瘤体呈圆形、椭圆形或马蹄形，被完整包膜覆盖，质地坚韧，切面为灰白色旋涡状，直径通常为 2～5cm，少数可达 10cm 以上，以长段食管包裹为其特征。由于黏膜外观完整，通常不会引发呕血。

二、分类与分型

根据细胞来源，可以将食管良性肿瘤分为上皮源性和非上皮源性（表 2-7）。同时，根据肿瘤生长的位置不同，将食管良性肿瘤分为壁间型和腔内型两类。肿瘤以壁间型生长普遍，即在临床所见的黏膜下肿物，常见的壁间型肿瘤有平滑肌瘤、纤维瘤、脂肪瘤、神经纤维瘤、血管瘤及囊肿等；而腔内型食管良性肿瘤主要为食管息肉、乳头状瘤及腺瘤。

表 2-7　食管良性肿瘤分类与分型

分类	来源	具体类型
上皮源性良性肿瘤	鳞状上皮	乳头状瘤、囊肿
	腺上皮	腺瘤、息肉
非上皮源性良性肿瘤	肌肉	平滑肌瘤、纤维肌瘤、脂肪肌瘤等
	脉管	毛细血管瘤和淋巴管瘤
	中胚叶及其他	脂肪瘤、网状血管内皮瘤、神经纤维瘤及骨软骨瘤等
	异位组织	异位的胃黏膜、胰腺、皮脂腺、甲状腺及黑色素母细胞发生的肿瘤，如颗粒细胞瘤等

三、临床表现

食管良性肿瘤常隐匿发生，并随着时间延长逐渐增大，可导致异物感、吞咽困难或胸骨后不适等阻塞症状，甚至压迫周围组织引起胸闷、胸痛、呼吸困难、咳嗽等影响患者生活。如肿瘤表面破裂，还可能引起疼痛或出血。尽管食管良性肿瘤发病率较低，但患者应定期接受医学检查，及时探查肿瘤变化。

四、辅 助 检 查

（一）影像学检查

在食管良性肿瘤的诊断中，影像学检查具有不可替代的价值。目前，相关文献已经证实，包括 X 线钡餐造影、CT、MRI、超声在内的多种影像学技术在食管良性肿瘤的诊断和评估中具有相应的优势和适用范围。例如，在 X 线食管钡餐造影检查中，腔内型肿瘤表现为充盈缺损，可有"环形"征或"涂抹"征，与周围正常组织分界清晰。当肿瘤体积较大并向腔外生长时可见纵隔增宽。CT 和 MRI 检查可显示食管与周围组织的关系，可清晰分辨食管本身病变或周围组织压迫引起的食管隆起。此外，一些文献还指出，PET/CT 检查也可以提供有益的影像学信息，辅助诊断和选择治疗方法。

（二）三维重建

为明确肿瘤生长部位及其与邻近血管组织的关系，可采用三维重建的方法。基于 CT 平扫增强和各种冠状位、矢状位及水平位的数据，后期使用计算机重新合成，还原器官三维立体影像，可以直观显示病变位置及其与邻近血管或其他组织的相互关系，尤其适用于食管中段肿瘤的安全性评估。

（三）内镜检查及组织活检

内镜检查极为重要，可以清晰观察食管良性肿瘤的大小、形状和数量。腔内型肿瘤多为圆形或椭圆形，在食管腔内突出，并且通常直径不超过 4cm，此时可通过内镜下活检明确肿瘤性质，借助病理学检查明确诊断。而壁间型肿瘤常呈半球状或球形突起，底部宽阔，表面光滑，颜色与周围黏膜相似，有时可形成桥形皱襞，沿着肿块向正常黏膜延伸。对于壁间型肿瘤的病理学诊断，目前的观点倾向内镜下全瘤切除以明确病变的性质。若怀疑血管瘤，则不应咬取活检。

（四）超声内镜检查

近年来，超声内镜检查（endoscopic ultrasonography，EUS）的发展为壁间型肿瘤（黏膜下肿瘤）的诊断提供了重要的线索。由于 EUS 的天然优势，借助高频超声明确显示食管壁的 5 层组织结构，经验丰富的内镜医生可根据不同的回声特征判断肿瘤的大小、性质及生长部位，还可判断肿瘤与周围组织的关系。同时，EUS 还可以观察食管周围和后纵隔淋巴结，也可在超声引导下对淋巴结或肿瘤进行活检，明确性质，因此其已经成为诊断食管良性肿瘤的最可靠手段之一。

五、鉴 别 诊 断

1. 食管平滑肌瘤 为内镜下观察到的无症状黏膜下隆起，黏膜完整，恶变可能性低。特征表现为钡餐造影时所见的圆形或椭圆形、边缘光滑的充盈缺损。以 EUS 作为食管平滑肌瘤最准确的诊断手段，肿瘤常呈低回声，质地均匀，边缘较锐利，其常起源于食管壁的平滑肌层或黏膜肌层。

2. 食管囊肿 内镜下可见黏膜下异常病变，以 EUS 作为最主要的诊断手段，EUS 显示黏膜下层圆形或椭圆形无回声团块，囊壁光滑，边界清晰，内透声清晰，其后壁的回声增强，且不侵及管壁结构。其与平滑肌瘤的鉴别点在于内部和包膜区回声的强度区别。

3. 脂肪瘤 为内镜下观察到的黄色肿物，表面光洁，个别呈现中央溃疡。活检钳碰触时，出现不规则压痕或轻微弹性感。EUS 显示均质高回声，边缘平滑。

4. 血管瘤 为内镜下观察到的局部黏膜呈结节或分叶状隆起，以黏膜下蓝紫色为辨认特征，有时可表现为如静脉曲张的蚯蚓状条形隆起，此时应辅以病史加以鉴别。EUS 显示起源于黏膜下层的边界清晰的无回声结构，增强 CT 显示肿瘤明显强化。应避免内镜下活检。

5. 食管息肉 为起源于黏膜下层的腔内型肿瘤，好发于食管上段，内镜下有时可观察到极长的蒂，极少数情况下息肉可触及口咽部，引起梗阻或窒息。巨大息肉可导致吞咽困难。以内镜及内镜下活检作为主要诊断手段。

六、治疗及预后

食管良性肿瘤应根据瘤体大小、位置、有无恶变倾向，选择个体化治疗方案。手术方式有外科手术切除或内镜下摘除术。若肿瘤体积较小，无明显临床症状，或患者一般情况较差，可以考虑暂不行外科手术治疗。近年来，胸腹腔镜和内镜联合手术也为食管良性肿瘤的精准治疗提供了新的方法。

1. 外科手术治疗 外科治疗常需要根据肿瘤的大小、位置及与周围组织的关系确定具体手术方法及手术路径。通常采用的方法是黏膜下肌瘤摘除同时肌层修补，对于恶性病变，有时需要进行食管胃部分切除和食管重建术。

2. 内镜下摘除术 内镜下手术方式多样，常根据不同类型及肿瘤的进展程度选择不同的切除方法。针对有蒂的食管良性肿瘤或黏膜下肿物，可采用内镜下高频电凝圈套切除。对于体积较大的病变，则采用分片切割。如果活检提示食管乳头状瘤，即使病变较小，仍应认为是癌前病变，可进行夹除或采用氩等离子体凝固术（APC）灼除。但大多数情况下食管良性肿瘤内镜切除采用的方法为 ESD。此外，诊疗过程中，应加强疾病监测，定期进行检查。

3. 双镜联合手术 对于腔外生长的巨大食管良性肿瘤，可采用胸腔镜联合内镜的方法进行治疗。内镜可为胸腔镜指示肿物所在位置，两者相辅相成，极大提高了手术的成功率，不仅保护了周围器官，还可以同期修复食管肌层，实现精准治疗。

　　总之，食管良性肿瘤由于缺乏特异性临床表现，易出现漏诊和误诊。主要诊断方法包括内镜及超声内镜检查，对于食管中段超过 3.5cm 的黏膜下肿物，建议采用食管三维重建方法，进一步明确其与周围组织器官的关系，有助于提高手术治疗的安全性。在内镜下表现为黏膜下肿物时，通常不建议进行常规活检，而应追加超声内镜检查。而对于无法进行超声内镜检查的医院，也可以通过内镜下抬举试验或活检钳碰触粗略判断是否为黏膜下病变。在明确诊断的基础上，进一步采取合适的治疗方法。

第三章

胃 疾 病

第一节 慢 性 胃 炎

慢性胃炎（chronic gastritis）为消化道常见病，病程迁延、进展缓慢。胃黏膜萎缩和肠上皮化生属于癌前状态，异型增生则属于癌前病变，后者与胃癌发生密切相关。

一、定义与流行病学

慢性胃炎是由多种病因引起的慢性胃黏膜炎症性病变。幽门螺杆菌（*Hp*）感染系最主要的病因。该病 70% 以上的患者无症状，部分患者表现为消化不良。胃镜及组织病理学检查为本病诊断的金标准。临床常应用抑制胃酸分泌药、胃黏膜保护剂和促胃肠动力药等治疗。本病预后良好，伴有胃黏膜萎缩和肠上皮化生的患者应定期进行胃镜随访检查，出现高级别上皮内瘤变时需要内镜下治疗。

慢性胃炎患病率随年龄增长而增加，中年以上人群更为常见。多数患者无明显症状，因此难以获得确切的患病率。

二、病因与发病机制

Hp 感染系慢性胃炎最常见的原因，由 *Hp* 感染引起的胃炎又称 *Hp* 胃炎，本病可由胆汁反流、药物、毒物和自身免疫等因素引起。

1. *Hp* 感染　*Hp* 感染、环境因素和遗传因素共同作用可导致慢性萎缩性胃炎。*Hp* 借助其鞭毛运动穿过黏液层，定居于胃窦黏液层和黏膜上皮细胞表面；该菌具有尿素酶活性，分解尿素产生氨，可中和反渗入黏液层内的胃酸，形成有利于其定居和增殖的微环境，胃酸难以对其发挥杀菌作用，机体免疫功能也难以将其清除，致使 *Hp* 感染慢性化。

Hp 凭借其产生的氨、空泡毒素、细胞毒素相关基因蛋白等可导致胃黏膜上皮细胞损伤而释放炎症介质，从而引发慢性胃炎。*Hp* 胃炎患者的胃黏膜炎症转归与 *Hp* 的毒力和数量、胃内微生态环境和宿主个体差异等多种因素有关。

2. 胆汁反流　由于胃肠道动力功能异常、十二指肠远端消化道机械性梗阻或胆道疾病等导致胆汁反流，胃黏膜屏障功能被削弱，导致胃黏膜出现慢性炎症。

3. 药物和毒素　非甾体抗炎药（non-steroidal anti-inflammatory drug，NSAID，如阿司匹林）、酒精等可直接损伤胃黏膜，多种致损因素若联合作用，则对胃黏膜的损伤增加。

4. 自身免疫　自身免疫功能异常时可出现壁细胞抗体，发生以胃体为主的萎缩性胃炎，泌酸腺体萎缩、壁细胞总数减少、泌酸量降低；内因子分泌减少，维生素 B_{12} 吸收减少。患者常伴有血和（或）胃液壁细胞抗体、内因子抗体阳性，严重维生素 B_{12} 缺乏者可有恶性贫血表现。

5. 年龄因素　随着年龄增长，老年人胃黏膜可出现退行性改变，胃黏膜腺体萎缩，修复再生能力降低，上皮增生异常，加之老年人 Hp 感染率高等，容易使炎症慢性化。

6. 饮食因素　高盐饮食、缺乏新鲜蔬菜及长期饮浓茶、烈酒和咖啡，食用过热、过冷、粗糙食物，可造成胃黏膜损伤和慢性炎症。

7. 其他因素　包括吸烟影响胃黏膜的血液循环和幽门括约肌功能；肝硬化门静脉高压导致门静脉高压性胃病、右心衰竭等引起胃黏膜淤血缺氧；精神压力过大等多种因素可导致或加重慢性胃炎。

三、临 床 表 现

本病临床表现的轻重与内镜表现和组织病理学改变无明显相关性。该病病程迁延，进展缓慢，大多数患者无明显症状。即便有症状，也多为非特异性消化不良症状。患者可表现为上腹隐痛、钝痛、烧灼痛，腹胀、餐后饱胀、早饱和嗳气等，也可表现为食欲减退、上腹不适、恶心和呕吐等消化不良症状。症状无明显节律性，随进食减轻或加重。

体征多不明显，可有上腹部轻压痛。

慢性萎缩性胃炎并发恶性贫血时，消化道症状不典型，常有厌食明显、贫血、体重减轻和全身衰弱。

四、辅 助 检 查

（一）胃镜和组织病理学检查

胃镜检查为慢性胃炎最可靠的诊断方法，并被认为是该病诊断的金标准，结合组织病理学检查可进一步明确胃炎的严重程度及判断是否存在胃黏膜萎缩、肠上皮化生和异型增生等。

胃镜下慢性非萎缩性胃炎患者的黏膜可见皱襞增粗，黏膜粗糙不平、充血水肿，黏膜红斑或黏膜出血点等。慢性萎缩性胃炎胃镜下可见黏膜色泽变淡、呈颗粒状，黏膜变薄、血管显露，皱襞细小而平坦。

悉尼胃炎新分类和近年慢性胃炎 OLGA（operative link for gastritis assessment）分级诊断均要求胃镜检查至少取 5 块活检组织。多部位活检可及时发现早期胃癌并为慢性胃炎深入研究提供组织学标本。慢性胃炎患者可出现胃黏膜炎症、癌前状态（黏膜萎缩和肠上皮化生）或癌前病变（异型增生或上皮内瘤变）等组织病理学改变。

（二）幽门螺杆菌检测

慢性胃炎患者需要常规检测 Hp，用于诊断是否有 Hp 感染并评估 Hp 根除治疗效果。

Hp 检测有非侵入性方法，如临床利用 Hp 具有尿素酶活性的特点进行 ^{13}C 或 ^{14}C- 尿素呼气试验（UBT），其具有操作简单、准确性高和不受 Hp 胃内灶性分布影响的特点，已经在临床工作中广泛应用。

在 ^{13}C-UBT 中，^{13}C 是稳定核素，无放射性；^{14}C 属于不稳定核素，具有一定的放射性，因此不推荐妊娠期、哺乳期妇女及儿童进行 ^{14}C-UBT。患者服用抗生素、铋剂和抑酸药物可影响 Hp 的检出率，检测时需要停用抗生素 4 周及抑酸药物、铋剂 2 周以上。

应用单克隆抗体酶联免疫吸附分析（ELISA）检测粪便 Hp 抗原，简单方便，敏感性、特异性和准确性堪比 UBT，多用于儿童患者。

侵入性检测方法有快速尿素酶试验、胃黏膜组织切片染色镜检和细菌培养等，后者常用于科研和难治性 Hp 感染者的药敏试验。

（三）免疫学检查

免疫学检查有助于诊断自身免疫性疾病。血清抗壁细胞抗体、内因子抗体及维生素 B_{12} 水平测定有助于诊断自身免疫性胃炎。正常人空腹血清维生素 B_{12} 的浓度为 300 ～ 900ng/L。

自身免疫性胃炎患者血清抗壁细胞抗体和抗内因子抗体可呈阳性，血清胃泌素水平明显升高；多灶萎缩性胃炎患者血清胃泌素水平正常或偏低。

（四）血常规和粪便隐血试验

利用血常规可以初步判断是否存在贫血和感染；胃黏膜有显著糜烂者可出现贫血，血红蛋白水平降低。粪便隐血试验阳性提示有消化道出血。

五、诊断与鉴别诊断

病史和临床表现可提供诊断线索。胃镜及组织病理学检查为慢性胃炎诊断的关键手段，对可疑病变的组织病理学活检可以帮助识别病变的严重程度和性质，也有助于鉴别诊断。

1. 病因诊断　首先需要详细询问病史，结合 Hp 检测、免疫学检查等，进一步诊断 Hp 胃炎或自身免疫性胃炎等。

2. 慢性胃炎的分类　目前分类较多，且不统一。基于病因慢性胃炎可分为 Hp 胃炎和非 Hp 胃炎；依据内镜和组织病理学检查有无黏膜萎缩分为慢性萎缩性胃炎（chronic atrophic gastritis，CAG）和慢性非萎缩性胃炎（chronic nonatrophic gastritis）；根据病变分布范围可分为胃窦炎、胃体炎和全胃炎；若患者同时存在黏膜糜烂出血或胆汁反流，可诊断为慢性胃炎伴糜烂、慢性胃炎伴胆汁反流等。

3. 鉴别诊断　本病主要与消化性溃疡、胃癌（特别是早期胃癌）、功能性消化不良和慢性胆道疾病等进行鉴别，根据临床表现、辅助检查和内镜检查常可以对这些疾病进行鉴别。

六、治　疗

治疗目的主要是去除病因、缓解症状、预防复发和改善胃黏膜炎症，从而有效预防胃癌发生。

多数成人胃黏膜均有轻度非萎缩性胃炎表现，对于无症状、Hp 阴性者，无须特殊治疗。对于 Hp 阳性胃炎（有炎症活动、波及黏膜全层）、出现癌前状态（如肠上皮化生、黏膜萎缩）或癌前病变（如异型增生或上皮内瘤变）患者，应予以重视，行短期或长期间歇治疗。治疗方法包括根除 Hp、抑制胃酸、保护胃黏膜、内镜治疗及中医中药治疗等。

（一）根除幽门螺杆菌

单独使用表 3-1 中任何一种药物均不能有效根除 Hp。阿莫西林和其他抗生素在酸性环境中抗菌活性降低，联合使用质子泵抑制剂（PPI）抑制胃酸分泌后可有效发挥抗菌作用。

表 3-1　具有杀灭和抑制 Hp 作用的药物

类别	药物
抗生素	阿莫西林、克拉霉素、甲硝唑、替硝唑、喹诺酮类抗生素、呋喃唑酮、四环素等
PPI	埃索美拉唑、奥美拉唑、兰索拉唑、泮托拉唑、雷贝拉唑、艾普拉唑等
铋剂	枸橼酸铋钾、果胶铋等

目前推荐的联合根除方案为含有铋剂四联方案，即 1 种 PPI 和 1 种铋剂加 2 种抗生素。由于各地抗生素耐药情况不同，抗生素的选择应视当地耐药情况而定，根除 Hp 治疗方案中，抗生素联合使用和剂量见表 3-2。其中使用阿莫西林时需要注意青霉素过敏史，18 岁以下未成年人禁止使用喹诺酮类药物。

根除 Hp 的含铋剂四联方案推荐疗程为 14 天。

表 3-2　Hp 根除方案中的抗生素组合

药物组合方案	抗生素 1	抗生素 2
1	阿莫西林 1.0g，2 次 / 天	克拉霉素 0.5g，2 次 / 天
2	阿莫西林 1.0g，2 次 / 天	左氧氟沙星 0.5g，1 次 / 天；或 0.2g，2 次 / 天
3	阿莫西林 1.0g，2 次 / 天	甲硝唑 0.4g，3 ～ 4 次 / 天
4	阿莫西林 1.0g，2 次 / 天	四环素 0.5g，3 ～ 4 次 / 天
5	四环素 0.5g，3 ～ 4 次 / 天	甲硝唑 0.4g，3 ～ 4 次 / 天

（二）对症治疗

十二指肠胃反流：有胆汁反流者，可用胆汁吸附药物、胃黏膜保护剂和促胃肠动力药等。

恶性贫血：胃黏膜营养因子缺乏者补充复合维生素，恶性贫血者需要终身注射维生素 B_{12}。

消化不良伴腹胀和早饱患者可用促动力药或消化酶制剂，以缓解胃肠动力不足或消化酶不足；胃镜下胃黏膜糜烂、腹痛和反酸患者可酌情使用胃黏膜保护剂和抑酸剂。

（三）癌前状态、癌前病变

在根除 *Hp* 的前提下，适量补充复合维生素和叶酸、应用含硒药物和某些中药可能对癌前状态（萎缩性胃炎和肠上皮化生）有一定作用。对于药物不能逆转的胃黏膜高级别上皮内瘤变（重度异型增生和原位癌），在明确无淋巴结转移的情况下，可行内镜黏膜下剥离术；伴局部淋巴结肿大者应考虑手术切除病灶，并视病情定期随访。

（四）患者教育

Hp 主要在家庭内传播，应避免导致母婴传播的不良喂食习惯，并提倡分餐制，以降低传播和感染 *Hp* 的概率。

饮食应定时、规律，细嚼慢咽，避免暴饮暴食；食物应多样化，避免偏食，注意补充多种营养物质，多食用新鲜蔬菜和水果。选择易消化、无刺激性食物，少摄入过酸和过甜的食物及饮料。避免进食过于粗糙、浓烈、辛辣食物，不吃霉变食物，少吃熏制、腌制、富含硝酸盐和亚硝酸盐的食物。

患者应戒烟，并避免大量长期饮酒。

保持良好的心理状态，保证充足的睡眠。

七、预　后

慢性非萎缩性胃炎一般预后良好，15%～20% *Hp* 感染引起的慢性胃炎患者发生消化性溃疡。肠上皮化生通常难以逆转；部分黏膜萎缩患者可以改善或逆转。有胃癌家族史、经常进食熏制或腌制食品、食物营养单一的患者，需要警惕癌前状态和癌前病变转化为胃癌。胃黏膜轻度异型增生在去除病因后多可逆转；中度异型增生患者应在积极治疗的同时，定期进行内镜和活检组织病理学检查随访；重度异型增生患者易进展为癌，应积极实施内镜黏膜下剥离术。

第二节　胃　息　肉

一、定义与流行病学

胃息肉（gastric polyp，GP）是较为常见的消化系统疾病之一，起源于胃黏膜上皮，为有蒂或无蒂病变，呈局限性向胃腔内突出，表面常较光滑。按病理类型其可分为肿瘤性息肉（adenomatous polyp，AP）和非肿瘤性息肉。肿瘤性息肉是指胃腺瘤，又分为管状腺瘤、混合性腺瘤和绒毛状腺瘤，具有癌变的风险，绒毛成分越多，癌变风险越大。非肿瘤性息肉主要有胃底腺息肉（fundic gland polyp，FGP）、增生性息肉（hyperplastic polyp，HPP）、炎性息肉（inflammatory polyp，IP）、炎性纤维性息肉（inflammatory fibroid polyp，IFP）等，这些息肉癌变风险很低。

　　胃息肉患者通常没有症状，超过 90% 为偶然发现。随着胃镜检查越来越普遍，胃息肉的检出率也逐渐升高，为 2%～8%，发病率女性高于男性，且以中老年患者居多。近 90% 的息肉直径在 1cm 以下，以山田 Ⅰ、Ⅱ 型息肉为主。在胃息肉中，出现非典型增生的情况约占 1.68%，发生癌变的概率＜1.0%

　　近 10 年来胃息肉的患病情况发生了一些改变，FGP 在胃息肉中的占比在增加，而 *Hp* 感染相关的 HPP 及 AP 的占比呈下降趋势。在胃息肉的病理类型中，国外人群 FGP 的占比远超过 50%。中国缺乏针对胃息肉的大范围、大数据的较新流行病学调查，国内的一些研究表明，HPP 是胃息肉的主要病理类型，但近年来学者们注意到 FGP 在胃息肉中的占比正在飞速增加。2000～2010 年，中国北部地区 FGP 在胃息肉中所占的比例从不足 10% 升高到了 66.1%。有两大因素引起了胃息肉病理谱发生变化：一是 *Hp* 感染率下降；二是质子泵抑制剂在消化系统疾病患者中广泛使用。

　　胃息肉在整个胃内都有分布，大小上，≥1cm 的常发生于胃窦，＜1cm 的常出现于胃底。病理类型上，FGP 多发生于胃底部及胃体，HPP 多发生于胃窦及胃体，AP 可发生于多处，以胃窦为主。近年胃体息肉发生率呈上升趋势，胃窦息肉的比例则在下降。

二、病因与发病机制

　　胃息肉的发病机制尚未研究清楚，目前的研究成果发现：① HPP 和 IP 的发生与感染和损伤引起的适应性反应有关，胃内感染主要是指 *Hp* 感染，我国 *Hp* 感染率较高，为 57%～75%，且 HPP 合并 *Hp* 感染的患者中，成功根除 *Hp* 可使 40% 患者的息肉得到治愈；② AP 的发生可能是由多个基因突变造成的，这些基因受外界或环境因素变化的影响；③ 家族性息肉具有遗传性；④ 药物和部分疾病原因，胃黏膜长时间受一些药物刺激也可以引起息肉，有报道称长期服用抑酸药会刺激胃黏膜，从而促进胃息肉发生，一些特殊的疾病如胃食管反流病也可以引起息肉。

三、临床表现

　　在没有合并症的情况下，本病早期通常没有症状，或只有轻微的胃肠道症状，如上腹部隐痛、腹胀、不适、恶心、呕吐等。伴有糜烂、溃疡的患者可能会出现呕血、黑便等消化道出血表现。幽门部的带蒂息肉嵌顿幽门管或十二指肠时可能会引起幽门梗阻。当息肉长在贲门附近时，容易出现吞咽困难的症状。通常情况下这种疾病没有明显的阳性体征，少数患者可能会出现上腹触痛。

四、辅助检查

（一）幽门螺杆菌检测

1. 非侵入性方法　^{13}C 或 ^{14}C-尿素呼气试验（UBT）较为常用。该检查不用借助内镜，不需要器械进入人体，检查时不会引起患者不适，患者配合度高，结果准确性也高，是目前最常用于检测 Hp 感染的方法之一。但 ^{13}C-UBT 和 ^{14}C-UBT 也存在一定的缺点，其结果容易受抗生素、铋剂、质子泵抑制剂等药物影响。

2. 侵入性方法 包括快速尿素酶试验、胃黏膜组织切片染色镜检（如银染、沃森 – 斯塔里银染色等）及细菌培养等。快速尿素酶试验常与胃镜检查一同进行。

（二）血常规检查

利用血常规检查可判断患者是否存在贫血。

（三）粪便常规＋隐血试验

利用粪便常规＋隐血试验可判断患者是否有消化道出血。

（四）血清肿瘤标志物

血清肿瘤标志物如 CEA、CA19-9 及 CA72-4 等，对胃癌有提示作用。

（五）内镜检查

大部分胃息肉为丘状或半球状，表面平滑，也可以出现溃疡、糜烂和出血，其颜色可以和正常胃黏膜一样，也可以发红或泛白。由于胃息肉形态变化多样，且每种息肉都没有明显的形态学特点，因此在胃镜下很难对其病理分型进行直接诊断。在实际工作中，对于胃镜检出的胃息肉，通常需要进行切除和回收，然后进行病理活检，才能确定息肉的病理性质，判断有无癌变风险。用于评估胃息肉形态的有山田分型和中村分型。山田分型分为 4 型：Ⅰ型，病灶为丘状，隆起部位较为光滑，边界不清；Ⅱ型，呈半球形，边界清楚；Ⅲ型，具有亚蒂，其隆起部位的起始处较小；Ⅳ型，有蒂状突起，突起前缘部位有显著的蒂状突起。中村分型：根据息肉的形状及组织学变化，可将其分成 4 型。Ⅰ型，此型居多，直径一般小于 2cm，有蒂者占大多数，也有没蒂的，表面较平滑，呈颗粒状、乳头状或绒毛状，颜色可以与正常胃黏膜相似，也可以呈深红色，常见于胃窦，此型与腺瘤性息肉相当。Ⅱ型，多见于胃窦部与胃体交界处，息肉的顶部通常呈红色，凹陷，这是由于反复黏膜损伤后再生修复形成的，其合并早期胃癌最多，组织学改变与Ⅰ型不同。Ⅲ型，呈平盘状隆起，形态与Ⅱa 早期胃癌相似，此型相当于Ⅱa 亚型异型上皮灶。Ⅳ型，为由肠上皮而来的乳头腺瘤，癌变率较高，表现与结肠息肉相似。若息肉样病变的高度是相邻黏膜厚度的 2 倍，则分为 Paris 0-Ⅰ型，Paris 0-Ⅰ型又进一步分为有蒂（Paris 0-Ⅰp：有窄基）和无蒂（Paris 0-Ⅰs：基部和顶部直径相同）息肉，中间形式为半有蒂息肉（Paris 0-Ⅰsp）。

（六）上消化道钡餐造影

无法接受胃镜检查或存在内镜检查禁忌证的患者，可以选择上消化道钡餐造影，该检查可检出较大的息肉，其表现为突出于胃腔的隆起性病变，通过胃腔内是否有充盈缺损诊断。气钡双重低张造影可发现 1cm 以上的息肉。

五、诊断与鉴别诊断

（一）诊断

大多数胃息肉通常在体检或因其他胃部疾病行内镜检查时发现。医生会先了解患者病史，体格检查时胃息肉一般无特殊阳性体征。之后需要完善相关检查，包括粪便常规＋隐血试验、胃肠镜检查、^{13}C-尿素呼气试验、快速尿素酶检查等。拒绝或存在内镜检查禁忌证时可行上消化道钡餐造影检查，有肿瘤风险者行血清肿瘤标志物检查，以明确诊断及评估疾病的严重程度。目前临床上最常用的诊断方法是胃镜检查和活组织病理检查，是确诊胃息肉的金标准。

（二）鉴别诊断

1. 慢性胃炎 是由各种病因引起的慢性胃黏膜炎症性病变，其患病率一般随年龄增长而增加，常见于中老年人。*Hp* 感染是该病最常见的病因之一。大多数患者无明显症状，或表现为消化不良症状，如中上腹不适或疼痛、餐后饱胀、食欲差、反酸、恶心等。胃息肉常和慢性胃炎同时存在，两者可通过胃镜检查鉴别。

2. 胃癌 胃癌早期没有明显症状，晚期逐渐出现腹痛、腹胀、食欲减退、体重减轻、食不下咽等消化道症状。部分息肉可发生癌变，尤其是无蒂腺瘤性息肉，恶变率很高，胃镜及病理活检可鉴别。

六、治　　疗

（一）治疗原则

没有癌变风险或癌变风险较小的息肉，无须行息肉切除术，只需要定期随访观察。胃的单个或多个散发息肉，只要考虑其存在癌变风险或有症状，无论是不是腺瘤性息肉，都应该行内镜下息肉切除术，并送病理活检。

（二）急性期治疗

胃幽门区的长蒂息肉脱入十二指肠后发生充血水肿无法自行复位时，容易出现剧烈腹痛、呕吐甚至穿孔，此时应考虑存在胃痉挛。医生可先给予对症支持治疗，包括禁食禁饮、解痉镇痛、抑酸护胃、补液等，必要时外科介入行手术治疗解除梗阻。

（三）一般治疗

调整生活方式和饮食习惯：饮食均衡，不偏食，摄入多种营养物质；减少食用硝酸盐、亚硝酸盐含量高的食物，保证食物新鲜；辛辣、刺激性的食物少吃；不饮酒、不吸烟，保证充足的睡眠；保持积极的心态。

（四）药物治疗

胃息肉患者如果同时存在 *Hp* 感染，常需要根除 *Hp* 治疗，目前采用四联疗法，用药方案为一种质子泵抑制剂（PPI）、两种抗生素和一种铋剂，用药 2 周左右。不同地区抗生素耐药的情况不同，医生应根据情况对抗生素种类及用药疗程做出一定的调整。

（五）手术治疗

1. 内镜手术　胃息肉主要采用内镜下治疗，临床上可用的息肉切除方法包括活检钳咬除、热活检钳摘除、热探头灼除、网套后电外科切除、氩等离子体凝固术（APC）、激光及微波烧灼、尼龙圈套扎后圈套切除，以及内镜黏膜切除术（EMR）、内镜黏膜下剥离术（ESD）。ESD 损伤小，恢复快，治疗费用不高，术后并发症较少。

2. 外科切除　行外科手术的情况如下：怀疑存在癌变的息肉；胃镜下难以完全切除病灶；大量的息肉，有很高的恶变率；创面持续出血，保守治疗效果差；创面穿孔。外科术式可选择单纯胃部分切除术、胃大部切除术、胃癌根治术、腹腔镜下胃切除术等。与内镜治疗相比，开腹手术存在一些缺点，包括创伤大、恢复期长、费用高及术后并发症多等。

（六）中医治疗

该疾病的中医治疗暂无循证医学证据支持，但是在临床上人们发现中医药对胃息肉确实有治疗效果。中医主要采用中药治疗，同时配合调整饮食、心理辅导等多种方法进行综合调理。在治疗时，要注意找出病因，进行辨证施治。如果采用中药或针灸（选取足三里、中脘、胃俞、脾俞、内关等穴位）治疗，一定要在医生指导下进行。

七、预　　后

大部分胃息肉是良性病变，只要平时注意饮食，注意养成良好的生活习惯，预后通常较好。有些患者的胃息肉可以保持不进展，还可能自行消退。有症状的息肉与腺瘤性息肉经内镜黏膜切除术或高频电凝切除术后，定期复查，一般预后很好。部分患者如家族性腺瘤性息肉病患者，息肉多且切除后复发率高，治愈难度大，具体情况与年龄、环境因素及遗传因素等相关。胃息肉中一些分型如家族性腺瘤性息肉病、家族性幼年性息肉病均为常染色体遗传病，有遗传给后代的可能性。胃幽门区的长蒂息肉脱入十二指肠后发生充血水肿而不能自行复位时，则可能导致胃痉挛，即剧烈的胃痛、呕吐甚至消化道穿孔，此类情况较少见，但可能危及生命。腺瘤性息肉有较高的癌变风险。

第三节 胃 轻 瘫

一、定义与流行病学

胃轻瘫（gastroparesis，GP）是一组无机械性梗阻的以固态食物胃排空减缓为主要特征的动力障碍性疾病，主要症状有恶心、呕吐、腹胀、腹痛等。

胃轻瘫可发生于任何年龄，且性别差异不大。国内胃轻瘫的发病率不详。国外报道男性患病率为 9.6/10 万，女性为 37.8/10 万。有研究估计人群总体胃轻瘫发病率为 1.8%，且随年龄增长而升高。但在临床工作中，由于许多疾病与胃轻瘫的临床症状相似，特别是其与功能性消化不良等疾病相重叠，因而胃轻瘫的发病率和患病率可能被低估。

二、病因与发病机制

胃轻瘫的主要病因包括内分泌系统疾病如糖尿病、甲状腺功能减退症等；胃食管相关疾病如胃食管反流病、萎缩性胃炎、胃溃疡等；神经系统疾病如帕金森病、颅脑损伤、神经损伤等；全身性疾病如硬皮病、淀粉样变性等；外科手术后，如特发性胃轻瘫等。

胃运动过程受肠外源性和内源性神经系统支配，其中外源性包括副交感神经和交感神经系统，而内源性为肠神经系统。胃平滑肌被肠神经系统间接支配并介导感觉传导。胃排空的正常生理过程需要平滑肌、肠道与外源性自主神经及起搏细胞——卡哈尔间质细胞（interstitial cell of Cajal，ICC）的协同作用。胃轻瘫的发病机制尚未明确，目前考虑有以下几种。

（一）糖尿病胃轻瘫

糖尿病患者常见消化道并发症，糖尿病几乎可以影响胃肠道的所有部位，以胃轻瘫和胃排空延迟最为常见。

1. 糖尿病自主神经病变　是糖尿病最常见的并发症之一，导致其发生的机制是高血糖所致的氧化应激、多元醇途径等导致神经细胞变性、轴突呈节段性脱髓鞘变性及微循环障碍。

2. ICC 病变　ICC 是胃的起搏细胞，其自身是一种特殊间质细胞，主要位于胃体的肠神经末梢与平滑肌之间。在糖尿病胃轻瘫患者中发现胃排空速率与 ICC 数量呈正相关，肠神经细胞减少伴随着 ICC 减少，所以 ICC 减少是胃轻瘫的重要组织学特征。除此之外，糖尿病患者中 ICC 也伴随着起搏功能异常。ICC 减少和功能异常最终导致胃电慢波产生和传播紊乱，临床表现为胃动过速、胃动过缓等节律失常，造成胃排空减慢。

3. 胃肠平滑肌病变　糖尿病性微血管病变造成局部缺血，从而导致胃壁平滑肌细胞变性，进而影响平滑肌的舒缩功能。神经营养的减弱或丧失也是糖尿病患者加快平滑肌病理改变的因素。

4. 胃肠激素变化　包括胃泌素、血管活性肠肽升高和血浆生长抑素降低。

5. Hp 感染　有研究证明，2 型糖尿病患者 Hp 感染率高于健康人，合并胃轻瘫患者亦高于无胃轻瘫患者。也有研究认为糖尿病伴胃动力改变患者 Hp 感染率高于健康人，但胃排空延迟和 Hp 感染并不相关。

6. 心理因素　糖尿病患者有关焦虑、抑郁和神经质的表述增多，这些症状与胃肠道运动功能障碍呈正相关。

（二）手术后胃轻瘫

手术后胃轻瘫常见于上腹部或胸部手术，发生手术后胃轻瘫的主要原因是迷走神经在手术中被损伤或切断。

在抑酸药广泛应用前和在胃内感染 Hp 得到认识之前，消化性溃疡通常采取外科胃迷走神经切断术治疗，术后患者胃的适应性舒张功能及收缩功能均严重受损，表现为胃的研磨和排空功能下降，从而造成胃潴留。近年来，已经很少通过外科手术治疗消化性溃疡，而胃底折叠术逐渐增多，成为手术后胃轻瘫的常见病因，其致病机制是手术导致胃底舒张功能受损，同时术中易损伤迷走神经，造成胃的运动和感觉功能紊乱。此外，目前开展较多的减肥手术、胰腺手术、心肺移植手术等逐渐成为手术后胃轻瘫的常见病因。

（三）特发性胃轻瘫

目前，特发性胃轻瘫的病因与发病机制均不明确，大多数学者认为特发性胃轻瘫与胃舒张功能异常、胃窦收缩力不足和幽门松弛障碍、胃慢波节律失常相关。有研究报道，特发性胃轻瘫的组织学改变为 ICC 形态异常、平滑肌形态异常、神经纤维减少，其均与糖尿病胃轻瘫的组织学改变相似。另外，还有少部分特发性胃轻瘫患者与病毒感染、幽门痉挛或狭窄等因素相关。

三、临 床 表 现

胃轻瘫患者症状严重程度不一，多为非特异性。胃轻瘫最常见的症状是恶心、呕吐，还包括腹痛、餐后胀满、胀气、消瘦、早饱等。患者若症状严重，则会出现蛋白质营养不良和（或）维生素、电解质缺乏。此外，继发于其他疾病的胃轻瘫患者除了原发病，还可能合并甲状腺功能减退症、帕金森病、风湿性疾病等。

四、辅 助 检 查

（一）一般性检查

一般性检查主要是血液化验，包括血生化、血甲状腺激素和甲状旁腺激素、血免疫学指标等，主要用于了解患者的一般情况，对病因进行了解和判断预后。

（二）内镜检查

在除外机械性梗阻同时满足禁食 8h 以上，上消化道内镜检查提示胃腔内存在残留物时，应高度怀疑胃排空延迟。

（三）放射学检查

上消化道造影等可排除器质性疾病导致的梗阻，同时评估胃及十二指肠运动的情况。

（四）胃排空检查

1. 超声检查　主要是在超声下测定胃窦横切面面积，其方法是在摄入标准试餐 15min 和 90min 时进行超声检查测定胃窦横切面面积来估算胃排空。

2. MRI 检查　在摄入标准试餐 30min 后通过对胃窦进行 MRI 检查测定胃蠕动波的频率、速度、幅度及长度，通过上述数据计算胃窦动力指数，以判断胃排空情况。

3. 核素检查　又称闪烁扫描，是目前判断胃排空的金标准。患者在禁食一夜（> 12h）后摄入含有 ^{99m}Tc 或 ^{111}In 放射性核素标记试餐（美国共识指南推荐的标准化蛋白试餐包括鸡蛋、2 片白面包、草莓酱 30g、水 120ml 及 ^{99m}Tc- 硫胶体 0.521mCi），然后测定餐后某一时间点胃内残留的放射性核素标记试餐量。判定的标准：餐后 2h 胃内残留 60% 以上或餐后 4h 胃内残留 10% 以上考虑胃排空延迟。

4. 呼气试验　其原理为进食含有放射性核素标记的试餐，其在十二指肠被吸收后分解产生含有放射性核素标记的 CO_2，对呼出的 CO_2 进行测定，该方法可取代核素扫描诊断胃轻瘫，且无放射线暴露的风险，但肠道吸收功能、肺功能异常会影响检查结果。常用的方法是患者进食固体试餐（包含 ^{13}C 标记的辛酸或乙酸）后测定摄入试餐后各时间点呼气样本中含有 ^{13}C 的 CO_2 含量，从而评估胃排空率。

5. 无线动力胶囊（wireless motility capsule，WMC）　是将具有无线遥感功能的胶囊经口摄入后测定局部 pH，从而推测胶囊在胃腔内停留的时间。

（五）胃电图

胃电图是在体表测定胃的慢波电活动，以分析胃的活动状态。摄入标准试餐后，如测定的慢波活动减少至每分钟 2 次以下，则可诊断为胃轻瘫。胃电图检查有助于鉴别机械性胃流出道梗阻和特发性胃轻瘫。

（六）胃窦 – 十二指肠腔内测压

胃窦 – 十二指肠腔内测压能提示胃和十二指肠同步的动力信息，有助于鉴别肌源性胃轻瘫或神经源性胃轻瘫。

五、诊　　断

目前，胃轻瘫尚无统一的诊断标准，诊断主要依靠临床表现和胃排空率检查。

　　胃轻瘫的临床表现多无特异性，且症状严重程度不同，引起胃轻瘫的原因亦较多。对于疑诊为胃轻瘫的患者，首先需要进行内镜或放射学检查，以除外器质性疾病导致的机械性梗阻，若无异常，则需要进一步明确胃排空延迟的原因。如果患者呕吐症状较重，且持续时间长，则要注意排除其他疾病，如妊娠、习惯性呕吐、神经性厌食症、神经性暴食症、中枢性呕吐、慢性呕吐综合征等。

六、治　　疗

　　胃轻瘫以治疗原发病、改善胃排空功能、纠正电解质紊乱和改善营养为主，以提高生活质量为目标。

（一）原发病的治疗

　　积极治疗导致胃轻瘫的病因，在原发病治愈后，大多数患者胃轻瘫的症状能够缓解，乃至恢复正常。对于糖尿病胃轻瘫患者，积极控制血糖在正常范围是治疗的关键；对于甲状腺功能减退症患者，应积极补充甲状腺激素，并监测甲状腺功能。

（二）一般治疗

　　在营养充足的情况下，胃轻瘫患者的饮食宜少食多餐，以低纤维、低脂饮食为主，可适量增加液态营养物摄入以促进胃排空，减少摄入使胃排空更差的脂肪和不能被消化的纤维。对于患者的饮食量，需要注意的是成分的颗粒大小、每一餐的量。需要禁忌的有烟、酒和碳酸饮料。对于伴有脱水和电解质紊乱的患者，在治疗基础疾病的同时，应积极补液和纠正电解质紊乱，可使用药物减轻或消除导致患者不能进食的恶心、呕吐等症状。此外，还应停用可能造成胃动力减退的药物，如可能导致胃排空延迟的药物，包括阿片类药物、钙通道阻滞剂、β受体阻滞剂、H_2受体拮抗剂、酒精、阿托品、奥曲肽等。

（三）药物治疗

　　主要采用改善临床症状的促动力药和止吐药治疗。

　　1. 促动力药　能够增加患者胃窦收缩力，同时协调改善胃窦和十二指肠间的运动，从而促进胃排空。

　　（1）多巴胺受体拮抗剂：①甲氧氯普胺，为中枢、周围神经受体阻滞剂，促进胃肠壁内乙酰胆碱释放，继而增加食管下括约肌张力、胃窦收缩性、胃底张力及胃窦－十二指肠张力，加速胃排空。需要注意的是该药能通过血脑屏障，长期使用有增加锥体外系不良反应可能。②多潘立酮，是周围神经多巴胺受体拮抗剂，能够抑制胃底松弛，促进胃窦－十二指肠协调运动，加速胃排空。多潘立酮反复使用可能出现耐药性，也可使血催乳素升高，12岁以下儿童（尤其是婴儿）、体重小于35kg的青少年和成人慎用，且用药时应密切监测不良反应。

　　（2）5-HT_4受体激动剂：目前常用的药物为普芦卡必利，具有促胃肠动力作用，但对胃轻瘫的疗效尚不确切。

（3）胃动素受体激动剂：①红霉素，为大环内酯类抗生素，可通过激动胃动素受体加速胃排空；②阿奇霉素，也具有促动力作用，但长期使用抗生素易引发耐药，导致细菌的二重感染。

（4）其他：生长素受体激动剂、毒蕈碱型拟胆碱药等均可加速胃排空，但具体疗效和安全性有待证实。

2. 止吐药 包括昂丹司琼、托烷司琼、异丙嗪、奋乃静、米氮平等。

（四）中医中药治疗

中医治疗或中西医结合治疗对糖尿病胃轻瘫、术后胃轻瘫有一定效果，常用的方剂有半夏泻心汤、香砂六君子汤等，针灸、推拿等方法对促进胃排空有作用。

（五）内镜治疗

幽门痉挛是部分胃轻瘫患者胃排空延迟的重要原因，通过内镜直接或间接解除幽门括约肌痉挛的方法如肉毒杆菌毒素局部注射及经幽门、十二指肠支架置入和经口内镜幽门括约肌切开术（gastric peroral endoscopic myotomy，G-POEM）是目前临床上应用较多的方法。目前研究来看，内镜下治疗胃轻瘫的方法能有效解决排出梗阻的问题，短期疗效较好，长期疗效仍有待进一步研究。

1. 内镜下肉毒杆菌毒素 A（botulinus toxin A，BTA）注射 BTA 是一种神经毒素，能够抑制神经–肌肉接头处乙酰胆碱的释放，还能竞争性抑制胆碱能受体，可抑制平滑肌收缩，导致肌肉松弛。部分胃轻瘫患者存在幽门异常收缩，通过内镜在幽门肌内注射 BTA 可使幽门肌肉松弛，从而改善胃排空。

2. 经幽门、十二指肠支架置入 内镜下在幽门管处放置金属支架，使幽门呈持续开放状态，进而维持患者胃部的正常排空功能。有研究显示，放置支架后患者症状明显缓解，但支架移位是支架置入术后最常见的并发症，该并发症导致胃轻瘫患者症状复发，因此支架置入是患者在治疗方法有限情况下的可选方案。

3. G-POEM POEM 是目前贲门失弛缓症的主要治疗方式。作为 POEM 的延伸，G-POEM 也开始逐渐应用于胃轻瘫的治疗。G-POEM 是通过在胃窦部黏膜下建立隧道至十二指肠球部，隧道内暴露幽门环形肌并纵行切开肌肉，以解除幽门肌肉痉挛，从而达到促进胃排空的效果。研究证明，胃经口内镜下幽门环肌切开术能使胃轻瘫症状全面改善，并提高了胃排空功能和患者的生活质量。

（六）其他

1. 胃电刺激 目前已有动物实验证实电刺激可增强胃蠕动压力波，但临床上仍有争议，其可能对某些胃轻瘫患者有效。

2. 胃电起搏器植入 类似于心脏起搏器植入，对于难治性胃轻瘫患者，其可改善症状、提高生活质量、改善营养状况、减少住院治疗时间，但属于有创治疗，长期疗效仍需要进一步研究。目前有经口或经皮植入临时性胃电起搏器的病例报道。

3. 手术治疗 对于综合治疗无效的严重胃轻瘫患者，也可考虑手术治疗，如胃造口术、空肠造口术等。

七、预 后

胃轻瘫的预后因基础疾病的不同而不同。

第四节 胃 癌

一、定义与流行病学

胃癌（gastric cancer）是全球第五大常见癌症，也是第四大癌症死亡原因，是起源于胃黏膜上皮细胞的恶性肿瘤，超过95%的胃癌是腺癌，常根据解剖位置和组织病理学分类。

世界卫生组织（WHO）2020年发布的全球癌症负担数据显示：2020年全球新发胃癌病例约108.9万，占全部恶性肿瘤的5.6%；死亡病例约76.9万，占恶性肿瘤相关死亡的7.7%。2020年中国胃癌新发病例47.8万，占全球新发病例的43.9%；死亡病例37.3万，占全球死亡病例的48.5%。在我国，胃癌发病率位列恶性肿瘤发病率的第四位，死亡率位列第三位。我国的胃癌发病和死亡人数男性∶女性为2.3∶1，40岁以上发病率和死亡率均快速上升，我国的中部地区胃癌更高发、死亡率更高。我国胃癌5年相对生存率由27.4%上升至35.1%，但仍显著低于日本（81.0%）和韩国（75.4%）。

二、病因与发病机制

确切病因尚未完全阐明，但胃癌属多因素疾病，是 *Hp* 感染、环境因素和遗传因素协同作用的结果。

（一）病因

1. *Hp* 感染 1994年，WHO的国际癌症研究机构将 *Hp* 感染定义为人类 I 类致癌原。目前认为 *Hp* 感染是人类肠型非贲门胃癌发病的先决条件。一些毒力较强的菌株（cagA+、vacA s1、babA2+ 等）感染可能与胃癌发病的关系更密切。*Hp* 根除治疗可以降低转化为癌症的风险，但风险降低的程度取决于根除时预先存在的损害程度。因此，建议在成人中，如无抗衡因素，发现 *Hp* 感染，建议积极尽早治疗。

2. 环境和饮食因素 远端胃癌（非贲门癌）的危险因素除 *Hp* 感染外，还包括高龄、较低的社会经济地位、吸烟、饮酒、家族倾向、既往胃手术史、恶性贫血及生活在高风险地区，近端胃癌（贲门癌）与胃食管反流病病史有相关性。流行病学显示，高盐饮食、吸烟、饮酒过度、缺乏新鲜蔬菜和水果，经常食用霉变、腌制、熏烤食物等，均可增加胃癌发生风险。其可能与食物中含有硝酸盐、亚硝酸盐、苯并芘等前致癌物和致癌物及食物中缺乏具有保护作用的抗氧化剂（维生素C、维生素E和微量元素硒）等因素有关。

3. 遗传因素 约 10% 的癌症病例表现为家族性聚集，1% ～ 3% 的癌症患者有种系突变。胃癌的遗传形式可以分为 3 种：遗传性弥漫性胃癌（hereditary diffuse gastric cancer，HDGC；常染色体显性遗传）；家族性肠型胃癌（常染色体显性遗传）；胃腺癌伴近端胃息肉病（常染色体显性遗传）。胃腺癌伴近端胃息肉病与 *APC* 启动子 1B 基因突变有关。胃癌亦见于其他遗传性疾病，如家族性腺瘤性息肉病（familial adenomatous polyposis，FAP）、林奇综合征（Lynch syndrome，涉及 *MLH1*、*MSH2*、*PMS2* 和 *MSH6* 基因）、Cowden 综合征（又称多发性错构瘤综合征，涉及 *PTEN* 基因）、幼年性息肉病（juvenile polyposis，涉及 *BMPR1A* 和 *SMAD4* 基因）、Li-Fraumeni 综合征（涉及 *TP53* 基因）、MUTYH 相关腺瘤性息肉病（涉及 *MUTYH* 基因）和黑斑息肉综合征（Peutz-Jeghers 综合征，涉及 *STK11* 基因）。

4. EB 病毒感染 少部分胃癌，特别是组织病理学显示未分化型胃癌，其发生可能与 EB 病毒感染有关。

（二）发病机制

Hp 感染几乎无一例外地引起慢性非萎缩性胃炎；此外，*Hp* 感染可引起胃黏膜上皮细胞增殖和凋亡失衡。在英国和美国等胃癌低发病率国家，*Hp* 感染率较低，但是年轻人（< 50 岁）非贲门胃癌发病率升高，考虑与胃微生物组失调、现代生活方式改变和自身免疫性疾病增加有关。

在过去的几十年，北美和西欧国家的远端肠型胃癌发病率降低，考虑与获得清洁饮用水的机会增加、食物保存质量提高及 *Hp* 根除治疗有关，而近期近端弥漫性胃癌的发病率有所升高，原因并不清楚。现阶段，中低收入国家的胃癌仍以远端胃癌占主导。

与胃癌发生相关的分子事件包括微卫星不稳定、抑癌基因缺失失活或因高甲基化而失活、某些癌基因（*Cox-2*、*VEGF*、*c-MET*、*EGFR*、*CTNNB1*）扩增等。2014 年癌症基因组图谱（TCGA）描述了胃癌分子特征，并提出胃癌的四个分子亚型，即 EB 病毒阳性（EBV）型、微卫星不稳定（MSI）型、基因组稳定（GS）型、染色体不稳定（CIN）型。EBV 型约占 9%，好发于胃底和胃体，多见于男性，该型的特征包括致癌基因 *PIK3CA* 频发突变、程序性死亡蛋白配体（PD-L）1 和 PD-L2 过表达；MSI 型约占 22%，好发于胃窦或幽门，多见于女性；GS 型约占 20%，初诊偏年轻，多属 Lauren 弥漫型；CIN 型约占 50%，多发生于食管胃结合部和贲门，多属 Lauren 肠型。

三、病 理

通常根据解剖位置分为近端胃癌（即贲门癌）和远端胃癌，胃癌的好发部位依次为胃窦、贲门、胃体。

（一）分期

胃癌可分为早期和进展期。早期胃癌（early gastric cancer）的癌组织局限于胃黏膜和黏膜下层，而不论有无淋巴结转移；病理呈高级别上皮内瘤变或腺癌。进展期胃癌（advanced gastric cancer）深度超过黏膜下层，已侵入肌层者称中期，侵及浆膜或浆膜外者称晚期胃癌。

胃癌的 TNM 分期见表 3-3。

表 3-3　胃癌美国癌症联合委员会 / 国际抗癌联盟（AJCC/UICC）第 8 版 TNM 分期

分期	T	N	M	分期	T	N	M
0 期	Tis	N0	M0	Ⅲ A 期	T4a	N1	M0
Ⅰ A 期	T1	N0	M0		T3	N2	M0
Ⅰ B 期	T2	N0	M0		T2	N3	M0
	T1	N1	M0	Ⅲ B 期	T4b	N0	M0
Ⅱ A 期	T3	N0	M0		T4b	N1	M0
	T2	N1	M0		T4a	N2	M0
	T1	N2	M0		T3	N3	M0
Ⅱ B 期	T4a	N0	M0	Ⅲ C 期	T4b	N2	M0
	T3	N1	M0		T4b	N3	M0
	T2	N2	M0		T4a	N3	M0
	T1	N3	M0	Ⅳ期	任何 T	任何 N	M1

注：Tis. 原位癌；T1. 肿瘤侵及黏膜或黏膜下层；T2. 侵及固有肌层；T3. 穿透浆膜下结缔组织，但未侵及脏腹膜或邻近结构；T4a. 肿瘤侵及浆膜（脏腹膜）；T4b. 肿瘤侵及邻近结构；N0. 无淋巴结转移；N1.1 ～ 2 个淋巴结转移；N2.3 ～ 6 个淋巴结转移；N3.7 或 7 个以上淋巴结转移；M0. 无远处转移；M1. 远处转移。

（二）形态类型

1. 早期胃癌　早期胃癌的内镜下分型依照 2005 年巴黎分型更新标准，分为隆起型（Ⅰ型）、平坦型（Ⅱ型）和凹陷型（Ⅲ型），详见图 3-1。病灶直径＜ 1cm 者称为小胃癌，＜ 0.5cm 者称为微小胃癌。

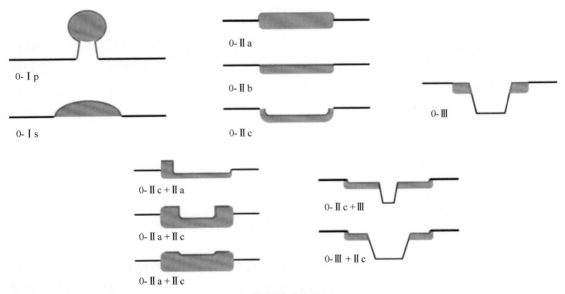

图 3-1　早期胃癌内镜下分型

2. 进展期胃癌 多采用 Borrmann 分型，分为隆起型（Ⅰ型）、局限溃疡型（Ⅱ型）、浸润溃疡型（Ⅲ型）和弥漫浸润型（Ⅳ型）。弥漫浸润累及胃大部或全胃时称皮革样胃（linitis plastica）。

（三）病理组织学分类

1965 年 Laurèn 按胃癌起源将之分为肠型（intestinal type）和弥漫型（diffuse type），但目前已有部分不符合 Laurèn 类型的特殊类型癌症。

日本 Nakamura 分类将胃癌分为分化型和非分化型，划分依据是肿瘤细胞能否形成特定形态的组织结构（如管状和乳头状），并作为内镜早期癌切除术适应证标准的重要组成部分。

WHO 将胃癌分为腺癌 [包括管状腺癌、乳头状腺癌、低黏附性腺癌（包括印戒细胞癌、黏液腺癌）、混合性腺癌、伴淋巴样间质癌、肝样腺癌]、鳞状细胞癌、腺鳞癌、未分化癌（伴横纹肌样表型的大细胞癌、多形性癌、肉瘤样癌、伴破骨细胞样巨细胞的癌）和神经内分泌肿瘤。

四、临床表现

（一）症状

胃癌缺乏特异性症状，早期胃癌患者基本无特殊症状，与胃癌相关的最常见症状无特异性，多为消化不良、厌食症或早期饱腹感、体重减轻和腹部疼痛，近端胃癌和食管胃结合部病变患者可能出现吞咽困难或反流。溃疡型胃癌患者出血时可有黑便或呕血。

（二）体征

早期或部分进展期胃癌患者无明显体征，中晚期胃癌患者可有上腹部肿块及远处转移引起的肝大、腹水、Virchow 淋巴结、直肠前窝肿块和卵巢肿块、左腋前淋巴结肿大和脐周小结等体征。少数胃癌患者可有副肿瘤综合征（paraneoplastic syndrome），包括血栓性静脉炎、黑棘皮病、皮肌炎等。

五、辅助检查

（一）内镜检查

内镜直视下观察和活检，对可疑病变多点活检，建议内镜下取 5 ～ 8 块组织，组织学诊断符合 WHO 标准。

超声内镜检查（EUS）可用于评估病变侵犯深度（T）和淋巴结累及（N）情况。目前色素放大内镜在胃癌的诊断和评估分化程度中有重要意义，尤其是一些癌前期病变和早期胃癌，在评估胃内病变是癌性还是非癌性病变，明确病变范围，协助判断是分化型病变还是未分化型病变，以及对一些除菌后胃癌出现的胃炎样改变诊疗均有显著意义。

（二）实验室检查

缺铁性贫血较常见，若伴有粪便隐血阳性，提示肿瘤有长期小量出血。胃蛋白酶原（PG）Ⅰ/Ⅱ显著降低，可能有助于胃癌风险的分层管理；血清肿瘤标志物如 CEA、CA19-9 及 CA72-4 等可能有助于胃癌早期预警和术后再发的预警，但特异度和敏感度并不理想。

液体活检，包括检测循环肿瘤 DNA（ctDNA）、循环肿瘤细胞、外泌体和受肿瘤影响的血小板，有可能改变癌症诊断、疾病监测、反应预测和复发性疾病的识别。

（三）影像学检查

当患者存在胃镜检查禁忌证或不愿行内镜检查时，X 线钡剂检查可能发现胃内的病灶。钡剂检查难以发现表浅病变，发现的充盈缺损（隆起病变）或龛影（溃疡病变）的确切诊断（良、恶性）在很大程度上依赖病理学检查，即仍需要行内镜检查和活检。

CT 检查常规用于术前分期，测量侵犯深度的总体准确率为 43%～82%，可评估远处转移（肝、腹膜后淋巴结等）。PET/CT 检查对显示淋巴结转移的准确性更高。然而，在黏液性或弥漫性胃癌中氟代脱氧葡萄糖（FDG）摄取率较低，PET/CT 检查对此类疾病不敏感，因此 PET/CT 检查不常规推荐用于癌症分期。

六、诊断与鉴别诊断

内镜活检组织病理学诊断是胃癌确诊和治疗的依据。活检的病理报告应包括浸润深度、组织学类型、分级，建议对所有新诊断的患者进行聚合酶链反应（PCR）/二代测序（NGS）或免疫组化错配修复（MMR）检测。

依据临床表现、电子胃镜或 X 线钡餐检查，多数胃癌可获得正确诊断。少数情况下胃癌需要与胃良性溃疡、胃间质瘤、胃淋巴瘤和胃良性肿瘤等进行鉴别。

七、治　　疗

胃癌是一种分子和表型高度异质性的疾病。早期胃癌的主要治疗方法是内镜下切除术。部分早期和进展期胃癌可通过手术治疗，手术应包括 D2 淋巴结切除术（包括胃周肠系膜和腹腔动脉沿线的淋巴结站分支）。围术期辅助化疗可提高ⅠB 期或更高期别癌症患者的生存率。从铂类药物和氟尿嘧啶开始，对晚期癌进行连续化疗首次治疗时，中位生存期不到 1 年。目前以肿瘤组织 HER-2 表达状态为依据的胃癌分子分型是选择抗 HER-2 靶向药物治疗的依据。获准治疗癌症的靶向药物包括曲妥珠单抗（HER-2 阳性一线药物）、拉莫昔单抗（抗血管生成二线药物）和纳武单抗或帕博利珠单抗（抗 PD-1 三线药物）。

（一）早期胃癌的内镜下治疗

早期胃癌内镜下切除术主要包括内镜黏膜切除术（EMR）和内镜黏膜下剥离术（ESD）。原则上内镜治疗适用于淋巴结转移可能性极低的肿瘤。最初内镜切除的绝对适应证如下：

分化较好、局限于黏膜层（T1a），直径＜2cm，不伴溃疡。而后随着日本的一项多中心、前瞻性单臂研究（JCOG0607）结果的发表，2018 年的日本《胃癌处理规约》（第 5 版）将适应证适当扩大。EMR 和 ESD 适应证：直径＜2cm 的黏膜内癌（cT1a），分化型癌，不伴溃疡。ESD 适应证：直径＞2cm 黏膜内癌（cT1a），分化型癌，不伴溃疡；直径＜3cm 肉眼可见的黏膜内癌（cT1a），分化型癌，伴溃疡。ESD 的扩大适应证：直径＜2cm 肉眼可见的黏膜内癌（cT1a），未分化型，不伴溃疡；初次 ESD 或 EMR 后判断内镜根治度（eCura）为 C-1，局部复发后内镜下判断为 cT1a 的病变；对于高龄（＞75 岁）或服用抗血栓药物治疗的早期胃癌患者，建议内镜下治疗。日本胃肠内镜学会发布的 2020 年《早期胃癌 ESD 和 EMR 指南》将直径＜2cm 肉眼可见的黏膜内癌（cT1a），未分化型，不伴溃疡纳入 ESD 绝对适应证。基于我国人群的扩大适应证研究在国内多家中心进行中。eCura 评价系统见表 3-4。

表 3-4　eCura 评价系统

分期	溃疡 / 深度	肿瘤组织学类型			
		分化型为主		未分化型为主	
pT1a（M）	溃疡形成（－）	≤ 2cm*	＞ 2cm*	≤ 2cm#	＞ 2cm@
	溃疡形成（＋）	＜ 3cm*	＞ 3cm@	@	@
pT1b（SM）	SM1	≤ 3cm#	＞ 3cm@	@	@
	SM2	@	@	@	@

　＊ 根治度（eCura）A；# 根治度（eCura）B；@. 根治度（eCura）C-2；根治度（eCura）C-1：满足 eCura A 或 B 的条件，但侧切缘阳性或分块切除 / 水平切除（HM）0；eCura A 或 B 需要满足完整切除，HM0，垂直切缘（VM）0，淋巴结（Ly）（－），血管（v）（－）；肿瘤局限于黏膜内（T1a），可表示为 M；肿瘤累及黏膜下浅层表示为 T1b-SM1，黏膜下浸润深度＜500μm。

根据术后标本的病理学诊断进行内镜切除根治度的判定，决定其后的随访及治疗策略。

1. 根治度 A（eCuraA）及根治度 B（eCuraB）　第 1 年每 3 个月进行 1 次内镜检查；第 2 年每 6 个月进行 1 次内镜检查，再之后每年进行 1 次内镜检查。定期进行血清学、腹部超声、CT 检查判定有无转移。Hp 感染阳性者推荐除菌治疗。

2. 内镜的根治度 C（eCuraC）

（1）内镜的根治度 C-1（eCuraC-1）时，发生淋巴结转移的风险低。可根据情况，与患者充分交流、沟通后，选择再行 ESD 或追加外科切除。在黏膜下浸润部分块切除或断端阳性时，因病理学诊断不确切，应追加外科切除。

（2）内镜的根治度 C-2（eCuraC-2）时，原则上应追加外科切除。因年龄、并存疾病不能行外科手术胃切除时，应向患者充分说明淋巴结转移风险及局部复发、远处转移的风险，对于复发时根治困难及预后不良者，应予以说明。

（二）手术治疗

外科手术是胃癌的主要治疗手段，手术切除的范围取决于肿瘤位置、TNM 分期和组织学亚型。

对于不符合内镜切除标准的 T1 肿瘤，需要手术，但手术范围比其他胃癌小，淋巴结清扫可能局限于胃周围淋巴结，包括局部 N2 淋巴结（D1+ 淋巴结清扫，根据肿瘤部位清扫的淋巴结组有所不同）。对于ⅠB～Ⅲ期病变，建议进行根治性胃切除术，对于具有扩张性生长模式的肠型胃癌，切除范围需要距瘤体边缘 3cm 以上，而对于低黏附性和弥漫性组织类型的浸润性生长模式的胃癌，切除范围需要距瘤体边缘 5cm 以上。

胃癌根治术中淋巴结清扫的范围已经引起广泛的争论。D1 切除术意味着切除胃周淋巴结加上胃左动脉淋巴结。D1+ 和 D2 表示还需要清除肝动脉、脾动脉或腹腔干周围淋巴结。目前我国公认的胃癌根治手术的标准术式是 D2 淋巴结清扫的胃切除术。

（三）化疗

1. 可切除胃癌的术后辅助治疗　D2 根治性手术基础的可切除胃癌术后辅助化疗适应证：D2 根治术且未接受术前治疗的术后病理分期Ⅱ期及Ⅲ期进展期胃癌患者。对于分期大于等于ⅠB 期的可切除胃癌，建议术前、术后予以化疗，推荐使用含氟尿嘧啶、铂类和多西他赛的三联治疗。

2. 进展期胃癌术前治疗及围术期化疗　胃癌围术期治疗（新辅助放化疗 + 手术 + 辅助放化疗 / 化疗）在西方国家已进行多项研究，证实与单纯手术相比，这种治疗模式可使肿瘤降期、提高 R0 切除率和改善整体生存，且不会增加术后并发症及病死率。然而，D2 根治性手术基础上的围术期放化疗对进展期胃癌整体生存的影响，尤其是对比术后辅助化疗模式的优势，还需要等待正在开展的大样本Ⅲ期临床研究的结果。FLOT 方案（多西他赛联合奥沙利铂及氟尿嘧啶 / 四氢叶酸）可以作为胃癌术前化疗推荐方案。

3. 晚期转移性胃癌的治疗　全身治疗可以减轻症状，提高生存率，提高局部晚期或转移性疾病患者的生活质量。实施生物标志物检测，特别是 HER-2 状态分析，微卫星不稳定性（MSI）状态和程序性死亡蛋白配体 1（PD-L1）表达检测对临床实践有一定意义。靶向治疗包括曲妥珠单抗、纳武单抗和帕博利珠单抗等在治疗局部晚期或转移性患者的临床试验中表现出了令人鼓舞的结果。

八、预　　后

胃癌根治术后 5 年生存率取决于胃壁受侵深度、淋巴结受累范围和肿瘤生长方式。侵及肌层者，术后 5 年生存率为 50%～60%；深达浆膜或浆膜外者预后不良，术后 5 年生存率不到 20%。早期胃癌术后 5 年生存率可达 90.9%～100%，明显优于进展期胃癌。因此，早期诊断是提高治愈率的关键。

第五节　胃良性肿瘤

一、定义与流行病学

中年人常发生胃良性肿瘤，最主要的部位是胃体和胃窦。胃良性肿瘤占全部胃肿瘤的

1% ～ 5%，其中又以胃间质瘤的发病率最高。胃良性肿瘤患病率约为 0.022%，当合并 *Hp* 感染时患病比例相应升高。

二、分类与分型

根据组织来源，胃良性肿瘤分为上皮性和间叶组织性肿瘤。

1. 黏膜上皮良性肿瘤　占全部胃良性肿瘤的 3/4，包括息肉、腺瘤或腺瘤性息肉，起源于胃黏膜或腺体上皮，具有一定的恶变倾向。

增生性息肉占全部胃息肉的 76% ～ 90%，可发生于胃的任何位置，以单发多见，少数情况下可多发。息肉通常表现为半球形或球形，有蒂或无蒂。其直径通常小于 1.5cm，表面平滑或略带分支状，顶部的黏膜可能会出现糜烂或浅表性溃疡。通过内镜检查，可以观察到呈增生、扭曲或囊性扩张的腺体底部，腺体数量增多，排列紊乱。增生的腺体上皮细胞整齐地排列在细胞基底上，没有明显的异型性，核分裂象很少，间质相对丰富，内部有一些慢性炎性细胞浸润，通常不会发生癌变。

腺瘤性息肉占全部胃息肉的 20%，属于真性肿瘤，是重要的癌前病变，以胃窦部多见，大小不一，较大的腺瘤性息肉直径可超过 2cm。腺瘤性息肉通常呈广基型，如果息肉过大，其顶端可能会形成溃疡，因此很容易导致上消化道出血。同时，溃疡的出现也是腺瘤性息肉恶变的标志。胃腺瘤可以根据组织学类型分为管状腺瘤、绒毛状腺瘤和混合型腺瘤。内镜下可见腺上皮细胞排列紧密，而间质较少，细胞核呈不同程度的异型性，核染色质增多、浓染，核分裂象多见，主要集中于腺上皮基底部，或上移呈笔杆状单层和多层排列，上移的高度通常小于胞质的 2/3。在临床上，腺瘤性息肉与胃癌共存是比较常见的，有时胃癌就出现在息肉的边缘区域。

2. 间叶组织良性肿瘤　包括平滑肌瘤、间质瘤、血管瘤、脂肪瘤、纤维瘤、神经纤维瘤等。

（1）胃平滑肌瘤：是胃部最普遍的良性肿瘤之一，多见于中年及以上人群，男女患病率无明显区别。该瘤多生长于胃肌层，也可起源于胃黏膜肌层，最常见的发病部位是胃体，其次为胃窦、胃底、幽门和贲门。研究显示，约 50% 的肿瘤表面存在不同程度的溃疡，这可能导致剧烈出血或长时间检查出粪便隐血阳性。

（2）胃肠道间质瘤（gastrointestinal stromal tumor，GIST）：是最常见的消化道原发间充质组织肿瘤。过去，它们曾被归类为平滑肌和神经源性肿瘤，但近年的免疫组织化学和电子显微镜研究表明，它们起源于未定向分化的胃肠道间充质细胞。这类肿瘤在免疫表型上表现出 KIT 蛋白（CD177）高表达，且常见 *c-kit* 基因突变，在组织学上含有梭形及上皮样细胞。GIST 可以发生于消化道从食管到直肠的任何部位，其中 60% ～ 70% 发生于胃部，20% ～ 30% 发生于小肠。此病不分男女，可在各个年龄段发生，但以 50 岁以上的中老年人为多。

（3）胃纤维瘤：由纤维结缔组织构成，可在胃的任何部位发生，多位于黏膜下层。肿瘤呈球形或卵形，有时带蒂，质地坚硬，内部可能存在钙化现象。

（4）胃神经纤维瘤：既可能独立于胃部发生，也可能是多发性神经纤维瘤的一种表现。该疾病会出现在胃的各个部位，尤其常见于黏膜下层，且表面又易形成浅溃疡。

（5）海绵状血管瘤或毛细血管瘤：多见于胃体和胃窦部，位于黏膜下层和浆膜下层，呈分叶状或球形，质地柔软，呈深红色或紫红色。若遇到此疾病，为避免风险，胃镜检查时应避免进行活组织检查。

（6）胃化学感受器瘤：又称胃非嗜铬性副神经节瘤，是一种在胃壁迷走神经体（即第二个副交感神经节）中生长的化学感受器肿瘤。多数情况下是良性肿瘤，生长缓慢，但也有恶性病例报道。该疾病主要在中年人中发现，患者临床症状较为不明显。肿瘤通常呈球形或卵形，有包膜，质地坚实，嗜铬反应呈阴性。

（7）胃神经内分泌瘤：属于胃神经内分泌肿瘤（gastric neuroendocrine neoplasm，GNEN）的一种，来源于产胺或泌酸细胞，胃内存在多种此类细胞，如肠嗜铬样（enterochromaffin-like，ECL）细胞、G细胞、D细胞等。GNEN的组织来源、生理和生化特征相对复杂。目前研究认为GNEN起源于多能干细胞，这些细胞在特定的理化因素和基因条件下进行不同的分化，最终形成一类神经内分泌特征的肿瘤。

（8）胃异位胰腺：又称胃腺肌瘤，是一种由胰腺组织异位引起的瘤状疾病，发病率较胃腺癌低。组织学分为3种形态：①胰腺泡和导管构成型，少见胰岛组织；②胰导管及平滑肌构成的肌上皮错构瘤或腺肌瘤，多数发生于胃和胆囊；③混合型，是3种类型中最常见的一种。胰腺异位组织与正常胰腺相似，任何胰腺疾病变异都可能出现，如急性炎症、慢性炎症、溃疡、囊肿、腺瘤、胰岛细胞和胰腺癌等病理改变。胃异位胰腺瘤的特点是由立方上皮细胞和柱状上皮细胞组成囊腔，并且形成类似导管的结构，周围被增生的胃平滑肌束环绕。

三、临 床 表 现

一般情况下，胃良性肿瘤临床表现很少，具有特异性，总体上可表现为以下几个方面。

（1）上腹部不适或腹痛。

（2）上消化道出血。

（3）贲门或幽门梗阻。

（4）腹部可触及肿块。

四、辅 助 检 查

（一）影像学检查

CT或MRI检查通常为判断肿块浸润和转移情况的重要辅助检查手段。CT扫描显示的特征为局部均匀的软组织肿块，而MRI呈现出T_1WI均质肌肉信号和T_2WI高信号。在增强CT扫描中，胃平滑肌瘤起源于肌壁之间，通常位于胃体部，较大的瘤体可能向腔内或腔外突出，以腔内型占比较高。CT扫描时胃平滑肌瘤通常呈等密度圆形或类圆形的单发肿块，一般小于 5cm，增强后稍有强化，有时可见肿块腔内侧与胃黏膜面形成的弧线影。胃间质瘤主要分布于胃体大弯侧，其次是胃窦部，以腔外生长为主要特点。在增强扫描中，瘤体可呈中等或明显强化，完整的肿瘤黏膜面明显强化，可见索条状小血管。但是，强化峰值大部分小于 100HU。恶性胃间质瘤通常大于 5cm，形态不规则，CT 扫描可见呈分叶状的坏死、囊变和陈旧性出血引起的低密度区域。

（二）内镜检查

通过内镜检查，可以直接观察腔内型肿瘤的形态、大小和生长特点。在内镜下，平滑肌瘤表现为半球形或球形隆起，表面黏膜光滑，颜色与周围黏膜相同，顶部可能出现缺血坏死性糜烂。术前确诊平滑肌瘤常有困难，通常需要结合组织学检查确认。然而，对于未侵犯黏膜或腔外型肿瘤，内镜的应用价值较小。

（三）超声内镜检查

超声内镜检查（EUS）可清晰显示肿瘤与胃壁层次结构及回声特征，同时可提供关于组织起源的线索。它可以准确测量瘤体的大小和判断生长方式，并通过回声水平的高低判断肿瘤的性质。因此，它对于黏膜下肿块的诊断和鉴别诊断具有重要意义，并已成为诊断胃良性肿瘤最可靠的方法之一。良性肿瘤在超声图像中通常表现为边缘清晰、均匀一致的低回声、无回声或高回声的占位病变，常位于黏膜下层或固有肌层。例如，低回声的平滑肌瘤位于固有肌层（第四层），无回声的囊肿位于黏膜下层（第三层）等。如果超声图像显示肿块的边界不清晰、管壁受损，则可能提示为恶性病变，其中黏膜下恶性病变以恶性间质瘤较为常见。

（四）组织活检

组织病理学检查在诊断中具有重要作用，但对于黏膜下肿块的活检应慎重，因为病变表面被正常黏膜所包裹，甚至进行深切活检也不容易发现病变。因此，目前多数支持进行内镜下完整切除瘤体并进行活检，或者进行剥离切除后再进行活检以确定病变性质。对于怀疑血管瘤的病变，应该避免咬取活检。所有内镜下可见的息肉均应进行常规活检，应从息肉顶部和底部各取数块活检样本。然而，内镜下活检取材较为表浅，有较大局限性，容易漏诊早期癌变，因此建议在切除息肉后进行连续切片的"全瘤活检"。

五、鉴 别 诊 断

（一）胃间质瘤

胃间质瘤呈黏膜下局部隆起，在内镜检查中常呈球形或半球形，黏膜表面光滑。较大的病灶可能伴有溃疡、坏死或出血。内镜超声检查显示起源于固有肌层的均匀低回声瘤体，边界清晰。高度恶性病变可能出现中央坏死液性暗区，内部回声混杂不均匀，有钙化，边界不清。CT 扫描时，低度恶性的胃间质瘤密度均匀、边缘锐利，较少侵犯邻近器官，并且可能出现钙化。高度恶性病变表现为边界模糊不清，可能与邻近器官粘连；中央区域容易出现坏死、囊变和出血，钙化罕见。最终需要依赖病理切片和免疫组化检测鉴别，常用指标包括 CD117、DOG-1、CD34、SMA、S-100、SDHB 和 Ki-67。

（二）平滑肌瘤

平滑肌瘤的临床表现缺乏特异性，通常为在胃镜检查时偶然发现黏膜下肿块。大多数情况下，这些肿块并不会发生恶变，但是少数情况下属于胃肠道间质瘤，具有潜在的恶变能力，需要通过免疫组化染色确诊。在 X 线钡餐检查中，通常可看到边缘光滑的圆形或椭圆形充盈缺损，有时还能观察到钡剂出现"瀑布"征或"涂抹"征现象。利用内镜检查通常可以看到完整的黏膜，肿块呈圆形，偶尔在中心部位出现脐窝或形成溃疡，活检钳碰触时质地坚实。对于平滑肌瘤的诊断，超声内镜检查是最准确的方法，表现出低回声、质地均匀、边缘锐利的特点。

（三）胃血管球瘤

胃血管球瘤通常位于黏膜下层，平扫时表现为边缘光滑、均匀一致的低密度改变，增强扫描时，在动脉期和延迟期均呈现均匀、明显的强化。较大病灶的增强表现与肝血管瘤类似。病灶中偶尔可见斑点状钙化，若中心发生缺血坏死或溃疡，会形成低密度不强化区。CT 检查可用于定性诊断胃血管球瘤。内镜检查可见局部黏膜呈结节状或分叶状隆起，黏膜下出现紫蓝色块状物，有时呈蚯蚓状屈曲。其与静脉曲张难以区分，因此禁止进行活检以避免出血。超声内镜检查显示起源于黏膜下层的边界清晰的无回声结构，可以通过彩色多普勒技术与囊肿鉴别，而前者在 CT 增强扫描中表现为明显的强化效应。

（四）胃息肉

胃息肉通常来源于黏膜下层，向腔内生长，有时具有较长的蒂。大多数患者没有明显的症状，但较大的肿瘤可能引起胃部不适感。通过钡餐和内镜检查，可以明确诊断。此外，MRI 检查有助于确定肿瘤起源，并制订相应的手术方案。

（五）胃癌

患者可出现上消化道症状，如上腹痛、食欲减退、消瘦、乏力，以及恶心、呕吐、呕血和黑便等。早期胃癌利用钡餐检查不易发现，而晚期胃癌则显示龛影、充盈缺损、胃壁僵硬、蠕动异常和排空障碍等特征。在内镜检查中，早期胃癌最明显的特征是其清晰的边界和不规则的表面，与非肿瘤组织常有清晰的界限，呈不规则锯齿状或花瓣状。因此，在胃镜检查过程中，如果发现具备这两个特征的病灶，特别是伴随背景萎缩或肠上皮化生的情况，应高度怀疑早期胃癌。动态 CT 增强扫描显示胃黏膜皱襞间区域明显强化，肿瘤呈中度或明显不均一强化，静脉期呈均一强化。MRI 检查显示在 T_1WI 上信号中等或稍低，在 T_2WI 上呈现出中等高信号，在增强扫描中呈现出不均匀中度强化。

（六）胃淋巴瘤

胃淋巴瘤常见于胃窦和胃体部，主要在固有层和黏膜下层浸润性生长，通常不破坏黏膜表面。胃蠕动和收缩仍存在。由于反应性增生，局部淋巴结可能显著肿大。晚期可能侵犯胃壁全层，常伴有胃周淋巴结转移。CT 平扫显示胃壁不规则增厚肿块，增强扫描显示一致性中度强化，少见坏死和囊变（较大病灶可出现）。胃以外的其他部位也可能出现淋巴结肿大。

（七）胃异位胰腺

在内镜下，异位胰腺表现为黏膜下生长的肿块，常伴有中央凹陷。超声内镜能够描述肠壁内病灶的形态和位置，并能够协助进行细针穿刺活检。异位胰腺在超声内镜下的典型表现为位于黏膜下的质硬肿块，黏膜下层呈相对低回声，与固有肌层回声相等。以腺泡为主要成分的异位胰腺在 CT 图像上表现为密度均匀的结节，强化程度明显高于正常胰腺。含有导管等主要成分的异位胰腺在 CT 图像上表现为密度不均的病灶，其强化程度低于正常胰腺。MRI 图像上，异位胰腺的信号与正常胰腺相似，特征性的 T_1WI 高信号有助于与其他肿瘤鉴别。非复杂性异位胰腺在 MRI 所有序列上的信号与正常异位胰腺相等。磁共振胆胰管成像（magnetic resonance cholangiopancreatography，MRCP）可识别残留的导管系统，有助于与其他黏膜下肿块区分。MRI T_2WI 和 MRCP 可以清晰地显示异位胰腺扩张的导管，称为"异位导管征"。

（八）胃神经内分泌肿瘤

胃神经内分泌肿瘤包括 I 型胃神经内分泌肿瘤（GNEN），其多见于胃底和胃体部，通常呈多发的小结节，位于胃黏膜或黏膜下层。CT 扫描显示为轻度至中度强化的息肉状结节。典型的 I 型胃神经内分泌肿瘤在内镜下呈现为黏膜下隆起病变，使用白光内镜观察时，病变可能呈黄色或红色，有时可见中央凹陷。采用窄带成像技术（NBI）可以观察到淡茶褐色的区域。在显微血管增强 NBI（ME-NBI）下，可见到呈脑回样的白色区域，其中存在异常扩张的青色螺旋状上皮下血管。II 型胃神经内分泌肿瘤通常表现为胃窦部光滑边缘的肿块，大小为 1～2cm。CT 检查显示胃壁增厚，可见黏膜或壁内结节，增强后呈中度强化。在内镜下，其与肥厚性胃炎和 Borrmann Ⅳ型胃癌难以区分，需要通过活检鉴别。若在 CT 扫描的动脉期肿瘤表现为明显的黏膜面强化，CT 值达到 100HU 以上，并且有明显的淋巴结和肝内转移病灶的动脉期明显强化表现，则高度提示Ⅲ型胃神经内分泌肿瘤的可能。在内镜检查中，这些肿瘤通常表现为单一的外观，缺乏特异性。然而，由于它们没有绒毛状黏膜，很容易与腺瘤区分。在超声内镜下，可以观察到肿瘤浸润黏膜下层和固有肌层，通常伴有深层浸润和淋巴血管浸润，甚至可以明显累及胃壁全层。

六、治疗及预后

（一）总体治疗原则

（1）因为根据临床表现无法排除恶性肿瘤的可能性，且部分病例存在恶变倾向，并可能引发严重并发症，因此总体而言，主张采取积极的手术治疗。

（2）治疗方法包括内镜下切除术（适用于腺瘤或类似腺瘤的息肉）、双镜联合手术、局部胃或十二指肠切除；如果发生了恶变，则需要进行胃大部切除、全胃切除或胰十二指肠切除等外科手术。

（3）术中应进行冰冻病理切片检查。

（二）主要胃良性肿瘤的治疗原则

1. 胃息肉

（1）内镜治疗适应证

1）对于直径小于 0.5cm 且无蒂的息肉，首选热活检钳烧灼治疗。该方法具有操作简单、安全易行的特点。

2）针对有蒂或直径大于 0.5cm 但小于 2.0cm 的无蒂息肉，通常采用圈套摘除法，包括冷圈套和热圈套。其中，对于直径小于 1.0cm 的息肉，可以使用冷圈套。这种方法的最大优点是可以取得标本进行病理检查，且并发症较少，安全性较高，是常用的方法。

目前对于直径大于 2.0cm 的无蒂息肉，通常采用内镜黏膜切除术（EMR）或内镜黏膜下剥离术（ESD）。通过在病灶基底部注入液体，使黏膜层与黏膜下组织隆起分离，然后使用圈套器进行套扎电切除，以达到根治息肉的目的。目前，大多数胃肠道息肉可以通过内镜治疗而治愈。

（2）胃息肉的传统手术适应证

1）直径大于 2cm 且无蒂或广基型息肉。

2）息肉呈进行性增大。

3）病理诊断结果显示为可疑癌变或癌变。

传统手术方式可以包括胃部分切除和全胃切除。在手术过程中，如果冰冻病理报告显示恶变，根据胃癌治疗原则，应进行标准的根治手术。

2. 胃肠道间质瘤

（1）传统手术治疗原则及术式

1）术中应进行无瘤操作，防止肿瘤破溃。

2）切除范围应根据肿瘤的大小和位置确定。通常情况下，手术切缘距离肿瘤边缘应至少 2cm，一般不进行淋巴结清扫。

3）肿瘤与周围组织粘连或已穿过周围器官时，应考虑同时切除相邻器官。

4）在术后出现复发或转移的情况下，应尽力进行根治性再次手术。

5）需要进行消化道重建的手术方式包括腹腔镜全胃切除、次全胃切除、远端胃切除、残胃切除、近端胃切除等。

不需要进行消化道重建的手术方式包括腹腔镜胃楔形切除、腹腔镜经胃切除、腹腔镜胃浆肌切除、腹腔镜胃内黏膜下层切除等。腔内生长的肿瘤可以通过内镜剥离切除等方法治疗。腔外生长的肿瘤目前可以采用双镜联合切除，包括暴露性和非暴露性切除，其中非暴露性切除可避免腹腔污染。

（2）内镜治疗：除了传统观点中的外科手术治疗可作为首选方法外，随着内镜技术的发展，内镜切除或双镜联合切除已成为可行的选择。这些方法在一定程度上可以保护贲门、幽门，然而术后复发率和转移率较高。对于这类疾病，辅助性治疗如放疗、化疗等的敏感性有限，效果并不理想。相比之下，分子靶向治疗效果被证实为积极肯定的。

（3）分子靶向治疗：甲磺酸伊马替尼（STI-571；格列卫）是一种酪氨酸激酶抑制剂（KIT），能够阻止 Kit 信号转导，抑制胃肠道间质瘤（GIST）细胞增生，并促进细胞凋亡和死亡。该药物适用于晚期 GIST 的治疗，以及术前和术后的辅助治疗，同时也可用于 CD117 阳性间质瘤的治疗，特别是针对无法进行手术或存在转移的情况。然而，随着时间推移，可能会出现对该药物产生获得性耐药的现象。

（4）胃肠道间质瘤的预后

1）术后 5 年总体生存率为 45% ～ 67%，其中男性为 48%，女性为 73%。

2）已经发生了转移或不能手术治疗的患者，平均中位生存期只有 10 ～ 20 个月，5 年生存率不到 34%。

3）术后 85% 的患者最终会发生复发或转移。

4）以往的研究表明，肿瘤大小是唯一的独立预后指标，肿瘤超过 10cm 的患者 5 年生存率仅为 20%。

3. 胃平滑肌瘤　鉴别胃平滑肌瘤和平滑肌肉瘤是一件困难的事情，而且胃平滑肌瘤存在恶变风险。因此，外科手术是目前的首选治疗方法，可以参考间质瘤的手术策略。手术方法需要依据病变具体情况确定。针对直径小于 5cm 的胃体、胃窦和胃底平滑肌瘤，若肿瘤边界清晰，可行局部切除或胃楔形切除，切缘距离肿瘤至少 1cm。而对于较大的平滑肌瘤（直径≥ 5cm），需要将其视为恶性肿瘤处理，切缘距离肿瘤 2 ～ 3cm。

4. 贲门黏膜下肿瘤　胃贲门区黏膜下肿瘤的检出率在近几年内逐渐增加，其中大部分为良性肿瘤或交界性肿瘤，其中比较常见的为平滑肌瘤和胃肠道间质瘤。对于这个特殊解剖部位的肿瘤，淋巴结转移风险较低，因此遵循无瘤原则，通常只需要完整切除肿瘤即可。必须注意的是，贲门区的功能保留与食管胃结合部的解剖结构密切相关，必要时应通过上消化道造影、胃镜检查、CT 检查及食管下段括约肌压力测定等评估抗反流功能，尽量减少对贲门食管括约肌的影响。

对于处于贲门以下的黏膜下肿瘤，可以采用内镜黏膜下挖除术（ESE）进行完整切除。这种方法类似于内镜黏膜下剥离术（ESD）的技术原理，并且可以在倒镜的过程中完成手术。当黏膜下肿瘤位于贲门以上时，隧道法内镜黏膜下肿物切除术（STER）是一种可选择的方法，利用此方法可完成肿瘤的剥离切除，是目前内镜下主流手术方式。

对于突向浆膜下或部分腔外生长的肿瘤，常规的 ESE 和 STER 技术可能面临切除困难，可以考虑采用内镜全层切除术（endoscopic full thickness resection，EFR）。然而，由于胃贲门区黏膜下肿瘤在直视下进行 EFR 操作较为困难，需要不断调整内镜角度或倒镜，必要时可能需要双镜联合操作。此外，为了完整切除肿瘤，需要具备熟练的内镜操作技术。

（1）腹腔镜 - 内镜双镜联合手术（LECS）：腔内生长型胃黏膜下肿瘤可采用 ESD 等方法进行切除，并通过腹腔镜手工缝合切口，可减少单独内镜治疗的术后并发症。对于腔外生长型胃黏膜下肿瘤，可在内镜引导下定位，并结合术前影像学资料，腹腔镜下剥离或切除肿瘤，并缝合关闭创面。术后可通过内镜观察胃和贲门形态，预防狭窄等并发症发生。

在胃贲门区黏膜下肿瘤治疗中，LECS 被广泛应用，体现了微创治疗理念，同时保留了贲门区功能。对于较大的肿瘤，可避免常规的全胃切除或近端胃切除。经典的 LECS 需要在手术中开放胃壁，可能导致肿瘤在腹腔内扩散，因此仅适用于胃黏膜下良性或交界性肿瘤，如胃肠道间质瘤、平滑肌瘤、血管瘤等。

（2）腹腔镜辅助内镜手术（LAER）：适用于内镜可切除的范围内黏膜下层浸润程度不深的肿瘤，但单纯内镜下治疗胃的良性或恶性病变存在较大风险（如穿孔）。常用的治疗方法包括圈套结扎、电灼、内镜黏膜切除术（EMR）及内镜黏膜下剥离术（ESD）等。同时，使用腹腔镜作为辅助手段，可以全程密切监视。当内镜下操作受限或处理穿孔、出血等情况不便时，可通过腹腔镜进行操作面暴露、止血和修补穿孔等，以提高内镜下切除的安全性。

（3）清洁非暴露技术（clean-NET）：为避免胃间质瘤等病变在开腹切除过程中可能的腹腔种植风险，可以采用 Clean-NET 方法防止术中肿瘤播散。Clean-NET 的操作步骤如下：首先使用胃镜进行点状定位，类似于 ESD 的定位方式。然后通过腹腔镜与胃镜配合，使用缝线将黏膜层固定在肌层上。接着通过腹腔镜切开浆肌层，保持黏膜层完整，将腹腔与胃腔分离。随后，利用腹腔镜钳子牵拉缝线使病灶凸起，然后选择性地切除缝线外缘的浆膜层和肌层，并将标本取出。然而，在全层切除过程中，病损的黏膜未暴露在腹腔镜视野中，可能导致切缘残留或切除的标本较预期大。需要注意的是，由于技术限制，Clean-NET 不适用于位于贲门的间质瘤。

（4）非暴露内镜下胃壁翻转手术（NEWS）：NEWS 与 Clean-NET 的起始步骤相同，首先利用内镜在病损周围进行标记。然后利用腹腔镜切开浆肌层并进行缝合，使肿瘤凸向胃腔。接下来，通过内镜采用 ESD 方法切除胃腔中剩余的突起的黏膜层和黏膜下层。该方法适用于直径小于3cm 的肿瘤切除，因为肿瘤标本是从口腔中取出。与此同时，NEWS 没有导致胃腔与腹腔相通，从而避免了胃内容物进入腹腔，降低了术后腹腔内感染的风险。

第四章

十二指肠疾病

第一节　十二指肠腺增生

一、定义与流行病学

十二指肠腺增生又称布伦纳腺增生（Brunner gland hyperplasia，BGH，布伦纳腺简称布氏腺）、布氏腺腺瘤或息肉样错构瘤，起源于十二指肠布氏腺，是十二指肠罕见良性增生性病变，可表现为从增生到息肉样病变，在胃肠道肿瘤中所占比例不到1%，此病变不是真正的肿瘤，而是成熟布氏腺的增生性病变。其常为在内镜下偶然发现的黏膜下结节，多小于0.5cm。肿物较小时通常无症状，如果肿物较大（＞20mm），则可引起胃肠道出血、腹痛、肠梗阻、复发性胰腺炎等明显症状。当增生腺体累及十二指肠黏膜下层时，增生腺体、囊性扩张导管与平滑肌及纤维组织混合，称为"错构瘤"。

BGH在小肠原发肿瘤中发生率低于1.0%，占十二指肠良性肿瘤的10.6%，人群发生率为0.008%。在50～70岁的人群中发病率最高，无性别和种族差异。常规食管胃十二指肠镜（esophagogastroduodenoscopy，EGD）检查的患者中有0.01%～0.07%的布氏腺错构瘤，0.3%的BGH。病变多位于十二指肠近端，随着与幽门环距离增加，发生率逐渐降低：十二指肠球部57.0%，降部27.0%，水平部7.0%。该病变有恶性潜能，但发展为腺癌的风险非常低。

二、病因与发病机制

布氏腺是十二指肠黏膜下层除小肠腺外的另一种独立腺体，出现于胚胎发育的第13～14周，它的结构和功能与幽门腺相似，是分支的泡管腺，主要位于十二指肠近端的黏膜深层或黏膜下层，在十二指肠远端，其大小和数量明显减少。布氏腺的主要功能是分泌碱性物质和碳酸氢盐，中和胃中的酸性食糜和胃酸，抑制胃酸分泌，可维持十二指肠黏膜上皮完整，维持小肠内碱性环境，供小肠吸收。1846年，米德尔多夫正确地将这些腺体识别为一个独立的实体，并建议将其命名为布氏腺，因其首次由Brunner做出详细描述。有关十二指肠布氏腺腺瘤的病因与发病机制迄今尚不清晰。潜在危险因素包括胃酸分泌过多、幽门螺杆菌感染、慢性胰腺炎、炎症刺激、黏膜损伤等。目前认为十二指肠布氏腺腺瘤可能与下列因素有关。

1. 胃酸分泌过多　正常情况下十二指肠布氏腺腺泡细胞可通过分泌肠抑胃素抑制胃酸分泌，其分泌的碱性黏液和碳酸氢根离子有保护十二指肠黏膜免受胰液和胃酸消化侵蚀破坏的作用。若机体在致病因素作用下长期分泌过多的胃酸，可刺激十二指肠布氏腺反应性增生。

2. 胰腺外分泌功能降低　有研究认为慢性胰腺炎与布氏腺腺瘤的发病有一定的关系，可能是慢性胰腺炎引起的胰腺外分泌功能降低起着一定的作用，从而引起机体的保护性增生反应。有病理分析发现，75.7% 的慢性胰腺炎患者存在布氏腺弥漫性结节性增生。这可能是对胰腺外分泌功能不全的适应性反应。

3. 幽门螺杆菌感染　近年来有研究表明，在十二指肠布氏腺腺瘤患者中，幽门螺杆菌感染很常见，但其确切机制不明，推测其可能是幽门螺杆菌感染引起胃酸分泌增加造成的。另外，十二指肠布氏腺腺瘤易合并十二指肠球部溃疡，而幽门螺杆菌是十二指肠球部溃疡的主要致病因素，幽门螺杆菌的长期作用激发十二指肠黏液的保护性增生反应。另一种假设是幽门螺杆菌感染可能与布氏腺错构瘤的发病机制有关。三项研究发现，BGH 或布氏腺错构瘤患者幽门螺杆菌阳性感染率较高，为 56.6% ～ 71.0%。

4. 炎症假说　布氏腺错构瘤组织学上有大量淋巴细胞浸润，支持病变可能继发于炎症刺激的"炎症假说"。但正常胃肠黏膜下层淋巴细胞的存在使这一假说受到了怀疑。布氏腺错构瘤常伴有胃小凹化生，这是十二指肠溃疡病变黏膜修复不可或缺的机制。因此，认为黏膜反复损伤激活黏膜修复，促进本病发生。机械刺激、幽门螺杆菌感染和十二指肠高酸性环境可共同引起黏膜损伤。

三、临 床 表 现

十二指肠布氏腺腺瘤发展缓慢，好发于中年患者，临床表现不典型，与肿瘤的部位、大小密切相关。早期患者可无任何症状，随着瘤体增大，可出现局部消化道刺激症状及消化道出血、梗阻等表现。当弥漫性增生或单个腺瘤太大时，就会发生梗阻性肿瘤，引起上腹胀、不适、呕吐或体重减轻。1934 年，Feyrter 博士首次将布氏腺增生性病变分为 3 种类型：1 型，弥漫性结节性增生，此型是由十二指肠腺所构成的多个结节，界限不清，广泛分布于大部分十二指肠，表现为十二指肠黏膜皱襞增粗；2 型，边界清楚的结节状增生型，此型是由多个十二指肠腺所构成的孤立性散在结节，分布于十二指肠乳头上段，病变之间的腺体常有萎缩；3 型，单发腺瘤样增生型，表现为有蒂或无蒂的单发结节，大小不等，大者可达数厘米，常位于十二指肠球部。主要临床表现为黑便、溃疡病样不适和胃肠动力紊乱。

1. 非特异性消化道症状　随着腺瘤增大，患者可因胃内容物通过障碍出现上腹饱胀、恶心、反酸、嗳气、烧心等，部分患者可出现腹痛，腹痛可能与胃酸刺激、瘤体牵拉、瘤旁溃疡形成等相关。有些患者可能合并十二指肠球部或胃窦部溃疡，当出现溃疡穿孔时还可出现急腹症表现，少数患者也可因十二指肠动力学改变而发生腹泻。

2. 消化道出血　十二指肠降段和水平段的病变与球部相比有较高的出血倾向，可能是消化道运动压力较大，降段和水平段血管受损所致，若瘤体表面出现糜烂、溃疡或合并十二指肠球部溃疡，则可出现粪便隐血阳性、黑便甚至呕血。患者出现贫血时可有头晕、乏力、胸闷、心悸等贫血症候群，严重出血患者甚至可有失血性休克以致死亡，位于十二指肠球部后壁的腺瘤临床表现为消化道出血导致的缺铁性贫血、肠梗阻、体重减轻，临床表现类似恶性肿瘤。

3. 消化道梗阻　发生率约为37%，主要表现为恶心、呕吐。较大的十二指肠球部亚蒂、短蒂或无蒂布氏腺瘤易阻塞球腔引起胃潴留，肿物脱入胃腔阻塞幽门部及少数弥漫性结节性增生累及幽门引起幽门梗阻，导致频繁呕吐宿食，引起营养不良及消瘦症状。

4. 压迫症状　如果十二指肠降段布氏腺瘤累及壶腹十二指肠，则会发生胆道梗阻，可表现为黄疸、急性胰腺炎、胆总管及胰管扩张。这些病变类似于壶腹周围或胰腺恶性肿瘤。十二指肠降段布氏腺瘤可合并胰腺癌出现胆总管梗阻，应引起重视，避免误诊或漏诊。

5. 其他　少数病例甚至可因十二指肠固定于后腹膜、移动性小，出现肠扭转、肠套叠等，巨大错构瘤可引起胃十二指肠肠套叠。

四、辅 助 检 查

（一）实验室检查

消化道肿瘤标志物、血清炎性指标检查均无异常，当腺瘤表面有糜烂、溃疡或并发十二指肠球部溃疡或胃窦溃疡时粪便常规可见隐血阳性，当患者出现消化道出血时，血常规可呈贫血表现，大多数为轻中度贫血，少数出血量大者可出现重度贫血，如长期粪便隐血阳性或黑便，患者可能存在慢性失血，血常规可呈缺铁性贫血改变。

（二）影像学检查

钡剂X线检查是无创且安全的，但不易发现小病变。较大的病变表现为结节状有蒂或无蒂的边缘光滑的卵石状充盈缺损，且无十二指肠壁硬结的迹象，出血病灶表面的斑点、糜烂或浅表溃疡少见；上消化道气钡双重对比造影可见十二指肠球部或降段内圆形或卵圆形充盈缺损，表面光滑，边缘锐利，表面亦可有小的糜烂或浅溃疡；充气像肠腔内可见"双边"征，病变顶部见不规则浅龛影，邻近肠壁常无浸润或僵硬表现，蠕动正常。

1. 腹部彩色多普勒超声（简称彩超）　对十二指肠肿瘤浸润周围器官有比较明确的提示，饮水后效果更好。

2. CT检查　大的布氏腺错构瘤可通过CT检出。CT有助于确认腔外扩张是否存在，并明确其与邻近结构如胰腺、胆总管、血管的关系。其显示的内部囊肿和蒂可能有助于布氏腺错构瘤的诊断。

3. 内镜检查　电子胃镜下BGH多呈息肉样隆起性病变，无蒂，或由黏液和黏液下组织形成蒂，大部分直径为1～2cm。BGH常被完整的十二指肠黏膜覆盖，表面黏液较厚，内镜下活检钳常无法钳到深层组织而出现假阴性病理结果，故活检阴性不能排除BGH。

当它位于十二指肠球部后壁、移行部、降支开始处时容易漏诊。

超声胃镜下可见病灶起源于黏膜下层，周围肠壁结构清晰，边界清楚，表现为中高回声团块，内部回声均匀，少数可见腔管样结构。布氏腺错构瘤表现为黏膜下层不均匀的实性或囊性肿块。

4. 病理检查 布氏腺腺瘤诊断的金标准为经内镜或外科手术切除隆起性病灶行全瘤病理活检。镜下增生性布氏腺可见平滑肌、脂肪组织、大导管和浸润淋巴细胞的混合物。增生性布氏腺细胞胞质中富含中性黏蛋白，细胞核小而圆，无分裂活性和异型性。组织学上，BGH 是一个单一或多发性结节性病变，过多的布氏腺被纤维间隔隔开。布氏腺错构瘤是一孤立的带蒂息肉，少数是固着的息肉。它们的直径为 1.0～2.0cm，很少大于 5.0cm。其由布氏腺、导管、平滑肌、纤维组织、脂肪组织、淋巴细胞等混合而成。大体病理上布氏腺错构瘤一般为边界清楚的实性肿块，表面光滑，被正常十二指肠黏膜覆盖，切面呈粉红色或黄褐色，小叶被纤维间隔隔开，内部有囊性改变。

5. 免疫组化 大多数 BGH 是通过其典型的细胞学形态和免疫组化特征来诊断的，其特征是单形细胞排列为松散的上皮细胞簇，细胞质丰富、透明、颗粒状，细胞核偏心分布，MUC6 具有免疫反应性，MUC6 免疫染色可用于确认布氏腺性质，布氏腺均不同程度表达MUC6，一些扩张或成角的布氏腺也同时表达 MUC5AC。细胞学上，布氏腺呈松散的扁平二维细胞群，很少重叠或呈异型性；胞质丰富，细颗粒状，呈空泡状；胞核呈圆形，偏心排列，染色质呈颗粒状，核仁不明显，无多形性。这些细胞类似于组织细胞或松散的胰腺腺泡细胞，需要 MUC6 免疫组化确定布氏腺上皮细胞。临床表现和病理特征是诊断的重要依据。

五、诊断与鉴别诊断

（一）诊断

BGH 早期无临床症状及体征，以致诊断较困难，早期诊断的病例大多是在常规体检时偶然发现的。如果在胃镜检查时发现十二指肠息肉，医生应根据发病年龄、十二指肠分布、内镜表现、组织学特征及免疫组化指标结合病理活组织检查（活检）确诊。此外，增强 CT 表现为十二指肠球部和降部中央低衰减肿块，周围增强，内部小囊性变，提示布氏腺实性增生，应考虑布氏腺错构瘤。

（二）鉴别诊断

1. 脂肪瘤 可利用超声胃镜引导下细针穿刺病理活检进行鉴别，通过超声内镜引导细针穿刺抽吸术（endoscopic ultrasound-guided fine needle aspiration，EUS-FNA）评估布氏腺的细胞形态学特征，细胞学标本可显示平滑肌束与卡哈尔间质细胞、十二指肠柱状上皮细胞、毛细血管和十二指肠固有层炎性细胞的混合物。

2. 十二指肠肿块 如平滑肌瘤、胃肠道间质瘤、淋巴瘤、神经内分泌肿瘤、幽门黏膜脱垂或黑斑息肉综合征、胰腺异位、壶腹部癌和胰腺癌，可利用内镜表现、组织学特征及免疫组化指标结合病理活检进行鉴别诊断。

3. 十二指肠息肉 几乎所有家族性腺瘤性息肉病病例均可伴有十二指肠腺瘤，部分病例有肠外表现，如颌齿异常、鼻咽血管纤维瘤、皮肤病变（如脂肪瘤、纤维瘤、皮脂腺囊肿和表皮样囊肿）。十二指肠腺瘤是 MUTYH 相关性息肉病的一种较为常见的表现，可观察到皮脂腺腺瘤、上皮瘤和上皮癌等皮损，很少引起胆管阻塞、胆管炎、急性胰腺炎、小肠套叠和腹泻，隐匿性消化道出血比大出血更为常见。内镜检查可以准确地显示病变大小和部位，但其大体外观常与脂肪瘤、类癌、胃肠道间质瘤或腺瘤相似。为了明确诊断，需要在内镜超声的帮助下进行更深的黏膜下层活检。

六、治　疗

BGH 目前可采用内镜下治疗或开放手术治疗。当腺瘤较小或有蒂时，内镜下息肉切除术是首选；对于小病灶、无症状的 BGH 患者，可采取保守治疗；对于大病灶、有症状的患者，可采取开放手术切除。内镜黏膜切除术（EMR）和内镜黏膜下剥离术（ESD）是内镜下切除浅表非壶腹部十二指肠上皮肿瘤的主要选择。内镜或手术治疗后复发很少见，既往 BGH 多采取外科手术治疗，近年来随着消化内镜技术发展及内镜下治疗安全性提高，内镜下切除 BGH 已成为首选的治疗方法。

1. 内镜下治疗 内镜下切除方法有高频电圈套器切除术、ESD、EMR、末端绝缘手术（IT）刀切除术，可根据病灶的大小、形态、有无蒂及蒂的长短和粗细选择合适的治疗方法。对于病灶小、细蒂者，最适宜行内镜下单纯高频电切除术；对于粗蒂的 BGH，可用尼龙绳结扎蒂部后行高频电圈套器切除；对于 BGH 蒂较长者，因球腔空间小不利于操作，需要先拉入胃腔再行内镜下操作；对于亚蒂或扁平者，BGH 直径≤1cm 时，建议行 EMR；对于 1cm＜直径≤3cm 的 BGH，建议行 ESD；对于长度＞3cm 的巨大 BGH，有学者用 IT 刀顺利切除肿物，无发生出血、穿孔等并发症。ESD 可以完全清除病变，但术中有较高的风险，ESD 比 EMR 更容易导致穿孔。ESD 后迟发性穿孔可能是 ESD 导致大面积溃疡及胰液和胆汁的化学刺激所致。金属夹和聚乙醇酸片结合纤维蛋白胶可以通过完全闭合黏膜缺损防止延迟穿孔。因十二指肠肠腔狭窄，可见性差，肠蠕动可携带肿物至远端，可以用诱捕器将肿物头部拉入胃窦进一步切除。如果肿物太大，无法通过幽门环，可选择分段 EMR。如果标本无意中进入远端十二指肠，柠檬酸镁可以促进其在降解之前随粪便快速排出。

2. 外科手术 对于巨大的病灶，因内镜操作空间的限制，或有并发消化道大出血、肠梗阻、肠套叠等可能，在内镜下电切易引发肠瘘，则首选外科手术治疗。外科手术有十二指肠切开腺瘤切除术、胃大部切除术和胰十二指肠切除术。对于位于球部的有蒂腺瘤，在关闭十二指肠的同时行幽门成形术，避免术后发生幽门狭窄；若腺瘤位于壶腹部，则在切除腺瘤的同时行乳头成形术或括约肌成形术，避免术后发生十二指肠乳头狭窄；对于腺瘤基底部较宽者，可行毕Ⅰ式或毕Ⅱ式吻合术以避免术后发生肠腔狭窄；腺瘤位于壶腹部周围，引起胰胆管梗阻，或怀疑有恶变者，可行胰十二指肠切除术。近年来也有行腹腔镜下腺瘤切除术治疗成功的文献报道。

七、预 后

布氏腺腺瘤术后预后良好,不易复发,术后建议长期电子胃镜随访,迄今为止未见有复发的文献报道。布氏腺错构瘤或增生通常是良性的。随着布氏腺良性增生病变增多,发生黏膜溃疡的概率增加,可能导致具有乳头状结构的胃小凹化生修复,进而发生恶性转化。不典型增生的组织学特征:①腺体拥挤,结构轻微变形;②细胞异型性,细胞核扩大重叠,细胞学上有丝分裂活性高;③ p53 偶见阳性,Ki-67/MIB-1 高表达,有几个迹象提示布氏腺错构瘤可能发生恶性转化。息肉样病变随其形态改变而增大;黏膜下肿瘤样病变伴有浅层中央凹陷。组织学结合免疫组化对恶性转化的评估应谨慎,尤其是病变大小增加,形态改变时。

第二节 十二指肠腺瘤

一、定义与流行病学

十二指肠腺瘤是一种罕见的上皮层良性肿瘤,多位于降部,也可累及壶腹部,根据与十二指肠乳头的解剖关系分为十二指肠乳头腺瘤及十二指肠非乳头区腺瘤。十二指肠乳头腺瘤属于壶腹部肿瘤之一,发病率为 0.04% ~ 0.12%,好发于中年人,多于体检时发现;十二指肠非乳头区腺瘤发病率为 0.03% ~ 0.4%,较少为散发性,约 60% 的病例与家族性腺瘤性息肉病(FAP)相关。随着内镜技术的发展及人们保健意识的增强,十二指肠腺瘤发现率亦逐渐升高。由于十二指肠腺瘤与结肠腺瘤一样具有从"腺瘤"到"腺癌"的转变过程,因此在诊断后均建议手术切除。

二、组织病理学

十二指肠乳头腺瘤根据大体生长方式可分为壶腹周围型、壶腹内型、混合型(或延伸型),壶腹周围型腺瘤朝着肠腔内生长;壶腹内型腺瘤在壶腹内沿着胆胰管生长;若肿瘤骑跨于十二指肠壶腹部与共同管道之间,则称为混合型(或延伸型)。十二指肠乳头腺瘤根据组织学生长方式不同可分为管状腺瘤、绒毛状腺瘤和管状绒毛状混合腺瘤,其均有恶变倾向,其中以绒毛状腺瘤恶变率最高。此外,根据分化来源不同十二指肠乳头腺瘤可分为肠型及胰胆管型,肠型来源于乳头黏膜上皮,柱状细胞呈假复层排列,胰胆管型来源于胰胆管上皮,肿瘤细胞形成复杂的分支乳头状结构,通过免疫组化分子可更好地区分,分化来源与腺瘤的大体生长方式相关。十二指肠非乳头区腺瘤可分为肠型腺瘤及胃型腺瘤,以肠型多见,胃型多位于十二指肠乳头以上,为胃小凹型或幽门腺型腺瘤。

三、临床表现

十二指肠腺瘤无特异性临床表现,多于胃镜检查时发现,乳头部腺瘤因其处于壶腹部,部分可出现进食后恶心、呕吐、腹痛、上腹部不适,并有体重减轻等,胆管或胰管梗阻时,可表现为急性胆管炎、胰腺炎、无痛性黄疸。腺瘤较大时,也可引起肠梗阻及肠套叠,如瘤体表面出现糜烂、出血,患者可出现上消化道出血表现。

四、辅助检查

1. X 线钡餐检查　十二指肠腺瘤表现为十二指肠球部或降部息肉状充盈缺损,单发多见,表现为圆形或椭圆形,周围黏膜皱襞一般规则或受压变形,肠管柔韧性好,带蒂腺瘤可随肠蠕动而移动,游离端指向十二指肠远端。

2. CT 检查　十二指肠非乳头区腺瘤直接征象为局部肠腔内软组织肿物,密度均匀,轻中度强化,边缘光滑;十二指肠乳头腺瘤造成乳头开口梗阻时可观察到胆胰管扩张及胆囊增大等间接征象。

3. MRI 检查　十二指肠腺瘤在 MRI 下为凸入肠腔的软组织肿物,T_1WI 呈等或稍低信号,T_2WI 呈等或稍高信号,弥散加权成像(DWI)均呈稍高或高信号,并可根据形态、强化情况辅助判断肿瘤良恶性。此外,十二指肠乳头腺瘤引起胆道梗阻时,MPCP 下可见胰胆管低位梗阻扩张。

4. 内镜检查　胃镜及十二指肠镜检查是发现十二指肠腺瘤的特异性诊断方法,胃镜能够在直视下观察病变的部位、大小、形态,并行活组织检查。透明帽辅助可增加检出率,更易发现皱襞内病灶。十二指肠腺瘤内镜下表现为突出黏膜面的肿物,有清晰的边界。随着染色内镜及放大内镜的日渐普及,内镜检查可以更好地描绘病变边缘,用于十二指肠腺瘤的初步评估,潜在降低不完全切除率。对于十二指肠乳头腺瘤,可采用十二指肠镜进行观察,完整显露乳头部腺瘤的表面结构。

5. 超声内镜检查　具备内镜和超声双重功能,可获得消化道管壁各层次的组织学影像特征及周围邻近重要器官的超声影像。十二指肠腺瘤在超声内镜下主要表现为黏膜层内边界尚清晰的不均匀等回声结节,同时有助于判断瘤体是否向深层浸润。

五、诊断与鉴别诊断

(一)诊断

十二指肠腺瘤无特异性临床表现,因此无法依靠症状、体征发现,十二指肠腺瘤的诊断金标准是胃镜、十二指肠镜检查加病理活检。随着内镜技术的发展,色素内镜、放大内镜检查更有助于十二指肠腺瘤的诊断,且内镜诊断准确性可能优于病理活组织检查。

（二）鉴别诊断

1. BGH 又称布氏腺腺瘤或息肉样错构瘤，起源于十二指肠布氏腺，是十二指肠罕见良性增生性病变，分布于黏膜固有层深层及黏膜下层，具有黏膜下肿瘤特征，呈无蒂到有蒂的各种各样形态，通过内镜下表现及病理检查确诊。

2. 黑斑息肉综合征 为常染色体显性遗传病，临床表现以皮肤黏膜色素沉着和消化道多发错构瘤性息肉为主，消化道错构瘤性息肉好发于空回肠，其次为结直肠和胃，只有少数病例报道病变位于十二指肠，根据病史、内镜下形态及病理可诊断。

3. 其他黏膜下肿瘤 具有黏膜下肿瘤特性的十二指肠占位，如平滑肌瘤、间质瘤、脂肪瘤、淋巴管瘤、神经内分泌肿瘤等，可根据内镜、超声内镜、CT、MRI、组织学特征及免疫组化指标进行鉴别诊断。

六、治 疗

十二指肠乳头腺瘤为良性肿瘤，大多数生长缓慢，无明显侵袭性及血管浸润、淋巴结转移现象，确诊后建议手术切除，目前治疗十二指肠腺瘤主要为内镜下切除及外科手术。

1. 十二指肠乳头腺瘤

（1）适应证及禁忌证：随着消化内镜技术的发展，内镜下十二指肠乳头完整切除已成为十二指肠乳头腺瘤的一线治疗方法。内镜下治疗适应证：局限于黏膜层和黏膜下层，暴露于壶腹之外，瘤体小于 5cm，无导管内累及或导管内延伸小于 10mm 的良性壶腹病变。禁忌证：肿瘤为恶性、质脆、易出血、溃疡或有明显转移；肿瘤浸润超过黏膜下层；有严重心肺疾病，不能配合手术。

（2）术前评估：除心肺功能、凝血功能等常规检查外，最重要的是评估肿瘤浸润深度、浸润范围、良恶性、是否转移。目前多采用 CT、MRCP、内镜逆行胰胆管造影（endoscopic retrograde cholangiopancreatography，ERCP）、超声内镜、管腔内超声检查术（IDUS）等进行术前评估。CT、ERCP、EUS 可明确是否有淋巴结转移、胰腺分裂、近端导管延伸等情况，并确定进入胆管或胰管的途径。

（3）内镜治疗：主要包括 EMR 及 ESD，均属高风险治疗，目前大多采用 EMR。EMR 可采取整块切除或分片切除，不强求黏膜下注射，分片切除无法获得完整的切除标本，但其完整切除率不低于整块切除，EMR 相较于 ESD 简单快速，但不能预先处理血管、出血风险相对高、不利于后续病理评估、切除乳头后需要放置胰管支架防止胰腺炎发生；ESD 过程中可以清晰显示乳头周围解剖结构，尤其是血管结构，可以预先处理血管，减少出血，且可精准掌握切缘及深度，但对控镜及 ESD 技术要求较高。对于侵犯胆胰管的病变，术后胆管、胰管内射频消融可取得良好效果。术后常见并发症包括出血、穿孔、急性胰腺炎等，其中出血最为常见，尤其是迟发出血，术后胰管支架置入、预防性钳夹、闭合创面等改良技术可减少术后并发症。十二指肠乳头腺瘤内镜下治疗后应密切随访。

（4）外科治疗：主要包括局部切除术及胰十二指肠切除术，局部切除术适用于小于2cm 的十二指肠乳头良性病变及 T1 期组织学分化良好且无淋巴结转移的恶性肿瘤，或高龄、体质弱的恶性肿瘤患者。胰十二指肠切除术适用于肿瘤呈侵袭性生长或瘤体较大怀疑恶性，有高复发风险的十二指肠乳头腺瘤患者，术式有传统的开腹手术及腹腔镜手术。

2. 十二指肠非乳头区腺瘤

（1）术前评估：有多中心的研究证实，术前内镜评估（高分辨率内镜检查）的诊断性能明显高于活检，此外，经内镜钳活检可能导致黏膜下瘢痕和纤维化，使后续的内镜切除更加困难，并增加并发症发生风险。因此，内镜治疗前不主张取活检，使用电子染色内镜和放大内镜对病变进行光学诊断是可行的。

（2）内镜治疗：由于十二指肠血管壁薄，热圈套息肉切除术比胃和结肠的迟发性出血、穿孔的风险更高，根据欧洲胃肠内镜学会（ESGE）指南建议，小于 6mm 非乳头区腺瘤，冷圈套息肉切除术是首选治疗方法；对于大于 6mm 的病灶，推荐 EMR 为一线内镜切除技术；对于更大病灶，可采用 ESD 治疗，但因十二指肠壁薄，十二指肠腺瘤 ESD 比其他部位如食管、胃或直肠更具挑战性，电凝热损伤及 ESD 穿孔风险较大，穿孔的发生率为 13%～50%。因此，ESD 应在经验丰富、大的内镜中心完成，切除病灶创面建议钳夹闭合。因消融及其他破坏肿瘤技术缺乏疗效，所以不推荐。

（3）外科治疗：对于内镜下无法切除或怀疑有恶性倾向的十二指肠腺瘤，应采取外科手术治疗，对于小的腺瘤，可进行肿瘤及周围黏膜或肠壁的局部切除，肿瘤切除后如影响乳头功能，加做奥狄括约肌成形术；较大的、广基的肿瘤或位于黏膜下、肠壁内的肿瘤可行病变肠段切除、肠吻合术；对于占据十二指肠降部大部的肿瘤，疑有恶变及切除肿瘤后对乳头及胆总管下端破坏严重不能做成形术时，行胰十二指肠切除术。

七、预　　后

十二指肠腺瘤为良性肿瘤，完整切除后均有良好的预后，对患者预后的影响主要来自术后并发症，十二指肠腺瘤无论采取内镜下切除术还是外科手术均有一定的复发率。内镜切除术后复发的危险因素包括肿块沿导管内生长、肿块较大、肿瘤不完整切除和乳头切除术后未追加热凝治疗等，术后应密切随访，包括胃镜、超声内镜及病理随访。

第三节　其他十二指肠良性肿瘤

一、定义与流行病学

十二指肠是小肠中最短的部分，原发于此处的肿瘤占全胃肠道原发肿瘤的 5% 左右，占全小肠原发肿瘤的 20%～25%。根据国外的数据，十二指肠良性肿瘤的常规镜检检出率约为 4.6%。国内的统计数据则显示小肠良性肿瘤发生率约为 21%，其中十二指肠良性肿瘤占小肠良性肿瘤的 13%，占全部小肠肿瘤的 2.8%。

二、分类和分型

1. 上皮源性肿瘤　主要是腺瘤，根据形态其又可分为单发性腺瘤、弥漫性结节性腺瘤及多发结节性腺瘤。

2. 间质源性肿瘤　主要是间质瘤，其次是平滑肌瘤、神经纤维瘤、脂肪瘤等。

3. 神经内分泌肿瘤　包括无功能性肿瘤和功能性肿瘤。

4. 其他肿瘤　如错构瘤、布氏腺瘤、黑斑息肉综合征等。

三、临床表现

十二指肠良性肿瘤通常具有隐匿的发病过程，早期十二指肠肿瘤较小时可能没有明显的症状，只有在进行内镜检查时才偶然发现。而肿瘤较大时，患者可能会出现上腹痛、黑便、呕血，或者由肿瘤梗阻导致间断性呕吐等症状。如果肿瘤位于十二指肠乳头或附近，患者可能会出现梗阻性黄疸。当肿瘤起源于十二指肠浆膜下层并向腹腔外生长时，可以在腹部触及肿块。总体而言，腹痛发生率为 55.5% ～ 68.7%，腹部包块发生率为 6.3% ～ 33.3%，呕血和黑便发生率为 11.1% ～ 50.0%，黄疸发生率为 11.1% ～ 35.0%。国外关于十二指肠良性肿瘤的报道显示，腹痛的病例占 15%，上消化道出血的病例占 17%。与国内情况不同的是，国外的患者大多数没有明显的临床症状，多数是在常规十二指肠镜检查时被发现。

四、辅助检查

（一）上消化道造影检查

目前，常采用低张造影技术进行上消化道造影，可以观察十二指肠的排空情况，能够显示肠道黏膜皱襞及较小的肿瘤。十二指肠良性肿瘤多呈圆形隆起，边界清晰部分有蒂或呈现宽基底，取决于肿瘤的病理类型，通过上消化道造影可以观察到充盈缺损、皱襞萎缩及管腔狭窄僵硬等征象。上消化道造影大多只能发现腔内生长的肿瘤，而腔外生长的肿瘤通常较难被发现。

（二）胃镜检查

利用胃镜可直视观察肿瘤形态，使用放大内镜及 NBI 或其他光学成像系统可以辅助判断肿瘤的微血管分布及其性质。超声胃镜可以判断肿瘤来源层次和浸润深度，准确率高。内镜超声下良性肿瘤以等回声为主。根据超声下肿瘤侵犯的深度，异位胰腺或布氏腺瘤一般位于较浅的第 2 ～ 3 层；十二指肠囊肿、淋巴瘤、脂肪瘤主要位于第 3 层，位于第 5 层的以平滑肌瘤多见。内镜下活检病理是主要定性依据，但通常取材表浅，黏膜下层或更深组织来源的肿瘤组织不易获取。因此，必要时行多点细针穿刺活检，同时进行即时镜检，可以极大提高检出率。

（三）腹部 B 超检查

腹部 B 超检查方便、无创，传统上常利用腹部超声辅助诊断腹腔内包块和腹腔淋巴结肿大，因此常将其作为术前例行检查。如果针对十二指肠检查，可以让患者口服回声型胃肠造影剂，以减少肠气干扰，但由于十二指肠位置较深，一般难以显示较小病灶，且即使发现病灶，其定性也较为困难，容易漏诊，而对于较大的凸出于腔内外的十二指肠肿瘤，可观察到肠腔内外形态层次不清的肿块。腹部 B 超检查优势在于可以同时观察是否有肝内外胆管扩张及胰管扩张征象，如有，则提示肿瘤位于十二指肠乳头周围，压迫胆胰管。

（四）CT 检查

CT 平扫及增强扫描的主要作用是判断十二指肠肿瘤的腔外侵犯水平，并且评估局部淋巴结情况。十二指肠腺瘤在 CT 上显示为向腔内凸出的不规则结节样增厚，增强扫描后显示中度强化。壶腹部肿瘤在 CT 上显示为壶腹及周围的不规则肿块，组织上其可能来源于胆总管、胰头、主胰管、乳头及邻近肠壁，需要与正常的十二指肠乳头进行鉴别。正常乳头呈现强化后，可见壶腹呈现为乳头下方低密度隆起，形成"靶"征。神经内分泌肿瘤呈现为十二指肠腔内的类圆形软组织肿块，边界清晰，强化均匀明显，边缘常见不规则钙化，增强扫描后明显强化。间质瘤可向腔内或腔外生长，在增强扫描后明显强化，若有内部坏死区，则呈现不均质强化。布氏腺瘤通常大小为 1 ～ 2cm，是孤立的光滑肿块，可以带蒂或不带蒂，根据腺体成分的不同呈现不同程度的强化。

五、鉴别诊断

（一）偶发性腺瘤

偶发性腺瘤通常是孤立的和无蒂的，尽管它们可以位于十二指肠的任何部位，但大多数在十二指肠远端被发现。十二指肠腺瘤性息肉和非腺瘤性息肉在内镜下难以明确区分，建议对所有可疑病变进行钳式活检。如果存在诊断不确定性，可进行超声内镜检查（EUS）。EUS 可评估较大病变（＞2cm），确定十二指肠息肉与胰胆管树的关系，并在活检标本呈高度发育不良时确定内镜下可切除性。腺瘤内癌风险增加的相关因素包括组织学类型（绒毛状）、病变大小（较大）、位置（壶腹或壶腹周围）和多中心性。

（二）壶腹腺瘤及壶腹癌

仅凭内镜检查很难将腺瘤与其他非腺瘤性息肉或壶腹癌区分开，恶性肿瘤的内镜下特征包括坚硬、溃疡、易碎和黏膜下注射无法抬起病变。内镜逆行胰胆管造影（ERCP）结合侧视十二指肠镜检查可用于评估病变的导管内延伸程度。EUS 或管腔内超声检查术（IDUS）可用于评估受累深度，并提供病变大小、回声、导管内延伸程度和区域淋巴结受累的详细信息。

（三）间质瘤

间质瘤是除腺瘤外在十二指肠发生率较高的肿瘤之一。胃肠道间质瘤（GIST）是胃肠道的多形性间质瘤，它们来源于间充质干细胞。原发性十二指肠 GIST 最常见于十二指肠的第二部分，大小通常为 1.9 ～ 5.5cm，内镜下显示一个平滑的黏膜下肿块取代了上覆的黏膜，较大肿瘤可伴溃疡或压迫性坏死出血。CT 扫描显示一个巨大的腔内息肉或胃外分叶状肿块，伴壁增厚和周边强化，伴有中央出血、坏死和囊性区域。EUS 通常在对应于固有肌层的层次中显示低回声肿块。氟代脱氧葡萄糖正电子发射体层成像（FDG PET）是检查转移性疾病和监测辅助治疗反应的补充方式。小于 5cm 的肿瘤通常风险较低；较大的肿瘤通常是恶性的。十二指肠肿瘤的预后通常不如胃肿瘤。细胞周期标志物（MIB-1 或 Ki-67）表达增加与预后较差有关。

（四）平滑肌瘤

大多数平滑肌瘤在内镜下显示为孤立的、界限清楚的病灶，大小为几厘米，起源于固有肌层。主要依靠组织病理学区分良性和恶性病变。EUS 显示体积小、轮廓光滑、回声均匀等特征者一般为良性病变。增强造影在检测平滑肌瘤方面的敏感度较高。典型的影像学特征是由肿瘤黏膜表面脱落或溃烂引起的管腔内强化缺陷，伴有中央部分瘤体脱落。MRI 可作为补充检查。

（五）神经内分泌肿瘤（类癌）

小肠是胃肠道神经内分泌肿瘤最主要的发生部位，绝大多数是由肠嗜铬细胞引起的神经内分泌肿瘤，分泌血清素和其他类似组胺的物质。内镜下表现为起源于黏膜下层的坚硬、黄色无蒂结节。它们可以是单个或多个，且大小不一，可能被视为黏膜壁不规则增厚或畸形，或腔内息肉样肿块和溃疡而误诊。所有病变均提倡使用钳子活检。组织学上，肿瘤通常类似于腺癌，但它们没有表现出相同的侵袭行为。在检测小肠类癌方面，螺旋 CT 小肠造影比常规钡剂检查更敏感。常规 CT 检查显示肿块具有软组织衰减特性和可变大小，边缘呈针状，周围呈放射状，有时肿瘤内有钙化。生长抑素受体闪烁显像可以定位肿瘤的原发和转移部位，并有助于确定治疗方案；放射性核素摄取程度与生长抑素受体密度有关。在胃肠道类癌中，受体部位的浓度较高（高达 90%）。

（六）布氏腺瘤

布氏腺体一般位于十二指肠球部，具有分泌黏蛋白的功能。它们通过分泌碱性液体，保护十二指肠上皮，并可产生肠胃素，这是一种抑制胃酸分泌的肠激素。布氏腺增生小于 10mm 的无蒂病变称为布氏腺增生（BGH），具有弥漫性和多发性，若发展为直径 1 ～ 2cm 的有蒂息肉，则称为布氏腺瘤。因为肿瘤组织位于黏膜下层深处，通过组织活检不一定能明确诊断，标本可能仅显示炎症变化，而整块切除的组织学检查则更可靠，但此手术非必要。组织学显示，肿瘤覆盖正常的黏膜，黏膜下层内有一个界限分明的病变，具有正常的布氏腺体，腺体呈分叶状，其间有少量细胞纤维组织。

（七）脂肪瘤

十二指肠脂肪瘤是源自脂肪细胞的良性黏膜下间质瘤，并不常见，较大的脂肪瘤（＞4cm）可导致肠梗阻、肠套叠和腹痛，脂肪瘤上的黏膜侵蚀可能导致严重出血。十二指肠脂肪瘤可以通过 CT 检查发现，表现为边界清晰的黏膜下病变，脂肪信号均匀衰减。仅凭影像学检查很难区分脂肪瘤和脂肪肉瘤。脂肪瘤通常是孤立的黄色隆起，无蒂或有蒂，表面光滑。内镜下特征包括"垫子"或"枕头"征象（这些名称指活检钳易在病变处形成压痕）和"隆起"征象（其特征是上覆黏膜易于抬起）。活检病变时，脂肪组织可能会凸出。

（八）异位胰腺

异位胰腺是一种罕见的胚胎学异常，指的是解剖上与主体胰腺及其血液供应分离的异常胰腺组织。大多数异位胰腺位于上消化道，其中十二指肠的发生率为 27%～36%。多数患者终身无症状，症状发生率仅为 0.02%。常见症状为上腹痛（48%），其次为异位胰腺炎（28%）、肠道出血（9%）和梗阻（9%）。异位胰腺症状缺乏特异性，即使发生异位胰腺炎，血清淀粉酶和脂肪酶也只会轻度升高。异位胰腺常位于黏膜固有层和黏膜下层之间，呈盘状、乳头样、半球形、息肉样隆起，多数隆起表面有导管开口，形成脐样凹陷。超声内镜下，其内部回声呈现高低混合特征，以低回声为主，内部回声不均，边界通常清晰。CT 检查时，一般的异位胰腺组织表现为十二指肠壁内的软组织肿块，显示出类似正常胰腺组织的增强和衰减特征。其特征性细胞类型的变化可以根据主要细胞类型进行区分，在胰酶升高的情况下，可以在异位胰腺周围观察到急性炎症征象。MRI 检查时，异位胰腺组织的成像表现与自然胰腺的信号强度和增强特征一致，在 T_2WI 上呈高信号。钡餐透视也可以显示具有中央压痕的特征性圆形充盈缺损。

六、治疗及预后

（一）内镜下切除

可根据肿瘤的大小、累及肠壁的深度和位置等判断是否适合进行内镜下切除，并选择合适的切除方法。对于牵涉十二指肠乳头附近的肿瘤，需要谨慎处理。

1. 十二指肠黏膜内肿瘤　对于直径＜2cm 且位于黏膜内的十二指肠良性肿瘤，建议采用 EMR 切除，主要方式为黏膜下注射 – 切除法（EMRL）、透明帽法（EMR-C）和分片切除法（EPMR），其中 EPMR 相对于其他方法更简便安全。一般不建议采用 ESD 切除。

2. 十二指肠黏膜下肿瘤　对于直径＜2cm 且位于黏膜下的十二指肠良性肿瘤，可以选择 ESD。ESD 术后最常见的并发症为出血、穿孔及狭窄，已有文献报道预防性关闭十二指肠黏膜缺损可以较好地预防迟发性不良事件。近年来随着内镜技术的发展，腹腔镜＋内镜双镜联合切除已成为治疗较大或侵犯固有肌层及以下十二指肠肿瘤的手术方案，术后常规放置肠腔引流管，此种手术方法既可以保证切缘足够，又最大程度减少了正常组织的切除，保护了器官原有的功能，同时防止瘘发生，具有良好的应用前景。此外，内镜全层切除术（EFR）使侵及固有肌层甚至以下结构的肿瘤有望得到内镜下完整切除，且无腹腔感染等并发症，亦是未来内镜下治疗良性肿瘤的重要发展方向之一。

3. 十二指肠乳头腺瘤　肿瘤位于十二指肠大乳头附近，切除时有损伤乳头可能者，内镜切除更要谨慎，容易影响胆汁和胰液排出，并引起胰腺炎或迟发性出血。内镜下乳头切除术是十二指肠乳头腺瘤目前主要的内镜治疗方式。美国胃肠内镜学会（American Society for Gastrointestinal Endoscopy，ASGE）和日本内镜学会推荐对于十二指肠乳头肿物，内镜下切除的指征如下：①病灶直径＜4cm；②肿瘤未侵犯黏膜肌层；③术前超声内镜显示病灶未扩散至胰胆管；④术前内镜检查未观察到溃疡、自发性出血或组织脆性增加等恶性征象；⑤超声内镜或CT检查提示无腹腔淋巴结转移。在内镜切除术后，需要注意监测淀粉酶和脂肪酶水平，禁食、禁饮，并预防性使用质子泵抑制剂（PPI）和生长抑素以防止发生胰腺炎。

（二）手术切除

传统手术方式根据肿瘤大小、深度、部位及行为性质决定。对于恶性、巨大的肿瘤或侵犯胆胰管下端的早期癌症，可以考虑选择外科手术切除。鉴于某些肿瘤在术前定性诊断可能存在困难，因此必要时应在手术过程中进行快速冰冻病理检查，尤其需要注意对肿瘤基底部的检查。

手术方式主要包括肿瘤局部切除术、胃大部切除术、十二指肠或胰十二指肠节段切除术等。目前以根治性手术为主，手术范围大，并发症多，患者花费较高，而采用双镜联合的方案可以最大程度减少对正常组织的损伤，保留原有器官的功能，且并发症较少，患者术后恢复快，是未来需要外科手术切除的患者可以考虑的方案之一。

对于未侵及胆胰管下端的十二指肠腺瘤或早癌，可以选择内镜下乳头切除。

第四节　肠系膜上动脉综合征

一、定义与流行病学

肠系膜上动脉综合征（superior mesentery artery syndrome，SMAS）是由于肠系膜上动脉与主动脉之间的夹角变小，压迫十二指肠水平部所引起的十二指肠出口机械性梗阻，以食物不耐受、餐后腹痛、腹胀、恶心、呕吐为主要临床表现，常继发于各种原因引起的体重减轻和腹部脂肪减少。1842年，Rokitansky首次描述了这种十二指肠血管压迫。1927年，Wilkie首次进行了系列病例报道，因此其也称为Wilkie综合征。

肠系膜上动脉综合征发病率较低，可发生于任何年龄、性别，其中青少年、女性、体型瘦长者更多见，主要与饮食障碍、减肥相关。对于存在上消化道梗阻症状，且有消瘦、体重快速下降病史的人群，需要考虑此病可能。

二、病因与发病机制

肠系膜上动脉综合征的主要解剖特征是肠系膜上动脉与主动脉之间的夹角变小。在第1腰椎（L_1）水平，肠系膜上动脉以锐角（25°～60°）自主动脉发出，十二指肠水平部从两者间走行。腹膜后脂肪组织是维持主动脉–肠系膜上动脉夹角正常，保护十二指肠免受血管压迫的缓冲垫。任何原因引起的主动脉和肠系膜上动脉周围脂肪组织缺失均可能导致主动脉–肠系膜上动脉夹角变小，压迫十二指肠，引起梗阻，进而诱发肠系膜上动脉综合征，这种梗阻可能是间歇性的、部分的或完全的。

体重快速下降是肠系膜上动脉综合征的主要危险因素，可见于过度减肥、神经性厌食者及吸收不良、癌症、艾滋病、肺结核、烧伤、外伤患者和减肥手术者等。

此外，一些解剖学因素，如脊柱畸形，腹部张力下降，四肢瘫痪患者仰卧位时间延长，以及导致相关解剖结构改变的外科手术，均可能导致肠系膜上动脉综合征。例如，脊柱侧弯手术后，脊柱相对延长，肠系膜上动脉张力增加，使主动脉–肠系膜上动脉夹角缩小，引起肠系膜上动脉综合征。

许多先天性因素，如先天性短肠系膜、异常肠系膜上动脉起点或非典型分支、肠旋转不良、Treitz 韧带对十二指肠的异常高固定等，均是肠系膜上动脉综合征的易感因素。

无论病因如何，一旦病情确定，均会随着食物不耐受、体重持续下降、腹腔脂肪变少，十二指肠水平部进一步受压而形成恶性循环，疾病迁延恶化。

三、临床表现

肠系膜上动脉综合征多为慢性起病，常伴有其他消瘦性疾病。急性病例较为少见，通常发生于脊髓损伤或脊柱手术后的最初几周。

肠系膜上动脉综合征的典型临床表现包括长期间歇性餐后上腹痛、腹胀、恶心、呕吐。饭后站立或坐位时更易发生，取俯卧位或左侧卧位时可缓解。呕吐多发生于餐后 2～3h 或夜间，呕吐物为未消化的食物及胆汁，呕吐后腹痛可缓解。剧烈恶心、呕吐可引起脱水、电解质紊乱、消化道出血等并发症。随着疾病发展，患者可能出现体重下降、营养不良等消耗性症状，就诊时患者体重多严重不足。体格检查见上腹部饱满，可见胃肠型及蠕动波，上腹部轻压痛，无肌紧张、反跳痛，肠鸣音减弱，部分患者可闻及振水音。

四、辅助检查

（一）X 线平片检查

腹部 X 线平片上可看到十二指肠球部与胃底各有一液平面，而腹腔其他区域极少有甚至没有气体存在，称为"双液面"征或"双泡"征。

（二）上消化道钡餐检查

上消化道钡餐检查在诊断肠系膜上动脉综合征过程中有着非常关键的作用，是疑诊患者的首选检查。肠系膜上动脉综合征最典型的钡剂造影表现如下：①钡剂在进入十二指肠水平区后排出延迟或停滞，2～4h无法排出，产生整齐的类似笔杆压迫的斜形压迹，称"笔杆"征或"刀切"征；②胃腔内容积扩大，造影剂尚可通过幽门部位；③梗阻部位以上十二指肠肠段明显扩张，并产生反复、强烈的逆蠕动或出现明显的顺逆蠕动交替的"钟摆样"运动表现；④当改变体位，采取俯卧位或膝胸位时，造影剂更易通过。

（三）腹部彩色多普勒超声检查

该检查无创、经济，能够清晰显示肠系膜上动脉与腹主动脉的位置关系，一般两动脉夹角小于25°或十二指肠降段扩张至内径大于30mm时可考虑肠系膜上动脉综合征，若显示十二指肠呈斗形或葫芦形，或两动脉夹角内的十二指肠在蠕动，肠管横断面最大宽度小于10mm，也可考虑诊断肠系膜上动脉综合征。

（四）CT检查

CT检查具有无创、操作简单、可重复性强等优点，是目前诊断肠系膜上动脉综合征最有价值的检查方法之一。CT血管造影（CTA）不仅可以测量肠系膜上动脉和主动脉之间的夹角、距离，还可以评估十二指肠扩张的程度、腹腔内和腹膜后脂肪的量，并与引起十二指肠梗阻的其他病因进行鉴别。

（五）MRI检查

MRI检查的优势在于无创、无辐射，对腹腔内组织的分辨率高于CT检查，可以更加精准地观察十二指肠受压情况，并测量肠系膜上动脉与腹主动脉之间的夹角。同时，磁共振血管成像（MRA）对大血管病变检查的准确性接近数字减影血管造影，对诊断腹主动脉瘤引起的肠系膜上动脉综合征具有巨大价值。

（六）胃镜检查

胃镜检查所见是非特异性的，根据胃镜所获影像并不能直接诊断该病，但胃镜检查可帮助排除由胃肠道病变所引起的上消化道梗阻症状。同时还可通过胃镜检查了解肠系膜上动脉综合征患者梗阻近端的消化道病变情况，及时有效地预防和控制疾病发展。如果仅仅凭借胃镜检查诊断肠系膜上动脉综合征，而不结合消化道钡剂造影，则容易造成误诊。

（七）超声内镜检查

由于胃镜检查具有其固有的局限性，超声内镜检查可作为补充诊断手段。一般可先通过胃镜检查排除肠道内梗阻性病变，再通过超声内镜检查明确十二指肠外部病变，并对病变部位进行实时超声扫描；另外，超声内镜检查可探及肠系膜上动脉综合征患者十二指肠外压病变的血流信号，并根据肠系膜上动脉和腹主动脉之间的夹角及夹角之间的距离进一步明确是否为肠系膜上动脉综合征。

五、诊断与鉴别诊断

肠系膜上动脉综合征的临床表现不具有特异性，其诊断流程通常为排除性的，通常基于临床怀疑，联合一系列影像学检查，与其他消化系统疾病进行鉴别。对于存在餐后腹部不适、恶心、呕吐等上消化道梗阻症状，且合并消瘦的患者，需要考虑此病可能。临床医生应进行详细的问诊和查体，注意明确上消化道症状与体重减轻的时间先后关系。对于疑诊患者，可通过上消化道钡餐检查、腹部彩色多普勒超声检查、CTA 检查、MRA 检查等明确诊断，主动脉 – 肠系膜上动脉夹角 < 25° 和（或）主动脉 – 肠系膜距离 ≤ 8mm 是最常被引用的诊断标准。

在最终诊断前建议进行全面检查，如胃镜、腹部增强 CT 或 MRI 等检查，排除其他可引起十二指肠梗阻的疾病，如消化性溃疡、十二指肠外肿瘤、腹主动脉瘤及十二指肠内结石、蛔虫团等。此外，还需要与其他具有相似临床症状的疾病进行鉴别诊断，如胰腺炎、胆绞痛、肠系膜缺血等。

六、治　疗

保守治疗为首选方法。急性发作期一般应禁食、胃肠减压、液体复苏、纠正电解质紊乱，以及营养支持，以肠内营养支持为首选。对于慢性期患者，鼓励患者少食多餐，进食后采取膝胸位或左侧卧位以改善症状。另外，通过营养支持治疗，可以增加腹部脂肪含量，肠系膜上动脉和主动脉间成角变大，从而进一步改善症状。此外，需要注意评估患者心理状况，是否存在神经性厌食症、药物滥用、焦虑、抑郁等，对于此类患者，心理介入治疗至关重要。

保守治疗失败的患者最终需要进行手术干预。目前，十二指肠空肠吻合术、Treitz 韧带松解术、十二指肠血管前移位术、胃大部切除术、胃空肠吻合术及十二指肠环形引流术等多种术式已成为临床常用的治疗方法，在全球范围内得到了广泛应用。

七、预　后

随着肠内营养、肠外营养支持技术发展，肠系膜上动脉综合征保守治疗效果已经明显提高，有效率可达 80% ～ 90%，而对于采取外科治疗的患者，愈合率也可达 90% 以上。但因为该病病例较少，医生的诊断经验不足，大多数病例的诊断是相对延迟的，导致患者的生活质量较差。病例数量及相关研究的缺乏使该病的长期预后仍然有待进一步研究。

第五节 十二指肠憩室

一、定义与流行病学

十二指肠憩室（duodenal diverticulum）是十二指肠局部肠壁出现的袋状凸起，向腔外膨出，大小从几毫米到几厘米不等。这些凸起通常位于十二指肠降段，多见于十二指肠乳头周围 2cm 范围内，因此也称为乳头旁憩室。十二指肠憩室发病率随年龄增长增加，我国该疾病的发生率逐渐上升。

二、病因与发病机制

目前对于憩室形成的确切原因还不清楚。但是一般认为，这可能与先天性肠壁局限性肌层发育不全有关。当肠腔压力突然升高或存在长期慢性高压时，肠壁薄弱处的黏膜及黏膜下层组织脱出，从而形成憩室。

三、病 理 表 现

在十二指肠憩室中，绝大部分都是假性憩室。这种类型的憩室是由先天性局部肠壁肌层缺陷所引起的，憩室壁由黏膜、黏膜下层和结缔组织组成，肌纤维成分较少。憩室通常位于十二指肠乳头周围，因为该处的肌层比较薄弱，当肠腔内压力升高时，黏膜可通过该处向外凸出。十二指肠周围存在慢性炎症时，瘢痕牵拉肠壁可形成真性憩室，该憩室壁由肠壁全层构成，但临床少见。憩室颈部狭小时，食物进入不易排出，憩室内可形成肠石；引流不畅、细菌繁殖可引起憩室炎，形成溃疡，导致出血甚至穿孔。壶腹周围憩室患者胆道结石发生率高，也可能压迫胆总管和胰管，导致胆管炎、胰腺炎发作。

四、临 床 表 现

大多数十二指肠憩室患者没有明显的临床表现，只有极少数患者出现症状。主要有上腹痛、恶心及嗳气，并且进食后易加重。如果憩室存在炎症反应，可有中上腹疼痛，放射至右上腹或后背，并伴有恶心、呕吐及白细胞计数增加。十二指肠降部穿孔至腹膜后可引起腹膜后严重感染。乳头附近的憩室可并发胆道感染、胆石症、梗阻性黄疸和胰腺炎而出现相应的症状。

五、辅 助 检 查

（一）X 线钡餐检查

X 线下十二指肠憩室表现为突出于肠壁的袋状龛影，轮廓整齐清楚，边缘光滑。加压可见龛影中有黏膜纹理延续至十二指肠，颈部较宽，在憩室内偶有气液平面。

（二）纤维十二指肠镜检查

利用纤维十二指肠镜可直观观察憩室开口处，了解其与十二指肠乳头的关系，为后续手术方案选择提供依据。

（三）胆道造影

利用静脉注入胆道造影剂、经皮经肝穿刺胆道造影及十二指肠镜逆行胰胆道造影等检查手段，可了解憩室与胆胰管之间的关系，为手术方法选择提供参考。

（四）CT 检查

CT 检查可见卵圆形囊袋状影，凸出于十二指肠肠壁，浆膜面轮廓光滑。由于憩室颈部通常较为狭窄，因此 CT 检查除显示阳性造影剂进入憩室外，还可见气体影。需要注意的是，十二指肠降段内侧憩室内进入阳性造影剂时，可能会被误认为胆总管下段结石。

六、诊　断

多数十二指肠憩室症状缺乏特异性，仅通过症状难以诊断，并发症的症状也很难与消化道溃疡、胆胰疾病鉴别。X 线钡餐检查，尤其是低张性十二指肠造影，可以显示光滑的圆形或椭圆形腔外充盈区，立位时还可观察到憩室内气体、液体及阳性造影剂三层影。电子十二指肠镜检查诊断率较高，借助电子十二指肠镜可以直观观察憩室部位和大小。此外，超声和 CT 检查还可以发现位于胰腺实质中的十二指肠憩室，由于憩室内常含有气体、液体和食物残渣，有时会被误诊为胰腺假性囊肿或脓肿。ERCP 也可作为诊断和鉴别诊断的重要检查手段。

七、治　疗

症状轻微的十二指肠憩室患者通常无须治疗。若症状较为严重，且确认症状是由十二指肠憩室所致，应首先采用非手术治疗，包括调节饮食、抑酸、抗炎及胃肠减压等，并可采取不同体位帮助憩室内积食排空，这些方式多能缓解症状。内科治疗效果不佳，憩室炎症、出血频发时，可行外科手术。常用的手术方式包括憩室切除术和憩室内翻缝合术（适用于较小的憩室）。乳头旁憩室或多个憩室难以切除的情况下，可以采取消化道转流手术。

第五章

其他上消化道疾病

第一节　消化性溃疡

一、定义与流行病学

消化性溃疡（peptic ulcer，PU）是指由胃酸和胃蛋白酶等的自身消化作用所致的黏膜缺损，损伤深度达黏膜下层，严重者可累及固有肌层或更深。胃溃疡（gastric ulcer，GU）和十二指肠溃疡（duodenal ulcer，DU）是最常见的消化性溃疡。消化性溃疡也可发生于食管胃结合部、胃肠吻合处，或含有胃黏膜的梅克尔憩室内。

不同国家、地区的消化性溃疡发病率差异较大。一项系统评价纳入了 31 项已发表的研究，发现普通人群中无并发症的消化性溃疡总发病率约为 1/（1000 人·年），溃疡并发症的发生率约为 0.7/（1000 人·年）。目前我国尚缺乏确切的消化性溃疡的流行病学资料。消化性溃疡作为临床常见病、多发病，可发生于任何年龄段，男性多于女性，临床上 DU 多发生于青中年患者，GU 多见于老年患者，两者之比约为 3∶1。

二、病因与发病机制

消化性溃疡的发病主要是胃肠黏膜的侵袭因素和防御因素失衡所致。其中，幽门螺杆菌感染、非甾体抗炎药（NSAID）使用是导致消化性溃疡的两大独立致病因素，胃酸和胃蛋白酶的自身消化作用是溃疡形成的直接原因。

1. 幽门螺杆菌感染　既往研究显示消化性溃疡患者的幽门螺杆菌感染率为 70%～100%，根除幽门螺杆菌不仅能够促进溃疡愈合，降低溃疡复发率，甚至可实现溃疡彻底治愈。幽门螺杆菌促进 PU 形成的确切机制尚不完全清楚，可能与下列因素相关：胃酸分泌增加、十二指肠球部胃上皮化生、局部免疫应答、胃黏膜防御机制削弱等。

2. NSAID 使用　研究显示，NSAID 使溃疡出血、穿孔等并发症发生风险增加 4～6 倍。NSAID 通过局部和系统两方面作用导致消化道黏膜损伤。局部作用是 NSAID 通过产生大量氢离子，激活中性粒细胞介导的炎症反应，直接损伤消化道黏膜上皮；系统作用则是通过抑制环氧合酶 1，减少前列腺素合成，削弱胃黏膜屏障功能，最终导致糜烂、溃疡形成。

3. 胃酸 "胃酸、无溃疡"理念在幽门螺杆菌时代仍然有意义。一个有力的证据是胃泌素瘤通过分泌大量胃泌素，导致持续高胃酸状态，造成顽固性消化性溃疡。胃酸在不同类型的消化性溃疡中作用不同，DU 患者大多存在胃酸分泌增加、十二指肠酸负荷增高等情况，而 GU 患者通常为胃黏膜屏障功能受损所致，其胃酸分泌水平一般正常甚至下降。

4. 其他因素 环境因素、饮食因素、吸烟、遗传因素、精神心理因素、胃及十二指肠功能异常等在消化性溃疡发生中也起一定的作用。

三、临 床 表 现

典型的临床表现为中上腹痛和反酸。NSAID 相关性溃疡患者通常无明显症状，或出现恶心、食欲减退、腹胀等消化不良症状，部分患者以上消化道出血、急性穿孔为首发表现。

1. 上腹痛 最为常见，疼痛性质多种多样，可为烧灼痛、钝痛、胀痛甚至刀割样疼痛。疼痛部位：GU 位于剑突下正中或偏左；DU 位于上腹正中或偏右；一般疼痛范围如手掌面积大小。特点：①慢性过程，病程迁延不愈，可达数年，甚至更长时间；②反复或周期性发作，多在秋冬和冬春之交发病；③节律性，与进食相关，DU 典型表现为饥饿痛、夜间痛，进食后腹痛缓解，GU 典型表现为餐后 1h 内发生疼痛，持续 1～2h 后逐渐缓解；④腹痛可被抑酸或抗酸剂缓解。

2. 其他症状 包括反酸、烧心、嗳气、恶心、呕吐等。

四、特殊类型溃疡

1. 复合溃疡 胃和十二指肠均有溃疡灶，一般 DU 先于 GU，多见于男性，易出现幽门梗阻。

2. 幽门管溃疡 患者通常表现为餐后痛，抑酸效果较差，幽门梗阻、出血、穿孔等并发症发生率较高。

3. 球后溃疡 发生于十二指肠降段及以下部位，多位于十二指肠降段的内侧壁，常伴有右上腹部及背部放射痛。

4. 巨大溃疡 指 DU 直径＞2cm，GU 直径＞3cm，常见于 NSAID 服用者、肾衰竭患者及克罗恩病患者。

5. 老年人溃疡及儿童期溃疡 老年人因痛阈升高或服用 NSAID 等药物，临床表现隐匿或不典型，以高位 GU 多见，溃疡常较大，容易出现贫血及消瘦。儿童期溃疡主要见于学龄儿童，疼痛位于上腹部或脐周，常伴有恶心、反食、呕吐等症状。

6. 难治性溃疡 指足剂量足疗程（8～12 周）规范治疗，溃疡仍未愈合者。

五、并 发 症

（一）消化性溃疡出血

出血是消化性溃疡最常见的并发症，DU 较 GU 多见，症状轻者表现为粪便隐血阳性或黑便，严重者表现为呕血、血便，伴不同程度的周围循环衰竭，如头晕、心悸、黑矇、晕厥等。10%～15%的消化性溃疡患者以消化道出血为首发症状，尤见于使用 NSAID 者。消化性溃疡出血临床常采用 Forrest 分级（表 5-1，图 5-1）。

表 5-1 Forrest 分级及对应的再出血率

Forrest 分级	溃疡病内镜下表现	再出血率（%）
Ⅰa 级	喷射性出血	55
Ⅰb 级	活动性出血	55
Ⅱa 级	血管裸露	43
Ⅱb 级	血凝块附着	22
Ⅱc 级	黑色基底	10
Ⅲ级	基底洁净	5

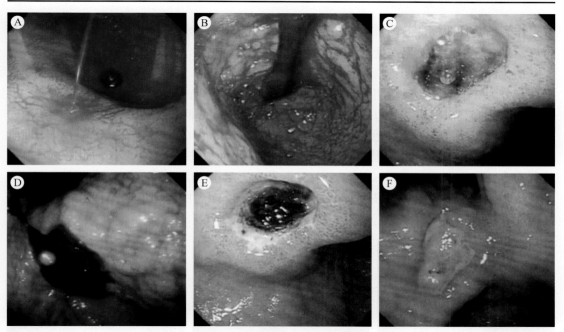

图 5-1 消化性溃疡出血的 Forrest 分级

A. Ⅰa 级，喷射性出血；B. Ⅰb 级，活动性出血；C. Ⅱa 级，血管裸露；D. Ⅱb 级，血凝块附着；E. Ⅱc 级，黑色基底；F. Ⅲ级，基底洁净

（二）穿孔

穿孔是消化性溃疡最严重的并发症，依据穿孔部位、发病进程及周围器官受累情况分为 3 种情况：①游离穿孔，消化液渗入腹腔引起急性弥漫性腹膜炎；②慢性穿孔，溃疡侵及周围器官，如肝、脾、胰腺等，表现为慢性穿透性溃疡，临床表现为顽固性腹痛，常放射至背部；③穿孔与周围空腔器官形成瘘管，如胆总管十二指肠瘘、胃结肠瘘或十二指肠结肠瘘。

（三）幽门梗阻

幽门梗阻多由幽门管溃疡或 DU 引起。临床表现：上腹饱胀不适，恶心、呕吐，呕吐隔夜宿食，严重者出现脱水、电解质酸碱代谢紊乱、消瘦。依据病理其分为炎性梗阻、纤维化梗阻。炎性梗阻通常是溃疡周围黏膜炎性水肿和（或）幽门平滑肌痉挛造成的一过性功能性梗阻，内科治疗有效。纤维化梗阻是慢性溃疡引起黏膜下纤维化造成瘢痕性狭窄导致的梗阻。

（四）癌变

DU 几乎不癌变，但需要与十二指肠溃疡型腺癌鉴别。少数 GU 可以发生癌变，癌变率在 1% 以下。所有胃溃疡均应多部位活检，规律治疗后复查胃镜，必要时再次进行病理检查，直到溃疡完全愈合。

六、辅助检查

（一）胃镜检查及活检

作为消化性溃疡诊断的首选方法，胃镜检查可以明确诊断，进行内镜分级、分期；与胃癌鉴别；评估治疗效果；处理出血、梗阻等并发症。

消化性溃疡内镜分期：根据日本学者畸田隆夫观察，消化性溃疡演变过程分为 3 期，每期又分为 2 个阶段。活动期（active stage）：又称厚苔期，A1 期溃疡底部覆盖厚苔，表面可附着血痂、血凝块，周边黏膜充血水肿，A2 期溃疡底部仍覆盖厚苔，较 A1 期清洁，周围黏膜肿胀减轻，出现红色再生上皮。愈合期（healing stage）：又称薄苔期，H1 期溃疡面积缩小，苔变薄，黏膜皱襞向溃疡集中，H2 期溃疡面积进一步缩小，小于周围红色上皮，接近愈合。瘢痕期（scarring stage）：又称无苔期，S1 期为红色瘢痕期，溃疡表面完全覆盖再生上皮，色泽发红，上皮呈栅状放射性排列，S2 期为白色瘢痕期，表面新生上皮色泽同周围正常黏膜（图 5-2）。

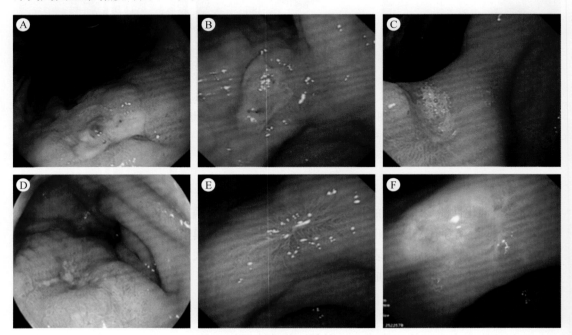

图 5-2　消化性溃疡内镜分期

A. 活动期，A1 期；B. 活动期，A2 期；C. 愈合期，H1 期；D. 愈合期，H2 期；E. 瘢痕期，S1 期；F. 瘢痕期，S2 期相较普通白光内镜，色素内镜和超声内镜检查可用于评估溃疡的愈合质量。色素内镜通过喷洒靛胭脂等染色剂，可以更加清晰地观察黏膜表面结构，高愈合质量溃疡表现为平坦型，低愈合质量溃疡表现为结节型。在超声内镜下，高愈合质量溃疡呈现为黏膜肌层深部高回声区（代表白苔），低愈合质量溃疡呈现为黏膜肌层深部低回声区（代表溃疡）。

（二）X线钡剂造影

X线钡剂造影作为传统的检查方法，在消化性溃疡的诊断中仍有重要价值，尤其是可以了解胃的蠕动情况，并且适用于存在胃镜检查禁忌证或不愿接受胃镜检查的患者。如X线钡餐检查发现溃疡龛影，则可直接确诊，间接征象为激惹、局部压痛、变形、胃大弯侧痉挛性切迹。

（三）幽门螺杆菌的检测

本部分内容请参见"慢性胃炎"部分。

七、诊断与鉴别诊断

（一）诊断

慢性、周期性、节律性上腹痛是最重要的临床特征，使用NSAID、糖皮质激素等药物是疑诊消化性溃疡的重要病史。胃镜检查是诊断消化性溃疡的金标准。存在胃镜检查禁忌者，仍可通过X线钡餐造影发现龛影而诊断溃疡，但无法区分良恶性。

（二）鉴别诊断

1. 其他引起慢性上腹痛的疾病　慢性肝病、胆囊结石、慢性胆囊炎、慢性胰腺炎、功能性消化不良等疾病均可出现上腹痛、烧心、嗳气、恶心、呕吐、腹胀等不适。

2. 胃癌　如胃镜下发现溃疡灶，需要进行良恶性鉴别诊断（表5-2）。

表5-2　良恶性溃疡鉴别

内镜特征	良性胃溃疡	胃恶性肿瘤
外形	圆形或椭圆形	不规则，呈围堤状或火山口状
大小	直径一般小于2cm	直径一般大于2cm
深度	较深	较浅
边缘	整齐	不整齐
底部	较平坦	凹凸不平
周围黏膜	皱襞向溃疡集中	皱襞增粗、呈杵状增大，皱襞中断

3. 胃泌素瘤　是胰腺非B细胞瘤，通过持续分泌大量胃泌素，导致高胃酸状态。临床症状包括消化道溃疡、烧心、腹泻、体重减轻等。溃疡通常位于胃、十二指肠球部和不典型部位（十二指肠降部、空肠等），且具有多发性及顽固性特点。胃泌素瘤通常肿瘤很

小（＜1cm），生长缓慢，半数为恶性。实验室检查：基础胃酸排放量和最大胃酸排放量均明显升高，两者之比＞60%，空腹血清胃泌素升高（＞200pg/ml，正常＜100pg/ml）。我国胰腺神经内分泌肿瘤诊疗指南提出若空腹血清胃泌素＞10倍检测上限值，且胃内pH≤2，胃泌素瘤诊断可初步成立；如同时存在多发消化性溃疡，则可诊断佐林格－埃利森综合征。

八、治　疗

治疗目标：去除病因、缓解症状、愈合溃疡、降低并发症和预防复发。

（一）药物治疗

1. 抑制胃酸分泌　抑酸治疗是快速缓解症状的最重要措施，药物包括抗酸剂、H_2 受体拮抗剂、质子泵抑制剂（proton pump inhibitor，PPI）等。药物治疗首选 PPI。PPI 靶向作用于壁细胞泌酸小管上的 H^+-K^+-ATP 酶，与其不可逆结合，使其失去活性，抑酸作用持续且强大。PPI 提高胃内 pH ≥ 3，每天维持 18 ~ 20h，DU 一般 4 周内愈合。大多数 DU 治疗疗程为 4 ~ 6 周，GU 治疗疗程为 6 ~ 8 周。

钾离子竞争性酸拮抗剂（P-CAB）是一种新型抑酸剂，代表药物为富马酸伏诺拉生，相比传统 PPI，P-CAB 起效更快，1.5 ~ 2.0h 即达血药浓度高峰，抑酸时间可达 24h。现有研究显示伏诺拉生 20mg 1 次 / 天与兰索拉唑 30mg 1 次 / 天治疗消化性溃疡效果相当，因此日本胃肠病学会消化性溃疡循证临床实践指南推荐 PPI 和 P-CAB 同为消化性溃疡治疗的一线药物。

2. 胃黏膜保护剂　加强胃黏膜防御修复能力，促进黏膜修复是治疗消化性溃疡的重要手段。根据药代动力学作用方式分为内源性和外源性黏膜保护剂。枸橼酸铋钾、铝碳酸镁、硫糖铝等属于外源性黏膜保护剂，可以中和胃酸、降低胃蛋白酶活性，更关键是通过促进黏液分泌和增加碳酸氢盐含量加强胃黏膜屏障功能。内源性黏膜保护剂主要包括瑞巴派特、依卡倍特钠、聚普瑞锌等，作用于黏膜屏障不同靶点，多方位提供保护作用。

3. 根除幽门螺杆菌治疗　国内外指南均强调消化性溃疡无论是否活动，是否有并发症，均应检测及根除幽门螺杆菌。

传统三联方案：标准剂量 PPI+ 阿莫西林 1g+ 克拉霉素 0.5g 或标准剂量 PPI+ 克拉霉素 0.5g+ 甲硝唑 0.4g，疗程 7 天。随着近年来我国患者对克拉霉素和左氧氟沙星耐药率逐年增加，铋剂四联方案已作为经验性根除幽门螺杆菌的标准方案。

铋剂四联方案：标准剂量质子泵抑制剂 + 标准剂量铋剂（2 次 / 天，餐前半小时口服）+ 2 种抗生素（餐后口服）（参见"慢性胃炎"部分）。

我国最新的幽门螺杆菌感染治疗指南提出高剂量双联方案（阿莫西林 0.75g 4 次 / 天联合艾司奥美拉唑 20mg 4 次 / 天）也可用于幽门螺杆菌感染初治及再次治疗，疗效与铋剂四联方案相当。

（二）内镜治疗

内镜治疗主要用于消化性溃疡出血。低危溃疡（Forrest Ⅱc 和Ⅲ级）不推荐内镜止血；高危溃疡（Forrest Ⅰa、Ⅰb、Ⅱa级）建议内镜下止血。溃疡表面附着血凝块（Forrest Ⅱb级）是否需要行内镜治疗尚存在争议。目前内镜止血方式包括药物喷洒止血、药物注射止血、机械止血、热凝止血等。药物喷洒或注射止血简便易行，但对喷射性动脉出血效果较差。机械止血主要是应用各类止血夹物理夹闭血管断端，止血效果显著，尤其适用于活动性喷射性小动脉出血。热凝止血原理是利用高频电流在血管内壁产生的热能，使血管内壁的蛋白质凝固，从而实现止血，根据不同单位设备，其包括单极电凝、氩等离子体凝固术等方法，止血效果可靠，但其对术者经验技术要求较高。

（三）外科手术治疗

外科手术治疗适应证：①消化道大出血经药物、内镜及介入止血失败者；②急性穿孔者；③瘢痕性幽门梗阻，球囊扩张等内镜治疗无效者。胃大部切除术和迷走神经切断术是目前消化性溃疡外科治疗最常用的两种术式。

九、预　　后

约 60% 的消化性溃疡能够自行愈合，根除幽门螺杆菌溃疡愈合率超过 90%。若出现消化性溃疡复发，需要认真查找复发原因，如幽门螺杆菌未成功根除或再感染，服用抗血小板药物或抗凝药物，存在吸烟、饮酒等不良生活方式等。

消化性溃疡出血患者中，死亡主要原因是多器官功能衰竭或严重并发症，而非消化道出血本身。有研究显示，NSAID 相关性溃疡患者的 30 天死亡率高于幽门螺杆菌相关性溃疡患者。

第二节　上消化道出血

一、定义与流行病学

上消化道出血（upper gastrointestinal bleeding，UGIB）被归类为 Treitz 韧带上方胃肠道来源的任何失血，临床可以表现为呕血（鲜红色呕吐物或咖啡渣呕吐物）、便血或黑便。患者还可能出现继发于失血的症状，如晕厥发作、疲乏和虚弱。上消化道出血可以是急性的、隐匿的或模糊的。

上消化道出血占所有急性胃肠道（GI）出血病例的75%。其年发病率为（80～150）/10 万。与安慰剂相比，长期服用低剂量阿司匹林的患者发生显性 UGIB 的风险更高。当阿司匹林与 P2Y12 受体抑制剂（如氯吡格雷）联合使用时，UGIB 病例数增加 2～3 倍。当患者需要三联疗法（即阿司匹林、P2Y12 受体抑制剂和维生素 K 拮抗剂）时，UGIB 的风险甚至更高。

二、病因与发病机制

常见病因为消化性溃疡、食管胃底静脉曲张、急性糜烂出血性胃炎和肿瘤。其他病因：①食管贲门黏膜撕裂伤（Mallory-Weiss tear）、食管损伤（器械检查、异物或放射性损伤，强酸、强碱等化学剂所致）、动脉食管瘘等食管疾病；②息肉、黏膜下恒径动脉破裂出血、胃间质瘤、血管瘤、吻合口溃疡、十二指肠憩室，促胃液素瘤等胃十二指肠疾病；③胆道系统结石、胆道蛔虫病、胆道系统癌、胆道医源性损伤及肝癌、肝脓肿或血管瘤破入胆道等引起的胆道出血；④胰腺恶性肿瘤或胰腺炎并发脓肿溃破等胰腺累及十二指肠疾病；⑤过敏性紫癜、原发性血小板减少性紫癜、白血病、弥散性血管内凝血等全身性疾病，可累及全消化道。

无论病因如何，上消化道出血发病机制的主要诱发事件是黏膜损伤。常见的发病机制包括：①如果胃酸分泌和黏膜防御的平衡被破坏，酸会与上皮相互作用造成损害；②静脉曲张显著而曲折，凸入管腔内，破裂；③幽门螺杆菌破坏黏膜屏障，引起胃和十二指肠黏膜炎症；④伴随着溃疡从黏膜发展到黏膜下层，炎症导致动脉壁变弱和坏死，导致假性动脉瘤形成，然后破裂和出血；⑤非甾体抗炎药抑制环氧合酶，通过减少黏膜前列腺素合成导致黏膜防御功能受损；⑥在应激期间，存在酸分泌过多，因此，黏膜防御功能的破坏导致黏膜损伤和随后的出血；⑦胃黏膜缺损及病变中血管扩张和曲折，由于暴露于胃酸而动脉壁坏死，使其存在破裂的风险。

三、临床表现

1. 呕血　是 UGIB 的特征性表现。出血点在幽门附近，出血量大者通常会出现呕血，如果出血量少，则可无呕血。出血速度慢，呕血多呈棕褐色或咖啡色；血液短时间内大量流出，在没有充分混合胃酸的情况下即呕出，则为鲜红色或混有血凝块。

2. 黑便　呈柏油样，黏稠而发亮。其多见于 UGIB，位置较高的小肠出血、右半结肠出血或伴梗阻的结肠疾病，如血液在肠腔停留时间较久，则可呈柏油样。

3. 便血　是中消化道或下消化道出血常见临床表现，UGIB 出血量 > 1000ml，可有便血，排出暗红色血便，甚至鲜血。

4. 失血性周围循环衰竭　血液大量丢失导致有效循环血量迅速减少而引起周围循环衰竭。临床表现为头晕、心悸、乏力、肢体冷感、心率加快、血压偏低等。严重的患者可表现为休克症状。

5. 贫血及血象改变　急性大量出血后患者会出现失血性贫血，但出血初期，红细胞计数、红细胞压积及血红蛋白浓度可无明显变化。出血后期一般需要经过 3 ～ 4h 甚至以上，组织液渗入血管内，使血液稀释才会出现贫血，出血后 24 ～ 72h 血液稀释到最大限度。出血 24h 内网织红细胞计数即见增高，出血停止后逐渐降至正常。

急性消化道出血患者为正细胞正色素性贫血；出血后可暂时表现为大细胞性贫血；慢性消化道出血则表现为小细胞低色素性贫血。

6. 发热与氮质血症　一部分患者在消化道大出血24h内出现低热，持续3～5天。其可能与体温调节中枢功能受循环衰竭影响有关。此外，由于含大量蛋白质的血液消化产物在肠道被吸收，血液中的尿素氮浓度可表现为暂时升高，称为肠源性氮质血症。患者一般在消化道出血后数小时内血尿素氮开始升高，24～48h达高峰，3～4天后降至正常水平。氮质血症多为循环血容量降低，肾前性功能不全所致。

四、辅 助 检 查

1. 实验室检查　重点包括血常规、血型、凝血功能、粪便或呕吐物隐血试验、肝功能及肾功能等。

2. 胃镜检查　为UCIB诊断的首选方法，不仅可以直视病灶，取活检组织，对出血病灶也能及时、准确地进行止血治疗。胃镜检查多提倡出血后24～48h进行，称为急诊胃镜检查。因为血管性消化道出血多在活动性出血或近期出血期间容易被发现；此外，急性糜烂出血性胃炎可在短期内愈合不留痕迹。急诊胃镜检查前，先补充血容量、纠正休克、改善贫血及使用止血药物。在患者体循环相对稳定状态下，及时进行胃镜检查，针对病变特点进行内镜下止血治疗，有利于病情及时逆转，使输血量及住院时间减少。

3. 影像学检查　X线钡剂造影可发现上消化道憩室及较大的隆起或凹陷样肿瘤，但因其敏感度低及影响急性消化道出血期间的内镜检查和治疗，因此早期消化道出血不宜选择该项检查。对于有腹部肿块、肠梗阻征象的患者，腹部CT检查可能有一定的诊断价值。当内镜检查未能发现病灶，评估可能有消化道动脉性出血时，可进行选择性腹部血管造影，术中见造影剂外渗为消化道出血最可靠的表现，立即经导管栓塞可达到止血目的。此外，也可选择红细胞标记核素扫描，其优势在于在核素的半衰期内，可以对间歇性出血患者进行连续扫描。对于肝胆胰病变，腹部超声、CT及MRI检查可能有一定价值。

4. 手术探查　当各种检查无法明确消化道出血点，持续大量出血危及患者生命时，必须对患者进行手术探查。

五、诊断与鉴别诊断

（一）诊断

（1）临床表现为呕血、黑便和失血性周围循环衰竭。
（2）隐血试验：消化道呕吐物或粪便隐血试验强阳性。
（3）血常规：血红蛋白、红细胞计数及红细胞压积下降。
（4）内镜等辅助检查明确出血的部位和出血的原因。

（二）鉴别诊断

（1）与咯血进行鉴别，咯血来源于呼吸道疾病，如支气管扩张症、肺结核，可引起呼吸道来源的出血，咯出的血为鲜红色，血内混有泡沫和痰液。

（2）一部分来源于口腔部位的出血，如口腔肿瘤、牙龈出血，或者咽后壁引起的出血、鼻腔出血，可能诱导产生呕血的误差，需要进行相关器官检查鉴别。

（3）高位肠道出血，如小肠出血，胆系出血（即胆管内出血），也可以表现为黑便，需要进行相关鉴别。

（4）动物血、炭粉、铁剂等食物或药物引起的黑便，详细询问病史即可鉴别。

六、治　疗

大量消化道出血患者病情急、变化快，抗休克、快速补充血容量治疗应作为首要措施。

（一）一般急救措施

卧位，保持呼吸道通畅，禁食、禁饮，避免呕血、活动性出血等引起的误吸导致窒息。密切监测患者的生命体征；必要时行中心静脉压监测；观察并记录患者的尿量及神志变化；观察呕血、黑便等情况；定期复查血常规与血尿素氮。

（二）积极补充血容量

尽快建立有效的静脉输液通路，必要时留置中心静脉导管。立即查血型和配血；配血时，可先输平衡液、葡萄糖盐水或胶体扩容剂。输液量的目标是保持组织灌注，尿量的多少可以作为一个参考指标。此外，补充血容量时，输液过快、过多可导致患者肺水肿，因此对于心脏病或老年患者，必要时可根据中心静脉压调节输液量。以下临床表现提示患者血容量补充有效：意识好转；四肢末端由湿冷、青紫转为温暖、红润，肛温与皮肤温差缩小（< 1℃）；脉搏及血压正常；尿量 > 0.5ml/（kg·h）；中心静脉压改善。出现下列表现时提示需要输注浓缩红细胞：①收缩压 < 90mmHg，或相较于基础收缩压下降幅度 > 30mmHg；②心率增快（> 120 次 / 分）；③血红蛋白 < 70g/L 或红细胞压积 < 25%。红细胞输注量以使血红蛋白达到 70g/L 左右为目标。

（三）止血措施

UGIB 分为非静脉曲张性出血和静脉曲张性出血。

1. 非静脉曲张性出血

（1）抑制胃酸分泌：胃液 pH > 6.0 时，血小板及血浆所诱导的止血功能才能有效发挥；此外，在 pH < 5.0 时新形成的血凝块会被快速消化。因此，抑酸具有止血功能。患者常用 PPI 或 H_2 受体拮抗剂，消化道大出血时应选用前者。内镜检查前静脉给予 PPI 可改善出血灶的内镜下表现；内镜检查后维持 PPI 治疗，可降低高危患者的再出血率。出血停止后，改口服标准剂量 PPI 至溃疡愈合。

（2）内镜治疗：约 80% 的消化性溃疡伴出血患者可自行止血，但部分患者可能持续出血或再出血，需要积极给予内镜下止血治疗，方法包括局部药物注射、热凝及机械止血。药物注射的优点为简单易行，可选用的药物包括肾上腺素盐水（1 ∶ 10000）、高渗钠 - 肾上腺素溶液等；热凝止血效果可靠，但需要一定的设备与技术经验，包括高频电凝、氩等离子体凝固术、微波等方法；机械止血主要应用各种止血夹进行止血，尤其适用于活动性出血。

（3）介入治疗：内镜治疗失败时，可经血管介入栓塞胃十二指肠动脉，因其侧支循环丰富，栓塞后发生组织坏死的概率较低。

（4）手术治疗：上述方法仍不能止血，患者生命受到威胁时，必须及时进行手术。

2. 静脉曲张性出血

（1）药物治疗：早期给予收缩内脏血管的药物如生长抑素、奥曲肽、特利加压素或垂体加压素，降低门静脉压，从而止血。因对全身血流动力学影响较小，不良反应少，生长抑素及奥曲肽是治疗食管胃底静脉曲张出血（esophageal gastric variceal bleeding，EGVB）最常用的药物。对于中晚期肝硬化，可给予第三代头孢类抗生素，其既有利于止血，又可减少止血后的各种可能感染。

（2）内镜治疗：当出血量为中等以上时，应紧急采用内镜治疗。内镜曲张静脉套扎术（endoscopic variceal ligation，EVL）是一种局部断流术，即经内镜用橡皮圈结扎曲张的食管静脉，使局部缺血坏死，肉芽组织增生后形成瘢痕，封闭曲张静脉。其不能降低门静脉高压，适用于单纯食管静脉曲张不伴胃底静脉曲张者。内镜下硬化术（endoscopic injection sclerotherapy，EIS）是通过内镜下注射硬化剂治疗急性静脉曲张破裂出血及预防再出血的方法。硬化剂注入静脉内损伤血管内皮，局部形成无菌性炎症，白细胞浸润，形成血栓性静脉炎，血栓机化导致曲张静脉闭塞。常用硬化剂有 5% 鱼肝油酸钠、无水乙醇、0.5%～1.0% 乙氧硬化醇、5% 油酸氨基乙醇等。内镜下硬化术是治疗食管静脉曲张破裂出血的一线疗法。内镜下组织胶注射治疗，组织胶遇到血液后会快速凝结成固体组织块，可以迅速阻塞血管，达到止血的目的。因此，在控制急性出血时，这种胶水立竿见影，挽救了不少患者的生命。组织胶主要用于胃底静脉曲张出血的治疗。

（3）经颈静脉肝内门腔静脉分流术（transjugular intrahepatic portosystemic shunt，TIPS）：对于大出血的患者，止血率可达到 95%。最近的国际共识建议对于大出血和评估内镜治疗成功率低的患者，应在 72h 内行 TIPS。通常择期行 TIPS，对患者肝功能要求低于 Child-Pugh 分级 B 级，急性大出血时，TIPS 对肝功能的要求可放宽至 Child-Pugh 分级 C 级。

（4）气囊压迫止血：以上治疗无效时，其可起"桥梁"作用，为后续有效止血措施争取时间和机会。经鼻腔插入三腔二囊管，在胃囊内注气（囊内压力 50～70mmHg），向外加压牵引，使胃底受压；若止血失败，可再在食管囊注气（囊内压为 35～45mmHg），压迫食管曲张静脉。一般持续压迫时间不超过 24h，放气一段时间后解除压迫，以防止黏膜糜烂。短时间内气囊压迫止血效果肯定，但患者痛苦大，并发症较多，不宜长期采用，停用后早期再出血率高。

（四）一级预防

一级预防主要针对已有食管胃底静脉曲张，但尚未出血者，包括：①对因治疗。②非选择性 β 受体阻滞剂通过收缩内脏血管，减少内脏高动力循环。常用普萘洛尔或卡地洛尔，治疗剂量应使心率不低于 55 次 / 分，当患者有乏力、气短等不良反应时，应停药。对于顽固性腹水患者，不宜应用该类药物。③EVL 可用于中度食管静脉曲张患者。

七、预　　后

处理急性消化道大出血的重点是早期识别再出血和死亡风险较高的患者，并加强监护和积极治疗。以下情况的患者死亡率较高：①超过 65 岁的高龄患者；②合并心、肺、肝、肾功能不全，脑血管意外等严重疾病；③消化道出血量大或短时间内反复出血；④食管胃底静脉曲张破裂出血伴肝衰竭；⑤消化性溃疡基底部血管裸露。

第二篇

下消化道疾病

第六章

下消化道疾病总论

下消化道疾病包括空肠、回肠、阑尾、盲肠、直肠、肛管六大部位的所有器质性和功能性疾病。下消化道疾病谱庞杂，在消化系统疾病中占有较大比重，属常见病。当前我国下消化道疾病从诊疗到管理仍有多重困境。例如，我国面临结直肠癌高发病率、高死亡率和低筛查普及率、低早期诊断率的诊疗现状；慢性肠道疾病如炎性肠病诊疗中亦存在误诊、漏诊、诊断效率低、费用高和难度大等诸多难题。因此，掌握和研究下消化道疾病的特点，提高基层县域消化科医生对下消化道疾病的诊疗能力十分重要。

一、下消化道的解剖功能特点与疾病的关系

（一）肠道的解剖特点

1. 肠道基本结构与分布   正常消化道长度从口腔到肛门为 5.5 ～ 6.5m。空回肠全长 300 ～ 500cm，约为整个消化道的 3/5，其中空肠起于十二指肠空肠曲，有十二指肠悬韧带（Treitz 韧带）支持。空肠占小肠近端的 2/5，多位于左腰区和脐区；回肠占小肠远端的 3/5，多位于脐区、右腹股沟区和盆腔。约 2% 的成人，在距回盲部 0.3 ～ 1m 范围的回肠对系膜缘上，有长 2 ～ 5cm 的囊状突起，自肠壁向外凸出，称梅克尔憩室，此为胚胎时期卵黄管近侧端残留未闭所致，黏膜中可见胃壁细胞、空泡、结肠样黏膜及胰腺组织，可发生炎症或溃疡。

大肠是消化管的下段，全长 1.5m，可分为盲肠、阑尾、结肠、直肠和肛管 5 部分，全程围绕在空肠、回肠的周围。其中乙状结肠和横结肠属于腹膜内位器官，具有系膜，活动度大。而升结肠和降结肠属于腹膜间位器官，仅前壁和两侧有腹膜覆盖，一旦穿孔，容易引发腹膜后感染。

2. 肠道的血液供应

（1）从腹主动脉发出的肠系膜上动脉，供应小肠、右半结肠、横结肠至结肠脾曲，上述动脉反复分支并吻合形成多级动脉弓，称为边缘动脉，从边缘动脉发出直小动脉为肠壁提供血液供应。由于所有的血管都是末端血管，一旦阻塞，很容易在肠道内形成局部坏死；除此之外，因为肠系膜上动脉的管腔比较大，并且从腹主动脉呈锐角发出，所以随着体循环而来的栓子很容易导致该动脉栓塞。

（2）肠系膜下动脉及其分支供应左半结肠（降结肠和乙状结肠）及大部分直肠，并有

分支与肠系膜上动脉相通而形成侧支循环。由于结肠脾曲处的边缘动脉细小，且侧支循环极少，故最常见在该处发生缺血性病变。虽然肠系膜下动脉也以锐角从腹主动脉发出，但由于管腔相对较小，栓子较少进入该动脉形成栓塞。直肠由肠系膜下动脉和直肠动脉双重供血，较少发生缺血性梗死。

3. 肠道的神经控制　肠道同时受肠外自主神经和肠壁内在肠神经系统支配。肠神经系统控制运动、分泌功能和血流。然而，来自中枢神经系统的信号，可以改变内在神经丛神经的活动。

（1）肠神经系统由肠壁上的两类主要神经丛及一些小神经丛组成，主要神经丛分别是肌间神经丛和黏膜下神经丛。肌间神经丛位于胃肠管外层的纵行肌与环形肌之间，主要参与肠道运动的控制。以先天性巨结肠为例，该病肌间神经丛区域神经节细胞丢失，导致严重便秘。黏膜下神经丛存在于肠黏膜下。其主要功能是控制消化腺分泌和血流量及从肠道上皮、管壁牵张感受器中接收感觉信息。

（2）自主神经由脑神经和骶神经的副交感神经的传出成分及胸腰神经的交感神经（支配兴奋括约肌，抑制非括约肌性平滑肌）组成。交感神经兴奋对肠内在神经丛的活动、消化腺分泌及消化道的运动（非括约肌性平滑肌）起抑制作用，但对消化道括约肌则起兴奋作用，并引起血管平滑肌收缩，使血流减少。副交感神经兴奋对肠内在神经丛的活动、消化腺分泌及消化道的运动（非括约肌性平滑肌）起兴奋作用，对消化道括约肌则起抑制作用。

（二）肠道的主要功能

肠道的主要功能是摄取、转运和消化食物，吸收营养和排泄废物。空回肠内含有小肠腺，其又称李氏腺，在整个小肠的黏液层中都有其分泌物，这些分泌物是小肠液的重要组成部分。小肠液是一种弱碱性液体，pH 约为 7.6，渗透压与血浆渗透压相近。小肠液的分泌量大，成人分泌量为每天 1～3L。大量的小肠液有助于稀释肠内容物，降低内容物的渗透压，有助于食糜的消化和吸收。

消化道不同部位的吸收能力是不同的，食物在口腔、食管中几乎没有被吸收，在胃中只有极少的水、酒精被吸收，在结肠中只有水、无机盐被吸收，肠道吸收以小肠为主。小肠中各种营养素的吸收部位亦不同，胆固醇、水和单价离子在通过小肠时可以在任何区域被吸收。正常空肠每天接受约 9L 来自食物、内生的水和电解质，其中约 90% 的水在小肠被重吸收，至少需要保留 100cm 的空肠才能维持水和电解质平衡，小肠广泛切除可引起血容量不足及低钠血症和低钾血症等水电解质紊乱。糖类、蛋白质和脂肪大部分在十二指肠和空肠被吸收。因此，因小肠广泛病变而行大部分小肠切除可导致体重减轻、低蛋白血症、腹泻等全身营养障碍。一些物质如维生素 B_{12} 和胆汁盐主要在末端回肠被主动吸收。对于回肠病变或回肠切除＞20cm 的克罗恩病患者，临床上需要补充维生素 B_{12}。

食糜经过小肠后已基本被消化吸收完全，大肠并不具有明显的消化作用，它的主要作用如下：①从肠道中吸收水分和无机盐，参与机体对水、电解质平衡的调节，正常情况下每天有 1～2L 的水分排至结肠，结肠可吸收 90% 的水分，最终仅 0.1～0.2L 水分随粪便排出；②吸收由结肠内微生物合成的 B 族复合维生素和维生素 K；③完成对食物残渣的加工，形成并暂时储存粪便，并能控制排便。正常的结肠运动表现为袋状往返运动、分节推进运动、多袋推进运动及蠕动和收缩。粪便进入直肠后，需要在结肠内的肌间神经丛、肠道卡哈尔细胞及肠道内的神经递质的协同作用下，才能实现排便的完全推进。从直肠到肛门的排便过程，很大程度上依靠盆底肌群及肛门内括约肌的配合来实现。

正常人每天排便 1 次，重量为 150～200g，含水分 60%～85%，部分人每 2～3 天排便 1 次或每天排便 2～3 次，但粪便成形，亦属正常。

二、下消化道疾病的分类

（1）肠道炎症性及免疫性疾病：包括炎性肠病、肠白塞病、嗜酸细胞性肠炎等。

（2）肠道感染性疾病：包括肠结核、肠伤寒、细菌性痢疾、轮状病毒感染性腹泻、细菌性食物中毒、旅行者腹泻、肠道寄生虫感染等。

（3）肠道肿瘤：包括结直肠癌、结直肠良性肿瘤（结直肠息肉、血管瘤、脂肪瘤、神经鞘瘤等）、肠道间质瘤、肠道神经内分泌肿瘤、小肠恶性肿瘤、原发性肠道恶性淋巴瘤等。

（4）肠道及肛管血管性疾病：包括急性肠系膜缺血、慢性肠系膜缺血、缺血性结肠炎、痔等。

（5）肠道先天发育异常：包括肠道血管畸形和发育不良、先天性巨结肠、梅克尔憩室、消化道重复畸形、肠旋转不良等。

（6）医源性肠道疾病：包括放射性肠炎、非甾体抗炎药相关性肠炎、假膜性肠炎、结肠黑变病、抗肿瘤药物相关性肠损害、肠道移植物抗宿主病等。

（7）肠道吸收不良综合征：包括乳糜泻、乳糖不耐受、惠普尔（Whipple）病、小肠细菌过度生长综合征等。

（8）蛋白丢失性肠病。

（9）功能性肠病：包括肠易激综合征、功能性便秘、功能性腹泻等。

三、下消化道疾病的主要症状

（一）腹痛

腹痛（abdominal pain）为临床常见症状，病因复杂，多为器质性病变引起，但也可为功能性腹痛。病变多来自腹腔或盆腔内器官，但盆腹腔外器官病变及全身性疾病亦可引起腹痛，按病程可将腹痛分为急性腹痛和慢性腹痛。

1. 发病机制　根据发病机制，腹痛可分为内脏痛、躯体痛、牵涉痛 3 种类型。

（1）内脏痛：有害刺激激活内脏疼痛感受器时产生内脏痛。由于内脏组织的末梢神经感受器分布稀疏，只有刺激达到一定强度时才能引起疼痛。挤压、切割或烧灼内脏时，不会引起内脏的痛觉，但当组织有扩张、收缩、牵拉、炎症及直接化学损伤等刺激时可产生痛觉。因此在进行结肠镜检查时，患者会因结肠扩张或肠系膜拉伸而感到疼痛，却不会因黏膜活检或息肉摘除感到痛苦。

内脏痛具有以下特点：①范围广泛弥散，定位模糊，内脏器官的传入纤维多通过几个节段的脊神经进入中枢，而同一脊神经又可同时接受几个器官的传入纤维，因此患者一般无法准确指出疼痛部位。一般来说，疼痛部位与器官的胚胎起源位置有关，如胃、十二指肠、肝、胆、胰等在胚胎时起源于前肠，这些器官发生疾病时，腹痛多出现于上腹部；小肠和直到脾曲的结肠，起源于中肠，腹痛多出现于中腹部和脐周；降结肠、乙状结肠及直肠上部起源于后肠，疼痛多位于下腹部。②常伴发自主神经反应，内脏痛常伴随出汗及其他迷走神经亢进的症状（如恶心、呕吐、面色苍白）。

（2）躯体痛：疼痛信号从腹壁、腹膜壁、肠系膜根部或膈肌发出，经由脊神经传入，可产生躯体痛。

躯体痛具有以下特点：①程度剧烈而持续，由于脊神经的末梢感受器在腹壁和壁腹膜分布十分丰富和致密，因此躯体痛痛觉敏锐，常程度更为剧烈；②定位准确，疼痛多与病变部位相符，脊神经按节段分布，疼痛发生于其传入纤维所支配的相应部位；③可伴有局部腹肌紧张；④腹痛可因咳嗽、体位变化而加重。

（3）牵涉痛：是腹部器官造成的疼痛刺激，通过内脏神经传入，对相应的脊髓节段产生影响，从而将其定位在体表。其原因是来自不同器官的内脏传入神经元和躯体传入神经元集中于脊髓同一节段脊索上的二级神经元。例如，肝胆疾病常向背部或右肩部放射；胰腺炎可向腰背部呈束带状放射。

牵涉痛使内脏刺激的疼痛具备了与躯体痛相似的特点，疼痛剧烈，定位明确。

在临床上，很多疾病引起的腹痛有多种机制参与，如急性阑尾炎，最初常呈现出脐周痛，定位模糊，通常还伴有恶心、呕吐等迷走神经兴奋症状，这属于内脏痛。持续的炎性刺激作用于相应的脊髓节段，导致疼痛向麦氏点转移，定位清楚，此特点符合牵涉痛。随后因为炎症波及腹膜壁层，呈现出躯体痛的特点，此时疼痛程度强烈，并会伴随压痛、肌紧张及反跳痛。

2. 病因

（1）引起腹痛的腹腔或盆腔外器官疾病与全身性疾病

1）胸部疾病：如心肌梗死、心包炎、大叶性肺炎、肺梗死、带状疱疹等。

2）结缔组织疾病及免疫性疾病：如腹型过敏性紫癜、腹型风湿热、系统性红斑狼疮、结节性多动脉炎等。

3）中毒及代谢性疾病：如铅中毒、尿毒症、血卟啉病、肾上腺皮质功能减退等。

4）神经系统和精神疾病：如腹型癫痫、神经症等。

5）其他：如卡斯尔曼（Castleman）病。

（2）引起腹痛的腹腔或盆腔内器官疾病

1）炎症：如胃炎、肠炎、憩室炎、阑尾炎、胆囊炎、胰腺炎、腹膜炎、盆腔炎、肝脓肿等。

2）溃疡：如胃十二指肠溃疡。

3）肿瘤：如胃癌、结直肠癌、肝癌、胰腺癌、膀胱癌、卵巢癌、胃肠道恶性淋巴瘤等。

4）梗阻或扭转：如肠梗阻、胆道结石、泌尿系结石、肠扭转、卵巢囊肿扭转、嵌顿疝等。

5）穿孔或破裂：如肠穿孔、胃穿孔、异位妊娠破裂、黄体破裂、肝癌结节破裂等。

6）血管性疾病：如肠系膜动脉栓塞等。

7）功能性胃肠病：如肠易激综合征、功能性腹痛、功能性消化不良等。

临床诊断和评价腹痛最重要的依据来自病史。对腹痛患者进行详细全面的病史采集，包括疼痛的病程、部位、性质、诱因和缓解因素等，有助于对慢性腹痛病因进行推断。为了避免遗漏重要的病史，可以按以下顺序采集与腹痛有关的病史：P（诱因）、Q（疼痛性质）、R（疼痛放射）、S（疼痛严重程度）、T（疼痛时间 / 治疗情况）。常见的下消化道疾病引起的腹痛典型特点见表 6-1。

表 6-1　常见的下消化道疾病引起的腹痛典型特点

病因	病史	部位	性质	加重或缓解因素	伴随症状、体征
急性阑尾炎		脐周疼痛，数小时转移至右下腹	剧烈的、局部的、深部疼痛		伴恶心、呕吐、发热等症状，右下腹麦氏点附近固定性压痛
感染性肠炎	常有不洁饮食史	脐周多见	阵发性绞痛	排便后缓解	伴恶心、呕吐、腹泻，亦可有发热，腹部有压痛，无反跳痛。肠鸣音稍亢进
急性肠系膜缺血	常有动脉硬化或心脏瓣膜病、心房颤动史，中老年多见	可局限或弥散，局限者多位于脐周	突发性腹部剧烈持续疼痛，阵发性加剧		呕吐频繁，可有休克。早期症状重，体征轻。晚期病情进展，出现肠坏死，腹部体征逐渐加重
慢性肠系膜缺血	常为老年人，多有冠状血管、脑血管和周围血管病病史	脐周或上腹部，亦可呈弥漫性	钝痛或痉挛性绞痛，多发生于餐后 15～60min，持续 2～3h	进食可诱发腹痛，患者出现症状性畏食。改变体位如蹲位或俯卧位疼痛可减轻	75% 的患者因畏食出现体重减轻，部分患者伴恶心、呕吐、腹胀、便秘等，腹部体征与症状不符
缺血性结肠炎	发病年龄多在 50 岁以上，其中半数以上有高血压、动脉硬化、冠心病、糖尿病等	左下腹多见	突发性绞痛	进食后加重	腹痛后继而出现腹泻，部分患者可于 24h 内出现暗红色或鲜血便。左下腹压痛
肠梗阻	腹部手术或腹膜炎史	多在脐周	阵发性绞痛		可伴呕吐、腹胀、肛门停止排便排气，可见肠型、腹部压痛明显
肠穿孔和腹膜炎		迅速扩散至全腹	剧烈的、弥散的	体位变动会加重，患者拒绝挪动	恶心、发热、反跳痛和肌卫
克罗恩病		腹痛部位常与病变部位一致。右下腹多见，与末端回肠病变有关，其次为脐周	多为隐痛，阵发性加重或反复发作	餐后加重，合并肠道狭窄者高纤维饮食时疼痛可加重	可伴腹泻、腹部包块、肛瘘等

续表

病因	病史	部位	性质	加重或缓解因素	伴随症状、体征
溃疡性结肠炎		左下腹或下腹部	阵发性痉挛性绞痛	疼痛后多有便意，排便后疼痛暂时缓解	伴黏液血便、腹泻、里急后重等
肠易激综合征		下腹部多见，可放射至季肋部、腰背部、会阴部	痉挛痛、胀痛	情绪激动、劳累可诱发腹痛。排便、排气后疼痛缓解或减轻	可伴腹胀、腹泻、肠鸣等，无明显体征，肠鸣音多正常或稍增强

3. 慢性腹痛的诊断流程　见图 6-1。

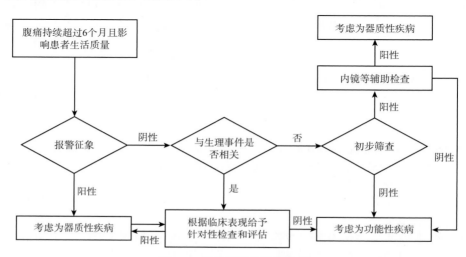

图 6-1　慢性腹痛的诊断流程

注：40 岁以上，便血、粪便隐血试验阳性，贫血，腹部包块，腹水，发热，体重减轻，有胃肠道肿瘤家族史等情况为报警征象。生理事件主要是指排便、进餐、月经等；初步筛查的主要内容：三大常规，粪便隐血试验，肝、肾功能，甲状腺功能，红细胞沉降率，C 反应蛋白，肿瘤标志物（CA19-9、CEA、CA125）和腹部超声

（二）腹泻

腹泻的定义是排便频率增加（每天超过 3 次），粪便质地稀薄，或粪便中含有黏液、脓血和未消化食物。根据病程可以将腹泻分为两种，即急性腹泻及慢性腹泻。通常情况下，急性腹泻病程为 2～3 周，而慢性腹泻指的是病程超过 4 周，或间歇期在 2～4 周的复发性腹泻。

1. 发病机制　按发生机制腹泻可分为 4 种类型，即渗出性腹泻、分泌性腹泻、渗透性腹泻和动力性腹泻。

（1）渗出性腹泻：即炎性腹泻，是指炎症、溃疡、浸润性病变等因素导致肠黏膜的完整性受到破坏而出现大量渗出，从而引起的腹泻。肠道炎症的病因如下：①感染性，病原体可为细菌、病毒、寄生虫、真菌等；②非感染性，包括炎性肠病和嗜酸细胞性肠炎等肠道炎症性及免疫性疾病、放射性肠炎、肿瘤、缺血性肠炎、显微镜下结肠炎等。

渗出性腹泻具有以下特征：①粪便内有炎性渗出液及血液，结肠炎特别是左侧结肠炎时，多出现肉眼可见的黏液脓血便；②腹泻症状的轻重与肠道损伤程度直接相关。

（2）分泌性腹泻：是指肠黏膜受到刺激后，水和电解质分泌增多，或吸收减少，从而导致的腹泻。肠道分泌是由黏膜的隐窝细胞完成的，而吸收是由绒毛上皮细胞完成的。Cl^- 或 HCO_3^- 分泌增加或 Na^+ 吸收减少时，形成肠腔和血浆间的渗透梯度，液体向肠腔移动，导致腹泻。分泌性腹泻的病因如下：①感染，感染微生物（细菌、病毒等）产生的肠毒素是导致分泌性腹泻的最常见病因；②非渗透性通便药，如蓖麻油、酚酞、番泻叶等；③神经内分泌肿瘤，如类癌综合征、胃泌素瘤、血管活性肽瘤（VIP 瘤）、甲状腺髓样瘤等神经内分泌肿瘤通过释放多肽（血管活性肠肽、降钙素）、神经递质（乙酰胆碱、5- 羟色胺）及其他调节因子（如组胺和炎症因子）等促进肠黏膜分泌；④大肠绒毛状腺瘤亦可能导致分泌性腹泻，其可能是大肠绒毛状腺瘤所产生的前列腺素所致。

分泌性腹泻的特征如下：①肠黏膜组织学基本正常；②粪质呈水样、量大、无脓血，分泌性腹泻每天大便量超过 1L（多可达 10L 以上）；③血浆、粪便渗透压十分接近；④禁食 48h 后腹泻仍持续存在。

（3）渗透性腹泻：是由于肠腔内存在大量高渗食物或药物，大量液体被动进入高渗状态的肠腔从而导致腹泻。当摄入过多难吸收物或存在糖类、蛋白质等吸收不良时，肠腔内积聚大量分子，使得渗透压明显升高，形成渗透梯度，大量水分进入肠腔，从而导致腹泻。渗透性腹泻的病因如下：①高渗性食物，如乳糖酶缺乏患者常在进食牛奶或乳制品后，出现腹泻症状；②消化不良，牙齿咀嚼功能差，胃大部切除术后、萎缩性胃炎和胃癌患者胃酸分泌减少，食物未经充分混合和消化即进入小肠，肝、胆、胰疾病导致胰酶、胆汁等分泌或排泄减少，均可引起食物消化吸收不良，引起腹泻；③高渗性药物，如乳果糖、甘露醇、硫酸镁、聚乙二醇等。

渗透性腹泻具有以下特点：①禁食或停药后腹泻减轻或停止，肠黏膜组织学基本正常；②粪便中含有大量未经消化吸收的食物或药物；③粪便渗透压超过血浆渗透压。

（4）动力性腹泻：是由于部分药物、疾病和胃肠道手术使肠道神经调节功能失调，肠蠕动紊乱，肠内容物过快通过肠腔，与黏膜接触时间过短，从而影响消化和吸收，发生腹泻。动力性腹泻的病因如下：①药物，如奎尼丁、西沙比利等；②肠神经功能失调，如糖尿病、肠易激综合征等；③促动力性激素（如甲状腺素、5- 羟色胺、前列腺素、P 物质），甲状腺功能亢进症、甲状腺髓样癌、类癌综合征等；④胃肠手术，如胃次全切除或全胃切除、回盲部切除、小肠结肠吻合术等。

动力性腹泻具有以下特点：①粪质稀烂或呈水样，无渗出物；②常伴有肠鸣音亢进或腹痛。

临床上大多数腹泻不是由单一的机制造成的，常涉及多种机制。

2. 病因

（1）急性腹泻

1）肠道感染：包括病毒如轮状病毒和诺如病毒等感染，细菌如沙门菌、空肠弯曲杆菌和大肠杆菌等感染，或寄生虫感染；旅行者腹泻等。

2）食物中毒：如进食被金黄色葡萄球菌肠毒素、蘑菇毒素，以及砷、铅、汞等重金属污染的食品。

3）药物：如泻药、氟尿嘧啶等化疗药物等。

4）其他疾病：如急性缺血性肠病等。

（2）慢性腹泻

1）下消化道疾病：①慢性肠道感染性疾病，如阿米巴痢疾、慢性细菌性痢疾、难辨梭状芽孢杆菌感染、肠结核等；②肠道炎症性疾病，如炎性肠病、嗜酸细胞性肠炎、放射性肠炎、缺血性结肠炎、缺血性肠炎、显微镜下结肠炎等；③肠道肿瘤，如结肠癌、肠淋巴瘤、结直肠绒毛状腺瘤及神经内分泌肿瘤（如类癌、VIP 瘤）等；④肠道疾病所致消化不良和吸收不良，如乳糖酶缺乏、短肠综合征、小肠细菌过度生长等；⑤功能性疾病，如功能性腹泻、肠易激综合征等。

2）下消化道外的消化系统疾病：①胃癌、胃切除术后；②肝、胆、胰腺疾病导致消化不良和吸收不良，如慢性肝炎、肝硬化、慢性胰腺炎、胰腺肿瘤、胰腺外分泌功能不全等；③肿瘤，如胃泌素瘤。

3）滥用泻药、长期服用某些药物。

4）系统性疾病：①糖尿病、甲状腺功能亢进症、腺垂体功能低下、慢性肾上腺皮质功能低下、类癌综合征等；②尿毒症；③系统性红斑狼疮、结节性多动脉炎等。

慢性腹泻的诊断需要从病史及常规化验和影像学检查获得充分依据。临床医生应询问患者腹泻的起病与病程、粪便的次数与量、粪便外观与气味、伴随症状、加重与缓解因素、既往史和现病史、饮食习惯、有无集中发病等。

3. 慢性腹泻的诊断流程　见图 6-2。

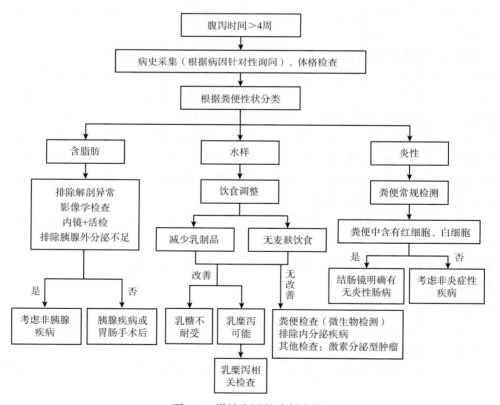

图 6-2　慢性腹泻的诊断流程

（三）便秘

便秘在临床上十分常见，患者会出现排便困难、大便次数减少、大便干硬等情况。排便困难主要表现为排便费力、排便不畅、肛门直肠阻塞感、排便费时、需要辅助排便等。大便次数较少是指一周大便不超过 3 次。持续 6 个月或以上则为慢性便秘。

1. 病因及病理生理　慢性便秘的病因包括功能性疾病、器质性疾病和药物（表6-2）。

表 6-2　慢性便秘常见病因与相关因素

病因	相关因素
功能性疾病	功能性便秘、功能性排便障碍、便秘型肠易激综合征
器质性疾病	肠道疾病（结肠肿瘤、憩室、肠腔狭窄或梗阻、巨结肠、结直肠术后、肠扭转、直肠膨出、直肠脱垂、痔、肛裂、肛周脓肿和瘘管、肛提肌综合征、痉挛性肛门直肠痛）
	内分泌和代谢性疾病（严重脱水、糖尿病、甲状腺功能减退症、甲状旁腺功能亢进症、多发内分泌腺瘤、重金属中毒、高钙血症、高镁血症或低镁血症、低钾血症、卟啉病、慢性肾病、尿毒症）
	神经系统疾病（自主神经病变、认知障碍或痴呆、多发性硬化、帕金森病、脊髓损伤）
	肌肉疾病（淀粉样变性、皮肌炎、硬皮病、系统性硬化）
药物	抗抑郁药、抗癫痫药、抗组胺药、抗震颤麻痹药、抗精神病药、解痉药、钙通道阻滞剂、利尿剂、单胺氧化酶抑制剂、阿片类药、拟交感神经药、含铝或钙的抗酸药、钙剂、铁剂、止泻药、非甾体抗炎药

功能性疾病所致便秘的病理生理机制尚未完全阐明，可能与结肠传输和排便功能紊乱有关。根据当前的病理生理机制，可以将功能性疾病引起的便秘分为正常传输型便秘、慢传输型便秘、排便障碍型便秘和混合型便秘。

（1）正常传输型便秘（normal transit constipation，NTC）：表现为结肠的传输功能无异常，但存在便秘症状。NTC 患者常存在直肠顺应性增加和直肠敏感性下降，同时，该类型便秘患者多存在精神心理困扰。NTC 多见于便秘型肠易激综合征。

（2）慢传输型便秘（slow transit constipation，STC）：主要表现为结肠的传输时间相对更长，进食后高振幅推进性收缩减弱，这与 STC 患者肠道神经元和神经递质异常，卡哈尔间质细胞和肠胶质细胞数量不足相关。或结肠各段存在传输延迟，但不存在排便协调障碍。增加膳食纤维摄入与应用渗透性通便药对此类型便秘通常无效。

（3）排便障碍型便秘（defecatory disorder）：患者在排便的过程中，腹肌、直肠、肛门括约肌和盆底肌肉不能进行有效的协调，直肠推进力不足，感觉功能降低，最终导致直肠排空障碍。

（4）混合型便秘：患者结肠传输缓慢合并肛门直肠排便障碍。

2. 慢性便秘的诊断流程　见图6-3。

（四）便血

便血（hematochezia）的定义是消化道内的血液从肛门流出。便血的颜色可以是鲜红色、暗红色或黑色。通常情况下，病变位置越低，出血量越大，出血速度越快，便血的颜色也就越鲜艳。上消化道出血多表现为黑便、柏油样便，如出血速度过快，在肠道停留时间短，则多表现为暗红色血便。下消化道出血一般为暗红色血便，不伴呕血。如肛门直肠出血，

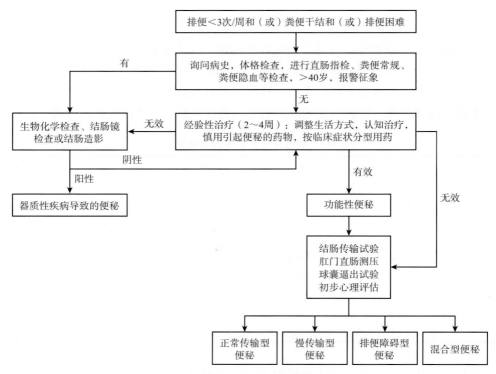

图 6-3　慢性便秘的诊断流程

引自中华医学会，中华医学会杂志社，中华医学会消化病学分会，等，2020.慢性便秘基层诊疗指南（2019 年）.中华全科
医师杂志，19（12）：1100-1107.

则粪便颜色多为鲜红色。空回肠及右半结肠病变引起少量渗血时也可有黑便。

1.病因　本部分仅阐述下消化道出血的原因。

（1）小肠出血的原因

1）常见原因：①年龄在 40 岁以下，炎性肠病（克罗恩病）、肿瘤、梅克尔憩室、杜氏溃疡、息肉综合征等；②＞ 40 岁以上，血管畸形、黏膜下恒径动脉破裂出血（Dieulafoy 病）、非甾体抗炎药相关性溃疡、应激性溃疡、肿瘤、小肠憩室、缺血性肠道疾病等。

2）罕见原因：如过敏性紫癜、小肠血管畸形和（或）并发门静脉高压、肠道寄生虫感染、淀粉样变、蓝色橡皮疱痣综合征、遗传性息肉综合征、血管肠瘘、卡波西肉瘤等。

（2）结直肠出血的原因

1）常见原因：如结肠肿瘤、缺血性结肠炎、结肠憩室病、急性感染性肠炎、结肠溃疡性病变、手术或内镜下结肠病变都是引起结肠出血的主要原因。近几年来，使用非甾体抗炎药、阿司匹林及其他抗血小板、抗凝药物也是引起结直肠出血的一个重要原因。

2）罕见原因：如结肠血管畸形、黏膜下恒径动脉破裂出血、放射性肠炎、孤立性直肠溃疡、直肠静脉曲张、物理和化学损害。

2.便血的诊断流程　见图 6-4、图 6-5。

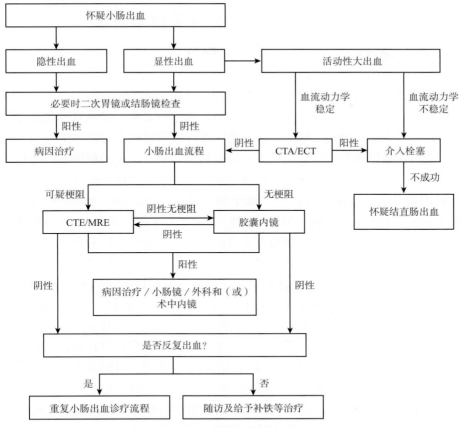

图 6-4　小肠出血的诊断流程

CTA. 计算机体层血管成像；ECT. 发射计算机断层显像；CTE. CT 小肠成像；MRE. 磁共振小肠成像

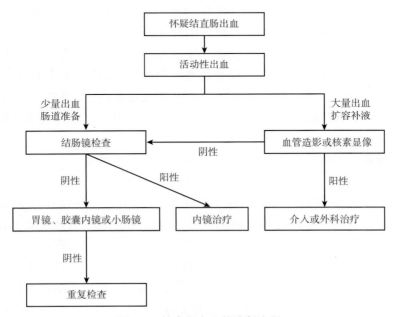

图 6-5　结直肠出血的诊断流程

四、下消化道疾病的主要诊断方法

(一)内镜检查

1. 结肠镜检查　可直接观察全结肠和末端回肠黏膜表面的病变形态，能发现浅小、平坦病变，可同时进行病理活检。缺点：在进行结肠镜检查之前，必须对进食进行限制，同时清洁肠道；如果不进行镇静/麻醉，部分受检者行结肠镜检查时会感受到很大的痛苦，导致部分患者由于畏惧而拒绝结肠镜检查；结肠镜检查仍有一定的漏诊率；而且结肠镜检查属于侵入性检查，有一定的出血、穿孔及心血管突发事件等并发症风险。

2. 色素内镜（chromoendoscopy）、**电子染色内镜**（electronic staining endoscopy）及**放大内镜**（magnifying endoscope，ME）**检查**　所谓色素内镜，就是在局部喷洒着色剂，可以让正常内镜下很难看到的病灶变得更加清晰，这样就能清楚地看到病灶的范围和表面形态。目前，内镜下黏膜染色技术已经被证实可以显著提高微小病灶的检出率，并且可以更加清楚地显示病灶的边界和表面结构，这对于内镜下对病灶进行初步定性诊断非常有利。电子染色内镜技术主要包括窄带成像（NBI）、内镜智能分光比色（flexile spectral imaging color enhancement，FICE）、高清智能电子染色内镜（i-scan）等技术，其在对病变诊断方面较白光内镜具有更高的敏感度、特异度，且无须增加内镜检查的时间，能够对病灶进行早期诊断。放大内镜指的是在普通电子内镜的基础上，添加了可调节焦距的镜头，它可以将内镜图像放大近100倍，从而方便观察病变更加精细的表面结构。

3. 胶囊内镜检查　小肠一度是内镜诊断和治疗的"盲区"，小肠镜检查时间长、费用高，严重制约了该技术的临床应用。胶囊内镜的出现，使小肠疾病的临床诊断和治疗有了质的飞跃。胶囊内镜现已是一种常见且重要的小肠检查手段，尤其在小肠出血的诊断中占有重要地位。胶囊内镜具有无痛、无创伤、安全、方便、患者依从性好等特点。但它也有如下缺点：每秒输出的图像只有2帧，有可能引起病变漏诊；与小肠镜相比，病变的定位不够准确；术中不能进行肠道冲洗和抽血、注气等操作，从而采集到的图片质量比小肠镜差；并且不能钳取组织送病理检查；检查花费时间更多；内镜在肠管中的运动不受控制，不能反复多方位地观察病变；部分患者不能顺利排出胶囊内镜，需要外科手术取出等；约35%的患者，因为肠蠕动缓慢，胶囊内镜的电池电量耗尽，而不能成功地进行整个小肠检查。

4. 小肠镜检查　小肠镜可以分为两种，一种是双气囊小肠镜，另一种是单气囊小肠镜。检查时可以经口和（或）经肛途径进镜，可以对小肠腔内的病变进行直接观察，并进行组织活检，同时还可以进行内镜下治疗。在小肠病变的诊断中，小肠镜具有很高的应用价值，它能通过镜下的组织切片检查确定病变的性质。但是，小肠镜检查也有其不足之处，如需要全身麻醉、检查时间较长、患者耐受性较差、技术要求高、有一定的并发症风险（如出血、穿孔）、无法检测到小肠浆膜面生长的病变，即使分别经口和经肛进行小肠镜检查，仍然有一部分患者不能完成对全小肠的检查，从而造成了漏诊，所以不推荐将其作为小肠疾病的一线检查手段。一般情况下，建议首先使用无痛苦的检查手段（如胶囊内镜、小肠三维CT或MRI等检查），在明确提示小肠病变（胃镜、结肠镜检查阴性或有强烈指征提示小肠镜检查）时，可以使用小肠镜检查。如果没有特异性消化道症状，如腹痛、腹泻，不建议首选小肠镜检查。

5. 超声内镜检查　具有内镜与超声的双重作用，不仅可以通过内镜直接观察黏膜表面的病灶形态，还可以通过活检孔对目标组织进行活检和细胞学检测，并可以对病变进行超声扫描，从而得到肠壁各个层面的组织成像特点，以及周边相邻重要器官的超声图像。它能更准确地判断肿瘤的浸润深度、邻近器官的浸润程度和周边淋巴结肿大程度。目前，超声内镜检查已被公认为一种无创性诊断手段。另外，还可以将超声内镜和彩色多普勒相结合，对血管病变、血流量和血流速度进行判断；凸面线阵型内镜下细针抽吸活检术在小肠周围器官肿瘤和淋巴结转移中具有较高的临床应用价值。

（二）影像学检查

1. 腹部平片检查　简单、安全、经济，且很容易实施，是紧急情况下最容易获得的影像技术，可观察肠管有无扩张，肠腔内有无异常气液平面及膈下有无游离气体形成，但不能显示细微病变，故诊断价值有限，目前多用于急腹症时排除是否存在消化道穿孔或梗阻。

2. CT 小肠成像（computed tomography enterography，CTE）**和磁共振小肠成像**（magnetic resonance enterography，MRE）　是肠道检查的有效方法，可清晰显示肠腔、肠黏膜、肠壁及腹腔内其他器官结构的改变，有利于整体情况的评估。MRE 相比 CTE，具有无辐射性、优异的软组织反差及多参数多序列成像的优势，非常适合对肠道的炎症活动度进行多重评估，同时还能对肠壁的炎性水肿和肠周渗出等变化进行清晰显示。但也存在检查时间长、检查禁忌证较多的缺点。

3. 肠道钡剂/碘油造影　钡剂造影能够显示肠道内腔和黏膜皱襞、形态和蠕动。其优点是安全无创，容易接受；评估有无肠道病变的同时可了解肠道运动情况。缺点是对浅凹性、微隆性、平坦性病变诊断能力差，有辐射损害。其适用于肠道病变的筛查，尤其是无法耐受内镜检查的患者。

4. 选择性肠系膜动脉数字减影血管造影（digital substraction angiography，DSA）　DSA 作为一种有创技术，对消化道出血特别是小肠出血具有定性和定位的价值，造影剂溢出是出血的直接标志，而消化道出血则以异常血管为主，在消化道出血中，DSA 的定位准确率为 44%～68%。DSA 对胃肠道出血速度有要求：出血速度 > 0.5ml/min 时，其对出血点的检出率为 50%～72%；而在出血速度 < 0.5ml/min 的情况下，检出率会降低到 25%～50%；在非出血阶段或出血缓慢时，其可以发现一些病变，如血管增生、血管瘤、动静脉畸形及富血供的肿瘤。所以，DSA 对消化道出血有很高的诊断价值，而且借助 DSA 可以通过注射药物、栓塞等方法来治疗消化道出血。但是，DSA 的不足之处是，它属于一种有创操作，会造成一些并发症（包括肾衰竭及缺血性肠病等）。因此，DSA 在造影剂过敏、严重凝血功能障碍、严重高血压及心功能不全者中应慎重使用。此外，DSA 还存在辐射暴露的风险。

5. 发射计算机断层显像（emission computed tomography，ECT）　伴随着核医学的发展，以及分子成像技术的广泛应用，人们能够在分子水平对疾病的病理生理变化、代谢及功能变化进行研究和观察。放射性核素检查可用于胃肠动力和功能测定及消化道出血、梅克尔憩室及肠道肿瘤的诊断。

（1）肠道动力及功能测定：含有放射性显像剂的食物被吞食后，随着食管蠕动，其通过食管并进入胃，然后经过胃的蠕动被排入小肠及结肠。连续采集各个过程，根据食团在小肠和结肠的通过显像及通过时间可以了解小肠和结肠的运动功能，肠易激综合征时小肠通过时间缩短，小肠假性梗阻时小肠通过时间延长，便秘患者结肠通过时间延长，并能判断通过延缓的部位，还可判断穿通率延迟的部位。核素食管 – 胃肠道动力测定是一种简单、无痛、精确，可在生理条件下进行的无创检查方法。但其费用高昂，限制了临床普及推广。

（2）消化道出血：将 ^{99m}Tc 标记的红细胞通过静脉注射，会使出血部位出现放射状浓聚现象，从而可以对出血部位做出正确判断，对微量慢性出血有其他方法不可替代的作用。正常情况下肠壁含血量少，基本不显影，如果肠壁有出血灶，显影剂从肠壁黏膜处逸出进入肠腔，形成该部位放射性浓聚现象，则可对胃肠道出血做出诊断并大致定位。该方法具有敏感度高的特性，可探测到出血速度 $\geq 0.1ml/min$ 的微量出血。其适用于出血速度 $0.1 \sim 0.5ml/min$ 的慢性反复性出血。

（3）梅克尔憩室：与正常的胃黏膜一样，异位的胃黏液细胞也可从血液中吸收 $^{99m}TcO_4^-$ 并将其分泌到消化道中。$^{99m}TcO_4^-$ 经静脉注入后，$^{99m}TcO_4^-$ 迅速被富集，并出现放射增强型图像，可对梅克尔憩室进行特异性诊断，此方法对梅克尔憩室的诊断阳性率为 $75\% \sim 80\%$。

（4）肠道肿瘤：^{18}F-FDOPA PET/CT 对肠癌、神经内分泌癌有较高的敏感性、准确性，可以更加精确地检测肿瘤，并且评估转移情况；它的核素成像与解剖相结合，可以显示其他影像学检查无法定位的病变，因此可以为患者手术提供准确的定位。

第七章

肠道血管发育不良

一、定义与流行病学

肠道血管畸形是正常黏膜和黏膜下畸形静脉及毛细血管扩张后所形成的病变，表现为血管壁变薄，血管扩张，可以分为血管发育不良、动静脉畸形、血管瘤、血管扩张等。在众多肠道血管畸形中，以血管发育不良（angiodysplasia，AD）最为常见，其多位于盲肠和升结肠。一篇纳入 227 项研究、22840 例胶囊内镜病例的综述显示，66% 的患者因不明原因消化道出血就诊，其中血管发育不良是最常见的病因（50.0%）。本病男女发病率无显著差异，以 20～30 岁和 60～70 岁 2 个年龄组为发病高峰。

二、病因与发病机制

肠道血管发育不良病因与发病机制目前尚未完全明确，可能与下列因素有关。

1. 先天性血管发育异常 由于该病在年轻人群中并不少见，而年轻人一般既无基础心肺疾病，又无肠腔结构异常，在组织学上也无特异性的病理改变，因此认为先天性血管发育异常是年轻患者的病因。

2. 胃肠黏膜慢性缺血 慢性肾衰竭、主动脉瓣狭窄、慢性心肺功能不全等患者的肠道血管发育不良发病率明显升高。这些疾病可能使胃肠黏膜血流压力降低和慢性缺氧，造成局部黏膜缺血，导致血管扩张、迂曲及畸形血管裸露，并最终引起出血。缺氧条件下血管生成因子（如血管内皮生长因子）的表达增加，这代表了一个新的治疗靶点，并促成了随后的抗血管生成药物（如沙利度胺）的开发。

3. 后天获得性退行性变 结肠血管发育不良也多见于老年人，故推测其与黏膜下静脉随年龄增长而发生退行性变有关。由于右半结肠肠腔相对较大，肠壁相对较薄，肠壁张力也较大，肠黏膜下静脉较易受阻和扩张。这可以解释为何结肠血管发育不良多见于右半结肠。

三、临 床 表 现

肠道血管发育不良在早期可以没有任何症状，仅在因为其他原因行血管造影或胃肠镜检查时偶然被发现。后期主要表现为消化道出血和贫血。消化道出血的特点如下：病程漫长、无症状性和反复发作。

四、辅 助 检 查

1. 内镜检查　结肠镜检查可以发现位于结肠的病变。但血管畸形常位于小肠，当胃肠镜检查未发现明显异常，而需要筛查有无合并小肠病变时，可以选择胶囊内镜检查。此外，小肠镜检查也可用于可疑小肠病变的诊断和局部治疗。内镜下通常表现为颜色鲜红、扭曲扩张的小病灶（图 7-1）。

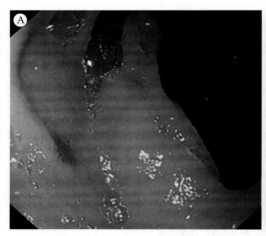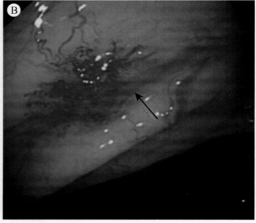

图 7-1　小肠镜诊断的小肠内血管发育不良（A）；结肠镜检查诊断升结肠血管发育不良（箭头示供血血管）（B）

2. CT 检查　在活动性胃肠道出血的背景下，可提供快速的无创诊断，为血管介入和外科手术提供术前有效信息。

3. 血管造影　在一项前瞻性随机研究中，与急诊胶囊内镜相比，标准血管造影的诊断率较低（20.0% 比 53.3%，P=0.016）。血管造影不需要肠道准备，所以不用担心肠内容物的影响。同时，可以实现出血的精确定位和治疗性栓塞。

4. 放射性核素扫描　速度超过 0.4ml/min 的出血可通过 ^{99m}Tc 标记的红细胞显影法检测，其对临床诊疗有一定的指导意义。

五、诊断与鉴别诊断

肠道血管发育不良的诊断一直是临床上的难题，当临床遇到反复发生消化道出血的患者时需要考虑此病，主要依靠内镜检查、血管造影及核素扫描明确病灶部位，术后病理检查可确诊。肠道血管发育不良需要与其他引起消化道出血的疾病如肠道静脉曲张、良性血管肿瘤（血管瘤）、恶性血管肿瘤（血管肉瘤）、遗传性出血性毛细血管扩张症等鉴别，内镜检查及病理活检有助于明确诊断。

六、治　疗

偶然发现、没有出血的肠道血管发育不良不需要治疗，而出血患者治疗的主要目的是止血，同时预防再出血。

1. 一般治疗　给予输血、输液纠正失血性休克，保持水、电解质平衡等对症治疗。大样本的前瞻性临床试验未提示雌激素具有明确的治疗作用，因此目前不推荐使用雌激素治疗。近年来有研究报道，作为抑制肿瘤血管生成药物的沙利度胺可用于治疗胃肠道血管畸形。2011 年发表的一项随机对照研究显示，将 55 例难治性血管畸形出血患者随机分成两组，分别使用沙利度胺（每天 100mg）与安慰剂（400mg 口服铁补充），持续 4 个月，在平均随访 39 个月后，治疗组再出血发生率显著降低（3.7% 比 71.4%，$P < 0.001$）。治疗组的不良反应较高，主要包括疲劳（32%）、便秘（25%）、头晕（21%）。虽然沙利度胺的疗效已经被证明，但治疗的持续时间和最佳药物剂量尚不清楚。

2. 内镜下治疗　内镜下可采取电凝、注射硬化剂、应用金属钛夹等方法止血，安全、方便且创伤小。其中，APC 是一线治疗方法。

3. 手术治疗　适用于多次内镜下治疗无效、消化道大出血和反复出血而诊断不明的患者，选择肠道部分切除术。

4. 动脉栓塞　国内已有采用栓塞介入治疗本病的报道，治疗效果确切。如果之前的内镜下治疗都失败，动脉栓塞最适合活动性出血的病例。

七、预　后

肠道血管发育不良的预后一般良好，多数患者的出血为自限性，或使用止血药物后可停止。但较大血管病变出血时可有呕血、黑便，甚至出现失血性休克、死亡。

第八章

肠道憩室

肠道憩室（intestinal diverticulum）是肠道的一种囊状膨出，可分为"真性"和"假性"两种，前者多指肠壁全层膨出，后者仅限于黏膜或黏膜下层膨出。临床上结肠憩室最为常见，其中西方人群多见乙状结肠憩室，亚洲人群多见回盲部及升结肠憩室。此外，小肠憩室包含十二指肠憩室、梅克尔憩室等。

第一节 结肠憩室

一、定义与流行病学

结肠憩室（diverticulum of colon，DC）是指因肠腔压力升高而在有营养血管通过的肠壁薄弱处出现的一种囊性凸起。大多数患者终身无症状，仅 20% ～ 25% 的患者会出现相应临床表现。结肠憩室常见于中老年人群。其患病率因地域而异，欧美人群患病率较高。而随着我国饮食结构西方化，社会结构老龄化，发病率也逐渐增高。

二、病因与发病机制

结肠憩室壁由疝出的黏膜、黏膜下层和覆盖的浆膜层构成，通常不含肌层，因此称为假性憩室。憩室形成是由于黏膜和黏膜下层通过环肌束之间的区域向外凸出，而该区域恰好是营养血管进入黏膜下层的位置，也是结肠壁最薄弱的部位。其致病因素如下。

（一）结肠动力障碍

老年患者的结肠蠕动功能下降，粪便残渣停留在肠道的时间延长，使肠道压力升高，进而引起结肠憩室。其发生机制可能与老年人肠道神经丛的神经元及神经节细胞减少有关。

（二）低膳食纤维和高红肉摄入

多项研究表明，低纤维膳食易导致结肠憩室，其原因可能是膳食纤维能够维持水分，增加粪便体积，扩大肠道内径，进而降低肠腔内压。

（三）吸烟及饮酒

研究表明，吸烟及饮酒均为结肠憩室的潜在危险因素。吸烟和饮酒可引起血管活性肠肽（vasoactive intestinal peptide，VIP）和一氧化氮（NO）增加，导致肠道平滑肌松弛，影响结肠蠕动，进而促进结肠憩室形成。

（四）遗传因素

遗传因素与结肠憩室的发生存在相关性。一项丹麦的研究表明，结肠憩室及其并发症的发生有家族聚集性，当家庭中某一兄弟姐妹发生憩室疾病时，其他成员的发病率会比普通人高 3 倍。此外，*TFNSF15* 基因的多态性被认为是复杂憩室炎的标志。层粘连蛋白 -β4（*LAMB4*）基因中一种罕见的单核苷酸变异与早发性憩室炎和无关的非家族性散发性憩室疾病有关。

三、临床表现

大部分结肠憩室患者终身无症状，并且不需要就诊，部分结肠憩室患者因出现并发症相关表现就诊。结肠憩室的并发症主要为炎症和出血。

（一）结肠憩室炎及其并发症

结肠憩室炎可分为急性或慢性，单纯性或复杂性。合并存在憩室周围脓肿形成、急性穿孔、急性腹膜炎、瘘管形成、肠梗阻等并发症的憩室炎称为复杂性憩室炎，以上并发症可单一发生或同时存在。单纯性憩室炎主要症状为体温升高、腹痛，可伴便秘、腹泻。憩室炎症程度重，引起急性穿孔时，可出现弥漫性腹膜炎，严重者可发生脓毒性休克乃至死亡。憩室炎慢性穿孔的主要症状为持续性腹部疼痛、发热、憩室周围形成炎性包块，并且可有瘘管出现。发生于乙状结肠的憩室炎可刺激盆腔器官如膀胱，从而患者出现尿急、尿频、排尿困难等不适。肠梗阻通常是慢性憩室炎导致纤维增生，引起肠腔狭窄的结果，多表现为腹痛进行性加剧，停止排气排便，伴恶心、呕吐。急性炎症和脓肿形成阻塞肠腔引起急性结肠梗阻或由于结肠炎症与一段小肠粘连也可表现为肠梗阻。瘘管形成是结肠憩室炎波及周围器官或慢性穿孔导致，脓肿破溃后可在小肠、子宫、阴道、膀胱之间形成内瘘或与腹壁形成外瘘，出现排尿困难、气尿、泌尿系感染等征象。

（二）结肠憩室出血

结肠憩室出血（colonic diverticular hemorrhage，CDH）是中老年人下消化道出血的主要病因，临床上多表现为无痛性便血。老年人、合并动脉粥样硬化患者虽然憩室炎症状并不严重，但也可能发生大出血。约 1/5 的结肠憩室患者可合并出血，其中大多数来自右半结肠憩室，这可能与右半结肠憩室内径更大，憩室血管更易受损有关。少量间断出血多表现为黑便及慢性贫血，而大量出血时患者可能出现休克。多个结肠憩室患者，长期服用非甾体抗炎药、抗凝药、抗血小板药的患者，其复发率明显升高。

四、辅 助 检 查

（一）结肠镜检查

结肠镜检查是结肠憩室的主要诊断方法，镜下可见憩室呈囊袋状凸出至肠腔外，开口多呈裂隙状或卵圆形，局部可见肠壁薄弱；憩室可单发或多发，大小不一，深浅不同，合并炎症时，可见黏膜充血、水肿，严重者可见脓性分泌物附着，局部血管紊乱、消失，肠壁运动功能减弱，憩室内常有粪便残留。结肠镜检查是疑为结肠憩室出血患者的首选检查方法，可明确出血部位，了解病灶出血情况，并可在内镜下做相应的止血治疗。

（二）腹部超声检查

腹部超声检查简单易行，是结肠憩室炎的首选检查方法，可明确结肠憩室炎位置及大小，并了解憩室周围有无炎性渗出、脓肿和炎性包块形成等。腹部超声检查对憩室出血的诊断率低于结肠镜检查，但与其他影像学检查方法相比，超声检查具有无创、无放射线损伤、费用低廉等优点，因此其可作为结肠镜检查前的辅助检查方法。

（三）肠系膜动脉造影

对于 CDH 患者，如果结肠镜检查无法明确出血部位或无法有效止血，可以进行肠系膜动脉血管造影。该检查通过注入造影剂显示出血灶的位置，并可在同一时间进行介入治疗。

（四）腹部 CT 检查及 CT 血管造影

CT 检查可较为准确地评估结肠憩室及其并发症，其中结肠旁多个小圆形囊性病变是诊断结肠憩室的重要指标。当发生憩室炎时，CT 下可见肠壁增厚，周围可见弥漫液体和气体。CT 血管造影对急性消化道出血的诊断准确率较高，当因客观原因无法轻易进行结肠镜检查，或下消化道出血患者对肠道准备或检查本身不耐受时，CT 血管造影可作为辅助检查方式。

（五）实验室检查

急性憩室炎患者可有 C 反应蛋白升高、白细胞增多和中性粒细胞百分比升高等一般炎症反应。当出现游离穿孔或急性腹膜炎时，血清淀粉酶及脂肪酶也会轻度升高。血红蛋白持续下降、网织红细胞增多及粪便隐血试验阳性等提示消化道出血。

五、鉴 别 诊 断

（一）结肠憩室病

结肠憩室常在结肠镜或腹部影像学检查时偶然被发现并确诊，若无明显的症状和异常体征，一般不必主动筛查结肠憩室。

（二）结肠憩室炎

结肠憩室炎通常急性发作，病程短，查体可发现固定的腹部压痛，并可能触及包块。结合影像学检查和炎性指标等辅助检查，一般较易诊断。患者出现腹痛、腹胀、腹膜炎或无痛性下消化道出血时，应考虑结肠憩室炎发作的可能，特别是既往有结肠憩室病史的患者。

（三）结肠憩室出血

CDH诊断难度较大。若患者出现无痛性便血，需要进行影像学检查、内镜检查或肠系膜动脉造影等多种检查以明确诊断。找到出血病灶是难点，因此需要与其他可引起下消化道出血的结肠器质性疾病相鉴别。结肠癌、炎性肠病、肠道血管畸形等也是引起下消化道出血的常见病因，鉴别诊断主要依靠结肠镜检查。值得一提的是，CDH和肠道血管畸形出血都表现为无痛性间断性出血。如果结肠镜检查不能明确病因，可以通过肠系膜动脉造影进一步鉴别诊断。

六、治　疗

无症状结肠憩室患者通常不需要治疗，以下主要介绍结肠憩室炎及憩室出血的治疗方法。

（一）急性憩室炎

1. 急性单纯性憩室炎　一般采取内科保守治疗，包括禁食水、应用抗生素、解痉镇痛、肠外营养支持、维持水电解质平衡等。

2. 急性复杂性憩室炎　通常按外科急腹症处理，基本措施包括禁食、静脉应用抗生素、全胃肠外营养、维持水电解质平衡等，必要时放置胃肠减压管。当出现急性腹膜炎、憩室穿孔、瘘管形成、肠狭窄时应采取手术治疗，可在腔镜或传统开腹手术下行憩室切除、结肠部分切除。憩室脓肿≤3cm时，建议禁食，给予抗生素治疗，待炎症消退再进行手术治疗。脓肿≥5cm时，在禁食及应用抗生素基础上，采取超声或CT引导穿刺引流。对于3～5cm的脓肿，需要根据疾病状态和引流的可行性进行个体化治疗。

（二）结肠憩室出血的治疗

CDH的一般处理方式包括禁食水、肠外营养支持，适当补液，必要时输血，但紧急止血是关键。首选肠镜下止血，可以选择肾上腺素注射、钳夹、电凝、套扎（可拆卸圈套器结扎）等方式止血。肾上腺素止血效果短暂，多建议与其他止血方式一同使用，而套扎效果可能优于其他方式。在难以确定出血灶或无法有效止血时，可采用动脉栓塞治疗。另外，如果确定了出血灶所在肠段，在内镜或介入止血效果不佳时，可以选择腔镜下或传统开腹手术切除出血肠段，从而达到止血目的。多项研究表明，经过内科保守治疗、内镜下止血、动脉栓塞术后的复发率较高，因此定期随访很重要。高血压、心动过速、休克体征和症状（如意识丧失）、便血伴随症状（如腹痛或腹泻）、用药史（抗血小板药物和非甾体抗炎药，如阿司匹林）是再发出血的重要预测因素。

第二节　梅克尔憩室

一、定义与流行病学

梅克尔憩室（Meckel's diverticulum）是一种常见的先天性胃肠道发育异常，属于回肠祥的一种盲袋状畸形。它由小肠黏膜、黏膜下层、肌层和浆膜层等各组织学分层构成。该疾病主要由卵黄管不完全退化所致。在普通人群中患病率为 0.3% ~ 2.9%，位于回盲瓣近端平均 52cm 处，平均长度 3.05cm，直径约 1.58cm。研究表明，50% 的梅克尔憩室内存在异位组织，主要为胃黏膜组织，也可能含有其他类型的异位组织，如胰腺组织和肠道黏膜组织等。

二、临床表现与并发症

大部分梅克尔憩室无明显症状，出现并发症时才会表现出相应临床症状。并发症包括肠道梗阻、消化道出血、憩室炎和憩室穿孔等。憩室内异位组织与并发症有明显相关性，尤其与消化道出血相关。其男性发病率较女性高，男女发病率比例约为 2 ∶ 1，并且多在 2 岁前发病。

（一）小肠出血

小肠出血是梅克尔憩室患者，尤其是患儿最常见的症状，部分长期口服非甾体抗炎药（NSAID）的高龄患者也有可能发生憩室出血。梅克尔憩室出血通常是由憩室内溃疡所致，异位的胃黏膜组织分泌胃酸，幽门螺杆菌感染进而导致憩室溃疡形成，多表现为间歇性无痛性缓慢出血，其程度不尽相同，多以黑便或贫血为主诉。

（二）肠梗阻

梅克尔憩室另一常见并发症是肠梗阻，青少年和成人更易出现。肠梗阻的形成机制主要是由于憩室与腹壁之间通过纤维束相连，进而导致肠道扭转。主要表现为腹痛、腹胀、呕吐、便秘等。梅克尔憩室引起肠梗阻的原因还有很多，如憩室内翻并套入回肠腔内形成肠套叠；憩室与腹壁或某些器官固定后，肠管穿过形成 Littre 疝；憩室内结石进入肠管引起肠梗阻。此外，如果梅克尔憩室内存在胃黏膜组织，则可能分泌胃酸导致肠管溃疡，长期可形成溃疡瘢痕，最终引起慢性梗阻症状。

（三）憩室炎

憩室炎多发生于成人。其发病机制可能与憩室引流不畅、异物潴留和胃黏膜组织分泌胃酸等因素有关。其常表现为右下腹或脐周疼痛、发热、呕吐等，查体时可有右下腹压痛、反跳痛、肌紧张等，以上症状及体征与阑尾炎相似，较难区分。憩室炎可能继发憩室穿孔，导致剧烈腹痛、恶心呕吐等消化道表现，并伴有发热、肝脏浊音界消失、腹膜炎体征等。此外，憩室炎还可能引发肠壁炎性粘连和肠梗阻等其他并发症。

（四）其他

除了上述梅克尔憩室常见的并发症外，还存在一些其他罕见并发症，如憩室内新生物出现、寄生虫感染及憩室癌等。

三、辅 助 检 查

目前临床诊断梅克尔憩室有一定难度，通常在外科手术、腹腔镜探查或尸检过程中偶然发现。超声、腹部 X 线、CT/CT 血管造影、高锝酸盐扫描、双气囊小肠镜、胶囊内镜检查均可用于诊断，但准确率通常较低。

（一）实验室检查

梅克尔憩室缺乏特异性检查指标，当出现并发症时，可以表现出相应的一般状态。当发生憩室炎时，白细胞数量增加，中性粒细胞百分比升高，炎症指标升高，出现全身炎症反应，这些指标的升高通常是判断憩室炎是否存在及疾病严重程度的重要依据。发生憩室出血时，血红蛋白逐渐下降，可有失血性贫血表现。

（二）影像学检查

1. 超声检查 发生梅克尔憩室炎时，超声检查可见右下腹部盲端管状或囊样结构，周围肠壁充血、水肿、增厚，需要与急性阑尾炎鉴别。出现肠梗阻时，超声检查可显示管状扩张的液态结构，此结构可与脐部相连。此外，"靶向"征也可提示肠套叠形成。

2. 腹部 X 线检查 憩室穿孔时，立位腹部 X 线检查可见腹腔游离气体，肝浊音界消失，但需要与其他空腔器官穿孔鉴别；当发生肠梗阻时，肠管内可见气液平面、鱼刺样改变、"阶梯"征等征象。

3. 腹部 CT 检查 CT 诊断梅克尔憩室的特异性不强，常表现为起源于回肠末端、外翻的具有盲端的管腔结构，其内可有气相或液相，也可见异物或结石。梅克尔憩室可能会引发不同的并发症，而这些并发症在 CT 上会表现出不同的征象：①肠梗阻时，可见部分肠管扩张，其内可见气液平面形成；②肠套叠时，则可显示出"同心圆"征；③憩室穿孔后，可见腹腔内游离气体形成；④憩室炎出现时，憩室内可见大量管状结构，并在邻近肠祥处形成软组织肿块。CT 下可见与脐相连的盲端管腔结构，对鉴别憩室炎与阑尾炎具有重要意义。

4. 内镜检查 近年来，双气囊小肠镜（DBE）和胶囊内镜（CE）在小肠疾病诊断中应用越来越普遍。利用 DBE 及 CE 可直视下观察憩室及是否有出血，对诊断憩室并发出血有重要意义。尽管双气囊小肠镜检查过程较为耗时，且需要人为控制进镜速度、深度和停留时间等，但它更为直观、准确，因此目前双气囊小肠镜检查仍是确诊梅克尔憩室最有价值的方法，临床疑诊梅克尔憩室时，建议首选该检查。胶囊内镜受消化道运动影响，回盲部运动速度加快时，憩室管腔内病灶难以探查，容易造成假阴性结果，其准确性不及小肠镜，目前并不推荐用于疑诊梅克尔憩室的患者检查。

5. 肠系膜血管造影 梅克尔憩室血液由卵黄管动脉供应，为独立血管供血。发生憩室出血，出血速度超过 0.5ml/min 时，可通过肠系膜血管造影检查出血点，这可为后续的检查和治疗提供重要依据。

6. 放射性核素显影（高锝酸盐扫描显影） 由于异位胃黏膜中的某种细胞能够快速摄取高锝酸盐离子，因此在体外可以观察到放射性聚集灶，从而提供诊断依据。据报道，儿童的敏感度为 80%～90%，特异度为 95%～98%。在成人患者中，敏感度仅为 62.5%，可能是因为异位胃黏膜组织在有症状的老年患者中不太常见。在活动性出血的情况下，假阴性结果的发生率较高，这是由于血液稀释了放射性示踪剂，在这些情况下，常规血管造影是更合适的选择。

四、治　疗

无症状的梅克尔憩室一般不予处理，出现症状时多采用外科手术治疗，特别是腹腔镜手术切除。对于合并肠梗阻、肠坏死或恶性肿瘤的患者，需要行肠切除吻合术，并配合其他外科手术根治疾病。梅克尔憩室并发消化道出血时，可以行血管造影栓塞术进行紧急处理，待病情稳定后再进行手术治疗，切除憩室。

第九章

肠 梗 阻

一、定义与流行病学

肠梗阻（intestinal obstruction）是指由于病理等相关因素发生肠内容物在肠道中通过受阻，为临床常见的急腹症。因其诊断困难、发展迅速、病情危重，常需要紧急处置，是外科常见的急诊手术之一。根据文献报道，美国每年有 30 余万例新发肠梗阻病例，其中超过 3 万例患者因此病死亡。肠梗阻的病因复杂，肠扭转、肿瘤、肠粘连、肠结核、粪石阻塞、克罗恩病等均是肠梗阻的常见病因。我国研究发现肠梗阻的年发病率逐年升高，可能与我国老龄化社会的到来相关，肠梗阻已成为严重危害国民尤其是老年人群健康和影响我国经济发展的主要疾病之一。

二、病因与发病机制

肠梗阻按梗阻原因、梗阻部位、梗阻程度及肠壁血供情况和起病缓急分为不同类型。

（一）按梗阻的原因分类

1. 机械性肠梗阻　最常见，是指肠壁本身、肠腔内或肠管外的各种器质性病变造成肠腔狭窄或闭塞，致使肠内容物通过受阻。常见的病因如下。

（1）肠管外病因：粘连与粘连带压迫，先天性粘连带较多见于小儿；成人最常见的原因是结核性腹膜炎、腹盆腔手术及非特异性腹腔内感染引起的粘连。疝的嵌顿，如腹股沟斜疝、股疝、内疝。粘连所致的肠扭转。腹部包块或肠外肿瘤压迫。

（2）肠腔内阻塞：由胆石、粪石、异物、蛔虫等引起。

（3）肠管病变：放射性损伤、炎性肠病、结肠癌等致狭窄的因素，以及肠结核、吻合手术等造成的狭窄，以及闭孔畸形等。

（4）肠套叠：儿童易患肠套叠，其诱因多为息肉或其他肠道疾病。

2. 动力性肠梗阻　是由各种原因引起的肠壁肌肉舒缩功能紊乱、失去蠕动能力的情况，导致肠内容物无法顺畅排出，造成梗阻。与此同时，肠壁本身并未出现任何解剖异常。

（1）麻痹性肠梗阻：又称无动力性肠麻痹。原因：腹部大手术、电解质紊乱、腹腔内炎症、腹膜后病变等；肠缺血，如肠系膜栓塞等；肾和胸部疾病，如肾周围脓肿；心肌梗死等；全身性脓毒血症；应用某些药物，如抗胆碱药物、吗啡类药物等影响肠道自主神经系统，致使肠道平滑肌收缩障碍，使肠管扩张、蠕动消失、肠内容物无法推进。

（2）痉挛性肠梗阻：是由于各种原因刺激肠道副交感神经，使肠道处于异常的高动力状态，从而造成肠道痉挛而引起的梗阻。肠腔内的内容物因此无法正常通过，但这种情况通常是暂时性的。

3. 缺血性肠梗阻　源自肠系膜的血管性病变，其中常见的原因是肠系膜血管栓塞或血栓形成导致的肠壁缺血，伴随蠕动障碍，进而导致通过受阻。

4. 假性肠梗阻和麻痹性肠梗阻　两者的区别十分显著。前者没有明显的病因，且属于一种慢性疾病。此外，假性肠梗阻还可能是一种遗传性疾病。肠梗阻症状反复出现，但结肠与十二指肠的蠕动看似正常。内科保守治疗是假性肠梗阻的主要治疗方式，只有在出现穿孔、坏死等紧急情况时才会采取手术治疗。

（二）按肠壁血供情况分类

1. 单纯性肠梗阻　是一种只有肠腔阻塞，而肠壁血液供应未遭受干扰的情况，常由肠腔内阻塞或外部肿块压迫所致。

2. 绞窄性肠梗阻　肠道缺血坏死通常是肠壁缺乏血液供应所致。其常由肠道的异常扭曲、嵌顿、套叠和粘连等引起。如果不及时解除，肠道的血液供应不足，会引起肠壁缺血坏死甚至可穿孔，引起严重的腹腔感染和中毒性休克，威胁生命，死亡率极高。

（三）按梗阻部位分类

1. 小肠梗阻　可分为高位小肠梗阻及低位小肠梗阻，前者指的是在十二指肠或空肠区域发生的梗阻，后者主要指远端回肠梗阻。

2. 结肠梗阻　左侧结肠是结肠梗阻的常见发生部位，尤其是乙状结肠和直肠与乙状结肠交界处更为多见。如果肠道的一段被压迫，并且导致梗阻，肠袢的两端都受到影响，这种情况称为闭袢型肠梗阻。由于回盲瓣的存在，结肠梗阻也可以称为闭袢型肠梗阻。这种情况下，肠道内的物质不能自由地上下通过，结果导致肠道膨胀严重，肠壁变薄、张力大，非常容易导致肠壁坏死和穿孔，因此需要紧急处理闭袢型肠梗阻。

此外，还可按梗阻的程度分为不完全性（或部分性）梗阻与完全性梗阻；依据病情出现的缓急，肠梗阻可被分为迅速发作的急性肠梗阻及长期逐渐形成的慢性肠梗阻。

各种疾病分类之间存在紧密的联系，而且随着病理过程的发展也会不断转化。例如，一种疾病可能会从单纯性逐渐变为绞窄性，或者从不完全性变为完全性。

三、病理生理

当发生完全性、单纯性、机械性肠梗阻时，患者会出现以下症状：梗阻部位以上的肠腔扩张，肠壁变得薄弱，并且容易出现溃疡。肠道可能会因为血供障碍而坏死并导致穿孔，而梗阻部位以下的肠管会塌陷。当患有麻痹性肠梗阻时，肠道不仅会扩张变形，而且还会出现肠壁变薄。早期的绞窄性肠梗阻，血液在静脉中的回流被阻断，导致微血管和小静脉的通透性增加，血液积聚，并有可能破裂导致渗血。接着，动脉血流也受到影响，血栓开始形成，肠壁缺血、坏死，内部的细菌和毒素便借此进入腹腔。坏死的肠管颜色黑紫，终会自行破裂。慢性肠梗阻多为不完全性梗阻，梗阻近端肠管长时间蠕动加强，导致肠壁代偿性增厚和肠腔膨胀，远端肠管变细、萎缩，全身病理生理改变主要为营养不良，而急性肠梗阻则可引起以下变化。

（一）局部病理生理变化

1. 肠蠕动增加 梗阻近端的肠管蠕动频率和强度增加，肠鸣音亢进，而远端肠管可正常蠕动，伴随肠内容物排出，肠管塌陷空虚，两者交界处即为梗阻所在部位。病情进展时近端肠管进一步膨胀，终使肠壁平滑肌收缩力减弱直至麻痹。

2. 肠腔扩张、积气积液 梗阻近端积聚大量液体和气体，抑制肠壁黏膜吸收水分并刺激其分泌增加，导致肠腔膨胀进行性加重。

3. 肠壁充血水肿、通透性增加 随着梗阻时间延长，肠管内压力升高，致使肠壁静脉回流障碍，导致肠壁通透性增加，甚至引起细菌性腹膜炎，严重时会出现肠道穿孔。

（二）全身病理生理变化

1. 水、电解质丢失 高位小肠梗阻时呕吐频繁，当梗阻位于幽门或十二指肠上段时，呕吐过多胃酸，则易导致脱水和低氯低钾性碱中毒；若梗阻位于十二指肠下段或空肠上段，则重碳酸盐丢失严重。低位肠梗阻时，因肠黏膜吸收功能降低、分泌液量增多，引起肠腔积液。此外，肠过度膨胀可引起血浆外渗和肠壁水肿，严重时可导致低血压和低血容量性休克，但呕吐不常见。

2. 感染和毒血症 当单纯性梗阻转变为绞窄性梗阻时，梗阻近端肠内容物淤积，细菌繁殖产生大量毒素，可透过肠壁引起肠源性腹腔内感染，并经腹膜吸收导致全身性中毒。

3. 休克 急性肠梗阻若不及时治疗，大量的水、电解质丧失引起血容量减少，加之感染和中毒极易导致中毒性休克。

4. 心肺功能障碍 肠腔扩张导致腹压升高，使膈上抬，影响肺内气体交换，腹压升高亦会导致下腔静脉血液回流障碍，加之血容量减少，进一步影响心输出量。

总之，高位肠梗阻容易引起水、电解质紊乱，低位肠梗阻易引起肠腔膨胀、感染和中毒。绞窄性肠梗阻容易导致休克，闭袢型肠梗阻容易引起肠穿孔和腹膜炎。而在不同类型的肠梗阻后期，各种病理生理变化均可出现。

四、临床表现

（一）症状

腹痛、腹胀、呕吐是肠梗阻患者的主要症状，严重者可出现肛门停止排气排便。这些症状出现与否及其严重程度与肠梗阻发病急缓、梗阻部位、梗阻程度等因素密切相关。

1. 腹痛　肠梗阻引起的腹痛常表现为阵发性剧烈绞痛，伴随梗阻部位以上肠管蠕动，这是单纯性机械性肠梗阻的症状。这种疼痛有着波浪式的特点，有时轻微，有时加剧，会在平静期间消失，但又会突然再次发作。当腹痛症状发作时，患者可能会感受到肠型或肠蠕动波出现，同时还会似有包块移动的感觉。当腹部发生疼痛时，可出现肠鸣音亢进。由于肠管缺血和肠系膜嵌闭，绞窄性肠梗阻常伴随着持续性腹痛和阵发性剧烈疼痛，如刀割般。肠系膜若发生严重绞窄，常使人经历持续性剧烈腹痛，除了腹痛外，身体无其他特殊症状，从而导致难以确诊。麻痹性肠梗阻的腹痛不甚明显，阵发性绞痛罕见。这使得难以将其与其他疾病进行区分。结肠梗阻若未出现绞窄，则腹痛并不像小肠梗阻那样显著，通常表现为胀痛。

2. 呕吐　梗阻后常伴有呕吐，此时呕吐通常会迅速发生。刚开始时，呕吐是一种本能反应；呕吐物可以是食物，也可以是胃液。之后的呕吐时间会因梗阻部位不同而异。如果为高位小肠梗阻，则呕吐频繁，呕吐物包括胃液、十二指肠液和胆汁。若为低位小肠梗阻，则会在 1～2 天后再次发作呕吐，呕吐出的物质恶臭且形似粪便。如果为绞窄性梗阻，则呕吐物可能是棕褐色甚至是血性的。呕吐很少发生于结肠梗阻。

3. 腹胀　腹胀常在梗阻持续一段时间后出现。腹胀的严重程度取决于梗阻部位，若是高位小肠梗阻，那么腹胀并不会特别明显；而若是低位梗阻，那么会表现为全腹膨胀，一般还会伴随着肠型。全腹膨隆但不伴有肠型常见于麻痹性肠梗阻。

4. 肛门停止排气排便　停止排气排便常出现于完全性肠梗阻。在病程初期，肠蠕动增强会使残留在肠腔的内容物排出体外，故而早期有排气不能否认肠梗阻。如果排出血液或果酱样大便，需要警惕肠系膜血管栓塞或肠套叠等所导致的绞窄性肠梗阻。

（二）体征

早期的单纯性肠梗阻患者仅有腹部稍膨隆，但若出现呕吐导致水、电解质紊乱，就可能出现中毒和休克征象，如脉搏细速、血压下降、四肢发凉等。特别是在绞窄性肠梗阻的情况下，这些症状会更严重。

腹部体征：肠扭转时腹胀不对称。机械性肠梗阻时有气过水声、金属音、肠鸣音亢进，可见蠕动波和肠型。绞窄性肠梗阻会导致肠道被严重压迫而引起固定的疼痛和肌肉持续紧张，少数患者甚至能够感觉到腹部有明显的包块。蛔虫性肠梗阻时通常可触及条索状肿块。肠鸣音减弱或消失多见于麻痹性肠梗阻。

五、辅 助 检 查

（一）实验室检查

肠梗阻早期尤其是单纯性肠梗阻化验检查变化不显著，梗阻晚期或有绞窄时，红细胞压积与血红蛋白会升高。单纯性肠梗阻时，白细胞计数正常或轻度升高；绞窄性肠梗阻时，呕吐物及粪便检查可见大量红细胞或隐血阳性，中性粒细胞数也增加。

（二）影像学检查

1. 腹部 X 线检查 肠梗阻特有的 X 线表现是气液平面，摄片时最好取直立位或侧卧位。一般在肠梗阻发生 4～6h 后，即见肠腔内积气，立位片可见多个液平面，呈阶梯状，伴有倒 "U" 形扩张曲影。空肠梗阻时，扩张的小肠影位于腹部中央，呈横向排列，空肠黏膜皱襞展平消失、肠皱襞呈环形伸向腔内，环形皱襞呈 "鱼肋骨刺状"。而回肠梗阻时，皱襞黏膜较平滑，至晚期时小肠肠祥内出现多个液平面，典型的呈阶梯状。而结肠梗阻时，梗阻近端肠腔内扩张积气，回盲瓣闭合良好时形成闭祥样梗阻，结肠扩张十分明显，以右半结肠更为显著。结肠梗阻时小肠充气和液平面常不明显，由于结肠胀气，腹腔外形呈 "镜框"。

2. X 线造影 多用于慢性不完全性肠梗阻或缓解期。肠梗阻时因钡剂通过时间长，可加重或延误治疗，但不宜采用钡剂造影检查。而水溶性碘油造影，视梗阻部位选择，特别是高位梗阻时，可以了解梗阻的原因及部位。

3. CT 检查 螺旋 CT 小肠造影可用潴留液作为阴性造影剂，对梗阻部位、程度的确定及梗阻病因的估计体现出诊断优势，特别对怀疑腹部恶性肿瘤所致梗阻。

（三）纤维结肠镜检查

对于慢性不完全性结肠梗阻患者，在钡剂灌肠不能明确诊断时可考虑结肠镜检查。

六、诊断与鉴别诊断

肠梗阻诊断的重要依据如下：腹痛、腹胀、呕吐、停止排气排便、肠鸣音亢进。通过腹部立位片或腹部CT确诊。因此，必须认真进行病史采集和全面体格检查。在部分病例中，这些典型症状不一定全部表现出来，需要引起注意。在面对梗阻时，通常难以找到病因，要结合病史、年龄、症状、体征，再附加上辅助检查等进行综合分析。新生儿肠梗阻主要由先天性肠功能障碍引起，在 2 岁以下的幼儿中常见。如果触及儿童腹部有一条状团块，并且结合之前有排虫的经历，那么需要考虑蛔虫引起的肠梗阻。年轻人剧烈运动后，需要警惕小肠扭转引发的绞窄性肠梗阻。老年人常见的肠道疾病包括单纯性梗阻，其中常见的原因可能是结肠癌或粪便梗阻。除此之外，应该进行彻底而详细的体格检查，应重点关注容易发生疝的部位，以便发现是否可能存在嵌顿疝。有外伤、手术或腹腔感染史的患者，粘连性肠梗阻发生率高。对于患有心脏病，尤其是心房颤动者，要格外警惕肠系膜血管栓塞。在临床治疗过程中，判断梗阻的类型并制订相应的治疗方案至关重要。应该考虑如下情况。

1. 是否有肠梗阻 结合患者腹痛、腹胀、呕吐和停止排气排便等症状，肠鸣音改变及影像学检查即可确诊。然而，在临床工作中，仍有一些症状类似的疾病（如急性胃肠炎、过敏性紫癜等）容易被误诊为机械性肠梗阻，进而不必要地进行手术治疗。这种误诊不但严重浪费了医疗资源，也给患者带来了极大的身体和心理痛苦。

2. 机械性肠梗阻和动力性肠梗阻的鉴别 机械性肠梗阻通常需要通过手术解决，而动力性肠梗阻则通常无须手术干预。这种鉴别诊断对选择正确的治疗方案至关重要。机械性肠梗阻的诊断主要是通过一些症状来确定，如阵发性腹痛、肠鸣音异常亢进，还有在腹部立位片上可以看到气液平面和肠腔扩张。根据这些症状，医生可以初步判断是否患有机械性肠梗阻。麻痹性肠梗阻的诊断可基于两大依据：首先是持续性腹部胀痛，通常伴随着肠鸣音消失，其次是 X 线检查发现全肠道显现均匀胀气的特征。需要注意下列两种情况：其一，上段肠管梗阻导致坏死穿孔，阵发性腹痛会因此减轻，同时引发腹膜炎，还会引起继发性肠麻痹，掩盖机械性肠梗阻症状；其二，梗阻下端的肠管因肠套叠而出现缺血坏死，最终形成肠穿孔，同时伴有严重的腹痛和高热。这两种情况都需要重视。

3. 绞窄性肠梗阻和单纯性肠梗阻的鉴别 绞窄性肠梗阻预后不佳，只能手术医治，而单纯性肠梗阻则可先从保守治疗入手。若发作急而剧烈的腹痛，有休克症状，且即使接受了抗休克治疗，症状仍无明显改善，需要高度考虑绞窄性肠梗阻可能。腹膜刺激征及白细胞计数、体温及脉搏均呈现上升的趋势也是绞窄性肠梗阻的表现。呕吐物或腹腔诊断性穿刺出现血性液体，不对称腹胀，可触及肠袢，均需要考虑绞窄性肠梗阻。一般来说，通过以上疾病特点可以较容易地诊断绞窄性肠梗阻，但有时患者的症状并不十分明显，从而导致未及时手术，进而造成肠坏死、腹膜炎等严重后果。这种情况最常见于仅有肠壁部分绞窄的 Richter 嵌顿性疝，以及粘连索带引起的肠壁卡压性坏死。所以，对于经过短时间保守治疗后仍未缓解的单纯性肠梗阻，需要考虑进行剖腹探查。

4. 结肠梗阻和小肠梗阻的鉴别 因为结肠梗阻需要及时手术治疗，所以鉴别非常关键。对于结肠梗阻，腹痛并不是最为关键的表现，早期可能只表现为腹胀，有时甚至无呕吐。此外，较为明显的是肠胀气，为明确诊断，还可采取钡灌肠的方法明确梗阻部位。早期高位小肠梗阻通常会导致患者频繁呕吐，此外还会造成严重水、电解质紊乱和酸碱失衡。然而，尽管患者通常感到腹部不适，但腹胀并不明显。

5. 完全性肠梗阻和不完全性肠梗阻的鉴别 对于不完全性肠梗阻来说，病情发展比较缓慢，患者并没有完全停止排便和排气。但完全性梗阻时，疾病的进程通常较为迅速、病情危急，多无排便、排气。

七、治　疗

治疗肠梗阻的主要原则是解除梗阻，并改善因此导致的全身水、电解质紊乱和酸碱失衡。治疗肠梗阻需要采用多种方法。其中包括胃肠减压、补充水分和电解质，纠正酸中毒的同时也需要采取抗感染和抗休克等措施。这些方法不仅可以改善患者的预后，而且也能够确保手术安全。

（一）基础治疗

1. 纠正水、电解质紊乱和酸碱失衡 无论是手术还是非手术治疗，都需要着重纠正水、电解质紊乱和酸碱失衡，这一步骤至关重要。最常见的是静脉注射葡萄糖溶液、等渗盐水；如果患者出现高位小肠梗阻，并且频繁呕吐，即使梗阻已经数日，也应补充适量的钾元素，这对病情的缓解尤为重要。输液的容量和种类应综合考虑多种因素，包括呕吐情况、缺水体征、血液黏稠度、尿排出量、尿比重、血清钾／钠／氯和二氧化碳结合力的监测结果。只有综合考虑这些因素，才能确定输液的最佳方案，确保患者得到有效的治疗和护理。在肠梗阻的晚期，或出现了绞窄性肠梗阻时需要输注血浆、全血或血浆替代品。

2. 胃肠减压 治疗肠梗阻的重要方法之一。胃肠减压是通过吸出胃肠道内的气体和液体缓解腹胀、降低压力，减少病菌毒素，促进肠壁血液循环，从而帮助改善肠道局部病变和全身情况。降低胃肠道压力一般采用较短的单腔胃管。对于低位肠梗阻，可以使用一种较长的双腔管进行处理，通过注入气体推动气囊，通过肠蠕动将导管带到梗阻部位。经过这种处理，能取得较好的减压效果。

3. 感染和毒血症的防治 使用抗生素可有效减少细菌繁殖，从而减轻毒素伤害。对于单纯性肠梗阻，通常不建议使用抗生素，但是对于晚期单纯性肠梗阻，特别是绞窄性肠梗阻及手术后的患者来说，应该使用。

除此之外，还可以采用一些常规的治疗措施，如使用镇静剂、解痉剂等药物缓解症状。治疗急性腹痛时，使用镇痛药需要遵循治疗急腹症的原则。

（二）解除梗阻治疗

1. 手术治疗 手术是治疗绞窄性肠梗阻、肿瘤或先天性肠道畸形引起的梗阻的有效方法，对于非手术治疗无效的患者，需要考虑手术治疗。因急性肠梗阻患者一般情况较差，故手术的原则与目标是在最短时间内、采用最简便的方式解除梗阻。根据梗阻的病因、部位、性质和患者身体状况，制订手术方案。

（1）小肠梗阻：对于单纯性小肠梗阻，需要迅速解除造成梗阻的原因，包括松解粘连、切除狭窄肠管等。然而，如果这些方法不可行，则可以考虑进行近端和远端肠道的侧侧吻合手术，从而恢复肠道通畅。如果患者身体状况不好或存在局部无法切除的低位梗阻，可以采取肠造瘘手术，从而暂时解除梗阻。肠造瘘在处理高位梗阻时存在大量液体和电解质丢失的弊端，因此不应轻易采用。为了避免小肠梗阻后续的肠坏死，应尽快解除梗阻并恢复肠管血液循环，以免情况恶化。判断肠管的生命力是否正常，具有极其重要的意义。如果无法解除梗阻，以下症状就有可能出现：肠管失去了生命迹象，呈暗黑或紫黑色，肠壁已经完全失去原有的张力和蠕动能力，呈扩张状态，对任何刺激都没有收缩反应；若相应肠管无相应动脉的搏动，可以通过等渗盐水纱布热敷或者应用 0.5% 普鲁卡因溶液进行肠系膜根部封闭等方法进行评估，如果仔细观察了 10～30min，仍没有看到任何好转的迹象，说明肠道已经坏死，这时必须行肠切除手术以挽救生命。

（2）急性结肠梗阻：多因回盲瓣的原因而发生闭袢型梗阻。相较于小肠梗阻，完全性结肠梗阻时肠腔内压力高，且血供不如小肠充足。这种状况容易导致肠壁血液循环异常，而且结肠内菌群繁殖也较多。因此，通常选择靠近梗阻处（如盲肠或横结肠）行造口手术以解除梗阻，而不是一期手术。如果已经发生肠坏死，最好的处理方法是进行坏死肠段切除，并将断端外置做造瘘术，留待二期手术时再解决结肠病变问题。这样能够确保治疗的效果，并预防后续的并发症。

2. 非手术治疗 是肠梗阻患者必须首先采用的方法，对于某些单纯性肠梗阻患者而言，这种方法能够彻底解除症状而避免手术，而对于需要接受手术的患者而言，这种方法也是术前不可或缺的治疗措施。除了禁食、胃肠减压及纠正水、电解质紊乱和酸碱失衡等措施外，还可以采取以下方法进行治疗。

（1）中医治疗：常见的中医治疗方法之一是针灸疗法，对于麻痹性肠梗阻患者而言，常规的针灸主穴包括合谷、天枢、足三里等，刺激这些穴位可以起到缓解症状的作用。配穴包括大肠俞、大横、上脘、下脘、曲池等，其对呕吐较重者有效。

（2）生油疗法：使用油类疗法，可以有效治疗蛔虫性、粘连性和粪块阻塞性肠梗阻。每天可口服或经胃管注入 60 ～ 100ml 菜籽油或花生油，治疗效果显著。

（3）中药治疗：主要采取通里攻下疗法，同时还可以辅以理气开郁及活血化瘀等疗法，以达到治疗效果。有几种经常被使用的中药方剂，如复方大承气汤、肠粘连缓解汤、甘遂通结汤和温脾汤等。

3. 内镜下治疗　可实施乙状结肠扭转纤维肠镜复位，并通过肛管对扭转部位进行减压；还可进行内镜取异物及嵌顿物治疗。

（1）X 线透视或胃镜引导下经鼻型肠梗阻导管的置入，不仅可用于急性单纯性、粘连性小肠梗阻治疗及用于小肠造影，还可用于广泛肠粘连松解术；小肠内放置肠梗阻导管行肠排列术，以预防术后小肠再次发生粘连性梗阻，但食管狭窄、幽门狭窄、肠坏死及绞窄性肠梗阻为其禁忌证。

（2）经肠镜支架置入，既可作为肿瘤无广泛或远处转移、可进行肿瘤根治术的结直肠癌肠梗阻的术前过渡，以改善整体情况，增加对手术的耐受性；又可应用于肿瘤已远处转移无法行肿瘤根治术的结肠癌患者，或者其他肿瘤腹腔转移压迫肠管引起肠梗阻患者的姑息治疗。

在非手术治疗时，必须时刻保持警惕，密切关注病情变化。当患者病情无好转或有恶化表现时，须及时改变治疗方案，否则会错失手术最佳时机，从而对预后产生不良影响。而当病情好转出现排气排便时，务必仔细分析其真实性，以避免因诊断错误而产生风险。

判断梗阻是否已解除，有以下参考依据：腹部疼痛感明显缓解或基本消失，可以正常排气、排便，腹胀明显减少或基本消失，可闻及正常肠鸣音。腹部 X 线片无液平面，结肠内气体大量积聚。

八、预　　后

单纯性肠梗阻的死亡率为 3% 左右，而绞窄性肠梗阻的死亡率则可达 20%。改善预后的关键在于早期诊断、及时处理。

九、预　　防

针对高危人群定期完善结肠镜检查以早期发现病变，及时处理，降低结直肠癌发生率。在进行腹部手术时，外科医生需要格外关注组织损伤所造成的炎症反应和腹腔粘连的风险。因此，减少组织损伤是极其必要的，这不仅可以减轻患者的疼痛，还可以为术后恢复打下良好的基础。当机体受到损伤时，血管会受到破坏，使血液中的成分流出。在这种情况下，机体会通过粘连形成进行修复，这个过程是愈合机制中不可或缺的一部分。然而，产生腹腔内粘连的原因有一些是可避免的，如注重无菌操作，并尽量减少炎性渗出；合理使用抗生素预防和控制感染；仔细止血，防止纤维蛋白沉积增加粘连风险；去除手套上的滑石粉，以免腹腔内留有杂质，进而降低受损组织形成的风险；此外，早期适当活动和促进肠道蠕动能够有效预防粘连发生，同时也有助于加速身体恢复。

第十章

肠易激综合征

一、定义与流行病学

肠易激综合征（irritable bowel syndrome，IBS）是一种功能性肠病，表现为反复发作的腹痛，其与排便相关或伴随排便习惯改变，典型的排便习惯异常可表现为便秘、腹泻，或便秘与腹泻交替，常规检查未发现形态学和生化异常。根据粪便性状将 IBS 分为四类：腹泻型（irritable bowel syndrome with predominant diarrhea，IBS-D）、便秘型（irritable bowel syndrome with predominant constipation，IBS-C）、混合型（irritable bowel syndrome with mixed bowel habits，IBS-M）和未定型（irritable bowel syndrome unclassified，IBS-U）。

由于研究人群、诊断标准及调查方法的不同，以及种族、社会、环境和文化的差异，IBS 的患病率、发病率在不同国家和地区存在较大差异。在全球范围内，IBS 患病率为 11.2%，并且正在逐年增加。中国 IBS 患病率为 1.4% ～ 11.5%。上海社区的调研结果表明 IBS 患病率为 13.1%（罗马Ⅲ标准），而广东社区 IBS 标化患病率为 11.5%（Manning 标准）。IBS 患病率存在性别差异，全球女性 IBS 患病率略高于男性，我国的数据也显示女性 IBS 患病率略高于男性（8.1% 比 6.8%）。IBS 是一种横跨各个年龄段的疾病，但中青年人群（18 ～ 59 岁）更容易受疾病的影响，其中 30 ～ 59 岁人群的患病率为 6.9%，老年人（60 岁及以上）IBS 患病率呈下降趋势。我国广东地区的调查结果显示 IBS-D、IBS-C 和 IBS-M 分别占 21%、16% 和 63%。目前尚缺乏充分的研究数据评价社会经济状况对 IBS 症状发展的影响。

二、病因与发病机制

IBS 病理生理机制复杂，多因素相互作用，大脑和肠道通过脑 – 肠轴紧密联系。主要的病理生理机制如下。

（一）内脏高敏感

内脏高敏感包括痛觉过敏（对有害性刺激的疼痛评级增加或疼痛阈值降低）和痛觉异常（对有害性刺激的注意力或不适感增加）。目前学界普遍接受内脏高敏感是 IBS 的核心发病机制，其在 IBS 的发生和发展中扮演着重要角色。IBS 内脏感觉受性别、排便习惯、认知和情绪因素的影响。因此，IBS 患者常出现的腹痛、腹部不适等症状与内脏高敏感密切相关，控制内脏高敏感可改善 IBS 的症状。最近的研究表明，除内脏感觉异常，患者还存在躯体痛觉过敏。

（二）胃肠道动力异常

部分 IBS 患者存在广泛的胃肠道运动异常。有研究发现，结肠反射运动异常会导致直肠反射性收缩节律减低。肠道传输研究已经间接证实胃肠道动力障碍，如 IBS-D 和 IBS-C 患者的胃肠道传输分别加速和减缓。胃肠道动力异常发生还与其他多种因素有关，如遗传、饮食和社会文化背景等。

（三）肠道免疫功能紊乱

几项研究多方面分析了 IBS 的胃肠道免疫和全身免疫功能，结果不尽相同，但多数研究证明 IBS 患者存在肠道低度炎症和免疫功能异常。IBS 患者的活检组织上清液含有较高水平的肥大细胞介质，能够通过肠道免疫 - 神经系统途径参与 IBS 的发病。多数研究通过检测血液和黏膜中细胞因子水平间接评估单核细胞与巨噬细胞活化，结果发现不同肠节段 T 细胞数量不同。此外，IBS 患者血液样本中的活化 T 细胞增多，但调节性 T 细胞的功能和数目并无变化。与健康人群相比，IBS 患者血液中的 B 细胞活化水平升高。

（四）肠道黏膜通透性增高

肠道黏膜屏障是由一系列连续的数层结构组成，将肠腔和机体内环境分隔开，具有防止致病性抗原入侵和肠道菌群移位的功能。应激因素如腹部手术或胃肠道感染会破坏肠黏膜的屏障功能，从而导致肠道菌群失衡和肠道通透性增加。IBS 患者的肠道黏膜通透性明显异常，肠道通透性增加可引起肠道免疫激活、平滑肌收缩异常、内脏敏感性增高等一系列肠道病理生理改变，其可能是 IBS 发病的始动因素之一。肠道屏障破坏的严重程度与 IBS 症状相关，近来证实 IBS 肠道屏障功能障碍与屏障结构相关的分子改变有关，包括 JAM-A、ZO-1 等，而且这些改变显示与肥大细胞活化和临床表现有关。

（五）肠道微生态失衡

肠道微生态失衡也在 IBS 发病中发挥重要作用。有研究发现，IBS 患者的肠道微生物构成与对照组有差异，主要表现为菌群构成比例失衡和代谢产物活性改变。多项研究发现，相比于健康人，IBS 患者的菌群组成中厚壁菌门的丰度更高，而拟杆菌门丰度降低。此外，粪便微生态多样性比对照组减少。但目前尚未发现特异性"IBS 微生态群"。肠道病原菌如霍乱弧菌、难辨梭状芽孢杆菌和大肠杆菌可以通过特定的途径增加肠道通透性，从而入侵黏膜固有层，这些途径包括破坏紧密连接结构，产生毒素，从而激活炎症反应。

（六）脑 - 肠轴功能异常

通过中枢神经系统和自主神经系统的协作，使神经系统能够调节和支配胃肠道，形成一个复杂的神经 - 内分泌网络，即脑 - 肠轴。神经影像研究表明中枢神经系统在认知、情感和感知体验（包括痛觉）等维度有作用。与健康受试者相比，IBS 患者存在交感神经张力增高和迷走神经张力降低。IBS 患者在中枢和外周促肾上腺皮质激素释放因子信号激活后会发生胃肠道动力变化、通透性变化及应激引起的内脏痛觉过敏。研究发现，心理社会应激因素可以导致肠道功能改变和（或）中枢放大内脏信号，从而影响脑－肠轴的正常功能。肠道敏感度、炎症水平、下丘脑－垂体－肾上腺轴都可因应激而受到影响。

（七）心理障碍

心理障碍与 IBS 有关，尤其是那些就诊的患者，心理社会因素会影响诊疗结果。IBS 常伴随精神性疾病、睡眠障碍等。最近一项 12 年的前瞻性研究提示基线期存在焦虑和抑郁症状可以预测随访中 IBS 病情的进展，同时基线 IBS 症状也能预测随访中出现更严重的焦虑和抑郁。此外，越来越多的证据提示早年负性生活事件会增加 IBS 的患病风险。根据动物研究和人体研究，生活应激事件可通过增加内脏敏感性、肠道通透性、结肠动力和对应激的反应性进而增加 IBS 的患病风险。

（八）感染后肠易激综合征

感染后 IBS 是指以前无 IBS 症状的人群在感染性胃肠炎发作后随机发生的 IBS。既往研究表明，细菌性胃肠炎发作后 12 个月发展为 IBS 的风险升高 6.4 倍。临床预后研究提示 50% 以上的感染后 IBS 患者病情持续超过 5 年。最近研究发现高达 40%～60% 的新型冠状病毒感染患者存在消化道症状，包括腹泻、恶心、呕吐、肛门排气增多等。一项病例对照研究纳入 614 例成年新冠病毒感染者和 269 例对照病例，问卷评估显示新型冠状病毒感染者 IBS 发生率为 3.2%，而对照组仅为 0.5%。

三、临床表现

IBS 症状反复发作或慢性迁延，如腹泻、便秘等，这些症状的出现和加重通常受精神、饮食等因素的影响。

IBS 患者腹痛部位不定，以下腹和左下腹多见，多为阵发性，持续数分钟，极少有睡眠中痛醒者，腹痛通常在排便或排气后缓解。近一半的 IBS 患者仅有腹部不适而无明显腹痛，由于语言文化的差异，西方国家普遍认为对腹部不适的理解模糊不清，为使各地区对 IBS 的定义更加统一，罗马Ⅳ标准将腹部不适从 IBS 诊断中剔除。我国的一项研究显示，中国 IBS 患者最普遍的症状包括腹痛、腹部不适和腹胀，其中腹痛占 64%，腹胀占 44%。

IBS-D 常排便较急迫，粪便呈糊状或稀水样，可带有黏液，但无脓血；IBS-C 常有排便困难，粪便干结、量少，呈羊粪状或细杆状，表面可附黏液。IBS-M 表现为腹泻与便秘交替发生，交替的频率与病程因人而异，差异较大。部分患者可能同时出现消化不良和精神症状，如失眠、焦虑、抑郁、头晕、头痛等。

体格检查可对患者起到安抚作用，并排除一些可能的器质性因素。IBS 患者通常没有明显的阳性体征，检查时应注意腹部压痛、腹部膨隆或包块（炎性或肿瘤性）。

四、辅 助 检 查

对拟诊 IBS 的患者，在仔细采集病史、体格检查（包括警报症状）的基础上，有目的地选择适当的辅助检查。因为多种疾病的症状与 IBS 类似，需要通过有限的化验检查准确鉴别这些疾病。可能需要做的检查有血常规、粪便常规、寄生虫和隐血试验、红细胞沉降率、C 反应蛋白或结肠镜等。对于大多数患者，符合 IBS 诊断标准且无警报征象时，没有必要进行多项诊断性检查。对有症状的患者进行常规随访和有针对性的诊断性检查可能是一种经济有效的方法。

罗马Ⅳ标准建议所有 ≥ 50 岁患者，即使无警报征象，都需要行结肠镜检查。有以下指征也应行结肠镜检查：①消瘦（近 3 个月体重下降 10% 以上）、非痔疮或肛裂等引起的便血、夜间腹泻、发热等警报症状或征象；②结直肠癌家族史；③慢性水样腹泻；④每天排便在 6 ～ 10 次甚至以上和（或）经验性治疗无效的持续性腹泻。

粪钙卫蛋白有助于鉴别 IBS 与肠道炎症性损伤；利用甲状腺功能检查可排除甲状腺功能异常引起的肠功能紊乱；乳糖不耐受可通过乳糖氢呼气试验排除。

五、诊断与鉴别诊断

IBS 的诊断并非排除性诊断，而是基于症状的诊断，可以选择必要的辅助检查协助诊断。根据《2020 年中国肠易激综合征专家共识意见》，中国 IBS 诊断标准如下：反复发作腹痛、腹胀、腹部不适，具备以下任意 2 项或 2 项以上，与排便相关，伴有频率改变，伴有粪便性状或外观改变，诊断前症状出现至少 6 个月，近 3 个月符合以上诊断标准。

Bristol 粪便性状量表是评估排便习惯的有效工具，为反映结肠传输的可靠替代指标。1 型为分散的干球粪，很难排出；2 型为腊肠状、多块的粪便；3 型为腊肠样粪便，表面有裂痕；4 型为腊肠状或蛇形粪便，光滑而柔软；5 型为柔软团块，容易排出；6 型为糊状粪便；7 型为水样便。序号较小的类型结肠传输缓慢，序号较大的类型传输速度更快。IBS 的亚型诊断基于粪便性状，诊断标准如下。

IBS-C：> 1/4（25%）的排便为 Bristol 1 型或 2 型，且 < 1/4（25%）的排便为 Bristol 6 型或 7 型。

IBS-D：> 1/4（25%）的排便为 Bristol 6 型或 7 型，且 < 1/4（25%）的排便为 Bristol 1 型或 2 型。

IBS-M：> 1/4（25%）的排便为 Bristol 1 型或 2 型，且 > 1/4（25%）的排便为 Bristol 6 型或 7 型。

IBS-U：符合 IBS 诊断标准，但排便习惯无法准确归入以上三型中的任何一型。

IBS 诊断基于医生的常识判断、周全考虑、有限的实验室检查和仔细随访。是否继续进行诊断学检查取决于许多因素（如警报征象、共病、治疗困难程度、检查费用和可使用的医疗保险等）。总体而言，一般包括以下四个要素：详细的病史采集、体格检查、实验室检查、必要时结肠镜检查或其他辅助检查。

在详细询问病史基础上，需要重点鉴别引起腹痛和腹泻 / 便秘的疾病。需要注意的是，一些腹泻症状可能是由乳糖不耐受及药物不良反应引起；对于出现持续性腹泻、夜间腹泻、顽固性腹胀、粪便带血、贫血、低热、体重减轻等警报征象的患者，不宜轻易诊断为IBS；此外，对于50岁以上的IBS患者，如果出现新发的肠道症状，需要高度警惕是否存在器质性疾病的可能。

IBS与其他功能性肠病有明显的重叠现象，甚至在某些情况下难以明确区分。功能性疾病存在症状上的转换和重叠，应基于主要症状群做出鉴别诊断。

六、治　疗

目前尚缺乏既有效又标准的IBS治疗流程，良好的医患关系是诊疗的前提和基础。IBS患者的总体治疗目标是改善症状、提高生活质量。此外，也要考虑特定的IBS亚型和症状的严重程度，从而对IBS患者采取个体化综合治疗策略。

（一）一般治疗

调整生活方式，避免或减少诱发或加重症状的因素可在一定程度上改善IBS的症状。研究发现，特定饮食可能会刺激肠道运动和感觉，导致IBS的胃肠道症状。这可能是由于食物不耐受、结肠过度发酵、饮食改变肠道微生物及饮食抗原改变肠道屏障等。因此，剔除不耐受饮食是IBS饮食管理中重要的干预手段。FODMAP，即食物中含有可发酵的寡糖、双糖、单糖和多元醇成分，这些成分不被人体吸收，且具有渗透活性，从而导致或加剧患者腹痛、腹泻及腹胀等IBS相关症状，因此低FODMAP饮食可以改善各种IBS亚型患者的大便黏稠情况，其中IBS-D患者获益更为显著。增加膳食纤维是治疗IBS的传统方案，一项荟萃分析表明，可溶性纤维（车前草）对IBS治疗有益。有证据显示，适度运动能显著改善IBS的症状，而其他以运动为基础的自我调节行为疗法也被证明对IBS有益。

（二）对症治疗

1. 腹痛　解痉剂是缓解IBS患者腹痛的主要药物，包括抗胆碱能药物或平滑肌松弛剂，其可抑制消化道收缩、缓解肠道平滑肌痉挛，常用的有匹维溴铵、曲美布汀等。一项多中心随机对照研究结果表明，匹维溴铵能够明显减轻患者的腹部疼痛症状并改善大便的黏稠度。肠溶薄荷油也有解痉作用，最近一篇Meta分析显示肠溶薄荷油在改善IBS整体症状方面显著优于安慰剂，但不良事件发生率较高。

2. 腹泻　5-羟色胺3（5-HT$_3$）受体拮抗剂、阿片类受体激动剂、胆汁酸螯合剂、抗生素和止泻剂等是目前治疗IBS腹泻的主要药物。5-HT$_3$受体拮抗剂如阿洛司琼等，可延缓肠道运输、减少肠道分泌以改善IBS腹泻症状，同时可以降低肠道疼痛感。但应注意阿洛司琼仅适用于严重腹泻的女性IBS患者，该药具有潜在的严重便秘及缺血性肠炎等风险。阿片类受体激动剂洛哌丁胺可作用于肠壁的阿片类受体，减缓肠道蠕动及增加液体吸收，显著降低IBS-D患者的排便频率、增加粪便硬度，最终缓解腹泻并减轻疼痛。临床上洛哌丁胺可减轻直肠急迫感和排便频率，由于患者可能会出现便秘，因此需要实时调整剂量。胆汁酸螯合剂可改善部分IBS-D患者的胆汁酸吸收不良现象，主要药物有考来替泊和考来维仑，但对其安全性和疗效的报道较少，仍需要高质量的研究证据进一步确认。另外，有相当比例的 IBS 患者存在小肠细菌过度生长情况，这类患者通常可以使用抗生素（如利福昔明）进行治疗。在两项大样本临床试验中，4 周内使用利福昔明可明显改善 IBS 患者的腹泻、腹痛和总体症状，而在长达 10 周的随访期仍持续有效，利福昔明的不良事件与安慰剂相似。止泻剂蒙脱石通过吸附肠道内的气体和毒素、增强肠黏膜细胞的吸收功能可明显减少 IBS-D 患者水样泻和黏液便的次数。

3. 便秘　治疗 IBS 便秘的主要药物有泻剂、促分泌剂及 5- 羟色胺 4（5-HT$_4$）受体激动剂。其中，渗透性泻剂容易获得、价廉、安全性较好，成为推荐的常用药。随机、安慰剂对照研究证实聚乙二醇对成人 IBS-C 患者有效，可改善排便频率、粪便性状和排便费力等，是一种较为安全的治疗 IBS 患者便秘的药物，但是无法改善腹痛、腹胀和总体症状。促分泌剂通过位于肠上皮细胞顶端表面的氯离子通道发挥作用，利那洛肽是选择性鸟苷酸环化酶 -C 受体激动剂，其可促进肠道分泌，加速胃肠道运输以改善 IBS 患者的便秘症状，并抑制疼痛纤维活性。文献报道利那洛肽治疗 IBS 便秘的总体缓解率为 33%，高于安慰剂组的 14%。5-HT$_4$ 受体激动剂如莫沙必利等可促进胃肠道运动，对慢性便秘治疗有效。

4. 微生态制剂　服用益生菌可能对 IBS 整体症状、腹痛、腹胀、排气有效。其可能作用包括调节肠道菌群、黏膜免疫功能、屏障功能、神经内分泌细胞功能等。多项随机对照研究认为益生菌对 IBS 患者有益，然而这些研究存在显著的异质性，根据目前的资料，可以合理地推测一些单菌种和多菌种益生菌可能对 IBS 患者有临床疗效，但是还需要方法严谨、质量更高的随机对照试验阐明具体的种类、剂量和用药时间。粪菌移植（FMT）近年来也被研究者应用于 IBS 的治疗，但 Meta 分析表明其未能明显改善 IBS 的临床症状且结果具有较大的异质性。因此，FMT 用于 IBS 的疗效并不乐观，仍需要更多的研究进一步确认。

5. 神经递质调节药物　神经递质调节药物的使用需要慎重考虑。对于常规药物疗效不理想的难治性 IBS，以及存在精神心理障碍（如焦虑、抑郁及躯体化症状）合并症的患者，尝试使用神经递质调节药物可能会获益。例如，三环类抗抑郁药可延长口盲肠运输时间，被推荐用于治疗 IBS-D。而选择性 5- 羟色胺再摄取抑制剂可缩短口盲肠运输时间，被推荐用于治疗 IBS-C。使用此类药物治疗 IBS 应仔细鉴别其临床亚型。

6. 中医药治疗　中医药对改善 IBS 症状有效，痛泻要方和痛泻宁颗粒被较多报道用于治疗 IBS，且临床效果尚佳，但需要更多高质量的研究。

（三）心理和行为疗法

心理治疗的临床效果与帮助患者控制和减轻疼痛有关。治疗手段包括认知行为治疗（用于识别和矫正消极的思维）、催眠疗法（运用语言暗示改变患者感觉、感知和思想或行为）和生物反馈（患者自主控制疼痛症状）等心理行为疗法。但以上均在小范围人群中进行，尚需要进一步探索其临床价值。

七、预　后

IBS 是一种良性疾病，其症状可能会反复发作或间歇发作，可对生活质量造成影响，但通常不会威胁生命。

第十一章
功能性便秘

一、定义与流行病学

功能性便秘（functional constipation，FC）属于功能性肠病的一种，罗马Ⅳ标准将FC定义为排便困难、排便次数减少或排便不尽感，且不符合肠易激综合征（IBS）的诊断标准，尽管患者可能存在腹痛和（或）腹胀症状，但其不是主要症状。FC与便秘型肠易激综合征均属于功能因素导致的便秘，同属于一个连续的疾病谱。在使用罗马Ⅰ到罗马Ⅳ的诊断标准情况下，全球FC的总患病率为10.1% ～ 15.3%，我国FC患病率为6%。由于抽样方法和诊断标准不一致等因素，我国有关FC的患病率相关报道存在较大差异，其中，较为统一的是，该疾病的患病率出现了明显的性别（女性大于男性）和地域（城市高于农村）差异，这可能与精神心理因素相关。

二、病因与发病机制

FC的确切病因至今仍未完全明确，可能与精神心理因素、生活习惯、饮食习惯、生理功能和生理结构状态、肠道神经系统病变等有关（表11-1）。

根据病理生理学机制可将FC分为慢传输型、排便障碍型和混合型便秘。

1. 慢传输型便秘（STC）　是指与正常人相比，肠内容物从结肠近端向远端运动的速度变慢，主要表现为排便次数减少、排便费力等。其发生机制可能与肠神经系统病变、卡哈尔间质细胞分布异常、自主神经系统调节功能异常及胃肠激素、神经递质异常等相关。

2. 排便障碍型便秘　既往称出口梗阻型便秘（outlet obstructive constipation，OOC），是指粪便积聚于直肠内而不能从肛门排出，可能与直肠感觉障碍、神经功能异常及横纹肌、平滑肌功能不良等有关。

3. 混合型便秘　具备以上两型的特点。

表 11-1　功能性便秘的病因与发病机制

病因	发病机制
精神心理因素	压力大、焦虑、抑郁等精神心理障碍或异常表现，导致心理障碍和功能性便秘相互影响
生活习惯	睡眠不规律、饮食不节、长期坐位工作、缺乏运动、液体摄入量少、不具备良好的排便习惯等都可能引起功能性便秘

病因	发病机制
功能结构状态	各种生理病理因素导致的肠道功能损害，如盆底肌协调障碍，肛门内、外括约肌功能障碍等，均可以导致功能性便秘发生或加重
结直肠感觉运动异常	卡哈尔间质细胞（ICC）：ICC 被作为胃肠道起搏细胞，并参与慢波的传播，对肠神经系统神经信息传递具有重要的调控作用
	肠神经系统（ENS）：胃肠道功能是中枢神经系统（CNS）、自主神经系统、ENS 共同调节完成，其中 ENS 可不依赖于 CNS 而有完整的结构功能，对胃肠道的调节起主要作用
	平滑肌细胞：平滑肌细胞作为各种病因影响的效应器，其结构功能改变会影响结肠运动
	神经递质异常：① 5-羟色胺（5-HT）广泛存在于胃肠道中，对肠道收缩/舒张具有双向调节作用；②一氧化氮（NO）是一种抑制性神经递质；③血管活性肠肽（VIP）属于抑制性神经递质，其与 NO 有协同作用，可减缓结肠运动；④ P 物质（SP）属于兴奋性神经递质，促进结肠平滑肌收缩

　　资料来源：Vriesman MH，Koppen IJN，Camilleri M，et al.，2020. Management of functional constipation in children and adults. Gastroenterology & Hepatology，17：21-39。

三、临床表现

　　临床表现以排便困难、自发排便次数减少（＜3 次/周）、粪便干硬或排便不尽感为主。有时由于坚硬的粪块在被用力排出时损伤肛周皮肤及肌肉，可引起肛门疼痛、痉挛、肛裂等反应。有时过大的硬结粪块阻塞并嵌顿于直肠腔内难以排出，而有少许的水样粪便则可绕过粪块直接由肛门流出，由此表现出假性腹泻。另外，还可伴有腹痛、腹胀、乏力、食欲减退等症状。体格检查时，常可在降结肠和乙状结肠等部位触及粪块。

　　采用 Bristol 粪便性状量表（表 11-2）可对粪便性状加以分型，有助于估测结肠传输时间，1 型和 2 型粪便与慢传输有关，6 型和 7 型粪便与传输加快有关。粪便干硬指 Bristol 粪便性状量表中的 1 型和 2 型。

表 11-2　**Bristol 粪便性状量表**（Bristol stool form scale，BSFS）

分型	大便性状
1 型	一个个的干球状粪便，如坚果，很难排出
2 型	腊肠状，但成块，质地较硬
3 型	腊肠状，表面有裂痕
4 型	腊肠状或蛇形，光滑而柔软，质地较软
5 型	柔软团块，边界清晰（容易排出）
6 型	糊状，边缘不整齐，粥样便
7 型	水样便，无固状物

四、辅助检查

　　1. 实验室检查　粪便常规和隐血试验简便、价廉、易行，可作为筛查器质性疾病的首选检查。

2. 结、直肠镜检查 利用内镜直观检测全肠道黏膜层是否存在病灶，可做病理活检以明确病变的性质，排除器质性病变。

3. 排粪造影（barium defecography，BD） 是通过向患者直肠注入造影剂，对"排便"时肛管直肠部位进行动、静态结合观察的检查方法，从而获取肛门直肠区病变部位的信息，评价肛门直肠区功能。通过"透视＋摄片"的方法，拍摄静坐、肛门紧闭上提、力排（用力排便，肛门开大）各时相的肛门直肠角、肛上距、乙耻距。从而确定便秘是由直肠脱垂、直肠突出等原因造成的，还是由功能性出口梗阻、直肠乏力等肠道远端局部功能障碍造成的。该方法在便秘诊断中具有重要的价值，并可为治疗方案的选择提供依据。

4. 肛门直肠测压（anorectal manometry，ARM） 是检测患者在不同状态下肛管、直肠及肛门括约肌压力变化，直肠感觉功能及直肠肛门一致反射，以评估肛门直肠动力、感觉的重要方法，是评价排便障碍的基本而重要的手段。观察用力排便后，盆底肌肉有无不规律收缩、有无出现直肠压力上升不足、有无缺乏肛门直肠抑制反射，有无出现直肠感觉阈值改变及直肠顺应力改变等。正常情况下，用力排便后直肠的压强增加，同时肛门放松。对于不协调排便，肛门直肠测压可将其分为 4 种类型：Ⅰ 型，指直肠推进力充分伴肛门括约肌矛盾性收缩；Ⅱ 型，指直肠推进力不足伴肛门括约肌矛盾性收缩；Ⅲ 型，指直肠推进力充分但肛门括约肌痉挛；Ⅳ 型，指直肠推进力不足伴肛门括约肌痉挛。

5. 结肠传输试验 是在不同的时间点，利用腹部 X 线片观察不透 X 线的标志物被胃肠道运送的部位以评估患者的结肠动力。通常于标志物食用后 48h、72h 等时间点进行腹部摄片，根据标志物的分布计算各部位肠道的传输时间和排出率，判断及初步确定哪部分肠道存在传输缓慢、运动障碍。正常情况下 72h 排出率应大于 90%。若停留结肠时间＞72h，则提示肠道传输减慢，考虑慢传输型便秘；若聚集在直肠，则提示出口梗阻，考虑排便障碍型便秘。

6. 球囊逼出试验 是一项排便障碍的简便筛查方法，通过向置于直肠壶腹部的球囊注气或注水，记录充水或充气量评估直肠感觉阈值，记录排出球囊时间以评估直肠排出功能。不同试验方法排出球囊所需时间不同，排出 50ml 充水球囊所需时间为 1 ～ 2min。值得注意的是，球囊逼出试验结果正常时并不能完全排除盆底肌不协调收缩的可能。

7. 心理评估 FC 患者通常伴随精神心理障碍，利用汉密尔顿焦虑量表（HAMA）、汉密尔顿抑郁量表（HAMD）等分析判断心理异常与便秘的因果关系。

五、诊断与鉴别诊断

（一）诊断标准

需要进行以下 5 个循序渐进的步骤：①采集临床病史；②体格检查；③实验室检查；④结肠镜检查或其他检查；⑤特殊检查，用于评估便秘的病理生理机制（有必要且有条件时进行）。

1. 临床病史 ①详细询问关于便秘的病史：症状持续时间、排便频率、相关症状（如腹痛、腹胀或腹部膨胀等）；粪便的性状、粪便粗细和排便费力的程度。②准确识别报警症状：不明原因的体重骤减（3 个月内＞ 10%），非痔疮或肛裂引起的血便、发热（建议患者行结肠镜检查，以排除肠道占位性病变）。③家族成员的家族性息肉史和结直肠癌史等。④病程的长短，长期、反复便秘考虑功能性可能，而新发便秘则要警惕器质性病变。

2. 体格检查　①一般体格检查：应排除主要的中枢神经系统障碍，尤其是脊髓病变；②腹部专科检查：检查是否存在腹部膨隆，是否有粪便硬结、腹部疼痛、腹部肿块等；③直肠检查：检查方便，可快速评估肛周炎症，评估粪便硬结、直肠狭窄、直肠肿块等情况，评估耻骨直肠肌和（或）肛门括约肌收缩情况。

3. 实验室检查　血常规、肿瘤标志物及甲状腺功能检查。如检查促甲状腺激素（TSH）排除甲状腺功能减退症，检查血清钙排除高钙血症，检查肿瘤标志物对肿瘤性病变进行初筛。

4. 结肠镜检查或其他检查　一旦存在询问病史中出现报警症状，体格检查及实验室检查怀疑恶性疾病的，均应积极行结肠镜检查，排除肠道占位性病变。

5. 特殊检查　特指评估肠道动力、肛门直肠功能检测。

功能性胃肠病罗马Ⅳ标准中 FC 的诊断标准详见表 11-3；需要排除器质性、药物因素及其他明确病因。

表 11-3　罗马Ⅳ功能性便秘诊断标准

功能性便秘
1.必须满足以下 2 条及以上
（1）25% 以上的排便感到费力
（2）25% 以上的排便为干球粪或硬粪
（3）25% 以上的排便有不尽感
（4）25% 以上的排便需要手法辅助（如手指辅助排便、盆底支持）以促进排便
（5）自发排便少于每周 3 次
2.不用泻药时很少出现稀粪
3.不符合 IBS 的诊断标准
诊断前症状出现至少 6 个月，近 3 个月符合以上诊断标准
以研究为目的时，如患者符合阿片引起的便秘（opiaid-induced constipation，OIC）的诊断标准，则不应该诊断为 FC

（二）鉴别诊断

本病主要与器质性或医源性因素引起的便秘相鉴别：肛门直肠结构异常疾病（如肿瘤占位、血栓性痔）；平滑肌或结缔组织疾病（如硬皮病、淀粉样变性等）；内分泌 / 代谢性疾病（如糖尿病、甲状腺功能亢进症 / 减退症等）；神经源性疾病（脑血管意外、脊髓肿瘤等）。另外，与 IBS-C 相似，FC 患者也存在排便困难、粪便干结及腹部不适等症状，但 FC 以便秘症状为主，而 IBS-C 则以伴有腹痛等腹部症状为主。

六、治　疗

根据便秘的程度、病因、类型等，确定临床分型，制订个性化治疗方案。治疗方法包括一般治疗、药物治疗、生物反馈治疗、手术治疗等。其治疗目的在于缓解便秘，恢复正常排便。

1. 一般治疗 ①良好的医患沟通、健康教育及解除患者担忧是 FC 处理的基石；②规范排便习惯，做到定时排便，集中精力排便；③调整饮食结构，确保水分摄入充足（1500 ~ 2000ml/d），饮食多样化，确保摄入足量水果、蔬菜等富含纤维素食物；④加强体育锻炼，如各项有氧运动（散步、跑步、游泳等）可加强胃肠道蠕动、增强腹部肌肉力量利于粪便排出，避免久坐、久卧、少动、不动等不良生活习惯；⑤腹部热敷按摩，改善胃肠道功能；⑥详细了解患者服用的各种药物，包括保健品，排除药物引起的便秘。

2. 药物治疗 经上述处理仍未见效者，可适当使用药物。目前临床上常用药物有泻剂、促动力药、促分泌药及微生态制剂等（表 11-4）。

表 11-4　功能性便秘的药物治疗

药物种类		代表药物
泻剂	容积性泻剂	适用于轻度便秘患者，代表药物有欧车前、聚卡波非钙、麦麸等，此类药物在肠道内吸收水分，增加粪便的含水量和体积，促进肠蠕动而达到通便作用
	渗透性泻剂	适用于轻、中度便秘患者，代表药物有聚乙二醇 4000 散、乳果糖、山梨醇等，此类药物于口服后在肠道内形成渗透压梯度，促进水和电解质分泌，增加粪便体积，刺激肠道蠕动
	润滑性泻剂	适用于粪质干硬的患者，代表药物有液状石蜡、开塞露、麻仁润肠丸等，其通过润滑肠壁和粪便，阻止水分吸收而达到通便作用
	刺激性泻剂	代表药物二苯基甲烷类（如比沙可啶、匹可硫酸钠、酚酞类等）、蒽醌类（如李皮、芦荟、大黄、番泻叶等）、蓖麻油等，此类药物通过刺激肠神经系统，刺激肠道蠕动和分泌，长期使用可导致不可逆肠神经损害及结肠黑变病，且有严重的依赖性，停药后反而加重便秘，建议短期、间断使用
	软化性泻剂	代表药物有二辛基硫酸琥珀酸钠等
促动力药	主要为 5-HT 受体激动剂	代表药物有普芦卡必利、莫沙必利等，此类药物可与受体结合，刺激肠神经丛神经元，释放运动性神经递质等，促进肠道蠕动、肠液分泌
促分泌药	氯离子通道激活剂	代表药物有鲁比前列酮，主要作用于氯离子通道，促进肠道内液体运输、分泌
	鸟苷酸环化酶 C 激动剂（GC-C）	代表药物有利那洛肽，能激活 GC-C 促进肠腔内液体分泌，加快肠运输，腹泻是其主要的不良反应
灌肠药和栓剂		适用于粪便干结、粪便阻塞患者，临时使用。通过肛内给药润滑并刺激肠壁，软化干结的粪便使其排出
微生态制剂		便秘患者肠道微生态环境改变，主要表现为对人体有益的双歧杆菌数量明显减少，潜在的致病菌及外来致病菌过度生长，产生便秘等肠道功能失调等症状，研究表明益生菌能够改善患者的临床症状
A 型肉毒杆菌毒素注射治疗		适用于肌张力增高不伴有直肠感觉功能障碍患者，可暂时阻断错误的条件反射，降低肛管的压力

3. 生物反馈治疗 是一种基于行为医学的生物治疗方法，其适用于盆底肌功能障碍所致的便秘。此方法可协调盆底肌张力，改善排便的痉挛反应等。

4. 精神心理治疗 FC 患者存在精神、睡眠障碍情况，应根据实际情况给予相应的心理治疗；严重情况下，应接受精神心理科专科诊疗。

5. 手术治疗 FC 患者经过严格的保守治疗仍未取得明显疗效，严重影响日常生活，可行手术治疗（次全结肠切除、回直肠吻合术），但应严格把握手术适应证。

6. 其他治疗方法 中医相关疗法（如中药、针灸、推拿等）；其他微创疗法（如骶神经调节术）、粪菌移植（FMT）等。

七、预　　后

　　功能性便秘的预后与疾病类型、严重程度及患者的依从性密切相关，一般来说，排便障碍型便秘对治疗的反应较好，而慢性传输型，尤其是右半结肠通过时间延长的患者，治疗效果差。此外，焦虑、抑郁等心理障碍及长期服用刺激性泻药也会对预后产生影响。

第十二章

肠 结 核

一、定义与流行病学

结核病是全球第 13 大死因。2015 年，世界卫生组织统计全球有 1000 万新发结核病病例和 150 万死亡病例。我国是全球结核病的高负担国家之一，结核病病例约占全球病例的 9%。结核病患者中约 20% 为肺外结核病。与此同时，所有肺外结核病病例中 10% 是肠结核。肠结核是我国常见的肺外结核病，这是一种慢性特异性感染，由结核分枝杆菌侵袭肠道引起，患者多为中青年，男女比例不定，乡村发病率较高。在我国第五次结核病流行病学抽样调查数据中，结核病总耐药率达 42.1%，其中耐多药率为 6.8%，广泛耐药率为 2.1%，因此我国结核病防控形势仍然严峻。

二、病因与发病机制

肠结核的主要病因是肠道受到结核分枝杆菌感染，可能是原发感染，也可能是继发感染，继发感染通常来自原发的肺部病灶。结核分枝杆菌可通过以下 3 种方式感染肠道。

（1）通过摄入受感染的痰液或饮食（如乳制品），使肠道感染结核分枝杆菌。

（2）通过血行或淋巴传播，50% 以上的急性粟粒型结核患者合并肠结核。

（3）从输卵管或肾脏直接侵犯肠道引起肠结核。

正常生理情况下，肠道回盲部括约肌的蠕动及逆蠕动较其他部位强烈，容易使此部分的肠道组织发生机械性损伤，当摄入受污染的痰液或食物时，致病菌会通过损伤区域侵入黏膜下层。此外，回盲部含有高浓度淋巴组织和 M 细胞，M 细胞发生于派尔集合淋巴结的滤泡相关上皮中，它可以吞噬结核分枝杆菌并形成结核结节，为病原体进入黏膜提供了一条途径。因此，大多数肠结核病变发生于回盲部。

三、病 理

肠结核的典型病理改变常出现在肠黏膜下层，其组织病理学特征为干酪样肉芽肿、肠壁层或肠淋巴结干酪样坏死、肠黏膜下层萎缩或狭窄等，是确诊的关键依据。肠结核主要有以下 3 种病理类型。

1. 溃疡型　较常见，约占 60%，肠壁形成边缘不规则、深浅不一的溃疡，通常呈横向，呈圆周状。溃疡位于黏膜下层，溃疡中央存在干酪样变和结核性肉芽组织，病灶可散发于空肠、回肠和盲肠，也可累及周围腹膜或邻近肠系膜淋巴结，从而引起局限性结核性腹膜炎或淋巴结结核。此外，溃疡愈合后常造成肠腔多处狭窄，形状如腊肠。因为病变肠段经常与周围组织发生粘连，所以多不发生急性穿孔，并且很少出现大出血。此型多见于继发性肠结核。

2. 增生型　约占 10%，病变多局限于回盲部，也可累及升结肠近段和盲肠，病变部位黏膜下层及浆膜层可有大量结核肉芽肿和纤维组织增生，会导致明显增厚、僵硬等。上述病变可使黏膜存在多个溃疡或大小不一的息肉样肿块，造成肠腔狭窄，引发肠梗阻。此型多见于原发性肠结核。

3. 混合型　约占 30%，兼有溃疡和增生两种病变，在临床上也较为多见。

四、临床表现

肠结核的临床特征千差万别，且无特异性。最常见的临床特征是腹痛、体重减轻和发热。腹痛通常是慢性的，但如果发生急性并发症，腹痛也可表现为急性。腹痛常发生于右下腹和脐周。体重减轻也是肠结核患者最常见的症状之一，原因包括慢性炎症过程、摄入量减少和吸收障碍。体重减轻可能伴随轻度至中度贫血。大多数肠结核患者还会出现不规则的低热，体温为 37.5 ～ 38.5℃，并伴有盗汗。其他常见的胃肠道症状包括慢性腹泻、便秘和食欲下降等。

体格检查以腹水和腹部包块多见，尤以右下腹多见（19.3%），常伴有脾大（14.2%）。并发肠梗阻的症状有右下腹或脐周绞痛，体征有肠鸣音亢进、肠型与蠕动波。

五、辅助检查

（一）实验室检查

1. 结核菌素试验　结核菌素是结核分枝杆菌的菌体成分，通常指结核菌素与结核分枝杆菌纯蛋白衍生物（PPD），用于结核病的辅助诊断，PPD 试验的诊断价值取决于人群中结核病的发病率，并受患者免疫状态的影响。PPD 试验假阳性率与区域人群卡介苗接种程度呈正相关。接种率越高，假阳性率越高，因此 PPD 试验在结核病诊断中存在局限性。结核病诊断的敏感度为 78.7% ～ 81.6%，而特异度仅为 52.4% ～ 57.9%。

2. Xpert 试验　是一种基于聚合酶链反应的全自动实时检测，被认为是非常有效的，因为它具有很高的敏感度和特异度，而且检查结果可以在很短的时间内（约 2h）得到。此检查敏感度几乎可以达到 100%，因此 Xpert 试验对肠结核的快速诊断和后续抗结核治疗方案的指导起着重要的作用。

3. T-SPOT 试验　是结核分枝杆菌感染的 T 细胞斑点试验，它是一种以 T 细胞免疫应答为基础的用于检测人体是否受到过结核分枝杆菌感染的试验，适用于肠结核的快速诊断，对结核的诊断有 90% 以上的敏感度和特异度。

4. 腹水检查 多为草黄色渗出液，静置后可凝固，腺苷脱氨酶（ADA）> 40U/L，比重一般超过 1.018。

5. 其他 中度贫血，红细胞沉降率明显加快。

（二）影像学检查

1. X 线检查 钡餐造影和结肠双对比造影对肠结核的诊断具有重要价值，其特征表现为大小不等的多发溃疡、多段肠管破坏、回盲瓣增厚、回肠末端狭窄，钡剂于病变肠段呈现肠道激惹征象，但在病变区域的上下段充盈良好，称为 X 线钡影跳跃征象，这是溃疡型肠结核的特征性表现，而增生型肠结核肠黏膜呈结节性改变、肠腔变窄、肠段缩短变形、回肠盲肠正常角度消失。

2. CT 检查 易受患者胃肠道准备、肠道运动、仪器扫描方向等多方面影响，较难确诊十二指肠水平段、空回肠病灶及更小的肠内结核疾病。CT 检查可能显示广泛或局限性腹水，伴有淋巴结肿大或增厚的肠壁，少数患者出现盲肠内侧偏心性增厚，回盲瓣增厚，可呈肠道跳跃性改变，增强后以均匀强化为主。

然而，放射学检查结果是非特异性的，应通过直接活检获得微生物学或组织病理学确诊。

3. 结肠镜检查 肠结核患者内镜下的形态学表现也是多样的，包括黏膜充血、水肿、溃疡，肠管狭窄及大小和形状不同的炎性息肉形成。炎症期肠结核患者的典型结肠镜检查特征是肠道黏膜充血水肿、横向或线性溃疡、结节、变形的回盲瓣和盲肠、血管纹理模糊、存在炎性息肉及以任意方式排列的多条纤维带。溃疡型还可见单发或多发的大小不等的溃疡，底部附黄白色苔，可见肉芽组织生长。增生型主要表现为增生性结节，混合型则表现为不同程度的肠腔节段狭窄。

4. 腹腔镜探查 通过腹腔镜探查，可以对不明病因的腹痛、腹水和检查困难的腹腔包块等做出进一步检查以明确诊断，同时有助于医生进行治疗。

六、诊断与鉴别诊断

（一）肠结核诊断

多数患者有结核病史，或有肠外结核病灶如肺结核等，患者出现腹痛、腹泻与便秘交替及腹部包块，病情严重时可出现结核中毒症状；此外患者可出现轻中度贫血、红细胞沉降率加快、痰培养阳性、PPD 试验阳性、T-SPOT 试验阳性，肠黏膜 Xpert 试验阳性；影像学检查可显示肠管激惹征，肠壁环形增厚，在结肠镜下可见不规则肠道溃疡，多呈现与肠轴垂直的横行走向，如活检发现干酪样坏死，抗酸染色发现有结核分枝杆菌，则具有确诊意义。

（二）肠结核鉴别诊断

肠结核应注意和克罗恩病、右半结肠癌、阿米巴病或血吸虫病性肉芽肿等鉴别。重点是与克罗恩病相鉴别，这两种疾病都以肠道中的慢性肉芽肿性炎症为特征，病理特征为都有隐窝变形（不平行的隐窝、可变直径或囊性扩张的隐窝）、隐窝分支（>2个分支的隐窝）、隐窝缩短、隐窝密度降低和不规则黏膜表面。但干酪样坏死、融合性肉芽肿和内衬上皮样组织细胞的溃疡是肠结核的病理特征，抗酸染色阳性。影像学可见淋巴结坏死和肠管激惹征。克罗恩病患者多见瘘管、腹腔脓肿及肛周病变等，病变多呈多阶段性分布，溃疡呈纵行、裂沟状，病理为非干酪样坏死。

七、治　疗

（一）支持疗法

加强患者抵抗力是治疗的基础，给予患者充分的休息和合理的营养，对病情严重的患者可给予肠外或肠内营养支持。

（二）对症处理

对于腹痛患者，给予解痉、镇痛处理。在给予长时间、大量腹泻的患者止泻药物治疗的同时还需要补足水分，保证患者水、电解质平衡与酸碱平衡。

（三）抗结核疗法

抗结核治疗的基本原则是早期、规律、全程、适量、有效联合用药。推荐采用同样的疗法治疗肠结核患者。肠结核的药物治疗包括标准的三联或四联化疗方案。目前，已经有抗结核固定复合药物，如异烟肼利福平。复合药物既有助于保证患者联合、足量化疗，也有助于进一步提高患者依从性。

（四）手术治疗

如果患者发生肠道并发症，如肠穿孔、反复肠梗阻及肠道大出血内镜下不能有效止血，则需要手术治疗。手术方式需要根据腹腔探查结果决定，穿孔时采用切除和端端吻合，梗阻时采用狭窄成形术，严重者采用切除术。术后仍需要严格按照抗结核治疗原则进行规范化抗结核治疗。

八、预　防

做好预防工作是防治肠结核的根本方法，而肠结核预防的关键在于早期发现并彻底治疗肠外结核，尽快使痰菌转阴，防止肠结核发生。此外，应加强有关结核病的卫生宣传教育，告知肺结核患者不要吞咽唾液，并保持大便通畅。日常生活应养成良好的卫生习惯，锻炼身体，增强体质，减少结核分枝杆菌的感染机会。在公共场所进餐时提倡用公筷进餐，牛奶应经过灭菌消毒。同时患者还可通过注射卡介苗来增强抵抗力。

第十三章

诺如病毒感染性腹泻

一、定义与流行病学

急性感染性肠炎在国内发病率位于消化道传染病前列，由病原体感染所致，其中病毒感染的比例远超其他类型病原体。研究指出，导致成人急性感染性肠炎的病毒主要是诺如病毒，其在儿童中的发病率也较高。我国北京市统计学调查结果显示，秋冬季医院门诊的成年散发性腹泻患者粪便诺如病毒感染阳性率超过 50%。

二、病因与发病机制

诺如病毒感染后，可入侵小肠上皮细胞并复制，进而影响其分泌功能和减少小肠消化吸收面积，最终导致腹泻。病毒感染也会诱发 B 细胞介导的体液免疫，以及 Th1 细胞介导的细胞免疫，进而导致患者免疫系统功能紊乱。此外，由于诺如病毒可能变异重组，以及不同基因型病毒之间无良好的交叉免疫作用，人体无法对诺如病毒产生永久性免疫。

三、临床表现

1. 潜伏期　诺如病毒感染性肠炎潜伏期为 12h 至 3 天，腹泻前可出现发热、恶心等前驱症状。

2. 腹泻特征　腹泻为该病的主要症状，经典症状为开始时呈黏液便，继而转变为水样便，且腹泻次数多，排便量大。脓血便少见。

3. 其他消化道症状　腹痛症状的出现率仅次于腹泻，多表现为中上腹或脐周疼痛，症状严重者可能出现绞痛，剧烈难忍，腹部查体可发现局部压痛。部分患者存在病毒侵犯累及结直肠，可出现左下腹痛，常伴里急后重感；当病毒侵犯结肠浆膜层时，患者腹部查体可出现腹肌紧张及反跳痛。此外，大多数患者可出现腹胀、食欲减退、恶心呕吐等非特异性症状。

4. 全身症状　诺如病毒入血后可能导致体温调节中枢异常，进而引起发热。此外，头晕、乏力等症状也相对常见，系全身性中毒表现。

5. 酸碱失衡及水、电解质紊乱　多数患者无严重脱水症状。然而，少数出现严重脱水症状者，多提示患者病情严重，一般伴有基础疾病，年龄较大，或由于未及时诊疗而延误病情。该病患者腹泻丢失的多为等渗液体，但部分患者伴有剧烈呕吐症状，则可能出现低氯、低钾性碱中毒；而严重脱水甚至休克的患者也可出现代谢性酸中毒。

四、辅助检查

（一）病原学诊断

1. PCR基因诊断　具备便捷性、高特异性和高敏感性，可用于检测多种病原体。其中，基于该技术对粪便样本进行诺如病毒特异基因片段检测，不仅可以帮助医生进行诊断，也是一种重要的分子流行病学调查手段。与此同时，这项技术还可以用于检测致泻病原体毒力基因，间接评估病情。

2. 粪便乳铁蛋白、钙卫蛋白检测　中性粒细胞中含有乳铁蛋白和钙卫蛋白。前者为单体糖蛋白，后者为含钙蛋白，两者均参与免疫反应，这两种蛋白在粪便内含量上升提示肠道炎症反应增强。同时，既往研究结果表明，相比于常规的隐血试验，检测乳铁蛋白和钙卫蛋白对于感染性肠道炎的诊断更加敏感和特异，可用于鉴别肠道炎症和功能性肠病。

3. 粪便检测　可排查细菌等微生物感染，便捷且经济。观察腹泻物可初步判断肠炎病因，观察内容包括是否为水样便，有无脓血便和黏液便等。如果显微镜观察到患者粪便中存在大量红细胞和脓细胞，或白细胞计数 ≥ 15/ 高倍视野，则提示合并细菌感染。此外，该技术可检测包囊、卵囊、虫卵及滋养体，可分别帮助确诊肠道贾第虫感染、肠道隐孢子虫感染及肠阿米巴病。

（二）病情评估

酸碱失衡及水、电解质紊乱与否是评估急性感染性肠炎病情的重要部分，对脱水情况的评估尤为重要。判断患者脱水程度通常依据以下内容：患者皮肤干燥程度（包括皮肤弹性试验）、泪液分泌和眼球凹陷情况、脉率、是否存在低血压、短时间内体重变化、神志及意识状态等。诺如病毒肠炎通常会造成脱水，并且伴随严重呕吐等症状出现，可能导致酸碱失衡及水、电解质紊乱。严重脱水，特别是伴有低血压甚至休克的患者，可能导致有效肾循环血量减少，从而对肾功能造成损伤甚至危及生命。

五、诊　断

急性感染性肠炎的诊断包括临床诊断和病原学诊断，其中临床诊断除了关注临床表现外，也要注意调查流行病学史。而病原学诊断不仅可为合理治疗提供依据，也有助于进行病毒预防和传播控制的流行病学调查。该病患者大多病程较短，且就诊率低，轻中症患者少有重视。

（一）临床诊断

1. 流行病学史　急性感染性肠炎的季节特征和地区特征比较明显，秋冬季尤其多见诺如病毒肠炎。诺如病毒易在校园和工厂等聚集性场所引发暴发疫情。动物宿主、患者及带菌者的粪便污染食品和水的概率较大，粪口传播是诺如病毒肠炎最主要的传播途径。

2. 临床表现　详见前文"临床表现"。

（二）病原学诊断

病原学诊断详见前文"辅助检查"。

六、鉴 别 诊 断

1. 功能性肠病　肠易激综合征（IBS）各项检查无异常。临床多表现为不成形便、水样便、黏液便，但一般无血便。腹泻多于夜间缓解，可能与患者情绪变化及精神紧张相关，也可能与某些食物相关。IBS 在我国容易被误诊为急性感染性肠炎，因而常误用抗生素。可通过流行病学和病原体检查鉴别。

2. 炎性肠病（IBD）　病程较长，但可表现为急性发作，容易与急性肠炎混淆。IBD 腹泻较少引起严重脱水，多表现为黏液血便、脓血便。此外，IBD 患者可能伴随胃肠道外症状和全身症状（如发热等）。肠镜检查常出现特征性溃疡形态。值得注意的是，该病初次发作时容易与细菌感染（如细菌性痢疾）混淆，尤其是在 IBD 合并细菌感染时。

3. 其他情况　药物副作用、缺血性肠病、单纯消化不良、消化道肿瘤等均可能表现为急性腹泻，需要通过仔细询问病史、病程、药物治疗史及观察临床特征等进行鉴别。

七、治　　疗

（一）一般治疗

该病患者一般不需要禁食，除非出现严重呕吐。禁食后可短暂口服或静脉补液，但4h 内应尽可能恢复自主进食。建议患者少食多餐，避免油腻，但需要尽可能提高热量补充。注意避免饮用高渗性液体（如罐装果汁），以免加重腹泻；避免摄入牛奶，因为腹泻可导致部分患者出现暂时性乳糖酶缺乏。

（二）补液

轻度脱水和未脱水患者可以正常饮水，并酌情口服补液。口服补液盐应少量多次补充，并避免在短时间内过量饮用（口服补液量多为累计丢失量与继续丢失量总和的 1.5 ～ 2.0 倍）。然而，在以下情况需要采取静脉补液：患者因严重呕吐而无法进食或饮水；全身症状明显，甚至伴有意识障碍表现；严重脱水甚至休克，伴有酸碱失衡及水、电解质紊乱；不适合口服补液者。静脉补液剂量、补液成分及时间根据病情调节。

（三）止泻

1. 肠黏膜保护剂 如蒙脱石散、活性炭及果胶等，可帮助吸附肠道毒素并为肠黏膜提供保护。具体机制为固定肠道内病原体，抑制其毒素分泌，并覆盖保护消化道黏膜，与黏液糖蛋白结合，增强肠道黏膜屏障的防御和修复能力，从而缓解急性感染性腹泻的症状。

2. 益生菌 近期研究表明，肠道菌群失调可能是诺如病毒感染性腹泻的诱发因素之一，而活性益生菌制剂可能对感染性肠炎有疗效。益生菌制剂常见副作用包括轻微胀气及腹部不适，但少见严重副作用。然而，益生菌制剂禁用于免疫功能缺陷患者及短肠综合征患者，也应避免与抗生素联用。

3. 肠道分泌抑制剂 次水杨酸铋等肠道分泌抑制剂能缓解诺如病毒感染患者的腹痛、腹泻、恶心、呕吐等症状，安全性相对良好。消旋卡多曲等脑啡肽酶抑制剂可选择性抑制内源性脑啡肽降解，延长后者的活性时间，且较少影响中枢系统脑啡肽酶，从而抑制水、电解质的肠道过度分泌，有效缓解患者的大量腹泻。

4. 肠动力抑制剂 洛哌丁胺可提高肠壁肌肉动力，抑制肠道蠕动，从而促进食物消化、重吸收，有效减少粪便量及水、电解质丢失，然而对于重度及伴有高热、腹痛等侵袭性腹泻的患者及便血患者，均应避免应用洛哌丁胺。地芬诺酯同样可抑制肠道蠕动，但其不具有镇痛效果，伴有严重肠梗阻、细菌感染性肠炎的患者应禁用。

（四）抗感染治疗

诺如病毒肠炎为自限性疾病，一般不用抗病毒药物和抗菌药物，且目前尚无特异性抗诺如病毒药物，以对症治疗为主。有报道显示，硝唑尼特对诺如病毒肠炎有一定疗效。

（五）中医药治疗

在国内，中医药制剂广泛应用于急性肠炎的治疗。使用盐酸小檗碱能在一定程度上缓解临床症状，帮助改善预后。

八、预　后

诺如病毒肠炎为自限性疾病，绝大多数预后良好，一般无长期后遗症。少数重度患者若出现严重水、电解质紊乱，可能进一步出现肾功能损伤，甚至危及生命。

第十四章

假膜性肠炎

一、定义与流行病学

假膜性肠炎（pseudomembranous enterocolitis，PMC）又称伪膜性肠炎，是一种表现为急性肠黏膜坏死伴纤维素渗出及假膜形成的肠道炎症性病变，多发生于结肠，小肠亦可受累。病变的肠黏膜发生凝固性坏死，并附有大小不一、散在斑点状黄白或黄绿色假膜。因本病多发生于外科大手术后或长期大量应用广谱抗生素的患者，亦可称为手术后肠炎或抗生素相关性肠炎。现已明确难辨梭状芽孢杆菌（又称艰难梭菌，clostridium difficile，CD）感染是假膜性肠炎的主要病因，故又称难辨梭状芽孢杆菌性肠炎。该病多发生于因各种感染而较长时间应用广谱抗生素的老年人、重症患者、免疫功能低下及外科大手术后的患者，发病率女性高于男性。20世纪中叶临床大量应用抗生素，14%～27%的患者在抗生素治疗期间或者治疗后发生假膜性肠炎。近年由于广谱抗生素和免疫抑制剂的广泛应用，该病发病率呈现上升趋势。复旦大学附属华山医院于2007～2008年的调查分析显示，假膜性肠炎的发生率约为13.04/10 000。上海交通大学医学院附属新华医院于2010年的研究表明，应用抗生素后假膜性肠炎的发生率约为23.8%。

二、病因与发病机制

（一）感染

1. 难辨梭状芽孢杆菌感染（clostridium difficile infection，CDI） 是假膜性肠炎最常见的病因，通常是院内获得，但社区获得性病例逐渐上升。难辨梭状芽孢杆菌广泛存在于土壤、水及各种动物和人类尿道、阴道内，体内的或外来侵入的难辨梭状芽孢杆菌过度增殖均可导致假膜性肠炎。该菌自身并无侵袭性，其致病作用主要是通过产生的两种外毒素介导的，包括毒素A（TcdA；308kDa）和毒素B（TcdB；270kDa），其中毒素A是一种以诱发腹泻为特征的肠毒素，毒素B为一种破坏细胞的细胞毒素。毒素A使细胞内环磷酸腺苷（cAMP）增加，回结肠黏膜炎性细胞浸润增多、黏膜出血及绒毛破坏，从而使肠屏障功能受损，结肠内的水及一些离子（如钠、氯等）分泌增多。毒素B直接破坏黏膜细胞，形成坏死、假膜。

2. 金黄色葡萄球菌感染　长期大量应用广谱抗生素后，患者肠道微生态平衡被打破，耐药性金黄色葡萄球菌明显增多，并产生大量外毒素，进而引发假膜性肠炎。

3. 大肠杆菌 O157：H7 感染　大肠杆菌 O157：H7 是一种具有侵袭性的革兰氏阴性杆菌，通常存在于牛、羊和其他动物的胃肠道中，食用未煮熟牛肉可能会致病。大肠杆菌 O157：H7 感染后可附着并破坏肠上皮细胞，然后细菌蛋白和志贺毒素破坏血管系统，导致血性腹泻。结肠损害可从轻度出血性结肠炎到伴有缺血性改变的重度结肠炎。在肠出血性大肠杆菌 O157：H7 感染的患者中，假膜形成是微血管血栓形成引起的结肠缺血或细菌性肠毒素的破坏作用所致。

4. 巨细胞病毒感染　巨细胞病毒是一种普遍存在的人类疱疹病毒，感染常发生于免疫功能低下的患者，如获得性免疫缺陷综合征、长期使用皮质类固醇、炎性肠病、恶性肿瘤或实体器官移植的患者。胃肠道表现可无特异性，患者可出现腹部不适、腹泻或里急后重。假膜性肠炎可能是巨细胞病毒感染的一个特征性表现。内镜检查的常见特征为结肠黏膜溃疡性病变。

5. 其他　在一些病例报道中发现的假膜性结肠炎较少见的感染性原因包括多枝梭菌、产酸克雷伯菌、类志贺邻单胞菌、沙门菌、志贺菌属、耶尔森菌、溶组织内阿米巴、曼氏血吸虫、粪类圆线虫等感染。

（二）化学物质和药物

一些化学物质和药物可以损伤肠道并容易形成假膜。

1. 戊二醛　由于其广泛的抗菌活性，长期以来一直被用来消毒内镜。然而，没有充分冲洗干净的内镜，与结肠黏膜直接接触会产生过敏和化学反应，导致急性自限性结肠炎并形成假膜。

2. 化疗和抗增殖药物　可能通过产生自由基和上调炎性细胞因子对肠道产生损害。结肠黏膜则更易发生溃疡和坏死，形成假膜。顺铂、环孢素 A、多西他赛和氟尿嘧啶均可能引起假膜形成。

3. 非甾体抗炎药　可以损害胃肠道黏膜，虽然胃溃疡更典型，但结肠溃疡和结肠炎也可能发生。此类药物，特别是双氯芬酸和吲哚美辛，单独使用或与环孢素 A 等其他药物联合使用时，可引起假膜性肠炎。

（三）其他结肠炎

1. 白塞病　是一种罕见的免疫介导的小血管炎，通常表现为黏膜溃疡和眼部疾病，可以影响任何器官。白塞病患者在没有难辨梭状芽孢杆菌感染或任何感染性结肠炎的情况下可发生假膜性肠炎。

2. 胶原性结肠炎　是一种显微镜下结肠炎，内镜下表现通常是正常的，而组织学表现是异常的，其特征是固有层中胶原沉积。在诊断为胶原性结肠炎的患者中，越来越多的假膜形成病例被发现。虽然病理生理学机制尚不清楚，但一些学者认为，假膜形成实际上是胶原性结肠炎表现谱的一部分。

3. 炎性肠病　溃疡性结肠炎和克罗恩病与假膜性肠炎相关。在伴有或不伴有难辨梭状芽孢杆菌感染的疾病恶化期间，炎性肠病患者内镜检查时均可以发现假膜。同时，炎性肠病合并巨细胞病毒感染时内镜下也可发现假膜形成。

4. 缺血性结肠炎 有病例报道发现 1 例肠系膜下动脉狭窄导致的缺血性结肠炎，在行乙状结肠镜检查时发现假膜形成。

三、临床表现

本病大多起病急骤，病情发展迅速。

（一）症状

1. 腹泻 是假膜性肠炎最主要的症状，其症状差异性大。轻症患者每天排便 2 ～ 3 次，停止使用抗菌药物后可自行缓解。重症患者可出现水样腹泻，每天排便可超过 30 次。少数患者出现黏液便或脓血样便，排出斑块状假膜甚至假膜管型。

2. 其他消化道症状 包括恶心、呕吐、腹痛等。腹痛可呈胀痛、钝痛，亦可呈痉挛性疼痛，有时腹痛剧烈，多发生于下腹。

3. 全身症状 包括发热、心动过速等。重症患者可出现低血容量、低血压、肾功能不全、感染性休克等。

（二）体征

腹部体征包括腹肌紧张，腹部压痛、反跳痛，肠胀气及肠鸣音减弱等。其他体征包括休克表现如呼吸频率加快、脉搏细速、血压骤降等，脱水征象如皮肤干燥、弹性减退等，以及中毒表现如精神错乱等。

（三）并发症

诊疗不及时或病情危重的患者可能会出现一些严重并发症，如肠穿孔、肠梗阻、中毒性巨结肠等。

四、辅助检查

（一）实验室检查

1. 粪便检查、培养及毒素鉴定 粪便常规检查典型表现为肉眼观察可见粪便中混有假膜，肉眼血便少见。显微镜下观察，可见假膜由纤维素、黏蛋白、脱落的黏膜上皮细胞等组成，白细胞增多。

疑诊病例应送难辨梭状芽孢杆菌培养。确诊需要利用产毒素培养法检测粪便中的产毒型难辨梭状芽孢杆菌，即将粪便标本在厌氧环境中用特殊培养基培养 24 ～ 48h 后进行菌株分类，分离后再培养 48h，然后利用细胞毒性测定法检测毒素 A 和毒素 B。

2. 血常规 白细胞增多（以中性粒细胞增多为主）是假膜性肠炎的一个显著特征，白细胞多在 10000 ～ 20000/mm^3 及以上。

（二）内镜检查

及时进行内镜检查不仅能早期明确诊断，还能判断病变累及范围及严重程度。目前普遍认为，即使在急性期，也应进行内镜检查，但因急性期黏膜多充血水肿，弹性下降，易导致结肠出血或穿孔，操作需要非常谨慎。内镜检查时可出现 3 种病变特征（表 14-1）。

表 14-1　假膜性结肠炎的内镜下表现

	病变特征
早期病变	正常结肠黏膜表面出现散在的微隆于黏膜的充血斑
典型病变	可见散在或密集分布的点状、圆形或椭圆形隆起于黏膜的假膜，重症时假膜可进一步融合成片状甚至出现管型。病变周边绕以红晕，散在病变间可见正常黏膜
修复过程	假膜脱落，黏膜修复出现红色斑，10 天左右可恢复正常，不形成瘢痕

（三）组织病理学检查

组织学表现为黏膜隐窝上皮分泌亢进，隐窝内充塞大量黏液，并可见大量中性粒细胞浸润，隐窝口被坏死脱落的上皮细胞碎片、白细胞、纤维素等形成的假膜阻塞。假膜内偶见革兰氏阳性杆菌。组织学检查可以辅助区分各种原因的假膜性肠炎。

（四）影像学检查

腹部 X 线片可见小肠积气，黏膜水肿、增厚，部分可见肠梗阻表现。结肠气钡双重造影显示肠黏膜紊乱，边缘呈毛刷状、指压迹征，散在的圆形、不规则形充盈缺损，对诊断有一定的参考价值，但有肠穿孔风险，应慎用。超声检查可见肠壁水肿、增厚及疾病伴发的腹水等。CT 扫描可见肠壁增厚、皱襞增粗、肠管扩张、腹水等表现。

五、诊断与鉴别诊断

（一）诊断

危险因素有长期应用抗生素、质子泵抑制剂、化疗药物，以及环境中存在难辨梭状芽孢杆菌和其孢子、年龄在 65 岁及以上、炎性肠病、免疫功能缺陷或低下等，符合上述情况并突然出现腹泻者，均要考虑本病的可能性。

诊断需要结合临床表现及辅助检查结果，符合下述两点才能明确诊断假膜性肠炎：①原因不明的腹泻（每天排便 3 次及以上，粪便不成形），或影像学检查发现中毒性巨结肠或肠梗阻；②产毒型难辨梭状芽孢杆菌阳性或其毒素 A 或毒素 B 检测阳性，或内镜及组织病理学检查考虑假膜性肠炎。

（二）鉴别诊断

本病应注意与溃疡性结肠炎、克罗恩病、缺血性结肠炎、其他感染性结肠炎（如真菌性肠炎及艾滋病结肠炎）等鉴别。

六、治　疗

当临床考虑假膜性肠炎，尤其是怀疑重症或存在并发症时，应及早开展经验性治疗。首先要尽早停用相关抗生素，其他治疗措施有对症支持治疗、调节肠道菌群，严重者给予抗难辨梭状芽孢杆菌抗生素或抗毒素治疗。

（一）停用原有抗菌药物

多数患者在停用相关抗菌药物后能自行缓解。对于必须使用抗菌药物的患者，应考虑更换药物。

（二）对症支持治疗

补液纠正脱水，纠正电解质紊乱及酸碱失衡，补充血浆、人血白蛋白纠正低血容量及低蛋白血症。出现休克时可加用血管活性药物。肾上腺皮质激素可短期小量应用，以改善毒血症症状。

（三）抗难辨梭状芽孢杆菌治疗

一线用药为甲硝唑和万古霉素。

1. 甲硝唑　轻中度假膜性肠炎可选择停用抗菌药物，或口服甲硝唑 500mg，3 次 / 天，10 ~ l4 天。

2. 万古霉素　可用于甲硝唑治疗失败、耐药或过敏者，致病菌为金黄色葡萄球菌的患者，孕妇或哺乳期妇女，成人剂量为 125mg，口服，4 次 / 天，10 ~ 14 天。

3. 非达霉素（fidaxomicin）　是对革兰氏阳性厌氧菌有效的大环内酯类抗生素，与万古霉素疗效相当，非 BI/NAP1/027 菌株感染时应用非达霉素可降低其复发率，可应用于易复发的高危患者（年龄在 65 岁及以上，使用抑酸剂或抗菌药物，合并并发症等）的首次治疗。成人剂量为 200mg，口服，2 次 / 天，10 ~ 20 天。

4. 杆菌肽　体外研究发现，杆菌肽对难辨梭状芽孢杆菌有效，可有效缓解症状，但在灭菌效果方面不如万古霉素。成人剂量为 25000U，口服，4 次 / 天，7 ~ 10 天。

5. 其他抗菌药物　如利福昔明、替考拉宁、雷莫拉宁、硝唑尼特等。一般不推荐常规应用，仅在上述抗生素治疗后无效或有严重不良反应时尝试使用。

（四）微生态制剂治疗

益生菌治疗假膜性肠炎的疗效及机制尚不明确，目前认为可以辅助使用以减少假膜性肠炎的初发和复发，患者普遍对益生菌耐受良好。但其治疗作用目前尚缺乏足够的设计合理、严格对症的临床研究资料，尚需要进一步证实。目前临床常用益生菌有乳酸菌、酵母菌、双歧杆菌、肠球菌、链球菌和芽孢杆菌属，可单独使用，也可联合应用。

（五）粪菌移植治疗

粪菌移植（fecal microbiota transplantation，FMT）是指将健康捐献者粪便中的功能菌群通过灌肠、鼻饲或内镜植入等方法将其定植至患者胃肠道，以重建患者肠道菌群稳态。美国胃肠病学会推荐的适应证如下：①反复发作的假膜性肠炎，尤其是采用万古霉素冲击疗法或缓慢减量治疗无效的患者；②应用万古霉素等标准疗法治疗1周仍无效的中度假膜性肠炎；③标准疗法治疗48h无效的重度或暴发性假膜性肠炎。

（六）其他治疗

1. 抗毒素及抑制毒素吸收治疗 研究表明，抗污泥梭状芽孢杆菌抗毒素可中和难辨梭状芽孢杆菌毒素，国外已将其用于临床。考来烯胺能与毒素结合，促进胆盐吸收而缓解患者腹泻。成人剂量为2～4g，口服，3次/天或4次/天，7～10天。

2. 免疫治疗 静脉滴注丙种球蛋白可用于治疗难辨梭状芽孢杆菌感染，其机制主要为中和难辨梭状芽孢杆菌毒素A。

（七）手术治疗

内科治疗无效或伴发严重并发症时可考虑手术治疗，如改道性回肠造口术或结肠切除。但白细胞计数不能＞50×10^9/L或血乳酸不能＞5mmol/L。

七、预　后

轻型病例在停用抗菌药物后可自愈；重症患者经早期诊断并积极治疗后预后良好；伴发严重并发症（如肠穿孔、肠梗阻、中毒性巨结肠）时病死率显著增加，达16%～22%。约20%的患者在治疗完成后会复发，复发的患者通常会反复发作。多次复发者可考虑粪菌移植或免疫治疗。

第十五章

炎性肠病

一、定义与流行病学

炎性肠病（inflammatory bowel disease，IBD）是一组病因未明的累及胃肠道的慢性非特异性炎症性疾病，包括溃疡性结肠炎（ulcerative colitis，UC）和克罗恩病（Crohn's disease，CD）。

近年来我国发病率呈较快上升趋势，IBD 主要累及青少年，自然病程慢性迁延，有一定的并发症发生率及致残性，影响患者生活质量。目前缺乏特异性诊断手段，需要结合临床表现、实验室检查结果、内镜表现、影像学表现及病理组织学表现进行综合判断。IBD 以内科抗炎及免疫调节治疗为主，外科手术主要用于并发症的治疗。本病易复发，需要长期随访观察。

IBD 的发病率与经济社会发展程度及人种有关。流行病学资料显示，西方国家 IBD 发病率自 20 世纪开始上升，目前 UC 的发病率为（6～15）/10 万，CD 发病率为（6～11）/10 万，IBD 发病率为（12～26）/10 万。同一地域内 IBD 发病率白种人高于黑种人，犹太人高于非犹太人；目前西方国家人群 IBD 患病率估计为 0.75%。20 世纪 50 年代我国开始有少数 IBD 的病例报道，近 30 年病例报道及研究明显增多。2013 年广东省中山市和黑龙江省大庆市的流行病学研究显示 IBD 发病率分别为 3.14/10 万和 1.77/10 万，其中 UC 发病率分别为 2.05/10 万和 1.64/10 万，CD 发病率分别为 1.09/10 万和 0.13/10 万，UC 发病率高于 CD。

IBD 好发于青壮年，CD 发病高峰年龄为 18～35 岁，UC 比 CD 发病高峰年龄大 10 岁左右，本病亦可见于儿童或老年人。发病率无显著性别差异。

二、病因与发病机制

IBD 病因尚未完全阐明，一般认为与环境、遗传及肠道微生物等因素相互作用导致肠道免疫失衡有关。

（一）环境因素

自 20 世纪开始，全球 IBD 发病率呈上升趋势，与工业化程度相关，近 30 年来随着工业化进程，我国 IBD 发病率呈直线增长趋势，提示环境因素发挥了重要作用。至于哪些环境因素发挥了关键作用，目前尚未明了。卫生条件改善、抗生素使用、饮食结构改变及母乳喂养减少等都可能与 IBD 发病有关。

（二）遗传因素

IBD 发病具有遗传倾向。IBD 患者一级亲属发病率显著高于普通人群，同卵双胎显著高于异卵双胎。研究发现，200 多个基因位点与 IBD 相关，在高加索人中发现某些基因（如编码细胞内细菌产物受体蛋白的 *NOD2/CARD15*）突变与 IBD 发病密切相关，但尚未发现与我国 IBD 发病密切相关的基因，反映了不同种族、人群遗传背景有所不同。

（三）肠道微生态

IBD 患者的肠道微生态与正常人不同，表现为肠道菌群的多样性及丰度下降，某些细菌如厚壁菌门和拟杆菌门减少，而致病性大肠杆菌、梭菌属增加。

（四）免疫失衡

各种因素引起 Th1、Th2 及 Th17 炎症通路激活，而抗炎 Treg 通路下调，促炎因子如 IL-1、IL-6、IL-8、TNF-α、IFN-γ 等分泌增多，其与抗炎因子如 IL-10、PGE_2 之间的平衡被打破，导致肠道黏膜屏障功能受损。

综上，IBD 的发病机制可概括如下：环境因素作用于遗传易感者，在肠道微生物参与下，引起肠道免疫功能失衡，损伤肠黏膜屏障，导致肠黏膜持续炎症损伤。

第一节　溃疡性结肠炎

溃疡性结肠炎（UC）可发生于任何年龄，最常发生于青壮年，我国发病高峰为 20 ～ 49 岁，亦可见于儿童或老年人。男女发病率无明显差别。近年我国 UC 发病率上升，患病人数明显增加，以轻中度患者为主。

一、临床表现

UC 的主要症状为慢性腹泻、黏液脓血便及腹痛。患者多为亚急性起病，少数患者可表现为急性起病。病程呈慢性经过，发作与缓解交替出现，少数患者症状持续并逐渐加重。

（一）消化系统表现

1. 腹泻和黏液脓血便　是活动期的主要临床表现。大便次数及便血程度与病情严重程度相关，轻者排便 2 ～ 3 次 / 天，无便血或仅有少量便血；严重者每天排便次数可超过 10 次，明显黏液脓血便，甚至大量便血。

2. 腹痛　轻至中度腹痛，以左下腹或下腹隐痛为主，亦可累及全腹。常有里急后重，便后腹痛缓解。重者如并发中毒性巨结肠或并发肠穿孔炎症波及腹膜，可有持续剧烈腹痛。

3. 其他症状　可有腹胀、食欲减退、恶心、呕吐等消化道症状。

4. 体征　轻中度患者仅有左下腹轻压痛，有时可触及包块（痉挛的降结肠或乙状结肠）。重度患者可有明显压痛。若出现腹膜刺激征如腹肌紧张、反跳痛、肠鸣音减弱等体征，应注意中毒性巨结肠、肠穿孔等并发症。

（二）全身表现

1. 发热　中重度活动期患者呈低至中度热，高热多提示严重感染或存在并发症。

2. 营养不良　病程长、病情严重者可出现消瘦、贫血、脱水及电解质紊乱、低白蛋白血症等临床表现。

（三）肠外表现

有两大类型：①肠外表现与疾病本身活动程度相关，如巩膜外层炎、前葡萄膜炎、复发性口腔溃疡、外周关节炎、结节性红斑、坏疽性脓皮病等，这些肠外表现可随着肠道症状好转而改善；②肠外表现与疾病本身活动程度不相关，如强直性脊柱炎、骶髂关节炎及原发性胆汁性胆管炎等，可与 UC 共存，但与 UC 本身的病情变化关系不大。

（四）临床分型

按其病程、严重程度及病变范围进行综合分型。

1. 临床类型　①初发型，指无既往史的首次发作；②慢性复发型，临床上最多见，指首次发作缓解后再次出现症状，常表现为发作期与缓解期交替。

2. 病变范围　推荐采用蒙特利尔分型，分为直肠炎（E1，局限于直肠，未达乙状结肠）、左半结肠炎（E2，累及脾曲以远）及广泛结肠炎（E3，累及脾曲以近乃至全结肠）。

3. 疾病分期　分为活动期与缓解期。活动期按严重程度分为轻、中、重度。推荐采用改良 Truelove 和 Witts 分型标准，轻度指排便＜ 4 次 / 天，便血轻或无，脉搏正常，无发热及贫血，红细胞沉降率＜ 20mm/h。重度指腹泻≥ 6 次 / 天，明显血便，体温＞ 37.8℃、脉搏＞ 90 次 / 分，血红蛋白＜ 75% 正常值，红细胞沉降率＞ 30mm/h。中度介于轻度与重度之间。

4. 肠外表现和并发症　包括关节损伤（如脊柱关节炎）、皮肤黏膜表现（如结节性红斑）、眼部病变（如虹膜炎）、肝胆疾病（如原发性胆汁性胆管炎）、血栓栓塞性疾病。

二、并　发　症

1. 中毒性巨结肠（toxic megacolon）　约 5% 的重症 UC 患者可出现，常因低钾血症、钡剂灌肠、使用抗胆碱能药物或阿片类制剂而诱发。

临床表现为病情急剧恶化，毒血症明显，高热，脱水及电解质紊乱，查体可见肠型、腹部压痛，听诊肠鸣音消失。腹部 X 线片可见结肠扩大，结肠袋消失。

中毒性巨结肠易并发急性肠穿孔，继发腹膜炎，预后差。

2. 癌变　多见于广泛结肠炎、病程超过 10 年者。有研究认为病程＞ 20 年的患者发生结肠癌风险较正常人高 10 ～ 15 倍。

3. 其他并发症　肠穿孔多与中毒性巨结肠有关；结肠大出血发生率约为 3%；肠梗阻少见，发生率远低于 CD。

三、辅 助 检 查

（一）血液检查

活动期可出现贫血、周围白细胞计数增加、红细胞沉降率增快及血 C 反应蛋白（CRP）浓度升高。重度患者可出现低白蛋白血症及电解质紊乱。怀疑合并巨细胞病毒（cytomegalovirus，CMV）感染时，可行血清 CMV IgM 及 DNA 检测。

（二）粪便检查

肉眼观常有黏液脓血，镜检见红细胞和脓细胞。粪钙卫蛋白升高提示肠黏膜炎症处于活动期。应注意通过粪便病原学检查排除感染性结肠炎。怀疑合并难辨梭状芽孢杆菌感染时可利用细菌培养、毒素检测及核苷酸 PCR 等方法证实。

（三）结肠镜检查

结肠镜检查是本病诊断与鉴别诊断的最重要手段。检查时，应尽可能观察全结肠及末段回肠，确定病变范围，必要时多点取材活检。UC 内镜下呈连续性、弥漫性分布，从直肠开始逆行向近端扩展。黏膜改变表现如下：①血管纹理模糊、紊乱或消失；②黏膜充血水肿、质脆，可见自发性或接触性出血及脓性分泌物附着；③病变明显处见糜烂和溃疡性病灶；④伴有 CMV 感染时，可见不规则、深凿样或纵行溃疡；⑤慢性病变见炎性息肉及黏膜桥，结肠变形缩短、狭窄，结肠袋变浅、变钝或消失。

（四）黏膜活检

建议多段、多点取材。活动期：①固有层弥漫性、急慢性炎性细胞浸润，尤其是上皮细胞间有中性粒细胞浸润（隐窝炎、隐窝脓肿）；②隐窝结构改变，隐窝不规则、分支、出芽、紊乱，杯状细胞减少；③黏膜表面溃疡及肉芽组织。隐窝基底部浆细胞增多被认为是 UC 早期特征。

（五）X 线钡剂灌肠

X 线钡剂灌肠不作为首选检查方法，可作为结肠镜检查有禁忌证或不能完成全结肠检查时的补充。重度患者不宜做钡剂灌肠检查，以免加重病情或诱发中毒性巨结肠。主要 X 线征如下：①黏膜粗乱和（或）颗粒样改变；②管壁边缘毛糙呈毛刺状或锯齿状改变，可见小龛影；③肠管缩短，结肠袋消失，肠壁变硬，呈铅管状。

四、诊断与鉴别诊断

UC 缺乏诊断的金标准，主要结合临床表现、实验室检查，以及影像学、内镜和组织病理学表现进行综合分析，在排除感染性和其他非感染性结肠炎（如缺血性肠炎、放射性肠炎、结直肠癌等）的基础上做出诊断。

诊断要点：①具有上述典型临床表现者为临床疑诊；②同时具备上述结肠镜和（或）放射影像学特征者，可临床拟诊；③如再具备黏膜活检和（或）手术切除标本组织病理学特征，可以确诊；④初发病例如临床表现、结肠镜检查和活检组织学改变不典型者，暂不确诊 UC，应在一定时间（一般 6 个月）后进行内镜及病理组织学复查，根据病情变化再做出诊断。

一个完整的诊断应包括临床类型、严重程度、病变范围、疾病分期及并发症。诊断举例：UC（慢性复发型、左半结肠、活动期、中度）。

UC 需要与下列疾病鉴别。

1. 感染性肠炎　各种细菌如志贺菌、沙门菌等感染，可引起腹泻、黏液脓血便、里急后重等症状，易与 UC 混淆。粪便致病菌培养可分离出致病菌，抗生素可治愈。

2. 阿米巴肠炎　病变主要侵犯右侧结肠，溃疡较深，边缘潜行，溃疡间的黏膜多正常。粪便或结肠镜取溃疡渗出物可找到溶组织阿米巴滋养体或包囊，血清抗阿米巴抗体阳性，抗阿米巴治疗有效。

3. 血吸虫病　有疫水接触史，常伴有肝脾大，粪便检查可发现血吸虫卵，孵化毛蚴阳性。急性期直肠镜检可见黏膜黄褐色颗粒，活检黏膜压片或组织病理学检查发现血吸虫卵。血清血吸虫抗体阳性。

4. CD　与 CD 的鉴别要点见表 15-1。少数情况下，临床会遇到局限于结肠的炎症改变，通过内镜及组织学检查仍难以鉴别 UC 与 CD 者，可诊断为结肠炎分型待定（colitis unclassified），并进行随访。如手术切除全结肠后组织学检查仍不能鉴别，则诊断为未定型结肠炎（indeterminate colitis）。

表 15-1　UC 与结肠 CD 的鉴别

	UC	结肠 CD
症状	脓血便多见	脓血便较少见
病变分布	连续性	节段性
直肠受累	绝大多数	少见
肠腔狭窄	少见，中心性	多见，偏心性
溃疡及黏膜	溃疡表浅，黏膜弥漫性充血水肿，颗粒状，脆性增加	纵行溃疡，黏膜呈鹅卵石样，病变间的黏膜正常
组织学	固有膜全层弥漫性炎症、隐窝脓肿、隐窝结构明显异常、杯状细胞减少	裂隙状溃疡、非干酪性肉芽肿、黏膜下层淋巴细胞聚集

5. 结直肠癌　直肠癌患者直肠指诊常可触到肿块，结肠镜及活检可确诊。须注意 UC 也可发生结肠癌变。

6. 肠易激综合征　结肠镜检查无器质性病变证据。

7. 其他　本病需要与其他感染性肠炎（如抗生素相关性肠炎包括假膜性肠炎、肠结核、真菌性肠炎等）、非感染性肠炎 [如嗜酸细胞性肠炎、缺血性结肠炎、放射性肠炎、胶原性结肠炎、结肠息肉病、结肠憩室炎及人类免疫缺陷病毒（HIV）感染合并的结肠炎]、系统性疾病（如白塞病、过敏性紫癜）累及肠道等鉴别。

五、治 疗

治疗目标是诱导并维持症状缓解及黏膜愈合，防治并发症。应根据病情严重程度、病变部位及既往用药情况选择合适的治疗药物。

（一）控制炎症反应

1. 氨基水杨酸制剂 包括 5- 氨基水杨酸（5-ASA）制剂和柳氮磺吡啶（SASP），用于轻中度 UC 的诱导缓解及维持治疗。诱导治疗期 5-ASA 3 ～ 4g/d 口服，症状缓解后相同剂量或减量维持治疗，但不少于 2g/d。5-ASA 灌肠剂适用于病变局限于直肠及乙状结肠者，栓剂适用于病变局限于直肠者。口服及局部用药可根据情况联合采用。SASP 疗效与 5-ASA相似，但不良反应远较 5-ASA 多见。

2. 糖皮质激素 是重度患者的首选治疗药物，也用于对氨基水杨酸制剂疗效不佳的中度患者。口服泼尼松 0.7 ～ 1mg/（kg·d），重度患者可根据具体情况先给予静脉滴注，如氢化可的松 200 ～ 300mg/d 和甲泼尼龙 40 ～ 60mg/d。症状好转后再改为甲泼尼龙口服。糖皮质激素只用于活动期的诱导缓解，症状控制后应予以逐渐减量至停药，不宜长期使用。减量期间加用免疫抑制剂或 5-ASA 维持治疗。

激素无效指使用糖皮质激素 [剂量相当于泼尼松 0.75mg/（kg·d）] 治疗超过 4 周，疾病仍处于活动期。激素依赖指糖皮质激素治疗后：①虽能取得临床症状缓解，但激素治疗 3 个月后，泼尼松仍不能减量至 10mg/d；②在停用激素 3 个月内复发。

重度 UC 静脉应用激素治疗无效时，可静脉应用环孢素 2 ～ 4mg/（kg·d）作为补救治疗，大部分患者可取得暂时缓解而避免紧急手术。近年来生物制剂在重度 UC 的诱导缓解及补救治疗方面取得进展，研究结果提示疗效与环孢素相当。

3. 免疫抑制剂 用于 5-ASA 维持治疗疗效不佳、症状反复发作及激素依赖者的维持治疗。由于其起效慢，不单独作为活动期诱导治疗。常用制剂有硫唑嘌呤及 6- 巯基嘌呤，常规剂量分别是 1.5 ～ 2.5mg/（kg·d）及 0.75 ～ 1.5mg/（kg·d），常见不良反应有胃肠道症状及骨髓抑制，使用期间应定期监测血白细胞计数。有条件者使用前应先检测与硫唑嘌呤代谢相关的基因 *NUDT15*，如为杂合子变异，应减少剂量，并严密监测骨髓抑制不良反应；如为纯合子变异，则应避免使用。对本类药物不耐受者可选用甲氨蝶呤。维持治疗的疗程根据具体病情决定，目前资料显示硫唑嘌呤维持治疗 4 年不良事件没有明显增加。

4. 生物制剂 阻断炎性肠病发病相关炎症通路关键靶点的各种单克隆抗体，近年来广泛用于 IBD 的治疗。

英夫利西单抗（infliximab，IFX）是抗肿瘤坏死因子（TNF）-α 人鼠嵌合体 IgG1 单克隆抗体，通过结合可溶性和跨膜性 TNF-α 而抑制炎症，用于传统治疗效果不佳、不耐受或有禁忌的中重度活动性 UC 或活动性 UC 伴突出肠外表现（如关节炎、坏疽性脓皮病、结节性红斑等）者。急性重度溃疡性结肠炎（acute severe ulcerative colitis，ASUC）患者在使用足量静脉激素治疗 3 ~ 5 天无效时，可考虑转换为 IFX 治疗。阿达木单抗（adalimumab，ADA）是全人源化抗 TNF-α 单克隆抗体，国外研究结果提示其对 UC 的诱导缓解及维持治疗有效，但迄今为止该药在我国没有 UC 的适应证。

维多珠单抗（vedolizumab）是重组人源化 IgG1 单克隆抗体，通过特异性抑制 α4β7 整合素与肠道血管内皮细胞表达的黏膜地址素细胞黏附分子 1（MAdCAM-1）结合，阻止 T 细胞从血管迁移到肠黏膜，以减轻肠道局部炎症反应，用于 UC 的诱导缓解及维持治疗。

乌司奴单抗（ustekinumab，UST）是全人源化 IgG1 单克隆抗体，通过结合白介素 12/23（IL-12/23）共同亚基 p40，抑制下游的 Th1 和 Th17 等效应通路，从而达到治疗 IBD 的作用。国外研究结果提示其对 UC 的诱导缓解及维持治疗有效，但迄今为止该药在我国没有 UC 的适应证。

5. 小分子口服药　JAK 抑制剂可选择性抑制 JAK 激酶，阻断由细胞因子刺激的 JAK-STAT 通路，从而抑制炎症反应，临床研究结果显示该药治疗 UC 有效，但我国尚未批准将其用于 UC 治疗。

6. 粪菌移植　通过将健康人粪便中的功能菌群移植至患者肠道内，重建新的肠道菌群。研究结果提示，其对 UC 有一定的治疗作用，但目前仍未将其用于临床常规治疗。

（二）对症治疗

维持水、电解质平衡稳定，对于病情严重的患者，应暂时禁食并接受全胃肠外营养治疗。针对严重贫血患者进行成分输血，低白蛋白血症患者应补充白蛋白。

对症治疗时应慎用抗胆碱药物或止泻药，如地芬诺酯（苯乙哌啶）或洛哌丁胺。重症患者禁用，避免诱发中毒性巨结肠。

不建议常规使用抗生素治疗。如重症患者出现继发感染，应静脉使用广谱抗生素积极治疗。

难辨梭状芽孢杆菌及巨细胞病毒感染常发生于长期使用激素或免疫抑制剂的患者，导致症状复发或加重，应及时检测及治疗。

（三）手术治疗

紧急手术指征：并发大出血、肠穿孔及中毒性巨结肠经积极内科治疗无效者。择期手术指征：①并发结直肠癌变；②内科治疗效果不理想、药物不良反应大不能耐受、严重影响患者生活质量者。一般采用全结肠切除加回肠肛门储袋吻合术。

（四）患者教育

（1）让患者充分了解疾病的性质、病程及特点，对配合治疗非常重要。

（2）活动期患者应充分休息，重度患者可给予流质或半流饮食，病情好转后改为富营养、少渣饮食。

（3）按医嘱服药及定期随访，不擅自停药或改变药物剂量。

六、预　后

本病呈慢性过程，大部分患者反复发作。轻度及长期缓解者预后较好，慢性持续活动或频繁复发者预后较差。有并发症如严重感染、中毒性巨结肠者预后不良。近年由于治疗水平提高，病死率已明显下降。

病程 8～10 年以上的广泛结肠炎和病程 15 年以上的左半结肠炎患者，应行监测性结肠镜检查，视具体情况每 1～2 年进行 1 次。

第二节　克罗恩病

克罗恩病（CD）是一种慢性炎性肉芽肿性疾病，从口腔至肛门全消化道均可受累，但多见于回肠末段和邻近结肠，病变呈节段性分布。本病以腹痛、腹泻、体重减轻为主要临床表现，常伴有发热、疲乏等全身表现，肛周脓肿或瘘管等局部表现，以及皮肤、关节、口腔黏膜、眼等肠外损害。本病青少年多见，我国发病高峰年龄为 18～35 岁，男性略多于女性。

一、临　床　表　现

CD 发病隐匿，病情进展缓慢，从早期症状到确诊可能需要数月至数年的时间。本病呈慢性病程，活动期和缓解期交替，少数急性起病。本病临床表现十分复杂，与患者的临床类型、病变部位、病程及并发症相关。主要临床表现为腹痛、腹泻和体重减轻。

（一）消化系统表现

1. 腹痛　为最常见症状，多位于右下腹或脐周，间歇性发作。体格检查常有腹部压痛，部位多在右下腹。出现持续性腹痛和明显压痛提示炎症波及腹膜或腹腔内脓肿形成。

2. 腹泻　粪便多为糊状，可有血便，腹泻较 UC 少见。病变累及结肠远端或近肛门直肠者可有黏液血便及里急后重。

3. 腹部包块　多位于右下腹与脐周，见于 10%～20% 的患者，为肠粘连、肠壁增厚、肠系膜淋巴结肿大、内瘘或局部脓肿形成所致。

4. 瘘管形成　是 CD 特异性临床表现，因炎症穿透肠壁全层累及肠外组织或器官所致。其分为内瘘和外瘘，前者可通向其他肠段、泌尿系统（膀胱、输尿管、肾盂）、生殖系统（阴道）和腹膜后等处，后者通向腹壁或肛周、外阴。肠-肠瘘形成可致腹泻加重及营养不良。肠瘘通向其他器官或组织因粪便污染可致继发性感染。

5. 肛门周围病变　包括肛瘘、肛周脓肿及肛裂等，可为本病的首发症状。

（二）全身表现

1. 发热　与肠道炎症活动及继发感染有关。间歇性中低热常见，出现高热时应注意合并感染或脓肿形成。

2. 营养障碍　由慢性腹泻、食欲减退及慢性消耗等因素所致。主要表现为体重减轻，可有贫血、低蛋白血症和维生素缺乏等表现。青少年患者可见生长发育迟缓。

（三）肠外表现

本病肠外表现类似于 UC，但发生率较高，以口腔黏膜溃疡、皮肤结节性红斑、关节炎及眼病较为常见。

（四）临床分型

临床分型有助于全面评估病情和判断预后，制订治疗方案。

1. 临床类型　根据疾病行为（behaviour）可分为非狭窄非穿透型（B1）、狭窄型（B2）和穿透型（B3）及伴有肛周病变（P）。各型可有交叉或互相转化。

2. 病变部位（location）　可分为回肠末段（L1）、结肠（L2）、回结肠（L3）和上消化道（L4）。

3. 严重程度　根据主要临床表现的程度及并发症计算 CD 活动指数（crohn disease activity index，CDAI），用于区分疾病活动期与缓解期、估计病情严重程度（轻、中、重）和评定疗效。CDAI 计算比较复杂，通常用于研究。临床比较常用的是简化的 CDAI，即 Harvey-Bradshow 标准，见表 15-2。

表 15-2　简化 CDAI 算法

临床表现	0分	1分	2分	3分	4分
一般情况	好	稍差	差	不良	极差
腹痛	无	轻	中	重	—
腹部包块	无	可疑	确定	伴触痛	—
腹泻	每天每 1 次稀便计 1 分				
肠外表现或并发症	关节痛、虹膜炎、结节性红斑、坏疽性脓皮病、口腔溃疡、肛裂、脓肿及新出现的瘘管，每一种计 1 分				

注：判断标准如下。≤4分为缓解期，5～7分为轻度活动期，8～15分为中度活动期，≥16分为重度活动期。

二、并　发　症

肠梗阻最常见，其次是腹腔脓肿，急性穿孔或大量便血相对少见。炎症迁延不愈者癌变风险增加。

三、辅　助　检　查

1. 实验室检查　详见本章第一节。

2. 内镜检查　结肠镜应作为 CD 的常规首选检查，镜检应达末端回肠。镜下一般表现为节段性、非对称性黏膜炎症，其中特征性表现为非连续性病变、纵行溃疡和鹅卵石样外观。胶囊内镜适用于怀疑小肠 CD 者，检查前应先排除肠腔狭窄，以免增加胶囊滞留的风险。小肠镜适用于病变局限于小肠，其他检查手段无法诊断，特别是需要取活组织检查者。

3. 影像学检查　CT 或磁共振肠道显像（CTE/MRE）可反映肠壁的炎症改变、病变分布的部位和范围、是否有狭窄，以及肠腔外并发症如瘘管形成、腹腔脓肿或蜂窝织炎等，可作为小肠 CD 的常规检查。活动期 CD 典型的 CTE（或 MRE）表现为肠壁明显增厚、肠黏膜明显强化伴肠壁分层改变，黏膜内环和浆膜外环明显强化，呈"靶征"或"双晕征"；肠系膜血管增多、扩张、扭曲，呈"木梳"征；相应系膜脂肪密度增高、模糊；肠系膜淋巴结肿大等。MRE 对肠壁纤维化的诊断优于 CTE，肛周 MRI 有助于确定肛周病变的部位和范围、了解瘘管类型及其与周围组织的解剖关系。

胃肠钡剂造影及钡剂灌肠检查阳性率比较低，已被内镜检查及 CTE/MRE 所代替。对于条件有限的单位，其仍可作为 CD 的检查手段，可见肠黏膜皱襞粗乱、纵行溃疡或裂沟、"鹅卵石"征、假性息肉、多发性狭窄或肠壁僵硬、瘘管形成、肠管假憩室样扩张等征象，病变呈节段性分布。

腹部超声检查对发现瘘管、脓肿和炎性包块具有一定的价值，可用于指导腹腔脓肿的穿刺引流。腹部超声作为一种方便的无创检查方法，在 CD 疗效评价及随访监测方面的价值值得进一步研究。

四、诊断与鉴别诊断

对于慢性起病，反复腹痛、腹泻、体重减轻，特别是伴有肠梗阻、腹部压痛、腹部肿块、肠瘘、肛周病变、发热等表现者，临床应考虑本病。世界卫生组织提出的 CD 诊断要点列于表 15-3。对于初诊的不典型病例，应通过随访观察，逐渐明确诊断。

表 15-3　CD 诊断要点

		临床	影像	内镜	活检	切除标本
1	非连续性或节段性病变		+	+		+
2	鹅卵石样黏膜或纵行溃疡		+	+		+
3	全壁性炎性反应改变	+（腹部肿块）	+（狭窄）	+（狭窄）		+
4	非干酪性肉芽肿				+	+
5	裂沟、瘘管	+	+			+
6	肛门部病变	+			+	+

注：具有上述 1、2、3 者为疑诊；再加上 4、5、6 三者之一可确诊；具备第 4 项者，只要再加上 1、2、3 三者之二亦可确诊。

CD 需要与各种肠道感染性或非感染性炎症疾病及肠道肿瘤鉴别；急性发作时须除外阑尾炎；慢性过程中常需要与肠结核及肠淋巴瘤等鉴别；病变仅累及结肠者应与 UC 鉴别。

（一）肠结核

以下情况应考虑肠结核可能：①中青年患者有肠外结核证据，主要是肺结核。②有腹痛、腹泻、便秘等消化道症状；右下腹压痛、腹部肿块或原因不明的肠梗阻，伴有发热、盗汗等结核毒血症状。③X 线钡剂检查发现跳跃征、溃疡、肠管变形和肠腔狭窄等征象。④结肠镜检查发现主要位于回盲部的炎症、溃疡、炎症息肉或肠腔狭窄。⑤结核菌素试验强阳性或 γ- 干扰素释放试验阳性。如肠黏膜病理活检发现干酪性肉芽肿，具有确诊意义；活检组织中找到抗酸杆菌有助于诊断。对于高度怀疑肠结核的病例，如抗结核治疗数周内（2 ~ 6 周）症状明显改善，2 ~ 3 个月后肠镜检查病变明显改善或好转，可做出肠结核的临床诊断（表 15-4）。

表 15-4　肠结核与克罗恩病的鉴别

	肠结核	克罗恩病
肠外结核	多见	一般无
病程	复发不多	病程长，缓解与复发交替
瘘管、腹腔脓肿、肛周病变	少见	可见
病变节段性分布	常无	有
溃疡形状	常呈环形，浅表而不规则	多呈纵行，裂隙状
结核菌素试验	强阳性	阴性或阳性
抗结核治疗	症状改善，肠道病变好转	无明显改善，肠道病变无好转
组织病理		
抗酸杆菌	可有	无
干酪性肉芽肿	可有	无

（二）肠淋巴瘤

临床表现为非特异性胃肠道症状，如腹部包块、腹痛、体重减轻、肠梗阻、消化道出血等较为多见，发热少见，与 CD 鉴别有一定困难。如 X 线检查见一肠段内广泛侵蚀、呈较大的指压痕或充盈缺损，超声或 CT 检查显示肠壁明显增厚、腹腔淋巴结肿大，有助于淋巴瘤诊断。淋巴瘤一般进展较快。小肠镜下活检或必要时手术探查可获病理确诊。

（三）溃疡性结肠炎

鉴别要点见本章第一节表 15-1。

（四）急性阑尾炎

急性阑尾炎时腹泻少见，常有转移性右下腹痛，压痛限于麦氏点，血常规检查白细胞计数升高更为显著，可资鉴别，但有时需要开腹探查才能明确诊断。

（五）其他

其他如血吸虫病、阿米巴肠炎、其他感染性肠炎（如耶尔森菌、空肠弯曲菌、难辨梭状芽孢杆菌等感染）、白塞病、药物性肠病（如非甾体抗炎药所致肠病）、嗜酸细胞性胃肠炎、缺血性肠炎、放射性肠炎、胶原性结肠炎、各种肠道恶性肿瘤及各种原因引起的肠梗阻，在鉴别诊断中均需要考虑。

五、治 疗

CD 治疗目标为诱导和维持缓解，预防并发症，提高生活质量。治疗的关键环节是黏膜愈合。通常需要药物维持治疗以预防复发。

（一）控制炎症反应

1. 活动期

（1）氨基水杨酸类：对 CD 疗效有限，仅适用于病变局限于回肠末段或结肠的轻症患者。如症状不能控制、疾病进展，应及时改用其他治疗方法。

（2）糖皮质激素：对控制疾病活动有较好疗效，适用于各型中重度患者及对 5-ASA 无效的轻度患者。部分患者表现为激素无效或依赖，对这些患者应考虑加用免疫抑制剂。病变局限于回肠末端、回盲部或升结肠的轻中度患者，可考虑应用局部作用的激素布地奈德，口服剂量为 3mg/ 次，3 次 / 天。

（3）免疫抑制剂：硫唑嘌呤或巯嘌呤适用于激素治疗无效或对激素依赖的患者，标准剂量为硫唑嘌呤 1.5 ～ 2.5mg/（kg·d）或巯嘌呤 0.75 ～ 1.5mg/（kg·d），该类药物显效需要 3 ～ 6 个月。不良反应主要是白细胞减少等骨髓抑制表现，应用时应严密监测。对硫唑嘌呤或巯嘌呤不耐受者可试换用甲氨蝶呤。

（4）抗菌药物：主要用于并发感染的治疗，如合并腹腔脓肿或肛周脓肿的治疗，在充分引流的前提下使用抗生素。常用的有硝基咪唑类及喹诺酮类药物，也可根据药敏试验结果选用抗生素。

（5）生物制剂：近年针对 IBD 炎症通路的各种生物制剂在治疗 IBD 时取得良好疗效。抗 TNF-α 单克隆抗体如英夫利昔单抗（IFX）及阿达木单抗（ADA）对传统治疗无效的活动性 CD 有效，可用于 CD 的诱导缓解与维持治疗。其他生物制剂如阻断淋巴细胞迁移的维多珠单抗（vedolizumab）及拮抗 IL-12/IL-23 与受体结合的乌司奴单抗（UST）也被证实有良好疗效。

（6）全肠内营养：对于常规药物治疗效果欠佳或不能耐受者，特别是青少年患者，全肠内要素饮食对控制症状、减轻炎症反应有帮助。

2. 缓解期 糖皮质激素不用于维持治疗。5-ASA 仅用于症状轻且病变局限 CD 的维持治疗。硫唑嘌呤或巯嘌呤是常用的维持治疗药物，剂量与活动期相同。使用生物制剂取得缓解者，推荐继续使用同一生物制剂维持治疗，也可在病情缓解后改用免疫抑制剂维持治疗。维持缓解治疗时间目前仍没有定论，根据具体情况而定。维持临床症状缓解、内镜下黏膜愈合及炎症指标正常有利于降低复发率、减少并发症及提高患者生活质量。

（二）对症治疗

纠正水、电解质紊乱；贫血者可输血，低蛋白血症者输注血清白蛋白。重症患者酌情采用要素饮食及营养支持治疗。全肠内要素饮食除营养支持外还有助于诱导缓解。

腹痛、腹泻患者必要时可酌情使用抗胆碱能药物或止泻药，合并感染者静脉给予广谱抗生素。

（三）手术治疗

因手术后复发率高，故手术适应证主要是存在并发症者，包括肠梗阻、腹腔脓肿、急性穿孔、不能控制的大量出血及癌变患者。瘘管的治疗比较复杂，需要内外科医生密切配合，根据具体情况选择个体化的治疗方法，包括内科治疗与手术治疗。对于病变局限且已经切除者，术后可定期随访。大多数患者需要使用药物预防复发，常用药物为硫唑嘌呤或巯嘌呤。对于易复发的高危患者，可考虑使用生物制剂。预防性用药推荐在术后2周开始，维持临床缓解及黏膜愈合对降低术后复发率有重要作用。

（四）患者教育

患者必须戒烟，因为吸烟与CD不良预后密切相关。其余注意事项同本章第一节。

六、预　　后

本病自然病程大多呈反复发作、迁延不愈的慢性过程，部分患者在病程中因出现并发症而需要手术治疗，少数患者可自行缓解。恰当的诱导及维持治疗可以缓解患者症状，减少并发症，使患者恢复正常生活。

第十六章

缺血性肠病

一、定义与流行病学

缺血性肠病（ischemic bowel disease）是由多种原因引起肠道血管发生病变或血液供应缺乏，导致肠壁缺血、缺氧，组织损伤，并能够产生相关临床表现的一类疾病，是最常见的胃肠道血管障碍性病变。病变可发生于任何肠段，轻者可表现为可逆肠绞痛或局灶缺血性肠炎，严重者可发生肠坏疽、肠穿孔甚至急性肠梗死。

缺血性肠病可分为小肠缺血和结肠缺血，2000 年美国胃肠病学会将其划分为三类，即急性肠系膜缺血（acute mesenteric ischemia，AMI）、慢性肠系膜缺血（chronic mesenteric ischemia，CMI）和缺血性结肠炎（ischemic colitis，IC），此分类是目前临床上最常用的分类。AMI 是指发生急性肠系膜动、静脉栓塞或血液循环压力降低，引起肠系膜内血量减少，不足以维持相关器官代谢需求而引起的疾病。CMI 是指肠系膜动脉狭窄或闭塞导致肠道慢性或持续性低灌注引起的疾病。IC 是指结肠供血量减少，影响正常细胞代谢功能，从而导致肠道发生缺血性损伤，可逆的损伤包括结肠上皮下出血或水肿、结肠炎，一般情况下，结肠发生的病变在数天内可以自行恢复；而不可逆的损伤包括狭窄、坏疽及暴发性结肠炎等。

缺血性肠病最早于 1960 年被首次提出，但仍缺乏人口相关的流行病学研究，对于该病的发病率、死亡率等流行病学特征，难以进行准确评估。在 20 世纪 70～80 年代瑞典一项 23 446 例人口流行病学报道中，尸检或术中诊断出缺血性肠病的总体发病率预估为 12.9/（10 万人·年），由结肠缺血引起的直接死亡率为 1.7/（10 万人·年），死亡年龄为 54～103 岁，平均年龄为 78 岁，男女比例为 1∶1.04。近年来，随着高血压、冠心病、糖尿病等慢性代谢性疾病的患病率增加，同时人口老龄化加重，传统饮食结构有所改变，高危人群的数量不断上升，该病的发病率也明显升高。在缺血性肠病中，AMI 常发生于 70 岁以上的老年人，该人群的发病率呈指数式上升，死亡率超过 50%。CMI 常在 60 岁以上的女性多见，男女性别比为 1∶3，当 CMI 进展为 AMI 时，死亡率明显升高，一般在 50% 以上。在缺血性肠病中 IC 最为常见，约占 50%，IC 的发病率约为 16/（10 万人·年），死亡率为 4%～12%，老年人群中 IC 多见，且随着年龄增长，其发病率也有所增加。

二、病因与发病机制

肠道缺血的解剖基础：肠道的动脉血液供应主要来自腹腔动脉和肠系膜上、下动脉。小肠、右半结肠及横结肠血液由肠系膜上动脉负责供应，而左半结肠血供来自肠系膜下动脉。直肠因双重血供通常不易发生缺血，而结肠的血供来自终末血管，低灌注时容易发生缺血损害。结肠因其解剖结构的特殊性，存在两个易缺血区，即结肠脾曲和直肠乙状结肠交界处，这两个分水岭区域最容易缺血。

本病病因与发病机制尚不完全明确，主要与以下三方面相关。

（1）血管病变：动脉粥样硬化性疾病可使血管腔狭窄，形成微小血栓，更容易受血流动力学的影响，从而使肠壁发生缺血损害。部分免疫性疾病如系统性红斑狼疮、抗中性粒细胞胞质抗体（ANCA）相关性血管炎等，可导致血管炎，从而引起 IC。除此之外，结肠系膜静脉硬化病可引起肠系膜静脉钙化以致血管腔狭窄或闭塞，肿瘤侵犯、淀粉样变等累及结肠血管、造成外压性狭窄，也可引起 IC。

（2）血流量不足：低灌注状态或有效循环血量不足时，结肠灌注压下降，可导致结肠血供减少，从而诱发 IC，如急性心肌梗死、心力衰竭、短期内大量脱水失液、感染性休克等情况。结合相关文献报道，当全身循环血流量下降或局部肠系膜血管解剖或功能异常导致结肠血流量下降时，肠道血管压力低于 40mmHg，可引起结肠缺血损害。

（3）血液高凝状态：血液高凝状态下，所形成的大量微血栓会阻塞毛细血管，造成缺血，其原因有基因缺陷，如蛋白 C 缺乏、蛋白 S 缺乏及抗凝血酶Ⅲ缺乏等先天性因素，也有肾病综合征等继发性因素，以上均可诱发 IC。

本病危险因素如下。

（1）常见危险因素：高龄、动脉粥样硬化、糖尿病、高血压、冠状动脉疾病、外周动脉疾病、心房颤动、充血性心力衰竭、近期心肌梗死、休克、需要血液透析的慢性肾衰竭、严重脱水、慢性阻塞性肺疾病、肠易激综合征、镰状细胞微血管闭塞、自身免疫疾病、静脉硬化性结肠炎、便秘等是缺血性肠病的常见危险因素。

（2）药物因素：雌激素、地高辛、达那唑、阿洛司琼、伪麻黄碱、加压素、精神药物、舒马曲坦、血清素激动剂和拮抗剂、免疫调节剂、泻药和非甾体抗炎药等均被报道与缺血性肠病发生发展相关。

（3）医源性危险因素：手术（如主动脉手术、冠状动脉旁路移植术、动脉瘤切除术、肠切除术）、检查操作（如肠镜检查、钡剂灌肠等）等医源性因素均可导致缺血性肠病。

三、临 床 表 现

1. AMI 多见于 60 岁以上女性，也可见于长期口服避孕药的青年患者。临床表现早期无特异性，起病急，病死率高。典型三联征如下：①严重腹痛与体征不成比例。腹痛为最突出表现，患者通常表现为突然发作的严重剧烈腹痛，呈绞痛或持续性钝痛，程度轻重不等，定位不准确，可局限或弥漫，查体腹部一般柔软，无压痛，但听诊可发现肠鸣音亢进。

②自发性排便。一般腹痛在前，24h 左右出现便血，这时应警惕肠梗死可能，患者由于出血量的不同可表现为粪便隐血阳性、黑便或血性腹泻，甚至出现高热和休克，这时可能发生了肠坏死，查体发现肠鸣音减弱或消失，腹部压痛、反跳痛及肌紧张。③ 40% ～ 80% 为异位栓子，如心房颤动形成的栓子脱落至肠系膜。

2. CMI 又称腹型心绞痛或肠型心绞痛，主要见于 60 岁以上的患者，女性的发病率是男性的 3 倍。典型三联征如下：①餐后腹痛。腹痛主要与进食有关，多发生于餐后 15 ～ 30min，1 ～ 2h 腹痛最为剧烈，疼痛部位以脐周或左下腹多见，这主要与缺血的肠段有关。②畏食。16% ～ 22% 的患者会出现畏食，这是因为肠系膜严重缺血导致腹痛加剧且腹痛时间长，患者出现畏食而表现为进食量下降及进食次数减少。③体重减轻。除了畏食，患者还有恶心、呕吐、腹泻及吸收不良等，其可导致消瘦，75% 的患者出现体重减轻。

3. IC 又称为结肠缺血（colonic ischemia，CI）。本病常见于 50 岁以上老年人，大多数情况下为良性或自限性疾病，如早期诊疗，则可在短期内恢复。一般轻症患者随着病程进展表现为腹痛—急欲排便—血性腹泻，具有典型的时间顺序，并伴有恶心、呕吐、发热等症状。典型三联征如下：①轻度左下腹痛。缺血性结肠炎起病突然，临床表现以腹痛最常见，疼痛通常发生于出血之前，主要表现为下腹痛，其中以左下腹或脐周为主，可由起初的隐痛、胀痛逐渐发展为阵发性绞痛，伴有呕吐和腹泻等症状。②急欲排便。排便急促感，可有黏液脓血便，且粪便常规检查无细菌感染。③血性腹泻。一般为轻度血便，严重出血常见于严重肺病、肌酐和血糖水平升高患者及接受抗凝治疗的患者。当发生肠坏死、肠穿孔、腹膜炎、感染中毒性休克及乳酸性酸中毒等时，应警惕坏疽性结肠炎或暴发性全结肠炎，此时患者可有剧烈腹痛，查体可发现患者反跳痛阳性、腹肌紧张、肠鸣音减弱或消失等腹膜炎体征，治疗不及时可危及生命。

四、辅 助 检 查

（一）实验室检验

血常规检查显示白细胞多数升高，粪便隐血阳性；炎症指标：红细胞沉降率增快、C 反应蛋白（CRP）可升高；血清肌酸激酶（CK）、乳酸脱氢酶（LDH）、碱性磷酸酶（ALP）也可升高，但血清酶和生化指标的测定对 AMI 诊断缺乏特异性。

（二）影像学检查

1. 腹部 X 线片 因 X 线片不能显示肠系膜血管病变，故对缺血性肠病作用有限，但腹部 X 线片能看出是否有肠胀气、肠扩张，严重者门静脉内积气。如果发生肠梗死和肠穿孔，腹部 X 线片可显示腹腔内游离空气。

2. X 线钡剂灌肠 典型征象是"指压痕"征，其为增厚的肠壁黏膜下水肿所致。该项检查在消化道出血期不宜进行。

3. 多普勒彩色超声检查 可以运用多普勒彩色超声测定门静脉及其分支的血流量并判断腹腔动脉、肠系膜上动脉和门静脉主干有无血栓形成，对缺血性肠病的诊断具有一定的价值。

4. 计算机体层血管成像（CTA）　作为非侵入性检查，CTA 更多应用于缺血性肠病的诊断。CTA 可评估肠壁、血管及周围器官异常。本病可表现为肠壁增厚、肠壁低强化、壁内出血、液体填充的肠祥扩张、动脉或静脉血栓，肠系膜血管充盈减少、狭窄、不规则、痉挛或充血，肠充气、肠系膜门静脉气体或其他器官梗死。

5. 血管造影　是诊断缺血性肠病的金标准，具有较高的敏感度和特异度，能鉴别栓塞与血栓形成，有助于发现病变部位、范围与侧支循环的情况，可为手术治疗、血管内药物灌注治疗提供参考依据，并可在诊断的同时直接进行血管内药物灌注治疗和介入治疗，但对于选择性血管造影正常者，不能除外非闭塞性血管缺血。

（三）结肠镜检查

结肠镜检查是 IC 重要的诊断方法，能确定病变的部位、范围及严重程度，同时能取组织活检行病理学检查，对与其他肠病、恶性结肠肿瘤等相关疾病的鉴别起重要作用。IC 病变呈节段性分布，与结直肠血管解剖和血流灌注特点相关，左半结肠最易受累。镜下表现为肠道黏膜呈暗红色及黏膜充血、水肿、瘀斑，糜烂、溃疡形成，黏膜下出血，血管网消失，可有部分黏膜坏死，继之黏膜脱落、溃疡形成，病变部与正常肠段之间界限清晰，当缺血改善后，其症状消失快，病变恢复快，是与其他肠炎鉴别的关键点之一。IC 的常见病理特征包括黏膜和黏膜下出血、水肿、糜烂、肉芽组织增生、腺体萎缩、吞噬含铁血黄素巨噬细胞及固有层炎性细胞浸润，组织切片中可见大量纤维素血栓和含铁血黄素沉着，其是 IC 的特征性表现。

五、诊断与鉴别诊断

（一）诊断

缺血性肠病诊断需要根据病史、临床症状与体征、实验室检查、影像学检查、内镜检查等综合分析。

1. AMI　表现为突发的急性腹痛，腹痛程度剧烈，腹痛症状和体征严重程度不成比例，腹部压痛、反跳痛等体征一般不明显，诊断存在一定的困难。如果出现腹部压痛逐渐加重，反跳痛及肌紧张等，提示肠管缺血进行性加重，可能发生肠坏死。CT 及 CTA 检查可见肠系膜上动脉不显影，肠腔内充盈缺损，血管造影检查可确诊。

2. CMI　需要根据临床表现和辅助检查等综合评估。临床表现为反复发作的腹痛，腹痛与进食存在一定的关系，进食后腹痛明显加重，一部分患者可出现脂肪泻，腹部体征一般不明显。动脉造影、CT 血管成像见肠系膜动脉狭窄、动脉不显影、充盈缺损可协助诊疗。

3. IC　老年患者及有心血管基础疾病、血栓栓塞等高危因素人群，出现不明原因的腹痛、血便及肠镜检查发现肠黏膜充血、水肿、部分坏死，病变部位与正常肠管之间界限清晰，病理组织学见黏膜下层有大量纤维素血栓、含铁血黄素细胞可协助诊疗。

（二）鉴别诊断

1. 缺血性肠病腹痛症状需要与以下常见疾病鉴别

（1）肠梗阻：临床表现为腹痛、腹胀、呕吐及肛门停止排气排便，行 X 线检查可见气液平面。

（2）消化性溃疡穿孔：有消化性溃疡病史，消化性溃疡一般表现为慢性、周期性、节律性腹痛，如果腹痛突然加剧，腹肌紧张，肝浊音界消失，X 线片见膈下游离气体，则提示消化性溃疡合并穿孔。

（3）胆囊炎和胆石症：一般有胆囊炎、胆结石病史，腹痛发作时表现为右上腹持续钝痛或剧烈绞痛，常放射到右肩部，墨菲（Murphy）征阳性，腹部彩超、CT、MRCP、胆管造影等可协助诊断。

（4）胰腺炎：急性胰腺炎表现为急性上腹痛、恶心、呕吐、发热，血淀粉酶、脂肪酶明显升高，腹部 CT 提示胰腺水肿、渗出可协助诊断。慢性胰腺炎表现为反复腹痛和腹泻、消瘦、腹部包块、血糖升高等，行腹部 CT 检查或胰胆管造影可协助诊断。

2. 缺血性肠病便血症状需要与以下常见疾病鉴别

（1）炎性肠病：包括溃疡性结肠炎和克罗恩病，均为慢性病程，溃疡性结肠炎一般表现为脓血便，肠镜检查见肠黏膜广泛水肿、糜烂、浅溃疡形成，病变一般从直肠开始，为弥漫性、连续性病变，病理提示隐窝扭曲、变形及隐窝炎表现。克罗恩病表现为腹痛、腹泻及肠梗阻、瘘管、肛周病变等，肠镜检查见节段性、鹅卵石样、裂隙状溃疡，病理提示非干酪样肉芽肿。

（2）急性细菌性肠炎：发病前有不洁饮食史，表现为腹痛、腹泻，伴脓血便，粪便化验、粪便培养可协助诊疗，抗感染治疗有效。

（3）肠白塞病：一般伴有口腔溃疡等肠外表现，主要表现为腹痛、便血，肠镜检查显示肠黏膜大小不对等、深浅不一的溃疡形成，溃疡可单发或多发，边缘规整，病理提示血管炎表现可协助诊断。

3. 其他 缺血性肠病还需要与肠易激综合征、憩室炎、肠结核、肠道恶性淋巴瘤、结肠癌、阿米巴肠炎等鉴别。

六、治 疗

治疗原则：尽快恢复肠管供血，促进损伤修复，防止并发症，并积极处理原发病；遵循"保守—介入—手术"的进阶式治疗方式。

（一）一般治疗

对于怀疑肠系膜缺血的患者，应禁食、禁饮，必要时进行胃肠减压，给予静脉营养支持治疗。应密切监测血压、脉搏、尿量，纠正水、电解质紊乱。

（二）药物治疗

1. AMI

（1）早期复苏：液体复苏的主要目的是使组织、器官恢复灌注。诊断 AMI 后要动态评估患者的生命体征、尿量和外周灌注情况。根据病情扩容、补液，纠正低血压、低血容量，纠正电解质紊乱，维持体液和酸碱平衡。

（2）抗凝治疗：所有 AMI 患者在无禁忌证时均应立即抗凝，可以减少血管内血栓发生和蔓延。通常使用低分子肝素或普通肝素进行抗凝，首剂 80U/kg 静脉注射（总量 ≤ 5000U），而后应维持在 18U/（kg·h）左右，治疗目标是使活化部分凝血活酶原时间（APTT）在正常值 2 倍以上。对于急性肠系膜动脉血栓，有适应证时应尽早进行介入治疗，介入手术后的患者也需要抗凝治疗。文献报道多建议使用低分子肝素皮下注射抗凝（0.1ml/10kg，每天 2 次，连续 5 天）。另外，介入手术后置入支架治疗的患者应进行抗血小板治疗，包括口服氯吡格雷（75mg/d，疗程 3 个月）及阿司匹林（100mg/d，疗程至少 12 个月）。抗凝应该伴随治疗的整个过程，部分患者可能需要长期服用抗凝药物。

（3）解除肠系膜血管痉挛：在进行初步液体复苏和抗凝后，建议尽早使用血管扩张剂减轻肠系膜血管痉挛。较常见的非选择性血管舒张药有罂粟碱和前列腺素 E_1（PGE_1）。临床上目前常用罂粟碱 30mg 肌内注射，随后以 30mg/h 速度静脉滴注，每天 1～2 次，疗程 3～7 天。

（4）早期应用广谱抗生素：肠黏膜屏障完整性破坏将导致肠道细菌移位，AMI 早期应使用广谱抗生素以防肠缺血症状加重诱发或加速肠管坏死。专家共识中推荐使用广谱抗生素如三代头孢菌素等药物预防感染。

2. CMI

轻症患者可进食少量容易消化的食物，对于腹痛明显的患者，可禁食禁饮、肠外营养支持，给予丹参 30～60ml 每天 1～2 次静脉滴注，或低分子右旋糖酐 500ml 每 6～8 小时静脉滴注 1 次，促进侧支循环形成。

3. IC

禁食禁饮、静脉营养支持，必要时应用广谱抗生素，应用血管扩张药物，罂粟碱 30mg 每 8 小时 1 次肌内注射或静脉滴注。建议对 IC 患者预防性抗凝。若患者腹痛加重，出现肌紧张、反跳痛、体温升高及肠麻痹，表明有肠坏死，需要立即手术治疗。

（三）介入治疗

1. AMI

（1）介入治疗方法：①溶栓治疗，可经导管选择性注入抗凝药物；②机械性血栓清除术，可用导管抽吸栓子或用器械清除栓子；③其他，球囊成形术和动脉支架置入术等手术治疗。

（2）适应证：①肠系膜上动脉主干阻塞、无明确肠管坏死证据、血管造影能够找到肠系膜上动脉开口者；②有心脏病、动脉夹层等外科治疗存在高风险的因素，且确诊时无肠管坏死证据的患者；③术后复发性血栓形成，再狭窄，且有进一步的治疗价值，没有再次手术机会的患者。

（3）禁忌证：①就诊时已有肠坏死的临床表现；②导管不能找到肠系膜上动脉开口者；

③存在不利血管解剖因素，如严重动脉迂曲、合并腹主动脉 – 肠系膜上动脉瘤、预期操作风险大、技术难度高、成功率低者。

2. CMI

（1）治疗方法：①单纯球囊扩张术，疗效有限，术后 6 个月内复发狭窄率达 60% ～ 70%；②治疗腹腔动脉、肠系膜上动脉开口处狭窄宜首选球囊扩张支架。

（2）适应证：①肠系膜上动脉或腹腔动脉狭窄 70% 以上，有症状者；②两支及两支以上系膜动脉（腹腔动脉、肠系膜上动脉、肠系膜下动脉）出现狭窄，且狭窄程度在 50% 以上者；③肠系膜动脉狭窄或阻塞，手术治疗后发生再狭窄者；④无症状的腹腔动脉或肠系膜上动脉狭窄，存在胰十二指肠动脉瘤或瘤样扩张者；⑤肠系膜上动脉主干夹层导致管腔狭窄，且有血流动力学改变，但无手术治疗指征者；⑥主动脉夹层累及肠系膜动脉开口，有腹痛等肠缺血症状者。

（3）禁忌证：①存在肠管坏死或腹腔炎症；②肠系膜动脉主干狭窄合并多发末梢分支病变；③肠系膜动脉狭窄、病变同时累及多支空、回肠动脉开口；④大动脉炎引起肠系膜动脉狭窄，动脉炎处于活动期；⑤存在其他不适宜进行血管造影和介入治疗的情况。

（四）外科手术治疗

治疗方法：肠系膜上动脉切开取栓术、血管移植动脉旁路移植术等。

适应证：①急性肠系膜动脉栓塞者；②慢性肠系膜动脉闭塞性疾病，内科保守治疗无效者；③肠系膜动脉缺血性疾病，出现剧烈腹痛、压痛、腹肌紧张、腹腔抽出血性液体者，均应急诊手术；④具有典型的症状和动脉造影确定肠系膜上动脉或腹腔干显著狭窄或闭塞者。

禁忌证：①年老体弱合并严重的心、脑、肺等重要器官功能障碍不能耐受手术，同时未发现肠坏死迹象者；②动脉造影显示主动脉、肠系膜上动脉和腹腔干动脉病变广泛，预计手术效果欠佳者。

七、预　　后

缺血性肠病的预后与患者肠管缺血部位、范围及缺血时间、患者年龄、营养状况和是否感染、是否合并多种基础疾病等有关。多数缺血性肠病患者病程呈自限性，经保守治疗预后良好，无须特殊治疗，部分采取介入治疗的患者预后较好，存在多器官功能衰竭的患者预后差，死亡风险高。对于年龄大于 70 岁，诊断超过 24h，伴休克、酸中毒的患者，预后差。AMI 患者病死率高达 50% 以上，90 天、1 年和 3 年累积生存率分别为 59%、43% 和 32%。早期干预（24h 内）的患者生存率明显提高，预后相对良好，但大多数在 1 年后仍会合并显著的并发症。IC 轻症患者预后较好，多在 1 ～ 3 个月恢复，不留后遗症，约 50% 的重症患者经积极治疗后，在数天或数周后病变得以愈合，部分严重者会延长至半年左右。

第十七章

抗生素相关性腹泻

一、定义与流行病学

抗生素相关性腹泻（antibiotic-associated diarrhea，AAD）与抗生素使用相关，目前没有标准的定义，一般包含了抗生素使用期间和抗生素停用 8 周内出现症状的患者。由于抗生素的使用，AAD 发病率呈逐年上升趋势。

二、病因与发病机制

AAD 发病原因复杂多样，最常见的致病菌为难辨梭状芽孢杆菌（CD）。难辨梭状芽孢杆菌导致的腹泻占 AAD 的 10%～25%，是假膜性肠炎的主要感染来源。其他病原菌也能引发 AAD，包括金黄色葡萄球菌及产气荚膜杆菌等，但较难辨梭状芽孢杆菌更少见。肠道中的难辨梭状芽孢杆菌可产生细胞毒素 A 和细胞毒素 B，引起炎症反应和肠黏膜细胞坏死脱落，同时其孢子可结合纤溶酶原（hPLG），进而导致腹泻。抗生素可能引发肠道菌群失调，促进难辨梭状芽孢杆菌定植。

临床工作中引起 AAD 的抗生素以林可霉素、阿奇霉素、广谱青霉素，以及第二、三代头孢菌素多见。氨基糖苷类较少诱发 AAD，而抗结核、真菌及寄生虫的药物尚未见诱发 AAD 报道。

三、临床表现

AAD 临床表现不一，以腹泻为主，按病情不同，可分为单纯腹泻、结肠炎或假膜性肠炎。难辨梭状芽孢杆菌引发的 AAD 通常症状较重，容易表现为结肠炎甚至全身中毒症状。单纯腹泻患者通常表现为腹泻，大便不成形，无全身感染症状，而在停用抗生素后可迅速恢复。结肠炎患者腹泻次数更多，常出现明显腹痛、腹泻、发热、乏力，且病情反复，病程较长。假膜性肠炎患者症状包括腹泻（水样便）、腹痛、呕吐、全身中毒症状，严重者可出现中毒性巨结肠、肠穿孔等并发症甚至休克；该类型患者大部分由难辨梭状芽孢杆菌感染所致，结肠镜下可见肠道黏膜上存在突起样假膜。

四、辅助检查

（一）一般检查

血常规、粪便常规、生化检查可帮助诊断 AAD，但轻中症患者的指标多数正常，部分重症患者会出现外周血白细胞计数升高，多为中性粒细胞百分比上升，同时出现低蛋白血症、电解质紊乱和酸碱失衡。粪便中可出现红细胞、白细胞，假膜性肠炎患者的粪便中可见条索状假膜。

（二）病原学检测

难辨梭状芽孢杆菌是 AAD 最常见的致病菌。细胞毒素中和试验是检测难辨梭状芽孢杆菌的金标准，其他病原学检测包括酶免疫分析法、谷氨酸脱氢酶检测及 PCR 等。

（三）肠道菌群失调的检查

主要使用粪便革兰氏染色涂片分析各类细菌比例，进而判断患者肠道菌群平衡/紊乱。肠道菌群平衡稳定时，涂片显示革兰氏阳性杆菌占绝对优势。其对判断 AAD 有一定的帮助，可供临床参考。

（四）胃肠内镜和组织病理学等检查

通过内镜可以直接观察假膜并进行诊断。近 95% 的假膜性肠炎由难辨梭状芽孢杆菌感染引起，但是检测到假膜的情况只占难辨梭状芽孢杆菌感染病例的 51%～55%。典型假膜性结肠炎患者，镜下观察可以发现结肠表面分布着很多微小的隆起区域，表现为斑片状或地图状的黄色斑块。这些斑块会覆盖在黏膜表面形成假膜，在病变进展时可能会相互融合，进而形成不规则的线状、片状或带状。对肠道组织进行病理学检查会显示不同程度的病变。早期轻微病变的结果是黏膜局灶性坏死，伴随固有层内炎性细胞渗出。病情严重者可出现腺体受损及细胞坏死，并且可见典型的火山口样坏死灶及假膜，伴随周围炎性细胞浸润。在更为严重的情况下，病变可能延伸到黏膜下层甚至累及全层肠壁。

五、诊断与鉴别诊断

（一）诊断

近期有使用过抗生素或 8 周内住院的人群出现腹泻，甚至粪便内出现假膜，排除其他有明确原因的腹泻后，应怀疑 AAD。怀疑 AAD 诊断后，应尽早明确病原学检查，必要时完善内镜检查，如病原学检出致病菌呈优势生长，可确诊该病原体引起的 AAD。

（二）鉴别诊断

1. 缺血性肠炎 常出现腹痛、腹泻、血便，需要与 AAD 鉴别。但缺血性肠炎患者大多存在血管性疾病、高血压、冠心病等基础疾病或利尿剂、血管活性药物等使用史，而AAD 存在明显抗生素使用史。结肠镜检查可明确出血部位和做出鉴别诊断。

2. 溃疡性结肠炎　常有腹痛、腹泻，症状较重者可出现发热及全身中毒症状，并发症有中毒性巨结肠，需要与 AAD 鉴别。诊断主要依靠纤维结肠镜检查结果，同时气钡灌肠双重对比造影也有助于诊断。

六、治　疗

（一）停用 / 更换抗生素

疑诊 AAD 患者需要首先考虑停用当前抗生素，必要时更换 AAD 低风险抗生素（如喹诺酮类等），大多数轻中症感染性 AAD 患者停用 / 更换抗生素后可明显好转。

（二）止泻药

感染性 AAD 患者禁用或慎用止泻药。止泻药对症治疗的同时，会抑制肠内病原体及相关毒素排出，可能导致患者病情加重。部分临床报道建议应用止泻药时可联合应用抗生素，但尚需要更多高质量的研究证实。

（三）抗生素治疗

应尽快明确病原体。难辨梭状芽孢杆菌感染时推荐使用万古霉素或甲硝唑。为防止万古霉素耐药，临床一般首选甲硝唑，尤其是轻中症患者。但如果患者对甲硝唑过敏，抑或出现耐药，或者是妊娠期患者、重症患者（血清白蛋白 $< 30g/L$，白细胞计数 $> 15 \times 10^9/L$），可选择万古霉素治疗，一般为 125mg，每天 4 次，10 天。对于重症且伴有并发症的患者，可选择万古霉素与甲硝唑联用，一般为万古霉素 500mg 口服每天 4 次或万古霉素溶液灌肠（500mg 溶于生理盐水 500ml），联合甲硝唑 500mg 静脉滴注每天 3 次。

（四）微生态制剂

AAD 已被证实存在肠道菌群失调，因此调节菌群可能有助于改善症状。微生态制剂可帮助恢复肠道菌群平衡，修复肠道屏障，调节消化酶等，一般用于多次复发的难辨梭状芽孢杆菌感染 AAD 患者。

（五）外科治疗

合并严重并发症如中毒性巨结肠、肠穿孔等时需要尽早进行外科手术干预，包括肠道造瘘、结肠段切除等。

（六）支持治疗

对于严重腹泻、中毒症状患者，需要提供支持治疗，包括对症补液及纠正酸碱失衡、水和电解质紊乱等，必要时需要行多器官功能支持治疗。

七、预　后

AAD 轻症病例在停用抗生素之后可自愈，重症病例经及时诊断及积极治疗预后良好。AAD 重在预防，严格掌握抗菌药物使用指征是预防 AAD 的根本措施，尽量选择低 AAD 风险或对肠道菌群平衡影响小的抗生素。益生菌在预防 AAD 方面发挥重要作用，但免疫抑制、危重症、结构性心脏病及中央静脉导管置管等高危人群应谨慎使用。

第十八章
嗜酸细胞性肠炎

一、定　义

　　嗜酸细胞性肠炎又称嗜酸细胞性胃肠炎（eosinophilic gastroenteritis，EGE），是一种少见的慢性消化道疾病，以嗜酸性粒细胞弥漫性或节段性浸润胃肠道一个或多个部位为特征，伴或不伴有外周血嗜酸性粒细胞增多，同时排除其他引起胃肠道嗜酸性粒细胞增多的继发性因素。本病可累及胃肠道任何部位，常累及胃窦和近端空肠，也可累及结肠，以盲肠及升结肠多见。

　　嗜酸细胞性胃肠炎是一个传统术语，它属于嗜酸细胞性胃肠道疾病（eosinophilic gastrointestinal disorder，EGID）的一种，研究表明，临床和学术领域对该术语的定义多种多样，且具有不明确性，无法准确反映病变部位，这阻碍了疾病诊疗和临床研究的发展。2022 年通过了嗜酸细胞性胃肠道疾病命名法的国际共识建议，将嗜酸细胞性胃肠道疾病分为嗜酸细胞性食管炎（eosinophilic esophagitis，EoE）和非食管炎性嗜酸细胞性胃肠道疾病（non-EoE EGID）。根据病变累及部位，non-EoE EGID 又可进一步划分，病变仅累及胃或结肠时，称为嗜酸细胞性胃炎（eosinophilic gastritis，EoG）或嗜酸细胞性结肠炎（eosinophilic colitis，EoC），当病变累及小肠时，称为嗜酸细胞性小肠炎（eosinophilic enteritis，EoE）。该国际命名共识认为当病变累及多个部位时，如同时累及胃和小肠，可以称为嗜酸细胞性胃炎和肠炎，与传统术语嗜酸细胞性胃肠炎相比，可以更加准确地反映病变部位，此共识建议要逐渐弱化嗜酸细胞性胃肠炎的使用以规范疾病管理与治疗。

二、流 行 病 学

　　嗜酸细胞性胃肠炎是一种少见病，1937 年由 Kaijsers 首次报道，目前缺乏公认的诊疗共识和指南，使部分病例没有得到正确诊断，并且缺乏大型数据调查研究，导致本病的准确发病率尚未知。Jensen 等分析了美国 IMS 健康生命索赔数据库 2009 年 1 月至 2011 年 6 月 0 ～ 64 岁患者的数据，得出嗜酸细胞性胃炎、结肠炎和胃肠炎的标准化估计患病率分别为 6.3/10 万、3.3/10 万和 8.4/10 万，女性的患病率略高于男性，且随着年龄增长，患病率逐渐降低，5 岁以下儿童患病率最高。该研究还发现嗜酸细胞性胃肠炎患者常同时患有过敏性疾病，如药物过敏、鼻炎、哮喘、食物过敏、湿疹或荨麻疹等。Spergel 等通过调查过敏专科医生和胃肠病学家的实践数据，推测嗜酸细胞性胃肠炎和嗜酸细胞性结肠炎合并患病率为 28/10 万。最近发表的病例报告报道了嗜酸细胞性胃肠炎患者与自身免疫性结缔组织病（如系统性红斑狼疮、类风湿关节炎、系统性硬化等）的相关性。

三、病因与发病机制

（一）嗜酸性粒细胞

嗜酸性粒细胞是一种由髓系祖细胞分化成熟的双叶核粒细胞，因胞质内含有对伊红染料高亲和力的嗜酸性颗粒而得名。在骨髓中，嗜酸性粒细胞在 GATA-1、GATA-2 和 C/EBP 等多种转录因子的影响下成熟和分化，这些转录因子与细胞因子 IL-3、IL-5 和粒细胞 – 巨噬细胞集落刺激因子（GM-CSF）相互作用进一步促进嗜酸性粒细胞成熟，其中 IL-5 是嗜酸性粒细胞增殖和从骨髓中释放到外周循环所必需的介质。嗜酸性粒细胞在骨髓中停留约 8 天，然后迁移至外周循环，在 8 ～ 12h 的短暂半衰期后，它们开始被运输到消化道组织，在消化道可以存活约 1 周，最终凋亡。

（二）嗜酸性粒细胞与胃肠道

如上所述，生理状态下消化道中存在一定数量的嗜酸性粒细胞，但其分布是不均匀的，在盲肠、升结肠和阑尾中最多，而食管上皮在非炎症条件下不含有嗜酸性粒细胞。嗜酸性粒细胞通常均匀稀疏地分布于肠道固有层内，不形成簇或脱颗粒，它参与形成胃肠道黏膜免疫系统，可以分泌细胞因子，延长分泌 IgA 的浆细胞的存活时间以维持 IgA 的浓度，并诱导分泌型 IgA 产生，从而发挥防御作用，使胃肠道能够抵御致病性细菌和寄生虫侵袭。

（三）胃肠道嗜酸性粒细胞增多

生理状态下嗜酸性粒细胞对胃肠道免疫系统发挥着重要作用，但在病理状态下，如非特异性组织损伤、存在变应原和寄生虫感染时，胃肠道募集过量的嗜酸性粒细胞，其被激活后会脱颗粒并分泌多种细胞因子，导致胃肠道损伤，引起疾病。嗜酸性粒细胞颗粒主要含有 4 种阳离子蛋白，包括嗜酸性粒细胞过氧化物酶（EPO）、嗜酸性粒细胞来源神经毒素（EDN）、嗜酸性粒细胞阳离子蛋白（ECP）和主要碱性蛋白（MBP），这些蛋白对上皮细胞具有细胞毒性作用，共同导致胃肠道黏膜损伤。嗜酸性粒细胞激活后又可分泌细胞因子，正反馈促进嗜酸性粒细胞产生及向炎症部位聚集，这些细胞因子是嗜酸性粒细胞成熟和迁移的重要介质，包括 IL-4、IL-5、IL-13、集落刺激因子和嗜酸性粒细胞趋化因子等，其中 IL-5 可特异性促进嗜酸性粒细胞向胃肠道转移，从而使胃肠道募集更多的嗜酸性粒细胞，导致胃肠道炎症加重。

嗜酸细胞性胃肠炎表现为胃肠道嗜酸性粒细胞增多，这一过程中嗜酸性粒细胞增多的机制尚不明确，目前存在两种解释。一方面可能与 IgE 介导的 I 型超敏反应有关，外界变应原可诱发 B 细胞产生大量 IgE，刺激嗜碱性粒细胞及肥大细胞发生脱颗粒，释放组胺、白三烯等炎症介质；另一方面可能与 Th2 细胞介导的迟发型变态反应有关，食物抗原可诱发 Th2 细胞增殖活化，释放 IL-4、IL-5 等细胞因子，综上两种途径共同促进嗜酸性粒细胞激活并向胃肠道转移，从而脱颗粒与分泌细胞因子，导致胃肠道炎症和损伤。

四、临床表现

本病临床表现多样，但缺乏特异性，通常与食管反流性疾病、吞咽困难和其他非特异性胃肠道症状有关，包括腹痛或不适、恶心、呕吐、消化不良、腹泻、肠梗阻、消化道出血、腹水等症状，其中腹痛和恶心、呕吐是最常见的症状，本病也可因胃流出道梗阻而急性起病。有些患者的症状可持续多年，80% 的患者有长期反复发作史。儿童及青少年除胃肠道症状外，还可出现一系列全身症状，如生长发育迟缓、青春期延迟、闭经等；成人主要表现为腹痛、腹泻、吞咽困难、体重减轻，严重者表现为肠扭转、肠套叠、肠梗阻或肠穿孔。部分患者通常既往或同时伴有特应性疾病病史，包括哮喘、变应性鼻炎或荨麻疹等。还有极少部分患者出现了各种不常见并发症，如胰腺炎，这是由于嗜酸性粒细胞浸润十二指肠引起壶腹部和壶腹周围十二指肠水肿、纤维化和变形，导致胰管机械性梗阻而继发的。病变累及的部位和浸润程度不同，疾病的临床表现不同。根据病变部位与浸润程度，本病可有以下两种分类方法。

（一）按病变部位分类

1. 局限型 指病变仅局限于胃部，故又称嗜酸细胞性胃炎（EoG），多见于中老年人，约占嗜酸细胞性胃肠炎的 1/4。病变最常累及胃窦部，主要表现为上腹部痉挛性疼痛、恶心呕吐等；胃内形成的肿块可能导致恶变或胃流出道梗阻。

2. 弥漫型 指病变弥漫分布于胃肠道，多见于中青年，主要表现为上腹部痉挛性疼痛、恶心呕吐，发作具有规律性，可能与进食某些食物有关，近 50% 的患者可出现肠梗阻表现。

（二）按浸润程度分类

1. 黏膜型 是最常见的类型，病变主要累及黏膜层和黏膜下层，患者通常表现为腹痛、恶心、呕吐和腹泻等非特异性症状，也可出现消化道出血、贫血、胃肠道蛋白丢失、吸收不良及体重减轻等症状。其他临床特征为外周血嗜酸性粒细胞计数升高、血 IgE 浓度升高及血清白蛋白降低。

2. 肌层型 病变主要累及肌层，导致胃肠壁增厚和运动受限，患者通常表现为伴有恶心、呕吐的痉挛和腹痛，也可出现胃肠道梗阻或肠梗阻，偶尔会出现胃肠道出血和瘘管形成。

3. 浆膜型 最少见，病变主要累及浆膜层，患者通常表现为嗜酸细胞性腹水并伴有黏膜型或肌层型的临床症状，有时可能出现嗜酸细胞性胸腔积液。该型对激素治疗反应较好，文献报道本型还可合并胆管炎、胰腺炎、嗜酸细胞性脾炎、急性阑尾炎、巨大十二指肠溃疡等并发症。

五、辅 助 检 查

（一）实验室检查

1. 血液检查　20%～80% 的患者出现外周血嗜酸性粒细胞计数（AEC）升高，AEC ≥ 600/μl 提示潜在嗜酸性粒细胞疾病，在未治疗的情况下，外周血嗜酸性粒细胞增多的程度可分为轻度（AEC 为 600～1500/μl）、中度（AEC 为 1500～5000/μl）或重度（AEC > 5000/μl）。外周血嗜酸性粒细胞增多结合胃肠道症状是诊断此病的重要线索，但仍有部分患者 AEC 是正常的。因此，外周血嗜酸性粒细胞增多并非是诊断该病的必要条件，无嗜酸粒性细胞增多者无法排除该病。此外，一些其他检查指标的改变如红细胞沉降率升高、缺铁性贫血、血清白蛋白水平降低、血清 IgE 水平升高也可支持该病的诊断。

2. 粪便检查　可出现粪便隐血阳性。收集 24h 的粪便检测 α$_1$- 抗胰蛋白酶判断消化道蛋白的丢失情况，从而分析胃肠道的消化和吸收功能，α$_1$- 抗胰蛋白酶正常值为 0～54mg/dl，嗜酸细胞性胃肠炎患者该值通常会升高，部分患者有轻至中度脂肪泻，出现粪便脂肪定量检测升高。此外，通过粪便检查是否有寄生虫虫卵或原虫，用于排除寄生虫感染所引起的继发性胃肠道嗜酸性粒细胞增多。

3. 腹水检查　对于伴有腹水的患者，其腹水中可见大量嗜酸性粒细胞。

4. 过敏反应评估　嗜酸细胞性肠炎与过敏反应关系密切，过敏的相关指标检测或试验可为该病提供重要的诊疗依据，目前常用的检查有血清总 IgE 水平、皮肤点刺试验和放射变应原吸附试验（radioallergosorbent test，RAST）。嗜酸细胞性胃肠炎患者可以出现皮肤点刺试验阳性、RAST 阳性及血清总 IgE 水平升高，但大部分嗜酸细胞性肠炎患者缺乏潜在的过敏反应，过敏的相关检测结果可能为阴性，因此过敏检测对诊断嗜酸细胞性肠炎缺乏敏感性；同时，过敏检测阳性还可见于寄生虫感染、食物过敏等其他疾病，缺乏特异性，故此项检查不能作为嗜酸细胞性肠炎的常规项目。

（二）影像学检查

胃肠道钡餐造影可见不同程度的胃窦僵硬、黏膜不规则、黏膜皱襞增厚和黏膜结节样增生；小肠黏膜皱襞增厚，但不伴溃疡和局部异常；有些患者可无特殊发现。CT 检查可见胃肠壁弥漫性或局部增厚、肠系膜淋巴结肿大或腹水；小肠螺旋 CT 造影显示的肠壁黏膜皱襞"羽毛状""锯齿状""蜘蛛足"等征象具有一定的特异性（图 18-1、图 18-2）。腹部超声检查可见肠壁增厚、腹水和腹膜结节，这是一种快速、价廉、无创的方法，可用于监测患者对治疗的反应。影像学检查的结果是可变和非特异性的，其诊断价值远不如内镜检查。

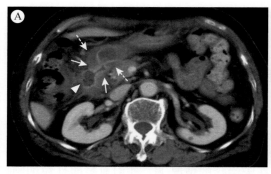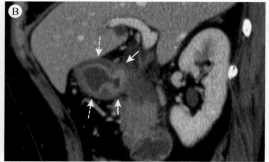

图 18-1　轴向（A）和矢状面（B）增强 CT 显示胃窦（虚线箭头）和十二指肠（实线箭头）壁
增厚，放射学"水晕"征。十二指肠降部存在一个肠壁僵硬的腔室（三角形）

引自：Shimamoto Y，Harima Y，2016. A case of eosinophilic gastroenteritis forming a rigid chamber mimicking giant duodenal ulcer on computed tomography imaging. Am J Case Rep，17：259-263.

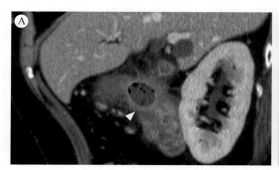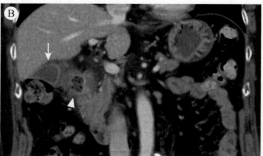

图 18-2　矢状面（A）和冠状面（B）增强 CT 显示十二指肠降部存在肠壁僵硬的腔室（三角形），
软组织炎症延伸至胆囊（箭头）

引自：Shimamoto Y，Harima Y，2016. A case of eosinophilic gastroenteritis forming a rigid chamber mimicking giant duodenal ulcer on computed tomography imaging. Am J Case Rep，17：259-263.

（三）内镜检查和组织病理活检

　　组织病理活检是诊断嗜酸细胞性肠炎的必备依据。随着嗜酸性粒细胞对黏膜的浸润，胃肠道可出现各种病变，内镜检查可见受累黏膜红斑、充血水肿，皱襞增厚，脆性增加，以及糜烂、出血、肿块、息肉等，其中黏膜红斑最常见，但缺乏特异性。肌层型可出现病变部位消化道狭窄，但黏膜未出现异常。内镜下表现见图 18-3。因嗜酸细胞性肠炎的病变不连续分布，故需要在内镜下表现异常和正常的多个部位进行活检（5～6处），以降低嗜酸细胞性胃肠炎的漏诊率。活检病理可见受累胃肠道黏膜有局灶或弥漫性嗜酸性粒细胞浸润，还可见绒毛损伤、隐窝脓肿、组织水肿及纤维化。黏膜活检病理显示嗜酸性粒细胞在食管＞ 15/HPF，在胃、十二指肠及回肠＞ 20～30/HPF，在结肠＞ 20～50/HPF，支持嗜酸细胞性肠炎的诊断（图 18-4）。

　　对于高度怀疑肌层型或浆膜型者，超声内镜可以较好地评估有无肌层和（或）浆膜层受累，并可在超声内镜引导下进行细针穿刺活检，有助于疾病诊断。

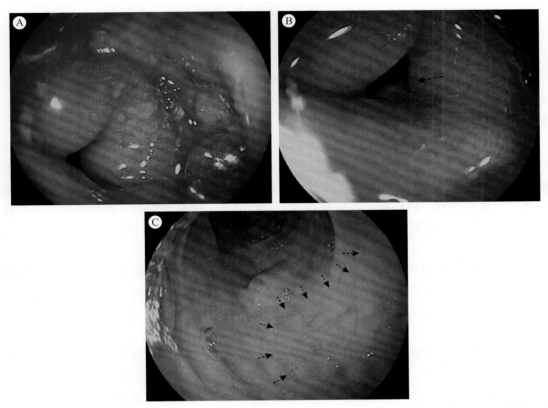

图 18-3　上消化道内镜检查显示十二指肠球部黏膜水肿和较大的黏膜皱褶（A），导致十二指肠上角狭
　　　　窄（虚线箭头）（B），十二指肠降支口观察到一个肠壁僵硬的腔室（虚线箭头）（C）

引自：Shimamoto Y，Harima Y，2016. A case of eosinophilic gastroenteritis forming a rigid chamber mimicking giant duodenal ulcer
on computed tomography imaging. Am J Case Rep，17：259-263.

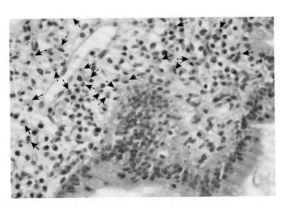

图 18-4　在内镜检查中获得的十二指肠黏膜活检标本的显微镜照片（原始放大倍数，×200；苏木精–伊
　　　　红染色），显示固有层嗜酸性粒细胞浸润（虚线箭头）

引自：Shimamoto Y，Harima Y，2016. A case of eosinophilic gastroenteritis forming a rigid chamber mimicking giant duodenal ulcer
on computed tomography imaging. Am J Case Rep，17：259-263.

六、诊断与鉴别诊断

（一）诊断

嗜酸细胞性肠炎的诊断主要根据临床表现、实验室检查、影像学检查和内镜加组织病理活检的结果综合判断。目前该病尚无权威的诊断指南和共识，以下两种标准是国内外最常使用的标准。

1. Talley 提出的诊断标准 ①具有胃肠道症状；②活检病理显示从食管到结肠有1个或1个以上部位出现嗜酸性粒细胞浸润，或有放射学结肠异常伴周围嗜酸性粒细胞增多；③排除引起胃肠道嗜酸性粒细胞增多的其他疾病，包括寄生虫感染、药物（如硫唑嘌呤、依那普利、利福平、他克莫司等）、血管炎、结缔组织病、炎性肠病、嗜酸性粒细胞增多症、乳糜泻、淋巴瘤、原发性淀粉样变性、巨大肥厚性胃炎（Ménétrier 病）、淋巴瘤等。

2. Leinbach 提出的诊断标准 ①进食特殊食物后出现胃肠道症状和体征；②外周血嗜酸性粒细胞增多；③组织学证明胃肠道有嗜酸性粒细胞增多或浸润。

（二）鉴别诊断

1. 引起胃肠道嗜酸性粒细胞继发性增多的疾病 包括嗜酸性粒细胞增多症、肠道寄生虫感染、结缔组织病、变应性肉芽肿性血管炎、乳糜泻、炎性肠病、结节性多动脉炎、感染和药物超敏反应。这些情况通常可以通过详细的病史、实验室检查和内镜活检的组织学检查进行鉴别。

2. 引起非特异性胃肠道症状的疾病 嗜酸细胞性胃肠炎患者可有腹痛、恶心、呕吐、腹泻、消化不良、肠梗阻、消化道出血等非特异性胃肠道症状，要注意与其他可引起此类症状的疾病进行鉴别，如消化性溃疡、反流性食管炎、胃癌、慢性胰腺炎、胃肠道肿瘤、肠道血管性疾病引起的肠梗阻等。对于产生腹水的嗜酸细胞性胃肠炎，可以通过腹水常规和生化检查、腹水 CEA 检测、腹水病理检查等进行诊断。

七、治　疗

（一）饮食治疗

嗜酸细胞性肠炎发病大多与食物过敏有关，因此应尽量避免摄入引起胃肠过敏的食物，包括"消除饮食"和"要素饮食"的方法。

"消除饮食"指避免接触引起过敏的食物，当变应原明确时采取"靶向消除饮食"，即避免接触变应原试验检测出的变应原食物；当变应原不明确或检测出很多变应原时，则采取"经验消除饮食"，即避免接触最常见的6种食物变应原（小麦、大豆、牛奶、鸡蛋、花生/坚果、鱼贝类），而选择不太可能成为变应原的食物（如西兰花、苹果、玉米、甘薯、橄榄油、盐、糖）。

"要素饮食"指以人体需要量或推荐量为依据，采用包含单糖、游离氨基酸、主要脂肪酸、维生素、无机盐类和微量元素配制的营养齐全、极易消化的无渣饮食，可以去除所有变应原，此种方法疗效明显，但由于其口感差、价格高昂、患者依从性和耐受性较差，难以长期维持。

（二）药物治疗

1. 糖皮质激素　对嗜酸细胞性肠炎有较好的治疗效果，最常用的药物是泼尼松，口服泼尼松 $0.5 \sim 1mg/(kg \cdot d)$，$2 \sim 14$ 天后症状明显改善，维持 $6 \sim 8$ 周后逐渐减量直至停药。在激素减量过程中或停药后病情复发时，应重新给予初始剂量的泼尼松诱导缓解，并予以最小有效剂量维持治疗。长期使用糖皮质激素会引起库欣综合征，糖代谢和脂代谢紊乱，造成高血糖和高血脂，医源性肾上腺皮质功能减退症，骨质疏松，诱发和加重感染等不良反应。此外，布地奈德、氟替卡松等糖皮质激素也被用于该病的治疗。

2. 肥大细胞稳定剂　具有抗过敏作用，其通过稳定肥大细胞膜，抑制肥大细胞脱颗粒及还原型烟酰胺腺嘌呤二核苷酸磷酸（NADPH）氧化酶活化，防止组胺、缓激肽等介质释放。临床最常用的肥大细胞稳定剂是色甘酸钠，用法为每次 200mg，每天 4 次。糖皮质激素治疗无效或副作用较为严重者可改用色甘酸钠治疗。

3. 抗组胺药　代表药物酮替芬既是一种选择性 H_1 受体拮抗剂，也是肥大细胞稳定剂，通过阻断钙通道阻止肥大细胞脱颗粒而稳定肥大细胞膜，减少组胺释放，其常用剂量为 $2 \sim 4mg/d$，持续 $1 \sim 4$ 个月。

4. 白三烯受体拮抗剂　选择性和竞争性地拮抗支气管平滑肌细胞和嗜酸性粒细胞膜上的白三烯受体亚型，从而抑制嗜酸性粒细胞募集和趋化，代表药物孟鲁司特是目前治疗嗜酸细胞性肠炎相对安全和有效的激素替代药物之一，其常用剂量为 $5 \sim 10mg/d$。

5. 免疫抑制剂　对于部分难治性或激素依赖性患者，可加用免疫抑制剂控制炎症，常用药物是硫唑嘌呤，其可抑制嘌呤合成，从而影响 DNA/RNA 合成，同时还可减少 T 细胞和 B 细胞产生，推荐起始用量为 $2 \sim 2.5mg/(kg \cdot d)$。

6. 生物制剂　是一种新的治疗方法，它可以准确作用于信号转导通路上的靶点抑制相关的炎症反应。例如，美泊利珠单抗是针对 IL-5 信号转导通路的抑制剂，它可以降低组织中嗜酸性粒细胞的绝对值；奥马珠单抗是一种 IgE 单抗，也被认为其通过改善外周血和组织嗜酸性粒细胞增多、血清 IgE 水平和临床症状对治疗嗜酸细胞性肠炎有积极作用。生物制剂对该病的作用有待更多的研究证实。

7. 其他新兴的药物　随着人们对嗜酸性粒细胞在嗜酸细胞性胃肠道疾病中的作用的认识不断加深，逐渐研发出了针对嗜酸性粒细胞的新药物。这些药物包括针对嗜酸性粒细胞选择性黏附分子的抗 CCR3 抗体、单克隆嗜酸性粒细胞活化趋化因子抗体（CAT-213）和增强嗜酸性粒细胞凋亡的药物。

（三）手术治疗

对于大多数嗜酸细胞性肠炎患者，内科保守治疗即可达到临床甚至组织学缓解，极少需要外科手术治疗，存在以下几种情况时应进行手术处理：①出现药物治疗无效的狭窄、肠梗阻等并发症的患者；②常规内镜活检无法确诊又高度怀疑嗜酸细胞性肠炎的患者；③出现严重的胃肠穿孔、肠套叠的患者。

八、预　后

本病是一种变态反应性疾病，具有长期反复发作的特点，较少出现恶变，如能早期积极治疗，预后良好。

第十九章

药物相关肠黏膜损伤

药物相关肠黏膜损伤指由药物直接或间接引起的肠道黏膜损伤，内镜下肠黏膜可无明显异常，也可表现为黏膜红斑、糜烂、溃疡、假膜，并发出血、梗阻时，镜下可见活动性出血、肠腔狭窄等。肠黏膜损伤相关药物主要有非甾体抗炎药（NSAID）、糖皮质激素、抗生素、化疗药、降压药、质子泵抑制剂（PPI）、蒽醌类通便药物等。药物相关肠黏膜损伤是一类疾病，临床类型包括 NSAID 相关性肠病、胶原性结肠炎、抗生素相关性腹泻、结肠黑变病、药物吸收不良综合征等。需要注意的是，药物是导致药物相关肠黏膜损伤的病因，但药物并非唯一病因。

一、流 行 病 学

近年来，随着人们对药物相关肠黏膜损伤的认知和关注，该病的发病率有所上升。尤其是抑酸治疗减少了 NSAID 相关胃十二指肠并发症，但导致的远端小肠并发症却日益凸显。相关报道显示，短期内使用 NSAID 即可发生相关肠黏膜损伤，发病率为 53%～80%，长期应用发病率为 50%～70%。对于胶原性结肠炎，西方国家报道发病率为 0.018%～0.149%，我国尚缺乏此病流行病学数据。结肠黑变病西方国家一般人群发病率为 10% 左右，我国人群发病率为 0.06%～5.9%。抗生素相关性腹泻发病率因抗生素而异，为 5%～39%。

二、病因与发病机制

药物的不合理应用是药物相关肠黏膜损伤的主要原因。发病机制可能与药物直接损伤、氧化应激、免疫损伤、肠道菌群紊乱、遗传因素等有关。

（一）药物直接损伤肠黏膜屏障

NSAID、钾盐、抗生素等可直接导致局部肠道黏膜损伤。X 线检查血管造影剂静脉注射后可出现暂时性血液高凝，导致肠黏膜缺血、坏死、出血等。蒽醌类药物可被肠道细菌分解为大黄酸，直接损伤肠道黏膜。大剂量蒽醌类泻剂可以促进肠道腺体分泌黏液，增强巨噬细胞吞噬蒽醌与细胞结合物，导致肠黏膜黑变。

（二）氧化应激

NSAID 可以损伤线粒体，抑制环氧合酶致前列腺素合成减少，白三烯、氧自由基介导肠黏膜细胞炎症反应损伤，肠上皮通透性增加、白细胞趋化加重局部肠黏膜及血管内皮炎性损伤。化疗药物在消灭肿瘤细胞的同时，也会对分化更新较快的肠黏膜细胞产生毒性作用，过量活性氧产生、激活，诱导核因子 -κB（NF-κB）及下游系列炎症介质如肿瘤坏死因子 -α（TNF-α）、白介素 -1（IL-1）等释放，造成肠黏膜炎性损伤。

（三）免疫损伤

细胞色素 P450 是以铁原卟啉为辅基的 B 族细胞色素，广泛存在于机体器官组织，如肝、肺、支气管、肾脏、肠道等。细胞色素 P450 具有多种同分异构体，统称为细胞色素 P450s，不同异构体作用的底物具有特异性。细胞色素 P450s 与 NADPH-P450 还原酶是单加氧酶体系的主要组成部分，参与机体氧化反应。现阶段，免疫组化证实肠细胞色素 P450s 主要存在于小肠绒毛及隐窝。因此，口服药物在吸收入体内前，须先经过小肠绒毛这一富含肠细胞色素 P450s 的酶区。由此可见，肠细胞色素 P450s 在口服药物代谢中发挥了重要作用。免疫损伤或蒽醌类药物等可以导致细胞色素 P450s 表达下调，抑制隐窝细胞分裂，影响机体对药物的代谢能力。目前研究也发现，自身免疫性疾病患者胶原性肠病发病率更高。

（四）肠道内环境紊乱

抗生素可以导致肠道菌群多样性和丰度降低，造成肠道菌群紊乱，削弱肠道生物屏障，停药后短期内也不能完全逆转。化疗药物对肠道上皮细胞产生毒性损伤，可引起肠黏膜屏障损伤、内毒素血症、肠道微生态失衡。长期应用 PPI 使肠道内环境酸碱度改变，可使肠道内优势菌群减少，肠道菌群紊乱。肠道微生态紊乱可导致难辨梭状芽孢杆菌快速大量繁殖，产生毒素 A、B，使 Rho 家族鸟苷三磷酸酶成员失活，导致肠黏膜炎性损伤，破坏肠黏膜，形成假膜。另外，长期应用 PPI 可造成肠道环境碱化，进而下调胶原蛋白负调控因子 *RFC1* 基因表达，促进Ⅲ、Ⅳ型胶原蛋白表达，诱导胶原蛋白沉积于结肠壁。

（五）遗传因素

研究发现，胶原性结肠炎患者体内编码紧密连接蛋白的基因表达下调，导致成纤维细胞过度增殖，胶原分泌增多。同时，胶原性结肠炎发病还与人类淋巴细胞抗原变异有关。有些化疗药物毒性与基因多态性相关。例如，目前研究表明，UGT1A1*6、*28 基因多态性与伊立替康所致的肠黏膜损伤显著相关。

三、临 床 表 现

1. NSAID 相关性肠病　服用 NSAID 人群远端肠道并发症十分常见，可表现为：①缺铁性贫血，由长期隐匿性失血、黑便或便血所致；②蛋白丢失性肠病；③肠道狭窄和小肠隔膜样疾病，表现为腹痛，肛门排气、排便减少或暂停，腹痛加剧，出现腹膜刺激征时，警惕肠穿孔。

2. 胶原性结肠炎（collagenous colitis，CC）　是显微镜结肠炎的一种亚型，见于服用 NSAID、PPI 患者，一般至少服用 6 个月。主要临床特征为慢性非血性水样腹泻（病程多在 3 周以上），伴或不伴痉挛性腹痛。腹泻主要因肠上皮下胶原层屏障增厚，阻碍了肠道内水分、钠和氯的吸收。内镜下肠黏膜通常无明显异常或仅有轻度充血、黏膜红斑表现。内镜下多点组织活检可见上皮下胶原层增厚。无麸质饮食及常规腹泻对症治疗效果通常欠佳。并发症少见，但有关于 CC 并发缺铁性贫血、自发性结肠穿孔、急性蛋白丢失等报道。

3. 假膜性肠炎（PMC）　主要与抗生素相关，尤其是克林霉素、二代或三代头孢菌素、喹诺酮类抗生素。首发症状为腹泻，粪便呈水样，每天排便数次至数十次，有时粪便中混有脱落的假膜，伴有腹胀。可出现剧烈难忍的腹痛。严重者可并发水和电解质紊乱、肠麻痹、肠扩张甚至中毒性巨结肠、肠穿孔等严重致死性并发症。临床上，尤其是免疫力低下人群，有长期或大量抗生素用药史，或抗生素用药期间出现上述临床表现，需要考虑本病。

4. 结肠黑变病（melanosis coli，MC）　是一种代谢性良性结肠黏膜色素沉着性疾病，长期服用蒽醌类泻药是其公认病因。多数患者无明显临床表现，病情较重者可有便秘、腹痛、腹胀、肛门坠胀等非特异性症状。

5. 药物性吸收不良综合征　有些药物可影响营养物质消化、吸收，临床表现为脂肪泻、蛋白丢失性肠病、体重减轻、营养不良等。

6. 药物所致功能性肠病　广谱抗生素、降压药、抗精神病药物等作用于肠神经系统、平滑肌、血管等，引起肠功能失调，临床表现为恶心、呕吐、腹痛、腹泻或便秘等。

四、辅 助 检 查

（一）实验室检查

1. 血常规　可无明显异常，或有外周血白细胞增多，以中性粒细胞增多为主。

2. 粪便常规及培养　PMC 患者粪便中肉眼见混有假膜，镜下可见白细胞，假膜由纤维素、黏蛋白、肠黏膜上皮细胞等构成；粪便培养可有难辨梭状芽孢杆菌生长，还可对难辨梭状芽孢杆菌毒素进行检测。MC 患者粪便隐血可呈阳性。

（二）内镜检查及组织病理检查

1. NSAID 相关性肠病　内镜下肠黏膜可表现为特异性黏膜网格化改变并伴有隔膜样狭窄，也可呈现非特异性黏膜点片状充血、糜烂、溃疡形成、活动性出血等。

2. CC　内镜检查结肠黏膜未见明显异常或有黏膜红斑、充血。组织病理活检可见异常增厚的上皮下胶原带（> 10μm），上皮内淋巴细胞增多。黏膜活检应多段多点取材。

3. PMC　内镜检查可见散在或密集分布的微隆起充血斑，进一步发展呈现隆起于黏膜的点状假膜，继而融合成圆形、椭圆形的黄白色、灰黄色、黄褐色假膜，假膜不易脱落，病灶间可见正常肠黏膜。组织病理学检查可见纤维素样物、白细胞、细菌菌落（难辨梭状芽孢杆菌）和坏死脱落的细胞碎片形成假膜，阻塞隐窝开口，隐窝内填充大量黏液。病变处黏膜层、黏膜下层充血水肿，伴中性粒细胞浸润。

4. MC　结肠镜下，可见结肠黏膜因黑变程度不同而呈浅棕色至黑色的色素沉着，表现为网格状、颗粒状、豹纹样或蛇皮样外观。色素沉着可间断或连续性分布，有时可见白色或粉色的黏膜隆起。根据受累范围及色素沉着程度，镜下可分为3度：Ⅰ度，病变范围局限，表现为肠黏膜浅褐色色素沉着，黏膜下血管网纹隐约可见；Ⅱ度，病变累及部分肠段或全结肠，呈淡黑色色素沉着，间有乳白色线条状黏膜，血管网纹显示不清；Ⅲ度，全结肠受累，呈深黑色色素沉着，间有细小乳白色黏膜，血管网纹不清。组织病理学检查可见结肠黏膜固有层内含脂褐素样物质的巨噬细胞聚集，并有少量淋巴细胞、浆细胞浸润。

（三）影像学检查

1. NSAID 相关性肠病　CT 对高度狭窄伴近端小肠扩张有较好显示。典型性狭窄较短，表现为对称性管腔狭窄，通常不累及末端回肠。

2. PMC　腹部立位 X 线片可见肠积气，有时可见"指印"征。腹部 CT 可见肠壁增厚、皱襞增粗。

五、诊断与鉴别诊断

患者起病前有口服肠黏膜损伤相关药物史，结合临床症状、影像学检查、内镜及活检组织病理有助于进一步明确诊断。临床上需要注意与如下疾病鉴别。

1. 克罗恩病　表现为反复发作的腹痛、腹泻、消瘦、腹部包块、瘘管形成等。肠镜检查可见节段性纵行溃疡，溃疡周围黏膜呈鹅卵石样改变。黏膜活检可见大量淋巴细胞浸润，典型者固有层可有非干酪样坏死性肉芽肿。

2. 溃疡性结肠炎　表现为反复腹泻、黏液血便，伴腹痛。肠镜检查多提示从直肠开始倒灌性弥漫性黏膜粗糙糜烂、浅溃疡形成，可见黏液脓性渗出物，慢性病程者结肠袋变浅，黏膜萎缩瘢痕化，可见假息肉形成。

3. 肠结核　除腹痛、腹泻或便秘等症状，还有发热、盗汗、消瘦等全身症状，结核菌素试验、γ-干扰素释放试验阳性，肠黏膜活检提示干酪样坏死性肉芽肿或发现结核分枝杆菌具有确诊价值。

4. 乳糜泻　以腹泻为主要表现。肠黏膜出现绒毛变短、剥脱等萎缩表现。改为无麦麸质饮食后症状可缓解。

5. 肠易激综合征　粪便可有黏液，但无脓血，结肠镜检查无器质性病变证据，肠黏膜组织活检无急慢性炎症表现。

六、治　疗

1. 一般治疗　若患者病情允许，应停用相关药物或换用对肠黏膜损伤小的药物。改善生活方式，健康规律饮食，加强营养，增强身体素质，积极治疗各类原发病，停用广谱抗生素或改用窄谱抗生素。

2. 肠黏膜保护剂　目前关于肠黏膜保护剂的相关研究与应用较少。外源性黏膜保护剂主要通过促进黏液分泌和增加碳酸氢盐含量起到胃黏膜保护作用，而内源性黏膜保护剂可作用于黏膜屏障不同靶点，促进前列腺素合成、抑制过氧化物酶活性、抑制炎症因子产生、促进黏液分泌和上皮细胞增殖修复，多方位保护黏膜，有助于肠黏膜损伤修复。目前，内源性黏膜保护剂主要包括瑞巴派特、替普瑞酮、伊索拉定、依卡倍特钠、聚普瑞锌、胃肠激素类（如吉法酯、索法酮）和谷氨酰胺类药物。谷氨酰胺是肠上皮细胞的主要能量来源，可降低肠黏膜通透性，减少细菌移位及内毒素血症。

3. 抗感染治疗　难辨梭状芽孢杆菌感染轻型患者可口服甲硝唑，0.25 ~ 0.5g，3 次 / 天，疗程 7 ~ 10 天。中重型患者，首选万古霉素，1.0 ~ 2.0g/d，分 4 次口服。

4. 益生菌　可以定植于肠黏膜，具有调节肠道菌群、保护肠道屏障和免疫调节的能力，有助于缩短病程，减少复发。常用的益生菌包括乳酸菌、双歧杆菌、枯草杆菌 – 屎肠球菌二联制剂、酵母菌、芽孢杆菌等，可单用或联合应用。

5. 粪菌移植（FMT）　从健康者粪便中分离微生物及微生物代谢产物和天然抗菌物质等，通过一定方式移植到患者消化道内，实现肠道菌群稳态重建、修复肠黏膜屏障、调节机体免疫功能目标。对于经标准积极治疗仍反复发作的 PMC，FMT 治愈率高达 90%。

6. 内镜或手术治疗　针对 NSAID 诱发的孤立性小肠隔膜样疾病或肠道狭窄，可采用内镜下球囊扩张术；内镜下治疗效果差或病变广泛且不能排除肿瘤者，应采取手术干预。

七、预　　后

预后与个体营养状况、免疫状况及药物种类有关。多数患者早期停用相关药物预后良好，部分患者反复发生难辨梭状芽孢杆菌感染，病程迁延，应引起足够重视。年老体弱、基础疾病控制欠佳者易出现肠出血、肠穿孔、重症感染等严重并发症，预后较差。

第二十章

放射性肠炎

一、定　义

放疗是利用放射线（如 α 射线、β 射线、γ 射线和各类 X 线）控制肿瘤进展和减少肿瘤复发的一种治疗方法。据估计，约 70% 的肿瘤患者在治疗周期内需要接受放疗。放射性肠炎（radiation enteritis，RE）是指肿瘤患者接受放疗所引起的肠道炎症性并发症，多见于盆腔、腹腔、腹膜后恶性肿瘤放疗。有统计表明 RE 的发病率为 5% ～ 13%，而接受盆腔放疗者可高达 20%。RE 主要表现为腹泻、鲜血便、瘘管形成、肠梗阻等症状，严重影响癌症患者的生活质量。根据不同的分型方法，RE 具有多种分型。按照发病时间及病程，可分为急性放射性肠炎（acute radiation enteritis，ARE）和慢性放射性肠炎（chronic radiation enteritis，CRE）；根据发病的解剖学部位，可分为放射性直肠炎、放射性结肠炎和放射性小肠炎。RE 是放疗的一种严重并发症，不仅为患者带来巨大的痛苦和经济负担，也极大地限制了放疗技术的应用。

二、病　因

目前的研究表明，RE 的发生受多种因素影响，主要有射线剂量和时间、肠道的解剖部位和其他因素。

（一）射线剂量和时间

放射的剂量增大和时间延长会显著提高 RE 的发生率。《中国放射性直肠炎诊治专家共识（2018 版）》显示，患者的 1/3 大肠接受标准放疗，接受的最大剂量不超过 65Gy，治疗结束后 5 年内 RE 的发生率不高于 50%；如全部大肠进行放疗，接受的最大剂量不超过 60Gy，治疗结束后 5 年内 RE 的发生率不高于 50%。

（二）肠道的解剖部位

肠道的不同部位对放疗的耐受性呈现出巨大差异，相应的 RE 发生率也存在明显不同。在所有肠道中，耐受性最强的为直肠，其次为小肠和结肠，最低的为胃部。有研究表明，对于活动性较高的肠道，RE 的发生率明显较低。对于解剖位置相对固定的回肠末端和结肠远端，更容易诱发 RE。当伴随肠道炎症或者粘连引起肠道固定时，RE 的发生率会显著增加。

（三）其他因素

对于子宫切除术后的患者，直肠暴露在射线下的概率增多，会使照射的剂量相对增加，从而增加 RE 发生率。对于体质较差的老年患者，因肌肉、脂肪等软组织少，缺乏保护组织，剂量累积更容易增加。有证据显示，合并心脑血管疾病和糖尿病的患者更易发生 RE。

三、病　　理

由于肠道损伤后的机体保护机制不同，ARE 和 CRE 的病理特征存在显著差异。ARE 通常为急性损伤应激状态，特征性表现为黏膜糜烂、水肿，黏膜下层出现多种免疫细胞浸润（主要为中性粒细胞及嗜酸性粒细胞），同时伴有上皮细胞凋亡及血管通透性改变。CRE 通常为损伤后经过机体修复后的状态，组织学变化主要发生在黏膜及黏膜下层，可出现黏膜萎缩、肉芽组织增生，进行性闭塞性小动脉炎，伴有黏膜下层间质纤维化。

四、发病机制

（一）肠道黏膜干细胞凋亡

p53 是机体重要的抑癌基因，该基因主要参与维护基因组稳定、促进细胞凋亡。目前的研究发现 *p53* 在 RE 的发生发展中也发挥着至关重要的作用；放疗可直接损伤肠道黏膜的 dsDNA，损伤的 dsDNA 会诱发 *p53* 基因大量表达；过量表达的 *p53* 通过激活半胱氨酸蛋白酶（Caspase）家族，进而诱导肠道黏膜干细胞凋亡。

（二）血管内皮细胞损伤

内皮细胞纤溶酶原激活物抑制剂 -1（plasminogen activator inhibitor-1，PAI-1）在微血管内皮损伤及血栓形成中发挥了重要作用。Emilie Rannou 等构建了内皮细胞特异性敲除 *PAI-1* 小鼠，通过放疗照射后，证明了内皮细胞中该基因的缺失会减少黏膜损伤。这表明血管内皮细胞参与了 RE 的发生和发展。

五、临床表现

1. 早期症状　主要表现为恶心、呕吐、腹胀、排便频率增加、黏液便或血便等，若伴有直肠受累，患者可有里急后重感。对于长期持续血便者，可继发贫血症状，如头晕、目眩等。肠道损伤严重者可发生急性糜烂或溃疡。少部分患者可有低热症状。
2. 晚期症状　患者多因肠道炎症反复迁延，出现肠道纤维化或狭窄。

3. 其他症状　小肠炎患者可以出现消化不良、脂肪泻、消瘦、乏力等。

六、辅 助 检 查

针对 RE 的实验室检查诊断的相关研究较少，有学者发现 RE 患者肠道来源的微生物会诱导肠上皮炎症和屏障功能障碍。因此，肠道菌群可能成为一种预测 RE 发生的标志物，但尚缺乏高级别的循证医学证据。目前 RE 的诊断多依赖于内镜检查和影像学检查。

（一）内镜检查

1. 结肠镜检查　镜下主要表现为结肠黏膜充血、黏膜下毛细血管扩张、接触易出血、糜烂、溃疡形成等。对于病程晚期和长期炎症刺激的患者，可伴肠腔狭窄，甚至有瘘管形成或穿孔。值得注意的是，急性期或重症时检查可能会引起肠穿孔。目前维也纳直肠镜评分（Vienna rectoscopy score，VRS）被广泛用于 RE 诊断，并且其与临床的严重程度具有很高的一致性，详见表 20-1、表 20-2。

表 20-1　维也纳直肠镜评分 1

评分（分）	黏膜充血	毛细血管扩张	溃疡	狭窄	坏死
0	1 级	无	无	无	无
1	2 级	1 级	无	无	无
2	3 级	2 级	无	无	无
3	任何	3 级	1 级	无	无
4	任何	任何	2 级	1 级	无
5	任何	任何	≥ 3 级	≥ 2 级	任何

表 20-2　维也纳直肠镜评分 2

表现	内镜所见分级
毛细血管扩张	0 级：无；1 级：单个毛细血管扩张；2 级：多个不融合毛细血管扩张；3 级：多个融合的毛细血管扩张
黏膜充血	0 级：无；1 级：局限性黏膜红肿；2 级：弥漫非融合的黏膜红肿；3 级：弥漫且融合的黏膜红肿
溃疡	0 级：无；1 级：有或无表面 $< 1cm^2$ 的微小溃疡；2 级：面积 $> 1cm^2$；3 级：深溃疡；4 级：深溃疡形成瘘或穿孔
狭窄	0 级：无；1 级：$> 2/3$ 原肠腔直径；2 级：$1/3 \sim 2/3$ 原肠腔直径；3 级：$< 1/3$ 原肠腔直径；4 级：完全闭塞
坏死	0 级：无；1 级：有

2. 超声内镜检查　经过射线照射的前外侧壁肠管，因炎性水肿呈低回声，而后侧壁无明显变化或改变不明显。超声内镜不仅可以提示黏膜病变的程度，而且可提示黏膜外变化。

3. 胶囊内镜检查　可以提供较为直观的镜下特征性图像。镜下可见肠管部分红斑水肿、缺乏绒毛结构、扩张性血管、小肠末端发生活动性出血或肠管管腔纤维化狭窄，该方法相对检查成本较高。

4. 双气囊小肠镜检查　RE 镜下的特征性表现为多个小溃疡，表面附白苔。该检查安全性高，对肠腔狭窄性病变的诊断具有较高的敏感度，并可为其他干预措施提供便利。

（二）影像学检查

1. CT/MRI 检查　CT 表现缺乏较高的特异度，对于急性期肠管，仅可见肠壁明显水肿、增厚和黏膜面溃疡等改变，肠道张力减退及肠腔积液扩张等，增强扫描因肠管炎性充血，可见肠壁分层强化；MRI 检查可见病变的肠管在 T_2WI 和 DWI 上均表现为分层状高信号，而在 T_1WI 呈等信号，增强后出现分层状环形明显强化。值得关注的是，MRI 检查对瘘管、肠壁穿孔具有较高的检出率，怀疑有瘘管和肠壁穿孔的患者尤为推荐。

2. 超声检查　直肠内超声检查是辅助 RE 诊断的重要手段，特征性表现主要有肠腔管壁增厚、黏膜形态改变、肠蠕动消失、肠系膜反应性增厚、毛细血管改变和肠外并发症。

七、治　疗

（一）一般治疗

1. 营养支持　RE 患者因肠道功能较差，大量营养从肠道中流失，多数处于营养失衡状态，患者若能够经口腔进食，可给予肠内营养支持，必要时联合肠外营养支持。

2. 抗炎类药物　Fuccio 等通过应用二丙酸倍氯米松栓剂，发现可以有效改善 RE 所引起的直肠黏膜损伤，但对具体临床症状的改善较为有限。另外，Robert C. Miller 等进行了一项多中心临床研究，结果发现水杨酸类药物对 RE 所引起的症状的缓解率与安慰剂相比并无明显差异。上述结果表明非甾体药物对 RE 具有潜在的作用价值，但需要进一步的临床研究予以验证。

3. 抗氧化剂　在 RE 的发病机制中，辐射可诱导细胞内氧自由基生成，进而诱发 RE，故抗氧自由基的抗氧化治疗被认为是一种有前景的治疗方案。已证实包括维生素 C、维生素 E 及胡萝卜素在内的维生素具有抗氧化效果。目前多种抗氧化剂，如阿米福汀、γ- 生育三烯酚、四氢生物蝶呤、硫辛酸和硒正在临床试验中。

4. 益生菌　RE 可引起肠道菌群紊乱，肠道内的有益菌可通过改善上皮细胞的功能和结构完整性，进而改善 RE 后诱发的各种临床症状。已有多项 RCT 研究结果显示，益生菌对 RE 的临床症状具有很好的改善作用，但该一系列研究均为不同菌株组合，对于具体的作用菌群，目前仍未完整定义，需要进一步行标准化研究。

5. 黏膜保护剂　是 RE 常见的治疗药物之一，并且具有很长的历史。目前主要的药物有蒙脱石散、胃黏膜保护剂（硫糖铝、铝碳酸镁等），这些药物可以通过口服或者灌肠的方式使用。有研究证实，在小鼠 RE 模型中，瑞巴派特可以显著缓解 RE 症状，并促进黏膜生长，改善肠道功能。

6. 谷氨酰胺（glutamine，Glu）　是肠黏膜细胞特异性能源物质，对肠黏膜再生及屏障功能的维护具有重要作用，已有研究认为谷氨酰胺有利于 RE 患者肠道损伤黏膜的修复，但对 RE 引起的里急后重和便血症状未见明显效果。

7. 高压氧治疗　RE 患者肠管内皮细胞损伤使血管内皮肿胀狭窄，诱发肠管缺血缺氧而引起各种肠道症状，故通过高压氧治疗改善微循环被认为是治疗难治性 CRE 的有效手段。一项来自澳大利亚的回顾性分析研究证明了高压氧治疗是安全并且有效的。

（二）内镜下治疗

1. 内镜下氩等离子体凝固术（APC）　是借助氩离子束的电传导将高频电能量传递至目标组织，从而达到止血目的的一种治疗方法。已有大量的证据表明 APC 是出血性 CRE 首选的内镜治疗方法，止血成功率高。但是需要正视的是，采用 APC 治疗所引起的并发症，发生率可高达 47%，其中约 10% 的患者可伴随出现如大出血、坏死或穿孔等严重并发症。采用 APC 治疗过程中功率及时间的设置是极其重要的，需要进一步研究和探索。

2. 射频消融（RFA）　是目前有望取代 APC 的内镜治疗方式之一，可明显改善贫血程度、直肠毛细血管扩张及内镜下肠炎严重程度，不良事件发生率低，但目前有关射频消融的研究多为回顾性分析，无多中心对照试验，缺少高级别循证医学证据，需要进一步对其与其他治疗方式特别是 APC 进行比较。

（三）外科手术

外科手术在 RE 并发症（如梗阻、出血、穿孔和狭窄等）的治疗中依然处于不可替代的地位。其主要的治疗方法有造口术、病变肠管健侧端端吻合术和瘘口修补等。对于发生急性出血的 RE 患者，外科手术可以迅速止血并提高生活质量。对于并发难治性瘘的患者，病变肠管切除可能是一种比较有效的治疗方法。

（四）菌群移植

菌群移植的作用机制和益生菌类似，通过鼻肠管、口服、结肠镜 3 种不同途径进行有益菌菌群移植，恢复 RE 患者的肠道生态平衡，进而改善肠道功能。目前已有多项研究证实了菌群移植的有效性，该类疗法有望成为治疗 RE 的新方向。

八、总　　结

对于腹部、盆腔恶性肿瘤行放疗的患者，治疗期间应注意筛查，可以通过早期行结肠镜检查筛查是否有 RE，早期发现，早期治疗。体形消瘦者注意增加体重、增强体质，提高对放疗的耐受性。饮食上以清淡易消化的食物为主。规律作息，适当运动。治疗的药物种类和手段趋于多样化，还存在争议。

总之，肿瘤发病率逐年升高，放疗技术的普遍应用使 RE 发病率有明显增高的趋势，对 RE 的诊断和治疗是临床上需要解决的问题。在诊断方面，主要根据临床表现、病史、内镜学和影像学检查，但尚无有效的对疾病严重程度的评判或评估标准。在治疗方面，目前的多项治疗方法在循证依据上存在较大争议，缺乏有效可靠的标准化治疗方案，这些问题都有待进一步研究。

第二十一章

肠白塞病

一、定义与流行病学

白塞病（Behçet's disease，BD）又称贝赫切特综合征，是一种病因不明的全身慢性血管炎症性疾病。1937年，土耳其皮肤科医生 Hulusi Behçet 首次将其描述为眼 – 口 – 生殖器综合征。现普遍认为 BD 是一种多器官系统疾病，可累及神经系统、消化道、肺、肾、附睾等，并可累及全身大、中、小血管。其特征是复发性口腔和生殖器溃疡、葡萄膜炎及特征性皮肤损害，还可出现关节炎、胃肠道和中枢神经系统症状。BD 累及消化道称为肠白塞病（intestinal Behçet's disease）。1964年日本研究人员首次提出了"肠白塞病"一词，现分为2种亚型：Ⅰ型为有系统性白塞病，且存在典型肠道溃疡等肠道表现；Ⅱ型为无系统性白塞病，但存在典型肠道溃疡和其他肠道表现。

BD 发病地域差异性显著，位于古丝绸之路沿线，从亚洲延伸到地中海国家发病率较高，其全球的患病率为（10.3 ～ 35.7）/10 万。其中，土耳其的发病率最高，其次是亚洲和中东国家，包括以色列、沙特阿拉伯和伊朗。BD 在我国的患病率约为14/10万。西方国家少见，美国和欧洲的患病率为（0.12 ～ 7.5）/10 万，BD 的发病年龄段通常为青年（25 ～ 30 岁），但其也偶尔发生于 16 岁以下的儿童，占病例的 4% ～ 26%，男女发病率相等。肠白塞病占 BD 的 3% ～ 60%，其发病率存在地域和种族差异，土耳其（2.8%）、印度（3.4%）、沙特阿拉伯（4%）和中国（10%）的发病率较低，而英国（38% ～ 53%）和日本（50% ～ 60%）的胃肠道累及率较高。

二、病因与发病机制

肠白塞病的病因与发病机制尚不明确，目前多认为是环境、致病微生物抗原及热休克蛋白（heat shock protein，HSP）抗原等因素作用于含有人白细胞抗原（human leukocyte antigen，HLA）-B51 基因及其他特定遗传的人群，触发免疫功能紊乱及中性粒细胞功能亢进，进而导致血管内皮细胞损伤、功能异常，并引起相关组织病理损害。

（一）遗传因素

最近，全基因组关联研究已经确定了几个与 BD 易感性相关的基因，包括 *IL-23R*、

IL-10、*STAT* 和 *HLA-B51* 基因。1973 年，Ohno 等首次定义了 BD 与 *HLA-B51* 的相关性，其在 BD 遗传易感性中起关键作用。20%～25% 丝绸之路沿线居民 *HLA-B51* 等位基因频率增高，而在 BD 患者中高达 50%～80%。相反，在北欧和美国的普通人群中，*HLA-B51* 基因阳性仅占 2%～8%，在 BD 患者中为 15%。在肠白塞病中，约 30.8% 的患者 *HLA-BA51* 阳性，低于其他类型 BD。与肠白塞病相关的疾病易感基因研究较少。部分研究发现除 *HLA-BA51* 外，编码 α 防御素 -1 的 *DEFA1* 基因和 *NEMO* 基因突变与 BD 肠道受累相关。此外，最近的全基因组关联研究发现 *NAALADL2* 和 *YIPF7* 表达下调也与肠白塞病密切相关。

（二）感染因素

BD 的发病机制还涉及微生物感染机制，包括细菌（主要是链球菌）或病毒感染触发的免疫反应。最近对英国和土耳其 BD 患者的口腔微生物群的研究发现溃疡部位链球菌的定植量高于健康对照组。感染性病原体长期以来一直被怀疑引发 BD 的过度炎症反应，在遗传易感性的个体中，由病毒（如单纯疱疹病毒 -1）或链球菌（如溶血性链球菌）引起炎症反应可能是 BD 的一种致病因素。近年来研究还发现，一种微生物 HSP 和人类线粒体中 HSP 有显著同源性，可以刺激 BD 病程中的 T 细胞反应。此外，也有报道人乳头状瘤病毒、幽门螺杆菌可能在 BD 发病中发挥作用。

（三）环境因素

BD 患者病变组织如血管内皮细胞、巨噬细胞、腓肠神经、房水、血清和中性粒细胞内多种微量元素含量增高，包括有机氯、有机磷和铜离子，其中铜离子含量最高。因此，认为 BD 的发生与居住地的地理环境、土壤微量元素失衡及有机氯农药有关。日本西山茂夫在 1978 年曾报道 48 例 BD 患者血清铜含量明显高于正常人，且与病情活动明显相关。

（四）免疫因素

BD 患者携带多种致病基因，在感染源或自身抗原诱导下造成免疫功能紊乱。据报道，异常的先天免疫反应与肠白塞病有关。肠白塞病患者存在 Th1/Th17 失衡，表现为 TNF-α、INF-γ 和 IL-12 高表达。在 BD 患者中，抗原特异性 T 细胞产生的 IL-6 及 IRBP 特异性 T 细胞产生的 IL-6、IFN-γ 和 IL-17 水平明显高于健康对照组。IL-1、IL-6 和 TNF-α 是 BD 患者的主要促炎细胞因子，被认为是导致疾病发展的主要炎症介质。最近的研究表明，这些细胞因子的单核苷酸多态性参与 BD 的发病，导致这些促炎细胞因子表达增加。IL-6、IL-21、IL-23 等细胞因子通过激活 STAT 3 和各种转录因子，促进 Th0 细胞向 Th17 细胞分化，随后 Th17 细胞产生细胞因子，如 IL-17A、IL-17F、IL-21、IL-22 和 IL-23，以调节炎症和自身免疫。总之，Th1 和 Th17 细胞的免疫反应主导 BD 的发生和发展，Th1/Th17、Th17/Treg 平衡和 IL-17/23 轴在 BD 患者的炎症和病理反应中起重要作用。

（五）肠道微生物

研究提示肠道菌群紊乱可能通过破坏肠道黏膜屏障功能、诱导 Th1 和 Th17 过度活化、Treg 数量减少等多种机制促进 BD 发病。BD 患者的 11 种肠道细菌亚群的相对丰度与健康对照组存在差异，其中子囊菌真菌、变形杆菌和放线菌在 BD 中富集，而产丁酸盐的菌属减少，抗炎作用降低，进而引起 BD 的全身症状。研究发现，BD 患者若存在消化道表现，1/3 以上会有小肠细菌繁殖失控。目前认为肠道菌群与肠道微环境、机体的免疫功能密切相关，但 BD 患者肠道菌群紊乱与其累及肠道是否存在确定的因果关系，还有待更多的研究证据支持。

三、临床表现

肠白塞病可累及整个胃肠道，最常见的是回盲部，但也可累及食管、胃、十二指肠等部位，缺乏特异性消化系统症状。

（一）消化道症状

93.1% 的肠白塞病患者消化道症状晚于系统症状，比口腔溃疡发病晚 4.5 ～ 6 年。

1. 腹痛 是其最常见的临床表现，87% ～ 92% 的肠白塞病患者会出现腹痛。患者多表现为慢性腹痛，伴或不伴轻至中度腹泻。腹痛程度可从轻微的腹部不适到严重的顽固性疼痛。回盲部受累常引起右下腹疼痛，但疼痛有时可遍及整个腹部。腹部触诊有时可扪及实质性压痛肿块，伴发急性穿孔时表现为急性弥漫性腹膜炎体征。

2. 腹泻 12.7% ～ 29% 的患者出现慢性腹泻，粪便多呈糊状，也可能出现血便。由于肠白塞病患者肠道受累更多的是局部性或节段性的，其腹泻程度轻于克罗恩病（CD）患者。

3. 其他消化道症状 部分患者可有食欲减退、恶心、呕吐、贫血、乏力、体重减轻等表现，活动期上述症状可能会加重。

（二）全身症状

1. 发热 约 25% 的患者可出现发热，部分患者发热与病情活动度相关，通常见于胃肠道受累较严重的患者。

2. 其他全身症状 除消化系统表现外，肠白塞病也有全身表现。本病全身各系统均可受累，但较少同时出现多种临床表现。有时患者需要经历数年甚至更长时间才相继出现。复发性口腔溃疡发生率为 90% ～ 100%，生殖器溃疡发生率为 42% ～ 85%，眼部病变发生率为 19.6% ～ 28.0%，皮肤脓疱丘疹性病变发生率为 43.1% ～ 70.0%，30.0% ～ 31.9%的患者伴发关节炎，5% ～ 50% 的患者也可能出现神经系统受累，少数（5%）可为首发症状。10% ～ 20% 的患者合并大中血管炎，5% ～ 10% 的患者可出现肺部损害。

（三）并发症

1. 肠穿孔 12% ～ 58% 的患者会出现肠穿孔，在肠白塞病发病过程中，肠穿孔可发生于结肠的任何部位，且之前可无腹部症状。

2. 肠狭窄 部分肠白塞病可出现肠道慢性缺血性病变，在此基础上，7.2% ～ 13.0%的患者会出现肠腔狭窄。

3. 消化道出血 11.2% ～ 25.0% 的患者出现急性下消化道出血，再出血发生率约为 25%。

4. 肠瘘　8.0% ～ 17.0% 的患者会出现瘘管性病变（包括肠瘘、肠皮瘘和肛瘘等）。肠皮瘘在 BD 中相对较少见（7.6%），可以在肠切除后持续有炎症时发生。

四、辅 助 检 查

（一）实验室检查

1. 血红蛋白　贫血是肠白塞病患者常见且严重的并发症，有研究报道活动期肠白塞病患者血红蛋白水平下降。血红蛋白也是评估肠白塞病治疗预后的简易实验室指标，血红蛋白＜ 110g/L 是肠白塞病患者接受巯基嘌呤药物维持治疗过程中病情反复的独立危险因素。

2. C 反应蛋白（CRP）/ 红细胞沉降率（erythrocyte sedimentation rate，ESR）　CRP 是一种由 IL-6 刺激肝细胞产生的急性期蛋白，其半衰期为 19h，为衡量疾病活动度的重要标志物。与 CRP 相比，ESR 升高速度较慢，且需要几天才能降低。CRP 与 ESR 不仅与肠白塞病活动度相关，还可用于判断疾病预后。研究报道，围术期高 ESR 水平是肠白塞病患者首次肠切除术后早期（6 个月内）再手术的危险因素。同时 CRP 与 ESR 水平高是患者急诊就诊且需要住院治疗的危险因素，提示患者病情严重甚至需要手术治疗，是一个预后不良的因素。

3. 粪便钙卫蛋白（fecal calprotectin，FC）　是一种分子量为 36kDa 的钙、锌结合蛋白，主要来源于多形核细胞，如中性粒细胞、巨噬细胞，其含量占中性粒细胞胞质蛋白的 50% ～ 60%。FC 作为一种生物标志物用于风湿性疾病如类风湿关节炎、系统性红斑狼疮等诊断、疾病活动性评估、病情进展及药物疗效判断。与非肠道受累的 BD 比较，肠白塞病患者 FC 水平显著升高，且与疾病活动度、CRP 呈正相关。

4. 自身抗体

（1）抗 α- 烯醇化酶抗体（anti-α-enolase antibody，AAEA）：α- 烯醇化酶是 1 个分子量为 47kDa 的糖酵解酶，作为多种造血、上皮和内皮细胞表面的纤溶酶原受体，在血管和细胞纤溶系统中起重要作用。AAEA 可能有助于肠白塞病诊断，但能否用于评估肠白塞病活动度有待证实。

（2）抗酿酒酵母抗体（anti-saccharomyces cerevisiae antibody，ASCA）：是针对酿酒酵母菌细胞壁甘露聚糖的抗体，肠内细菌细胞壁成分与酿酒酵母菌细胞壁甘露聚糖成分同源。41.7% ～ 44.3% 的肠白塞病患者会出现 ASCA 阳性，ASCA 可能有助于肠白塞病的诊断和鉴别诊断。

（3）抗酶原颗粒膜糖蛋白 2 抗体（anti-zymogen granule glycoprotein 2 antibody，anti-GP2）：是一种高度糖基化的蛋白质，通过抑制肠上皮细胞及外周 T 细胞增殖、促进凋亡，以及抑制促炎性趋化因子 CXCL8 和上调抗炎性细胞因子 TGF-β 表达而发挥抗炎作用。抗 GP2 抗体在鉴别 CD 与肠白塞病中具有一定价值。

5. 热休克蛋白 70 家族成员 6（HSPA6）　是 HSP70 家族众多成员中的新成员，与 CD 患者相比，肠白塞病患者血清 HSPA6 水平明显升高。

6. HLA-B51　是 BD 遗传易感性的关键作用因子，约 30.8% 的肠白塞病患者 HLA-B51

为阳性。文献报道 HLA-B51 等位基因检测对肠白塞病诊断有一定价值。

7. 皮肤针刺试验　用 20 号无菌穿刺针刺入患者前臂，24～48h 后观察针眼处的皮肤反应。阳性反应为针眼处出现＞2mm 的无菌性红斑性结节或脓疱，4～5 天自行消退。此试验诊断 BD 特异度较高，且与疾病活动度相关，阳性率约为 60%，而肠白塞病针刺试验阳性率为 49%。

（二）影像学检查

1. 内镜检查　是肠白塞病诊断和随访的重要手段，有助于发现肠道溃疡形状、数量及进行黏膜活体组织检查，为肠白塞病确诊提供依据。肠白塞病的典型结肠镜下表现是圆形或类圆形深溃疡、火山口样溃疡，溃疡边缘清晰，呈单发或多发，多发数量＜5 个且互不融合。最为典型的表现是回盲部孤立、边界清楚、底部相对平坦且洁净的深大溃疡。约 77% 的肠白塞病患者的肠道溃疡边缘清楚，呈圆形或类圆形，溃疡数量＜5 个或单发。少数病例亦可出现多发溃疡，也可能出现阿弗他溃疡（约 10.5%）、地图样溃疡（约 10.5%）和星状溃疡（约 4.0%）。此外，在食管中还可以观察到圆形或穿孔的溃疡。另外，内镜检查也有助于肠白塞病活动度评估，目前尚无肠白塞病特有的内镜下溃疡活动度标准，可参考 CD 的内镜评分系统。

2. 胶囊内镜 / 小肠镜检查　部分肠白塞病患者小肠受累，以空肠最常见。胶囊内镜和小肠镜对发现病变极其重要。一项荟萃分析发现，胶囊内镜对肠白塞病累及小肠病变的检出率为 87%。尤其是消化道出血患者，其诊断率更是高于传统的方式，其中隐性出血诊断准确率为 44%，显性消化道出血的准确率高达 92%。有消化道表现的 BD 患者，均建议行胶囊内镜检查以评估病变部位严重程度，对解释相关症状有较大帮助，且有助于进一步提高早期诊断准确率和减少漏诊率。

3. CT 小肠成像 / 磁共振小肠造影　由于肠白塞病倾向穿透管腔，钡剂和内镜检查有一定的局限性。在这种情况下，CT 小肠成像（CTE）和磁共振小肠造影（MRE）将提供有价值的信息，CTE 可显示病变肠黏膜有无强化、肠壁厚度及肠系膜、周围淋巴结等肠管周围组织的病变，并可发现肠腔狭窄、肠瘘和腹腔脓肿等并发症。MRE 检查作为一种新兴技术，对末端回肠和盲肠经典炎症性表现的诊断有独特的价值，相对于肠镜检查，MRE 检查不仅无创，还能够显示全肠道结构及肠镜所不能显示的肠壁外表现，及时发现穿孔等穿透性并发症。肠白塞病的典型影像学特点：肠道受累节段＜3 处，受累节段长度一般＜5cm。回盲部深大溃疡伴肠壁息肉样增厚是肠白塞病的典型 MRE 特征。

4. 超声检查　经腹肠道超声是一种方便、无创的检查，可以显示病变受累的范围，肠壁增厚程度，以及周围肠系膜和淋巴结等情况，对发现和随访肠道狭窄、肠瘘和腹腔脓肿具有一定价值。

（三）病理学检查

内镜黏膜活体组织检查和手术病理发现血管炎是肠白塞病确诊的部分依据，典型表现为小血管炎和中等大小血管炎，淋巴细胞包绕并浸润血管，缺乏干酪样肉芽肿，但不建议作为诊断的必要条件。

五、诊　断

（一）诊断标准

本病主要通过临床症状及辅助检查进行综合诊断。2021年中华医学会风湿病学会分会发布的BD诊断标准计分方式如下：①口腔溃疡、生殖器溃疡为2分；②眼部病变（前葡萄膜炎、后葡萄膜炎或视网膜血管炎）为2分；③皮肤病变（结节性红斑、假性毛囊炎、皮肤溃疡）为1分；④中枢神经系统受累和血管病变（动脉血栓形成、大静脉血栓、静脉炎或浅静脉炎）为1分；⑤针刺试验阳性为1分。总分≥4分时诊断为BD。符合上述BD诊断标准的同时具有典型肠道病变，如溃疡边缘清楚，呈圆形或类圆形的深溃疡、火山口样溃疡，即可临床诊断为肠白塞病。此外，2009年韩国肠白塞病协作组也提出了肠白塞病的诊断标准，详见表21-1。而日本白塞病学会的肠白塞病诊断标准如下：①一种火山口状溃疡，圆形或半圆形，通常在内镜或X线成像下在回盲部观察到。条件是需要满足完全型或不完全型BD的诊断标准。②根据临床表现需要排除急性阑尾炎和感染性肠炎。此外，BD在临床表现、内镜和影像学表现方面与CD、肠结核和药物引起的肠炎有一定的区别。

表 21-1　2009 年韩国肠白塞病诊断标准

内镜下溃疡特点	肠外表现	诊断结果
典型的肠道溃疡（数量≤5个、类圆形、边界清楚的深溃疡）	系统性白塞病	确诊
	仅有口腔溃疡	拟诊
	无	疑诊
不典型肠道溃疡	系统性白塞病	确诊
	仅有口腔溃疡	拟诊
	无	疑诊

（二）疾病活动度评价

目前采用肠白塞病疾病活动指数（disease activity index of intestinal Behçet's disease，DAIBD）评估肠白塞病的疾病活动度，详见表21-2。评分项目为患者在评分节点1周内的情况。总分≤19分为临床缓解期，20～39分为轻度活动期，40～74分为中度活动期，≥75分为重度活动期。

表 21-2　肠白塞病疾病活动指数

项目	评分（分）	项目	评分（分）
一般状况		差	20
好	0	很差	30
一般	10	极差	40

续表

项目	评分（分）	项目	评分（分）
发热		腹部压痛	
＜38℃	0	无	0
≥38℃	10	轻度	10
肠外表现	5/项目	中度至重度	20
腹痛		肠道并发症	10/项目
无	0	1周腹泻频率	
轻度	20	0次	0
中度	40	1～7次	10
重度	80	8～21次	20
腹部包块		22～35次	30
无	0	≥36次	40
有	10		

注：肠外表现包括口腔溃疡、外阴溃疡、眼部病变、皮损、关节痛，均为5分；肠道并发症包括肠瘘、肠穿孔、腹腔脓肿、肠梗阻，均为10分。

六、鉴别诊断

需要与肠白塞病鉴别的疾病主要包括CD、肠结核、肠淋巴瘤、缺血性肠病、NSAID相关性肠病和其他感染性肠病等，需要依据流行病学、临床表现、实验室检查、影像学检查、内镜检查和病理检查等综合判断分析。

（一）克罗恩病

肠白塞病主要与CD相鉴别。肠白塞病与CD具有许多重叠的特征，两者区分具有挑战性，可通过临床表现、影像学检查、内镜检查和肠黏膜活检组织学特征进行区分。临床表现：肠白塞病与CD常有相似的临床特点，两者均有反复口腔溃疡、结节性红斑、葡萄膜炎、关节炎等多种肠外表现，但生殖器溃疡、眼部病变、皮肤病变如毛囊炎或痤疮样皮损、皮肤针刺试验阳性多见于肠白塞病，肠白塞病较少累及直肠肛管，较少发生肛瘘；而超过1/3的CD患者可出现肛周病变，如肛瘘、肛裂、肛周脓肿。影像学检查：肠白塞病的肠壁增厚和强化程度较CD轻，而CD肠系膜侧肠壁病变较重，部分患者甚至出现肠系膜脂肪增生和脂肪爬行征。内镜下表现：肠白塞病和CD在内镜下均可表现为多种类型的肠道溃疡。典型的肠白塞病溃疡是位于回盲部的孤立环形溃疡，边界清楚，通常较大，回盲瓣畸形多见；节段性受累、纵行溃疡或阿弗他溃疡、鹅卵石或结节样外观和假性息肉在CD中更常见。肠黏膜活检：两者肠黏膜活检均可表现为肠黏膜非特异性炎症。其中，肠白塞病的肠黏膜特征性病理改变为血管炎；CD的肠黏膜特征性病理改变为非干酪样肉芽肿。

（二）肠结核

临床上肠结核常为慢性起病，患者可有长期低热、腹痛、腹泻、右下腹压痛、腹部包块或原因不明的肠梗阻等表现。肠结核绝大部分继发于肺结核，好发于回盲部，内镜下最具特征性的表现为浅表性不规则环形溃疡，边缘不整如鼠咬状。结核菌素试验强阳性或结核感染 T 细胞斑点试验阳性，X 线钡剂造影激惹征（跳跃征）是溃疡型肠结核的特征性 X 线表现。若活检发现干酪性肉芽肿，具有确诊意义，活检找到抗酸杆菌有助于诊断。

（三）肠淋巴瘤

肠淋巴瘤原发于肠道黏膜下层的淋巴滤泡，也可以继发于其他部位淋巴瘤，可单发或弥漫性发病。肠淋巴瘤内镜下表现多样，因缺乏特征性症状、体征和有效的检查方法而容易被误诊。患者常出现腹痛、腹部肿块、营养不良、出血、穿孔、不全性肠梗阻等症状，而肠外表现少见。目前临床上尚无特异性血清标志物用于肠淋巴瘤诊断，但反映肿瘤增殖活性的乳酸脱氢酶常升高。内镜下溃疡表现为弥漫性、多灶性、多形性，边缘呈堤状隆起，呈火山口样，病理组织学特点为黏膜或黏膜下层淋巴瘤样细胞浸润，但常需要深挖取材。

（四）缺血性肠病

缺血性肠病好发于老年人，危险因素包括动脉粥样硬化、高血压、糖尿病等，可累及整个消化道，主要累及结肠，可分为急性肠系膜缺血、慢性肠系膜缺血及缺血性结肠炎。需要与肠白塞病相鉴别的主要为慢性缺血性肠病，后者主要表现为腹痛、间断便血、肠排空障碍（表现为腹胀、排便次数减少）。早期内镜下表现为黏膜充血、水肿、出血，重者可出现糜烂、不规则溃疡甚至穿壁性坏死。病变黏膜与正常黏膜分界清楚，组织病理显示黏膜组织坏死，可见纤维素性血栓和含铁血黄素沉着。

（五）NSAID 相关性肠病

NSAID 相关性肠病发生于长期服用 NSAID 的患者，可表现为剑突下疼痛、便血、腹痛、腹泻甚至肠狭窄、肠穿孔等，但无特异性。内镜下表现迥异，可表现为黏膜充血、水肿、糜烂及一过性浅溃疡形成，严重者可形成大面积溃疡。明确的 NSAID 用药史和停药后溃疡缓解是诊断的要点。

（六）感染性肠病

感染性肠病如耶尔森菌结肠炎、巨细胞病毒性肠炎、EB 病毒肠炎、阿米巴肠病、血吸虫病和组织胞浆菌病等容易被误诊为肠白塞病，需要结合流行病学、病原学检查、内镜和病理检查仔细鉴别。

七、治 疗

肠白塞病是一种多系统、慢性、复发性全身炎症性疾病，适当的药物治疗在该病的管理中非常重要。短期治疗目标是改善患者的肠内和肠外症状，达到临床缓解，达标治疗为黏膜愈合。长期治疗目标为避免复发，预防肠白塞病进展，以及防止并发症发生。应依据肠白塞病的分期、分度和对药物的治疗反应选择治疗方案。现常用的治疗方法包括一般治疗、药物治疗和手术治疗。

（一）一般治疗

1. 充分休息 急性活动期肠白塞病患者应充分休息。医生应加强患者教育，避免患者心理压力过大，提高治疗依从性。嘱患者严格按医嘱服药及定期随访，严禁擅自停药。

2. 合理调节饮食 急性活动期肠白塞病患者应给予流质或半流质饮食，可酌情给予肠内营养支持治疗，病情严重者可禁食，给予全肠外营养支持，需要警惕静脉导管相关感染和血栓风险，尽快过渡至肠内营养治疗。病情好转后改为富营养、易消化的少渣饮食。

3. 对症治疗 腹痛患者在排除如穿孔、梗阻等并发症时，可酌情使用解痉镇痛药；腹泻明显患者可适当使用蒙脱石收敛肠道水分，减少腹泻次数，慎用或禁用洛哌丁胺等强效止泻药，以防发生中毒性巨结肠；对于发热者，正确识别发热原因是关键，并应警惕机会性感染，对于继发感染者，应积极抗菌治疗。

4. 营养支持治疗 动态监测并及时纠正水、电解质紊乱及低蛋白血症。针对腹泻频繁患者，尤其应警惕严重低钾血症可能导致的恶性心律失常；明显低蛋白血症患者应在肠内营养基础上酌情静脉补充白蛋白，提高血浆胶体渗透压。

（二）药物治疗

1. 5- 氨基水杨酸（5-ASA） 在肠道内具有减轻炎症和免疫调节作用，用于治疗炎性肠病的 5-ASA 主要包括美沙拉嗪和柳氮磺吡啶，虽然对肠白塞病有效的证据仍然不足，但日本的共识声明推荐 5-ASA 作为轻度或中度肠白塞病诱导和维持治疗的一线药物。在肠白塞病中，美沙拉嗪通常给药剂量为活动期 3～4g/d，缓解期 2～3g/d，柳氮磺吡啶为 3～4g/d。

2. 糖皮质激素 是一种快速作用的抗炎药物，可帮助溃疡快速愈合，通常用于急性中重度和难治性肠白塞病。糖皮质激素治疗被认为是疾病急性期的一线治疗方法，当患者出现严重症状（如腹痛、腹泻或深部溃疡引起的胃肠道出血）时，应考虑使用糖皮质激素进行诱导治疗，建议起始剂量泼尼松 0.75～1.0mg/kg（或相当剂量）。

3. 免疫调节剂 主要包括硫嘌呤类药物（6- 巯基嘌呤及其前体药物硫唑嘌呤）、环磷酰胺、甲氨蝶呤、他克莫司等。硫嘌呤类药物是肠白塞病患者最常用的免疫调节剂，尤其是中重度疾病的患者及皮质类固醇依赖 / 耐受或对抗 TNF-α 单克隆抗体继发性失应答的患者。硫唑嘌呤 [2.0～2.5mg/（kg·d）] 常用于维持缓解和预防手术后复发，6- 巯基嘌呤的推荐剂量为 1.0～1.5mg/（kg·d）。对于中重度活动期患者，国内常用环磷酰胺诱导缓解，推荐使用剂量为 ≤ 2mg/（kg·d）（口服）或 1g、0.75～1.00g/m^2（静脉注射），每月 1 次。其他免疫调节剂如甲氨蝶呤、环孢素 A、他克莫司、苯丁酸氮芥已用于伴有其他重要器官受累的 BD 患者，但很少用于肠白塞病。

4. 沙利度胺 是一种谷氨酸合成衍生物，其抗炎和免疫调节特性可能成为肠白塞病的治疗选择，可用于食管溃疡及常规治疗无效的肠白塞病。但由于其致畸和副作用，如水肿、白细胞减少和败血症，应谨慎选择和监测。

5. 生物制剂 主要包括抗 TNF-α 单抗和其他生物制剂。在许多研究中，抗 TNF-α 单抗诱导和维持治疗肠白塞病的疗效已被广泛接受。2014 年，肠白塞病的第二版共识声明建议抗 TNF-α 单抗治疗，如英夫利昔单抗和阿达木单抗治疗，应被视为肠白塞病的标准治疗。抗 TNF-α 单抗在日本首次被批准用于肠白塞病的治疗，并已被用作标准疗法。推荐英夫利昔单抗使用剂量：活动期第 0、2、6 周时静脉给药 5mg/kg，有应答的患者进行缓解期治疗（5mg/kg，8 周 1 次）。推荐阿达木单抗使用剂量：活动期第 0、2、4 周分别皮下注射 160mg、80mg、40mg，有应答的患者考虑每隔 1 周进行 1 次 40mg 的缓解期治疗。

（三）手术治疗

（1）手术治疗肠白塞病的绝对适应证包括合并严重并发症如肠穿孔、严重肠腔狭窄、消化道大出血、腹腔脓肿等；相对适应证包括反复药物治疗效果差、严重影响生活质量的肠道并发症如肠瘘等。

（2）肠白塞病患者疾病活动度高、营养不良、合并感染、长期使用糖皮质激素等是发生术后并发症的危险因素，术后易发生肠穿孔或肠瘘。如果在上述情况下需要手术，建议行病变肠管切除并造口，避免行肠吻合术。充分的围术期处理能够提高手术的安全性。肠瘘、肠穿孔和瘘管形成可能更多发生于手术吻合部位。因此，造口手术优于Ⅰ期吻合手术。

（3）肠白塞病的术后复发风险高，通常发生于吻合口附近，围术期控制疾病活动也有助于减少复发。肠白塞病患者术后建议使用巯嘌呤类药物维持治疗以避免复发。

（四）活动期、缓解期用药

1. 活动期诱导缓解治疗　轻中度肠白塞病患者可使用 5-ASA。中重度活动肠白塞病患者建议使用糖皮质激素联合免疫抑制剂或应用抗 TNF-α 单抗；重度或难治性患者应使用抗 TNF-α 单抗，也可尝试抗 TNF-α 单抗联合免疫抑制剂。

2. 缓解期维持治疗　活动期使用 5-ASA 诱导缓解后可继续用于缓解期维持治疗。硫唑嘌呤常用于缓解期维持治疗和预防术后复发。活动期对抗 TNF-α 单抗有应答的患者于缓解期可继续使用抗 TNF-α 单抗维持治疗。

八、预　　后

肠白塞病的临床病程各不相同，因此很难确定长期预后。若发生消化道大出血、肠穿孔、肠瘘等严重并发症，致残率和病死率高，长期预后不好。与女性相比，男性肠白塞病手术率更高，术后复发较早，2 年累计复发率高达 30% ～ 75%。

第二十二章

过敏性紫癜肠道表现

一、定义与流行病学

过敏性紫癜又称 Henoch-Schönlein 紫癜（HSP），是一种累及毛细血管和细小动脉的过敏性血管炎。HSP 好发于春冬两季，多见于儿童，其中近半数患儿 < 5 岁，成人发病率虽远低于儿童，但肾损害等并发症较儿童更严重。HSP 可累及多个器官，其中多达半数患者出现胃肠道受累。

二、病因与发病机制

（一）病因

HSP 病因尚不清楚，可能与多种因素共同相关。

1. 感染 细菌感染诱导的 HSP 多见，大部分为溶血性链球菌感染，患者常伴有上呼吸道感染的前驱症状。病毒感染也可诱导 HSP，多见发疹性病毒如 EB 病毒感染诱导，也有报道其与 HIV、轮状病毒、乙型肝炎病毒及丙型肝炎病毒等感染相关。其他病原体包括肺炎支原体、寄生虫等同样可能诱发 HSP。

2. 昆虫侵袭 有研究报道，在被火蚁、蚊类、螨虫及恙虫等叮咬后，部分患者可能出现 HSP 样皮疹改变。

3. 药物 在治疗原发病的过程中，药物的使用可能引发 HSP。其中包括青霉素、头孢菌素类等抗生素，NSAID 类解热镇痛药，阿托品、磺胺类药物、雷尼替丁、异烟肼、血管紧张素转换酶抑制剂、苯巴比妥类药物、噻嗪类利尿剂等，部分预防接种使用的疫苗类药物也存在诱发 HSP 风险。

4. 食物 食物中的部分蛋白片段可能成为变应原，进而诱发 HSP，其中以海鲜、牛奶、鸡蛋为主。

5. 遗传 血管紧张素转化酶（ACE）基因、热休克蛋白 70、肿瘤坏死因子 α、黏附分子 P- 选择素、白细胞抗原基因等遗传因子均可能与 HSP 遗传易感性相关。

（二）发病机制

HSP 是一种免疫反应性疾病，其发病机制仍未完全阐明，目前主流观点认为 HSP 是由 IgA 介导，大量炎性细胞及细胞因子参与免疫反应，由此产生的 IgA 抗体及其免疫复合物于血管壁沉积，引发全身细小血管的炎性反应。当肠道受累时，肠道毛细血管及小动脉血管壁出现免疫复合物沉积，血管周围发生炎性浸润，导致血管壁通透性和脆性增加，血浆红细胞、白细胞外渗引起肠壁肿胀。HSP 相关消化道疼痛主要与消化道黏膜下出血和水肿有关。

三、临床表现

大部分 HSP 患者起病前 1 ～ 3 周存在上呼吸道感染、全身不适、乏力、低热等前驱症状。HSP 的典型四联征：既无血小板减少也无凝血病的可触性紫癜，关节炎、关节痛，腹痛，肾病。典型的 4 种临床症状可能在数日至数周内出现，但不一定全部出现，并且发生顺序也存在个体差异。

胃肠道症状可在大部分患者中出现，通常是非特异性的。据报道，半数以上 HSP 患者出现腹痛，伴有恶心、呕吐或出血，疼痛的特点是绞痛，部位多在脐周和上腹部，餐后加重，查体腹部柔软，与临床剧烈腹痛不相符。病情严重者可出现肠道并发症，包括肠套叠、缺血坏死、梗阻穿孔，甚至出现消化道大出血。肠套叠多发生于儿童患者，在成人中罕见。

四、辅助检查

（一）实验室检查

1. 血液学检查 白细胞计数升高或正常，部分合并中性粒细胞百分比升高。出现消化道出血时可合并血红蛋白下降、血小板计数升高或正常。红细胞沉降率上升或正常，C 反应蛋白升高。凝血功能一般正常。

2. 血液生化检查 大部分 HSP 患者血肌酐及尿素氮水平均正常，只有极少部分肾脏严重受累患者存在肾衰竭。部分患者出现肝损害，血丙氨酸转氨酶（ALT）、天冬氨酸转氨酶（AST）升高。部分患者可能出现蛋白丢失，血白蛋白水平下降。

3. 免疫学检查 急性期 HSP 患者可能出现血清 IgM、IgA 升高。

4. 粪便常规 可出现粪便隐血阳性。

5. 尿常规 肾脏受累时可出现镜下血尿甚至肉眼血尿。

（二）影像学检查

患者出现消化道症状时，应行腹部 B 超、X 线、CT 及磁共振灌注成像（MRP）等检查，必要时行内镜检查。首选腹部 B 超排除肠套叠可能；在诊断 HSP 肠道并发症，包括肠梗阻、肠穿孔时，应选择更具特征性的腹部 CT；存在腹痛或消化道出血时可考虑内镜检查，包括胃肠镜、小肠镜和胶囊内镜检查。内镜下特征包括黏膜充血水肿、糜烂和溃疡。此外，部分患者可观察到斑状瘀点、片状糜烂灶、浅表性溃疡及点片状或弥漫性出血灶。这些病灶通常呈节段性、多发性分布，病情严重者可伴有环周黏膜受损。部位以十二指肠降段、空肠、回肠等最为常见，其次为胃和大肠，而食管病变非常少见。

（三）皮肤活检

对于皮疹表现不典型的患者，难以判断的情况下，可选择皮肤活检以协助诊断。皮肤活检可发现小血管炎症，免疫荧光检查可发现 IgA 沉积。

五、诊断与鉴别诊断

（一）诊断

HSP 诊断标准：可触性紫癜样皮疹（必要条件）伴下列任意一条。①活检显示 IgA 沉积；②弥漫性腹痛；③关节炎 / 关节痛；④肾损害表现，并排除其他疾病。

HSP 肠道受累通常根据临床表现诊断。但部分患者没有消化道症状也可出现粪便隐血阳性、粪便 α_1- 抗胰蛋白酶增加，同样提示消化道受累。需进一步确认时可进行皮肤活检。

（二）鉴别诊断

1. 系统性红斑狼疮　系统性红斑狼疮患者也常出现消化道症状，并且与 HSP 的胃肠道症状相似。HSP 多发生于儿童，伴有明显紫癜皮疹。系统性红斑狼疮多见于育龄期女性，皮肤的典型表现为面颊部蝶形红斑，抗核抗体检测和其他特异性抗体检测有助于鉴别。

2. 外科急腹症　出现于皮疹之前的急性腹痛症状，需要与急腹症进行鉴别。胃肠型 HSP 患者的腹痛一般较剧烈，位置不固定，且除了严重并发症如肠穿孔外，压痛等腹部体征较轻，极少出现腹肌紧张及反跳痛。而外科急腹症大多无皮疹表现。

3. 细菌感染　细菌感染如脑膜炎奈瑟菌导致的败血症及部分亚急性细菌性心内膜炎患者均可出现紫癜样皮疹及消化道症状。然而，细菌感染患者的皮肤活检多可见其中心部位坏死。细菌感染一般起病急，全身中毒症状严重，辅助检查结果提示白细胞计数升高，血 / 骨髓培养阳性可鉴别。

4. 特发性血小板减少性紫癜　HSP 皮疹一般高于皮肤表面，呈对称性分布，辅助检查结果提示血小板和凝血功能正常。特发性血小板减少性紫癜皮疹多不隆起，为散在针尖大小出血点，分布不规则，辅助检查结果提示血小板减少，出血时间延长。

六、治　　疗

（一）一般治疗

首要任务是找出可能的变应原并停止 / 脱离接触，有细菌感染证据时可加用抗感染药物治疗，但应避免药物过敏可能。胃肠型 HSP 患者需要控制饮食，尽量选择（半）流质少渣食物；一旦出现症状加剧，甚至出现消化道出血等严重表现，应予以禁食，代之以肠外营养支持。

（二）药物治疗

轻症胃肠型 HSP 患者可给予胃黏膜保护剂、解痉药物、抗组胺药等对症治疗，如国内指南推荐西咪替丁治疗。当上述药物治疗效果均不理想，甚至胃肠道症状明显加重时，应及时加用糖皮质激素，其可显著缓解疼痛及消化道出血情况，预防其他消化道并发症。同时应注意，糖皮质激素可能会掩盖腹部严重并发症的症状、体征，因此在患者使用糖皮质激素时需要保持高度警觉。肠道症状极其严重者，可采用丙种球蛋白大剂量冲击治疗，可明显加速症状缓解，改善病情。血浆免疫复合物大量堆积的严重胃肠型 HSP 患者可选择血浆置换治疗。

七、预　　后

HSP 病程多为 2 周左右，患者急性期如果尽早脱离变应原，得到充分休息及营养支持，酌情给予对症治疗的患者预后大多良好。肾损害是影响 HSP 患者远期预后的决定性因素，因此仍有少数肾损害型患者预后较差。

第二十三章

原发性小肠肿瘤

一、定义与流行病学

原发性小肠肿瘤是指首发于小肠的各种良恶性肿瘤，即自十二指肠起到回盲瓣止的小肠肠管所发生的肿瘤。小肠占胃肠道全长的 75%，其黏膜表面积约占胃肠道表面积的 90% 以上，但是小肠肿瘤的发生率较低，在良性肿瘤中，其好发部位依次是回肠、空肠、十二指肠，最常见的是腺瘤，其次是平滑肌瘤、脂肪瘤、血管瘤、淋巴血管瘤、神经纤维瘤和神经鞘瘤等。小肠恶性肿瘤包括腺癌、间质瘤、神经内分泌肿瘤、淋巴瘤、平滑肌肉瘤等。

小肠肿瘤在胃肠道肿瘤中较少见，总体来说小肠肿瘤仅占胃肠道肿瘤的 3% ~ 6%。原发性小肠恶性肿瘤占胃肠道恶性肿瘤的 1% ~ 2%，发病年龄为 30 ~ 59 岁，良性肿瘤、恶性肿瘤之比为 1 :（2.4 ~ 4.6），男女之比为（1.5 ~ 2.4）: 1。美国国家癌症研究所 2018 年统计结果显示，美国每年约有 10 470 例新发小肠恶性肿瘤病例，占全部肿瘤病例的 0.6%，男女比例约为 1.3 : 1，发病年龄多为 65 ~ 74 岁，平均年龄为 66 岁，每年由小肠恶性肿瘤导致死亡的病例约为 1450 例，占全部肿瘤死亡的 0.2%。小肠恶性肿瘤的 5 年生存率与分期相关。一组国内的资料报道了原发性小肠肿瘤 211 例，其中良性肿瘤 12.8%（27/211），以腺瘤最常见；交界性及动态未定肿瘤 4 例（1.9%）；恶性肿瘤占 85.3%（180/211），以腺癌、恶性间质瘤及淋巴瘤最常见；生长部位：十二指肠 129 例（61.1%）、空肠 50 例（23.7%）、回肠 32 例（15.2%）。

二、病因与发病机制

常见小肠恶性肿瘤是腺癌、间质瘤、神经内分泌肿瘤和淋巴瘤，其中最常累及十二指肠的是腺癌，回肠最常见的是神经内分泌肿瘤，而淋巴瘤和间质瘤可发生于整个小肠任何部位。

（一）腺癌

小肠腺癌的起病尚不清楚，相关危险因素与结肠癌相似，其可能还与克罗恩病、乳糜泻、神经纤维瘤病等相关。小肠腺癌的发生与结肠癌的腺瘤 - 腺癌序列相似，腺瘤是常见的癌前疾病，其中家族性腺瘤性息肉病（FAP）癌变最为多见。也有学者认为十二指肠和空肠近端的腺癌可能与胆汁中的某些胆酸（如脱氧胆酸、原胆酸等）在细菌作用下的降解产物具有致癌作用有关。克罗恩病可以发生腺癌，部位以回肠为主。小肠腺癌的发生常伴有基因改变，如癌基因激活、抑癌基因缺失等。

（二）间质瘤

胃肠道间质瘤（GIST）是消化道最常见的非上皮来源的间叶源性肿瘤，小肠间质瘤是原发于小肠的 GIST，GIST 中小肠间质瘤占 20% ～ 30%，间质瘤也可发生于胃肠道外，如大网膜、肠系膜等。近年来 GIST 呈逐年上升趋势，多发于中老年患者，40 岁以下患者少见。男女发病率无明显差异。

肠道间质瘤主要起源于胃肠道间质细胞中的卡哈尔细胞，由未分化或多能的梭形或上皮样细胞组成，其发病可能与原癌基因 C-KIT（酪氨酸蛋白激酶）突变或 PDGFRA（血小板源性生长因子受体）突变密切相关。GIST 的免疫表型不同于典型的平滑肌肿瘤及神经鞘瘤，免疫组化分析 CD117 和 CD34 的高表达是区别肠道间质瘤与平滑肌肿瘤及神经鞘瘤的重要标志物，80% ～ 100% GIST 的 CD117 呈弥漫性表达，而平滑肌细胞和神经纤维 CD117 不表达。大部分 GIST 表达 CD34，其阳性率为 60% ～ 80%，在平滑肌肿瘤中其阳性率为 10% ～ 15%。CD34 表达特异性较强，在 GIST 与平滑肌瘤或神经源性肿瘤的鉴别诊断中具有重要价值。

（三）神经内分泌肿瘤

神经内分泌肿瘤（neuroendocrine neoplasm，NEN）曾称为类癌，是一类起源于肽能神经元和神经内分泌细胞，具有神经内分泌分化并表达神经内分泌标志物的少见肿瘤，可发生于全身各处，以肺、胃肠道及胰腺最常见，其中，小肠神经内分泌肿瘤占小肠恶性肿瘤的 30% ～ 40%，多起源于远端回肠。根据激素分泌情况其分为功能性和无功能性两类：功能性神经内分泌肿瘤，由于分泌生物活性胺和（或）多肽激素等能引起相应的临床症状；无功能性神经内分泌肿瘤，尽管血液和尿液中可以检测到胰多肽等激素水平升高，却无相关症状，但可由于肿块压迫引起小肠梗阻症状。

小肠神经内分泌肿瘤的病因与发病机制尚不明确，神经内分泌肿瘤有散发性和遗传性，多数神经内分泌肿瘤病例是散发性的，没有遗传倾向。少数（约 5%）神经内分泌肿瘤具有较为明确的可遗传的基因突变，而这种突变是导致神经内分泌肿瘤的关键因素，神经内分泌肿瘤患者的直系亲属患此病的概率增加。散发病例可能与环境污染、食物添加剂、长期吸烟、大量饮酒等因素有关，另外一些基础性疾病如糖尿病、炎性肠病患者有较高的发病率。

（四）小肠淋巴瘤

原发性小肠淋巴瘤（primary small intestinal lymphoma，PSIL）是小肠中比较常见的恶性肿瘤，一般起源于小肠黏膜下淋巴滤泡组织，向肠壁各层浸润。PSIL 占原发性胃肠道淋巴瘤的 20% ～ 30%，由于小肠远端有较丰富的淋巴组织，故恶性淋巴瘤多见于回肠（约占 50%），其次是空肠，十二指肠最少（占 10% ～ 15%）。PSIL 分为非霍奇金淋巴瘤和霍奇金淋巴瘤；按其细胞来源又可分为 B 细胞淋巴瘤和 T 细胞淋巴瘤，B 细胞淋巴瘤中，以弥漫大 B 细胞淋巴瘤最常见。

PSIL 病因尚不明确，研究显示发病机制可能与机体免疫功能失调有关，在长期慢性乳糜泻、免疫缺陷病、长期应用免疫抑制剂及免疫增生性肠病患者中 PSIL 的发病率明显增高。另外，病毒感染也可能是 PSIL 的一个原因，如 EB 病毒感染。

三、临床表现

小肠良性肿瘤多数没有症状，小肠恶性肿瘤早期也无明显症状，在中晚期可表现不同的症状，不同种类小肠肿瘤尽管也有一些特殊表现，但多数情况下具有类似的临床表现。

1. 腹痛 是小肠肿瘤患者最常见的临床表现，可在早期出现，多位于中腹部，常无规律性，可伴有恶心、呕吐、腹胀、腹泻，部分患者以急腹症就诊。

2. 肠梗阻 小肠肿瘤较小时或早期一般不会出现肠梗阻表现，随着肿瘤增长，患者可出现不同程度的肠梗阻表现，多为不完全性肠梗阻表现，表现为不同程度的腹痛、呕吐、腹胀和停止排气排便。由于小肠梗阻的部位不同，临床表现也可能存在较大差异。

3. 消化道出血 小肠肿瘤表面糜烂、溃疡、坏死常导致消化道出血，表现为血便、暗红色血便或黑便，一般不会出现呕血。出血量少时，可表现为黑便或粪便隐血试验阳性。出血量大或反复出血可引起血容量不足或休克表现。

4. 腹部包块 小肠肿瘤早期腹部查体多无阳性体征，少数可触及腹部包块，应注意包块大小、形状、压痛等，小肠肿瘤没有固定特征，活动度较大。

5. 全身症状 小肠肿瘤中晚期可出现乏力、食欲减退、贫血、发热、腹水、体重减轻等全身症状。恶性肿瘤广泛浸润可压迫淋巴管引起乳糜泻，可远处转移至肝脏、腹腔等部位，神经内分泌肿瘤可分泌各种激素，引起类癌综合征的表现，如阵发性皮肤潮红、顽固性腹泻、支气管哮喘、呼吸困难、血压异常升高或降低、心律失常等。

四、辅助检查

小肠属于中消化道，上方接食管和胃，下方接结直肠，所以小肠肿瘤的辅助检查相对比较困难，常用的检查方法有以下 3 种。

（一）影像学检查

1. X 线小肠造影 包括口服钡剂小肠造影、双重对比小肠造影、插管法小肠双重对比造影等。以上方法对早期小肠肿瘤的诊断价值不大，一般只能对病变进行定位诊断，而不能进行定性诊断，但有助于发现是否有小肠梗阻。肿瘤较大可见充盈缺损，可看到近端小肠扩张和钡剂受阻、狭窄等表现。对于明显梗阻患者，一般不进行钡剂检查，以免加重梗阻。

2. 小肠 CT 造影（CTE） 随着 CT 硬件及软件的快速发展，小肠 CT 造影在小肠检查中的应用越来越重要，图像分辨率越来越高，可观察肠壁及肠壁外的情况。小肠肿瘤常表现为肿块或增厚的肠壁在动脉期、静脉期呈轻至中度强化，延迟期则强化不明显，通过增强扫描还可观察肠系膜血管的情况，因此小肠CT造影在小肠检查中被普遍认可。

3. 磁共振小肠成像（MRE）　MRI无电离辐射、软组织分辨率良好，且成像速度快，是年轻患者和需要反复检查患者的较好选择。但其成像时间相对较长，易受呼吸、肠蠕动等运动伪影的影响，MRI在检测肝转移方面优于CT。

4. 小肠血管造影　小肠血管造影检查的适应证主要是与小肠肿瘤出血相关的疾病，选择性肠系膜上动脉造影对血管瘤、血管丰富的间质瘤、腺癌等诊断意义较大。如造影时出血量≥ 0.5 ～ 1.0ml/min，可显示造影剂从血管内溢出，对病灶部位的判断有一定的帮助。

（二）胶囊内镜检查

1999年胶囊内镜的问世为小肠乃至整个消化道疾病的诊断带来了跨时代转变。胶囊内镜检查是小肠疾病的一线检查手段，具有无痛、无创、非侵入的特点，在不明原因的腹痛及不明原因消化道出血、缺铁性贫血等小肠疾病诊断中发挥着重要作用。小肠肿瘤常没有典型的症状，也多无特殊体征，早期容易误诊、漏诊。而胶囊内镜作为初筛手段，可以发现大多数的肿瘤性病变，结合后续的小肠镜及病理活检而做出确切诊断。值得注意的是，对于已知或怀疑小肠狭窄的患者，胶囊内镜检查应慎重，以防胶囊内镜滞留。

（三）小肠镜检查

小肠镜检查对小肠肿瘤的诊断价值较高，小肠镜包括双气囊小肠镜和单气囊小肠镜。利用小肠镜不但可以直视观察病变情况，还可以进行内镜下活检明确病灶性质，因此是小肠肿瘤诊断的"金标准"。但是因小肠镜操作难度较高，需要麻醉镇静，可能需要经口和经肛两次检查以发现病变，因此不建议将其作为小肠疾病的一线检查手段。通常建议先采用无痛苦的检查手段（如胶囊内镜、小肠CTE或MRE等），在明确提示小肠病变时采用小肠镜检查，而出现非特异性消化道症状如腹痛、腹泻时，不建议首选小肠镜检查。文献报道，双气囊小肠镜对小肠疾病的总体诊断率为40% ～ 80%。

五、诊断与鉴别诊断

（一）诊断

由于小肠肿瘤具有无特殊临床表现、位置特殊及病理分类复杂等特点，诊断比较困难，患者多因腹痛和不明原因消化道出血就诊，部分患者因肠梗阻就诊。对于此类患者，应首先行腹部CT、胃镜和结肠镜检查，如果阴性，应考虑是否存在小肠肿瘤的可能，确诊常需要小肠镜活检或手术后病理检查。

腺癌起源于小肠腺上皮，约占小肠恶性肿瘤的50%，多发生于远端十二指肠和近端空肠。大体上其分为息肉型、溃疡型和环形缩窄型。镜下常表现为癌细胞呈腺体样结构排列，细胞形态不一，大小不等，核分裂象多见。根据组织学类型其常分为高、中、低分化腺癌，黏液腺癌和未分化癌。腺癌除可向局部淋巴结转移外，还可转移至肝、肺、骨和肾上腺等部位。

小肠间质瘤起源于小肠间叶组织。组织形态以梭形细胞为主，恶性间质瘤占小肠肿瘤的 10% ~ 17%。免疫组化检测通常为 CD117 和 DOG-1 阳性，大多数病例具有 *C-KIT* 或 *PDGFRA* 基因活化突变。

小肠神经内分泌肿瘤是常见的小肠肿瘤，常见于回肠末端，约 30% 是多灶性的。神经内分泌肿瘤异质性强，最常用、最有效的肿瘤标志物是嗜铬素 A（chromogranin A，CgA），其可用于指导治疗、评估疗效。血清 CgA 升高可能提示预后较差。通过 CgA 诊断神经内分泌肿瘤的敏感度和特异度均可达 70% ~ 90%。

原发性小肠淋巴瘤多起源于小肠黏膜下层的淋巴滤泡，多为非霍奇金淋巴瘤，回肠富含黏膜下淋巴滤泡，是最常见的好发部位，而十二指肠少见。临床上多按细胞起源分类，多以 B 细胞为主型，少数以 T 细胞为主型。

（二）鉴别诊断

1. 良性肿瘤　小肠良性肿瘤好发于回肠，空肠其次，十二指肠最少见。常见的良性肿瘤根据组织来源可分为上皮性肿瘤和非上皮性肿瘤。上皮性肿瘤有腺瘤；非上皮性肿瘤有平滑肌瘤、脂肪瘤、血管瘤、神经纤维瘤、纤维瘤和淋巴管瘤等。良性肿瘤常没有特征性表现，腹痛、肠梗阻和出血是最常见的症状。如果出现肠梗阻，则有呕吐症状。

（1）腺瘤：起源于小肠上皮细胞，多见于十二指肠。腺瘤可以是单个息肉样病变，也可呈多个大小不等的病变，累及全小肠。瘤体上有分化程度不同的腺泡、腺细胞。绒毛状腺瘤容易癌变。

（2）平滑肌瘤：起源于小肠的平滑肌成分，通常是壁内的，影响上覆的黏膜。黏膜溃疡可能导致不同严重程度的胃肠道出血。患者经常会出现痉挛性间歇性腹痛。

（3）脂肪瘤：最常发生于回肠末端，起源于黏膜下层，常为自黏膜下膨胀性生长的单发脂肪组织肿块，常向肠壁内生长而压迫肠腔，有明确的界限。患者常无症状，偶有出血。

（4）纤维瘤：是较少见的一种界限清楚的小肠肿瘤，由致密的胶原囊及多少不等的成纤维细胞组成，可累及黏膜下层、肌层或浆膜层。纤维瘤有纤维肌瘤、神经纤维瘤、肌纤维瘤等类型。

（5）错构瘤样病变：最常见的是黑斑息肉综合征，有家族史。

（6）血管瘤：常引起肠道出血。血管造影，特别是在出血期间，是评估这些病变的最佳方法。

2. 转移性病变　胃癌、结肠癌和卵巢癌等发生广泛腹膜播散性转移，常累及小肠，主要表现为小肠肠腔外受累，糜烂时病变可穿透肠壁进入肠腔。黑色素瘤、肺癌、乳腺癌、宫颈癌、结肠癌等肿瘤也可以通过血液循环转移至肠道。

六、治　疗

小肠肿瘤治疗以手术切除为首选，根据肿瘤的性质、部位及其与周围器官的关系决定手术方式和范围,并联合内镜治疗、放疗、化疗和靶向治疗等进行综合治疗。

(一)手术切除

1. 内镜手术 对于小肠良性肿瘤,主要指腺瘤,在充分评估内镜手术风险后,包括腺瘤大小、部位等,位于十二指肠降部及末端回肠者,可考虑谨慎实施内镜切除;对于小肠间质瘤,即使是直径 < 2cm 者,由于小肠肠壁薄,空间狭小,多无法行内镜下切除。对于十二指肠非壶腹部直径 ≤ 1cm 的神经内分泌肿瘤,如局限于黏膜或黏膜下层、低级别(G1)且不伴有淋巴结转移,建议内镜下切除;对于 1cm < 直径 ≤ 2cm、局限于黏膜或黏膜下层、低级别(G1)且无淋巴结转移的非壶腹周围肿瘤,治疗方式可考虑局部切除或内镜下切除,此部分肿瘤行内镜切除难度较高,并发症相对多见,切缘阳性风险高,建议外科医生与内镜医生充分沟通,谨慎选择治疗方案;对于直径 > 2cm 或浸润肌层或病理分级 G2 或 G3 或伴淋巴结转移者,建议外科手术切除;对于壶腹周围的神经内分泌肿瘤,亦建议外科手术切除,对于病理低级别、局限于黏膜层或黏膜下层、长径 < 2cm 的壶腹周围神经内分泌肿瘤,如能保证切缘阴性和手术安全,可在经验丰富的中心开展局部切除。

2. 外科手术 对于小肠恶性肿瘤,应尽可能行根治性手术,随着新型外科技术和器械的发展,除传统的开放手术外,亦可选择腹腔镜手术和腹腔镜内镜联合手术等微创外科术式。

十二指肠近端的小肠腺癌需要行胰十二指肠切除术,而更远端的小肠腺癌可以采用节段性局部切除术治疗,并进行区域淋巴结清扫。小肠间质瘤应完整切除肿瘤,争取获得阴性切缘,切缘距肿瘤边缘应超过 2cm,术中应轻柔操作,避免肿瘤破裂和术中播散,由于小肠间质瘤很少扩散至区域淋巴结,因此不推荐常规淋巴结清扫,当间质瘤引起完全性肠梗阻、消化道穿孔、消化道大出血及肿瘤自发破裂引起腹腔大出血保守治疗无效时,需要急诊手术。小肠神经内分泌肿瘤,对于无远处转移者,应首选根治性切除手术,包括原发灶完整切除,并进行区域淋巴结清扫,对于伴有远处转移者,目前尚无大型、前瞻性、随机对照研究证实姑息手术的生存获益。小肠淋巴瘤易引起出血和穿孔,尤其化疗后,肿瘤组织坏死,因此一般建议手术切除后再化疗,手术方式包括局限性手术切除,以及依据血管和淋巴结分布的广泛切除术。

(二)化疗

小肠腺癌通常根据结直肠癌采用的化疗方案进行治疗,对于淋巴结受累的患者,可以采用氟尿嘧啶为基础的系统性化疗方案,如 FOLFOX 方案和 FOLFIRI 方案。到目前为止,没有随机临床研究证明这两种治疗方案能使患者获得更多益处。对于分化良好、生长缓慢的神经内分泌肿瘤,不推荐采用全身化疗;对于短期内快速进展或 Ki-67 指数接近 G2 或 G3 级(Ki-67 指数为 15% ~ 20%)者,可考虑采用全身化疗;对于 G2 或 G3 级,可采用替莫唑胺联合卡培他滨,或奥沙利铂联合亚叶酸钙和氟尿嘧啶的化疗方案。原发性肠淋巴瘤患者中采用化疗较为广泛,化疗药物方案因组织病理类型而异,如弥漫大 B 细胞淋巴瘤选用标准化疗方案 CHOP 方案(环磷酰胺 + 表柔比星 + 长春新碱 + 泼尼松)等。

（三）分子靶向治疗

近十年来，各种分子靶向药物的问世改变了多种肿瘤的治疗模式，也越来越多地应用于小肠肿瘤的治疗。

小肠间质瘤完整切除术后存在复发风险，建议对中高危患者应用伊马替尼辅助治疗，疗程不少于 36 个月。对于复发转移或不可切除者，靶向治疗是晚期 GIST 首选治疗方案，治疗前行基因检测有助于预测疗效及指导靶向药物使用。伊马替尼是选择性 KIT/PDGFRA 受体酪氨酸激酶抑制剂，应用于手术不可切除、转移性病例及部分高度侵袭危险性病例的术后预防性化疗，是晚期 GIST 的一线治疗药物，初始推荐剂量为 400mg/d，如伊马替尼治疗有效，应持续用药，直至疾病进展或出现不能耐受的毒性。约 90% 的无法治愈的 GIST 患者使用伊马替尼治疗能够获得持久的病情控制。另外，研究显示，术前采用靶向治疗可以减小肿瘤体积，缩小手术范围，降低临床分期，避免不必要的器官切除，对于巨大的肿瘤，可降低术中破裂出血风险。另外，术前靶向治疗可增加根治性手术切除机会。

神经内分泌肿瘤存在 2 个较为重要的靶向治疗靶点，即哺乳动物雷帕霉素靶蛋白（mammalian target of rapamycin，mTOR）通路抑制剂——依维莫司，通过阻断 mTOR 及其下游信号转导通路达到抑制肿瘤细胞生长作用，酪氨酸激酶抑制剂（TKI）——舒尼替尼、索凡替尼等，主要通过靶向抑制 VEGF/VEGFR 通路活性，达到抑制肿瘤血管新生和抗肿瘤增殖作用。

利妥昔单抗（rituximab）是目前针对 CD20 靶向治疗非霍奇金性淋巴瘤等疾病最为有效的药物之一，与化疗药物联用作为一线药物，可显著提高患者生存率。

（四）其他

小肠恶性肿瘤对放疗不敏感，且正常小肠黏膜对化疗反应比较大，所以除淋巴瘤和一些转移性肿瘤外，一般不主张放疗。

神经内分泌肿瘤有别于其他肿瘤的显著特征之一是生长抑素受体（SSTR）高表达，生长抑素类似物可通过与细胞表面的 SSTR 结合，起到抑制神经细胞分泌及抗肿瘤增殖作用。长效生长抑素（如奥曲肽微球和兰瑞肽）治疗是神经内分泌肿瘤的基础治疗方案，能显著降低严重腹泻及潮红等功能性症状的发作率，达 50% 以上，同时具有抗肿瘤增殖作用，推荐用于晚期神经内分泌肿瘤（有症状和无症状）的一线治疗。

七、预　　后

根治性手术是决定小肠恶性肿瘤预后的关键因素，而患者年龄、肿瘤分期、肿瘤部位、组织分化程度、放化疗措施是影响生存率的重要因素。

有研究报道，根除手术后小肠恶性肿瘤患者的 5 年生存率为 20% ～ 37.4%，不能完整手术切除的 5 年生存率更低，如果癌症局限于小肠内壁并且不涉及淋巴结，则生存率更高。对于类癌患者，由于生长缓慢，预后相对较好。

　　与其他类型的恶性肿瘤相比，小肠非霍奇金淋巴瘤通常对化疗反应更好。当诊断为淋巴瘤时，生存率随淋巴瘤的亚型和其他累及的区域而变化，如果患有小肠淋巴瘤同时伴有乳糜泻或该患者的免疫系统被削弱，则预后很差。

　　高分化神经内分泌肿瘤患者生存期较长，进行根治性手术后的生存期可达 5 ～ 10 年，甚至更长，而低分化患者的预后较差，晚期中位生存期小于 12 个月。

第二十四章

结直肠息肉及胃肠道息肉综合征

一、定义与流行病学

结直肠息肉（colorectal polyp）分为结直肠良性肿瘤与非肿瘤性黏膜隆起性病变。形态上，结肠息肉进一步分为无蒂（基底贴附于结肠壁）或有蒂（息肉和结肠壁之间有黏膜蒂）息肉。根据息肉大小可将息肉分为两类，直径≤5mm 为小息肉（diminutive polyp），≥2cm 为大息肉（large polyp）。结直肠息肉大多来源于上皮组织，其中又以腺瘤样息肉最多，但仍有高达 36% 的病变是扁平的（病变高度小于其直径的一半），1% 的病变是凹陷性的。其他非上皮组织来源的脂肪瘤、平滑肌瘤、神经纤维瘤、纤维瘤等在临床工作中较为少见。

进展性腺瘤（advanced adenoma）或称高危腺瘤（HRA），具备以下 3 项条件之一者即可诊断：息肉或病变直径≥10mm；绒毛状腺瘤，或混合性腺瘤中绒毛样结构>25%；伴高级别上皮内瘤变或高级别发育不良（HGD）。而低风险腺瘤（LRA）定义为 1～2 个<10mm 的管状腺瘤。

我国学者杨工等对照研究 3166 例结直肠癌患者与 3003 例正常人群，发现结直肠息肉患者发生结直肠癌的危险度是非息肉人群的 22 倍，并且两者之间的联系不能用检出偏倚和观察偏倚来解释，表明结直肠息肉与结直肠癌关系密切。Benjamin 等开展的流行病学调查表明，在中位随访时间 13 年的研究过程中，结肠镜检出进展性腺瘤的患者相对于无腺瘤检出患者患结直肠癌的风险显著增加，其因结直肠癌死亡的风险也增加，而检出非进展性腺瘤患者与无腺瘤检出患者的结直肠癌发病率没有统计学差异。

研究表明，高脂血症、吸烟等同为结直肠腺瘤与结直肠癌发病的危险因素，干预试验可降低两者发生。更为有趣的是，Gillinsky 等研究发现，吸烟、高脂饮食、肥胖、缺乏体育锻炼的人患结直肠腺瘤和结直肠癌的危险性明显增加；当对研究人群采取对应的干预措施，如增加食物中的纤维素含量、戒烟、减肥、增加体育活动等，被证实能减少结直肠腺瘤和结直肠癌发生。前瞻性研究发现，长期服用能清除氧自由基的抗氧化剂如维生素 C、β-胡萝卜素能降低结直肠腺瘤和结直肠癌的发生率。这种作用是在腺瘤发生与形成之前便消除了黏膜组织内升高的氧自由基对 DNA 的破坏及致基因突变作用。另外，在细胞增殖分化层面，这类制剂能降低腺瘤组织中腺管细胞异常增生。服用维生素 C 可通过缩短组织中细胞 S 期所占比例而抑制细胞增生，从而降低腺瘤性息肉癌变及复发的危险性。

就解剖部位而言，结直肠腺瘤和结直肠癌分布很相似。美国明尼苏达大学癌症中心的学者用 25 年的时间进行的一项前瞻性研究发现：18 158 例 45 岁以上无症状人群定期进行乙状结肠镜检查，发现息肉样病变（包括腺瘤）后均予以摘除，结果该组受检人群的直肠乙状结肠癌发生率仅为同年龄人群的 1/5，而其他部位结直肠癌发生率却没有差别，因此认为即使不是全部，至少也有 50% ～ 70% 的结直肠癌是在腺瘤这一前驱现象的基础上发展而来的，这一发现证实了"腺瘤 – 癌"序列学说，为结直肠腺瘤，更重要的是结直肠癌的一、二级预防提供了有力证据。

胃肠道多发性息肉病是指胃肠道内发生大量息肉性病变，通常息肉以累及结直肠为主，大部分伴有胃肠道外表现，临床发病率低，其中癌变率较高的两种病为家族性腺瘤性息肉病和加德纳（Gardner）综合征，前者发病率为 1/7500 ～ 1/5000，后者发病率为 1/16 000 ～ 1/8300。根据息肉的组织学结构及是否有家族性，胃肠道多发性息肉病可以分类如表 24-1 所示。

表 24-1　胃肠道多发性息肉病的分类

	分类	癌变
家族性		
肿瘤性	家族性腺瘤性息肉病	++++
	加德纳综合征	++++
	Turcot 综合征	++++
错构瘤性	幼年性息肉病	±
	黑斑息肉综合征	+
	Cowden 综合征	±
非家族性	锯齿状息肉病综合征	++
	假息肉病	+
	淋巴性息肉病	
	Canada-Cronkhite 综合征	±

二、病因与发病机制

"腺瘤 – 癌"序贯演化这一多因素参与的多阶段变化过程也已得到分子水平研究结果的证实。结直肠腺瘤 – 癌转变涉及一些关键位点如 5q、8p、17p、18q 等染色体上基因位点突变。

5q 上的 *APC* 基因的作用是限制黏膜上皮增生，若 *APC* 基因突变，则正常肠腺隐窝增生细胞生长失控，从而成为腺瘤生成的始动因素。研究发现，修复 DNA 碱基错配从而防止其他基因突变的 *MMR* 基因自身突变则可加剧这一转化进程。

然而，实际上并非所有的腺瘤都会进展为癌。研究表明，一系列具有特定顺序的特定突变的积累对腺瘤恶变的过程至关重要。腺瘤进一步转化尚需要其他基因改变，在家族性腺瘤性息肉病和 40% 的结直肠腺瘤中存在 12p 上的 *K-ras* 突变；50% 的结直肠腺瘤和 73% 的结直肠癌中存 18q 上的 *DCC* 基因突变。*PIK3CA* 的激活突变在腺瘤 – 癌序列中出现较晚，在 10% ～ 20% 的结直肠肿瘤及乳腺、脑、卵巢、肝和肺肿瘤中发现。*TGFBR2*

在超过 90% 的 MSI 结直肠肿瘤中发生突变。*TGFBR2* 的 80 个突变积聚在一个特定的聚腺嘌呤通道内，使受体失活而不再发出阻止增殖信号。

最近，Bartkova 等的研究表明，细胞的 G_1/S 期控制机制，即视网膜母细胞瘤（RB）途径的缺陷，可破坏细胞周期控制，从而引发结直肠肿瘤形成的早期事件。参与细胞程序化死亡的 *Bcl-2* 基因在 71% 的结直肠腺瘤和 67% 的结直肠癌中表达升高。因而认为这一系列基因功能改变激发了癌前病变——腺瘤的形成和发展，是结直肠癌发生的早期事件。研究还发现，< 1cm 的腺瘤 *ras* 基因突变率为 9%，而 > 1cm 的则达 59%。*p53* 基因是结直肠癌发生和发展中一个重要的遗传变异。在 75% 的结直肠癌中观察到 17p 上的 *p53* 基因缺失或突变，但在癌前病变（如腺瘤）中并不普遍存在。这为腺瘤癌变的多基因参与提供了分子水平证据。此外，这也提示可以通过分子水平检测腺瘤的存在并且评估患者是否存在恶变风险。因此，这为分子水平干预腺瘤的序贯转化过程提供了机会。

结直肠腺瘤不是结直肠癌的唯一前期病变。锯齿状息肉被认为通过锯齿状瘤变途径导致近 15% 的结直肠癌。锯齿状通路是结直肠癌发生的独特机制，其显著特征是 BRAF 中激活 V600E 突变，BRAF 是 MAPK 通路的一个组成部分。*BRAF* 突变后，锯齿状肿瘤通过两种不同途径发展，一种途径与 *MMR* 基因中的 MSI 途径突变聚合，导致 MSI 高表型，另一种则为肿瘤可以获得 *TP53* 突变，并激活多种致癌途径。

多项研究表明了结肠息肉样腺瘤和扁平腺瘤演变过程中基因改变的途径不同，代表了不同的癌变机制（表 24-2）。Yashiro 等发现，与扁平腺瘤相比，*K-ras* 突变与外生性腺瘤（52% 比 5%，$P < 0.03$）关系密切，而息肉样癌的 *K-ras* 突变率为 68%，可能起源于扁平腺瘤的原位癌为 28%（$P < 0.01$）。原位癌（33%）与息肉样癌（5%）相比，与染色体 3p 的杂合子丢失（LOH）关系密切（$P < 0.03$），而染色体 2p、5q、17p 和 18q 的 LOH 和 MSI 的发生率两组间无差异。不论来源如何，结肠癌的染色体 17p 和 18q 的 LOH 发生率分别为 47% 和 51%，而良性病变的染色体 17p 和 18q 的 LOH 发生率分别为 0 和 16%。Richter 等也发现非息肉样腺瘤有反复的染色体 16、17p、18q、20 和 22 丢失及染色体 2q、4q、5、6、8q、12q 和 13q 获得；而在息肉样腺瘤存在全部染色体 16、18 和 22 丢失及染色体 7q 和 13 获得。这些研究说明结肠息肉样腺瘤和扁平腺瘤遵循不同的遗传途径进行演变。

表 24-2　结直肠癌变途径

	锯齿状途径	腺瘤－癌途径	旁路途径
启动突变	*BRAF*	*APC*	*KRAS* 或 *APC*
前体病变	MVHP、SSA 和混合性锯齿状息肉（有发育异常 SSA）	管状腺瘤	TSA 或管状绒毛状腺瘤
肿瘤发生的主要机制	CpG 岛甲基化	杂合性丢失，*p53* 突变	MGMT 甲基化，可能有 Wnt 途径的参与
途径终点	高 CIMP、MSS 或高 CIMP、高 MSI	CIN、MSS 和 CIMP 阴性	低 CIMP、MSS，无 CIN

注：MVHP. microvesicular hyperplastic polyp，微泡型增生性息肉；SSA. sessile serrated adenoma，无蒂锯齿状腺瘤；TSA. traditional serrated adenomas，传统锯齿状腺瘤；CIMP. CpG island methylator phenotype，CpG 岛甲基化表型；MSS. microsatellite stable，微卫星稳定型；CIN. chromosomal instability，染色体不稳定性。

对于胃肠道息肉病综合征，其病因与发病机制因病种不同有所不同。

1. 家族性腺瘤性息肉病（FAP） 在胃肠道多发性息肉病中最多见，但在整个胃肠道疾病中仍极少见。家族性腺瘤性息肉病是一种常染色体显性遗传病，男女患者具有相同的遗传性，受累者的子女有 50% 的发病危险性，外显率达 80% ～ 100%。其好发于青年，一般 15 ～ 25 岁开始出现症状，30 岁左右最为明显。家族性腺瘤性息肉病的特点较为突出，患者结直肠内常有满布的息肉状腺瘤，这些腺瘤大小不尽相同，如不及时治疗，最终几乎全部病例都将发展为结直肠癌，其中大部分患者于中年发展为结直肠癌。

家族性腺瘤性息肉病的病因已于近年来得到明确，其发病与患者第 5 号染色体长臂上的 *APC* 基因缺失有关。文献报道该病的发生率为 1/7500 ～ 1/5000。

2. 加德纳综合征 首先由 Gardner 于 1950 年报道，为常染色体显性遗传病。该病在遗传、病理和临床表现等方面均与家族性腺瘤性息肉病相似。其特点是除胃肠道多发性息肉外，还有头颅、下颌和长骨的骨瘤，以及其他多种软组织肿瘤和视网膜色素上皮增生等胃肠道外表现。

该病的发病率很低，估计在 8300 ～ 16000 个新生儿中仅有 1 例患儿。男女发病率无差异。诊断时平均年龄为 31 岁（20 ～ 70 岁），少数病例可在 10 岁前被发现，最小的患者仅 18 个月。

一般认为，该病的息肉数目较家族性腺瘤性息肉病少，并且息肉发生癌变的年龄较家族性腺瘤性息肉病晚，可在 30 ～ 40 岁以后才发生癌变，60 岁前后癌变发生率始达高峰。该病除了存在结直肠息肉之外，十二指肠乳头周围也可能发生腺瘤性息肉，癌变率约为 12%。胃部也可以发生息肉，但癌变概率较小。

3. 幼年性息肉病 Veale 等在 1966 年报道一种类似儿童的"幼年性"或"黏液潴留性"息肉的息肉病，故称为幼年性息肉病。该病常发生于幼儿时期，其中 10 岁以下小儿多见，为常染色体显性遗传病，但也存在一些无家族史的散发病例。

4. 黑斑息肉综合征 是一种较为少见的家族性疾病。其临床特点为胃肠道多发性息肉伴口腔黏膜、口唇、口周、肛周、双手指掌及足底斑点色素沉着。本病为常染色体显性遗传，男女均可发病，向下一代遗传的概率亦相等，约 50% 的患者家族史明显。位于染色体 19p 上的 *STK11/LKB1* 基因突变是该综合征的发病基础，所有疑似黑斑息肉综合征的家庭中 80% 有可识别的 *STK11* 突变。

5. Canada-Cronkhite 综合征 首先由 Canada 和 Cronkhite 于 1955 年描述，其特征是胃肠道多发性息肉伴皮肤色素沉着、指（趾）甲萎缩、脱发等外胚层改变。该病病因迄今未明。大部分患者均有发病诱因，如长期服药、精神刺激、手术或过度劳累等，其与胃十二指肠溃疡的诱因有相似之处。胃肠道息肉的出现可能与炎症有关，因小肠内细菌繁殖，缺乏迟发型免疫反应，血浆免疫球蛋白 IgM 值降低，而免疫球蛋白 IgA 值正常。免疫荧光检查显示小肠产生 IgA 的细胞减少，而产生 IgG 的细胞增多，这提示该病的发生可能与细菌感染或病毒感染有关。

三、病　　理

（一）结直肠腺瘤

结直肠腺瘤的组织学特征和大小是其恶性潜能的主要决定因素。正常结直肠黏膜表面及肠腺隐窝的上 1/3 段均为成熟细胞。腺瘤上皮细胞发育不良，不能分化为成熟的杯状细胞和吸收细胞，因而在腺瘤切片的肠腺隐窝的上 1/3 段及表层也可见到未成熟细胞，成熟的杯状细胞和吸收细胞却少见。与肿瘤类似的其他特征包括细胞核染色浓，核质比明显失调，核分裂象明显增多，并常伴有不同程度的异型增生。根据这些特征，组织学上发育不良一般分类为轻、中、重三级，以前的术语"原位癌"或"黏膜内腺癌"应描述为高度发育不良。高度发育不良被认为是腺瘤性息肉演化为癌的一个中间步骤，是随后的结直肠恶性肿瘤发生的重要危险因子。

根据组织学结构特点，将结直肠腺瘤分为 3 种类型，即管状腺瘤、绒毛状腺瘤和混合型（管状绒毛状腺瘤），其中管状腺瘤约占 3/4。管状腺瘤中，76% 的直径＜ 1cm，80% 有蒂，10% 为广基，另外有 10% 呈现过渡形态。管状腺瘤外观为圆形或椭圆形，表面光滑，可有分叶，组织学表现为多个管状腺体增生，也可有少数乳头增生，伴不同程度的异型增生。绒毛状腺瘤一般体积较大，多数直径＞ 1cm，广基；组织学表现为上皮细胞乳头样生长，乳头结构中轴为血管与结缔组织间质，伴上皮明显异型增生，分支呈乳头状生长。混合型腺瘤是指同时具有上述腺管和绒毛两种结构，而任何一种组织成分都＜ 75%。单发腺瘤中 38% 具有绒毛成分，多发腺瘤中至少有 1 个具有绒毛成分的占 60%。

（二）锯齿状病变

锯齿状息肉目前主要分为以下亚型：增生性息肉、有或无异型增生的无蒂锯齿状病变（SSA/P）、传统的锯齿状腺瘤（TSA）及锯齿状腺瘤 / 混合性息肉。其组织学和基因学特征见表 24-3。

（三）扁平腺瘤

扁平腺瘤组织学表现为管状腺瘤的腺管向四周正常组织扩散生长，并散在其中，一般只局限于黏膜表层生长，黏膜肌层变薄或缺如。Muto 等发现，在 33 个扁平腺瘤中，42% 伴有重度不典型增生。轻度不典型增生的腺瘤倾向占据固有肌层，中度不典型增生的腺瘤倾向横向扩散，中央轻度凹陷或糜烂。而重度不典型增生的腺瘤中，黏膜内局灶癌由良性囊管包绕，黏膜肌层变薄或松散，因此认为这种腺瘤与不含腺瘤组织的早期结直肠癌关系密切。扁平隆起尤其伴有中央凹陷的扁平腺瘤比完全性扁平的病灶周围增生明显，并且约 40% 伴有重度不典型增生。因此，有学者提出中心性凹陷可作为重度不典型增生的内镜下标志。

表 24-3 结肠锯齿状息肉的组织学和分子病理学特征

类型	同义词	基因学特征				组织学特征			
		BRAF 突变	KRAS	CMP	MLH1	隐窝	增生	细胞学异型性	黏液类型
MVHP	HP MP	++	−	+	−	直，伴突向管腔的锯齿状结构	隐窝基底部增生	无	微泡型或微泡-杯状细胞混合型
GCHP	HP MP	−	+++	未知	−	直，灶性呈锯齿状结构	隐窝基底部增生	无	杯状细胞型
MPHP	HP MP	++	未知	未知		直，突向管腔的锯齿状结构	隐窝基底部增生	反应性不典型	无
SSA/P	锯齿状息肉伴增生异常；巨大或异型增生性息肉	++	−	+++	−	隐窝扭曲，近基底部常扩张，基底部明显呈锯齿状	异常增生常出现于远离隐窝基底的部位	无	常为微泡型，有时可见杯状细胞或胃小凹上皮分化
SSA/P 伴异型增生	混合性增生性腺瘤样息肉；进展性 SSA/P	++	−	+++	++	与 SSA/P 类似	类似 SSA/P，但在细胞学异型的区域更明显	有	类似 SSA/P
TSA		+*	++	−	+*	由于隐窝异位导致局部形成明显锯齿状结构	异位隐窝基底部增生	可见，伴有嗜酸性细胞质	无或杯状细胞型
锯齿状息肉病		++*	+++	+	++*	大部分类似 SSA/P，一些类似 TSA，一些类似 MVHP	类似每一息肉亚型	进展期病变内可见	类似每一息肉亚型

注：−，无；+，仅某些病例出现或仅有限程度的出现；++ 和 +++，广泛出现。*. KRAS 和 BRAF 突变不能同时发生，每个患者仅具有两者中的一个基因突变。HP. hyperplastic polyp，增生性息肉；MP. mixed polyps，混合型息肉；GCHP. hyperplastic polyp，goblet cell-rich type；MPHP. mucin-poor，hyperplastic polyp；MVHP. mucin-poor，hyperplastic polyp，少黏液型增生型增生性息肉。

（四）胃肠道息肉病综合征

1. 家族性腺瘤性息肉病　病理上该病具有三大特点：①多发性，该病与非家族性结肠多发性腺瘤的区别，除前者具有家族性和遗传性外，腺瘤数目是重要的区别点。一般情况下，家族性腺瘤性息肉病的数目在 100 个以上，甚至可多达 5000 个，平均约有 1000 个。②多形性，腺瘤大小不等，直径可从数毫米到 5cm 以上，多数 < 1cm；基蒂方面，广基腺瘤与带蒂腺瘤均可检出；组织病理学方面，有管状腺瘤，也有绒毛状腺瘤或混合型腺瘤，但管状腺瘤更多见。③癌变率几乎 100%，家族性腺瘤性息肉病是公认的癌前病变，如果无法得到及时治疗，患者几乎必然发生癌，且肠癌是患者的主要死因。癌前期病程长短不一，不同个体间可有异质性，但平均病程约为 10 年。但这并不意味着每个腺瘤都将癌变，而是在众多的腺瘤中必有 1 ~ 2 个或以上癌变。一般认为，当腺瘤体积增大、有重度异型增生或绒毛成分增多时，其癌变发生的可能性增加。

2. 黑斑息肉综合征　息肉可发生于胃肠道任何部位，但空肠、回肠为最容易被累及的部位，十二指肠次之，约 1/4 的病例累及胃，约 1/3 的病例累及结肠和直肠。息肉数量从几十个至数百个不等，直径可小至数毫米、大至数厘米。此种息肉在组织学上由正常的肠黏膜腺体组成，与管状腺瘤相似。早期研究者并不认为该病息肉有较大的癌变可能，但是随着研究深入，逐渐发现该病患者易出现整个胃肠道和其他器官的癌症。癌症诊断的平均年龄为 40 ~ 50 岁，在 15 ~ 64 岁，患任何癌症的总体累积风险高达 93%，最常见的癌症包括乳腺癌（54%）、结肠癌（39%）、胰腺癌（36%）、胃癌（29%）、卵巢癌（21%）和小肠癌（13%）。

3. Canada-Cronkhite 综合征　息肉可分布于胃肠道任何部位，但以胃和结肠最常见，其次是小肠和十二指肠，食管少见，息肉分布呈弥漫性，大小不等，但直径多为 0.5 ~ 1.0cm，可有蒂或无蒂，多数为无蒂息肉。多数学者认为，该病的息肉类型，在组织学上属于幼年性错构瘤样息肉。息肉有上皮细胞覆盖，腺体增生而呈囊性扩张，分泌亢进，内含蛋白样液或黏液。黏膜固有层血管充血，有慢性炎性水肿和明显的嗜酸性粒细胞浸润。

四、临床表现及诊断

（一）结直肠息肉

结直肠息肉早期可无任何临床症状，50% 以上的患者是在体检时发现。随着肿瘤体积增大，症状逐渐明显，常见的症状包括不同程度的腹部不适和（或）腹痛、便血、粪便性状或排便习惯改变，甚至出现消化道大出血、肠套叠和肠梗阻。当肿瘤体积较大时，体检可触及腹部包块，但临床实践中常无法触及。症状出现的时间与进展的速度与肿瘤组织和病理类型、发生部位、数目和形态学特征密切相关。如绒毛状腺瘤易发生便血，较大的有蒂脂肪瘤可致消化道出血，结直肠良性肿瘤还可引起肠套叠。在一定程度上，症状常反映肿瘤的大小和恶化趋势。

由于结直肠息肉的临床症状与结直肠恶性肿瘤的临床表现相似，临床症状的有无对结直肠良性肿瘤早期诊断帮助不大，更不具有确诊价值，只是诊断的线索和参考。一旦怀疑患有此类疾病，患者年龄则有相对特征意义。幼年性息肉病的发病高峰在 4 ～ 5 岁。30 岁以前在肠镜检查中检出结直肠多发息肉应警惕家族性腺瘤性息肉病可能。腺瘤性息肉一般见于 40 岁以后，并随年龄增加而更易发现。黏膜下肿瘤也多见于 40 岁以后。年龄特征并非绝对，应予以注意。

（二）胃肠道息肉病综合征

1. 家族性腺瘤性息肉病　常见症状为便血、腹泻，有时可有腹痛、黏液便，甚至可以有贫血及体重减轻。该病发病初期症状较轻，因此不易引起注意，但一旦有较明显的症状出现，则病变常已发生癌变。最佳的诊断窗口期是在症状出现前，可以对本病患者的亲属进行筛查。诊断主要依靠结肠镜检查，当结肠镜检查发现超过 100 个息肉，且经组织学证实这些息肉均为腺瘤，可初步诊断为家族性腺瘤性息肉病。确诊需要进一步进行 APC 基因检测，如呈阳性，则可诊断为家族性腺瘤性息肉病。诊断腺瘤的平均年龄为 36 岁，诊断癌的平均年龄为 39 岁，死于癌症的平均年龄为 42 岁。

家族性腺瘤性息肉病患者出生时在身体的所有细胞中都有 APC 基因突变，因此肿瘤可以在结肠外的其他器官中发展。近年来已报道本病可在不同年龄发生各种结直肠外恶性肿瘤，如幼年时可发生肝母细胞瘤，由于肝母细胞瘤的病程较短，发病时胃肠息肉尚未出现，因此其发病率尚难以估计。

2. 加德纳综合征　常并发肠外表现，对于有些患者，肠外症状的出现时间甚至常在息肉出现之前，主要的肠外症状如下：①骨瘤，多发生于面骨和颅骨，常是硬的牙质骨瘤，长骨也可发生，若其发生于长骨，则表现为隐匿性良性骨瘤。②表皮样囊肿，与一般囊肿不同，通常在出生到儿童时期出现，可发生于任何部位，但多发生于面部、背部及四肢。③硬纤维瘤，可见于 3.5% ～ 10% 的患者，女性更多见，自然发生，或由手术引起，常在结直肠息肉切除后 2 年内发生。其可发生于腹膜后、肠系膜、腹壁和胸壁。④先天性视网膜色素上皮肥大（CHRPE），可见于绝大多数病例，常为双侧多发性病变，可用检眼镜检出。若要确诊，则需要满足 4 个以上双侧病变标准，60% ～ 80% 的患者有阳性发现，特异度接近 100%。⑤牙齿畸形。

3. 幼年性息肉病　本病息肉主要位于直肠、结肠，偶可累及小肠和胃。息肉常呈圆球形或椭圆形，鲜红、暗红或粉红色，表面光滑，如继发感染，可呈现分叶状或粗糙颗粒状。息肉数目可从数十个到数百个，直径自数毫米至 3cm，平均 1cm 左右，多数有蒂。组织学上，息肉由间质和腺体构成，间质较多，而腺体相对较少，其被覆上皮与正常腺体的上皮相似，其间质明显增多，且明显增宽，内有丰富的结缔组织，含有血管和炎性细胞，有时也含有少量平滑肌细胞，基于以上病理特征，易导致多数病理学家认为是错构瘤。该病不易发生癌变，癌变率一般为 5% ～ 10%，但患者及其家属患胃肠道肿瘤的危险性明显增加。

该病最常见的症状是排便带血或排便后滴血，血色鲜红，附着在大便表面，与大便不相混，酷似内痔出血，因此儿童时期有类似内痔出血症状时，应考虑直肠息肉的可能。腹泻、腹痛、里急后重、肛门瘙痒或脱肛等也较常见。诊断主要依靠直肠指检和纤维结肠镜检。结肠镜检查应对整个结肠进行全面检查，不可遗漏。

4. 黑斑息肉综合征　多见于青少年，诊断的平均年龄为 23 ～ 26 岁。该病息肉可逐渐增大，并引起小肠梗阻或肠套叠，最早于婴儿期发生。就诊时多以不明原因腹痛为主诉，有间歇性腹部绞痛，常位于脐周部，且症状持续的时间不定，排气为可使症状缓解的常见因素。可能是由于该病可导致暂时性肠套叠，因此症状可反复持续数年。发作时可扪及包块，缓解时自然消失。腹痛发作时可伴有呕吐、肠鸣音亢进。体格检查时，除腹部症状外，可在口唇等处发现色素沉着。根据病史可获知早在新生儿或乳儿时期即有色素斑，最初为微小的、界限清晰的棕褐色或黑色斑，实为黑色素沉着，多见于口腔、口唇黏膜及手掌、足底部位，亦可见于会阴、阴道黏膜处。虽然唇部色素随年龄增长至中年后逐渐消退，但颊黏膜色素持续存在，患者的皮肤一般较黑。典型病例有辨识度较高的症状、体征，因此诊断不困难。但为了确诊，以及进一步了解息肉分布范围及特点，患者还应接受 X 线钡剂造影及钡剂灌肠，同时应行胃、十二指肠、小肠及结肠镜检查，内镜检查不仅可直接观察病变部位，而且可在镜摘除息肉。

5. Canada-Cronkhite 综合征　大多于中年以后发病，无家族史，多以腹泻和腹痛为初发症状。其中腹泻见于 90% 的患者，多为水样泻，每天 5 ～ 7 次，反复发作，少数可有血便。患者可伴恶心、呕吐、食欲减退及体重减轻。少数患者有味觉减退或嗅觉消失。色素沉着呈弥漫性分布于全身，为褐色或深褐色。头发、眉毛、胡须、腋毛和阴毛等皆可脱落。指（趾）甲有程度不同的营养不良，表现为甲变薄、破裂和从甲床分离甚至完全脱落。由于胃肠道的广泛病变，大量蛋白质和电解质可丢失，故低蛋白血症、低钾血症、低钙血症、低镁血症常见，但血钠和血氯在正常范围。部分患者可出现血中微量元素如铁、锌、铜下降。

五、辅 助 检 查

常规结肠镜检查是诊断结直肠息肉的主要手段，也是结直肠息肉确诊的首选方法。上皮来源的结直肠良性肿瘤内镜下可见黏膜局限性隆起的息肉样病变，带蒂，与周围正常黏膜相连或呈锐角，呈深红色，表面可光滑或粗糙，伴有颗粒感或乳头状突起，可单发或多发。内镜下若表现为如下情况，应高度怀疑息肉癌变：无蒂病灶或短蒂宽基病灶，体积相对较大，形状不规则，顶端出现溃疡或糜烂，表面不平，有明显结节，质地脆或硬，易出血。为使活检阳性率更高，活检钳应取腺瘤顶部、糜烂及溃疡边缘处组织，更为可靠的手段是进行全瘤切除组织连续切片检查。临床上，常采用日本的内镜下形态学分类方法（表 24-4）。

表 24-4　日本结直肠癌研究会内镜形态学分类

内镜特征	分类	形态	描述
隆起性病变	I p		有蒂息肉
	I ps		亚蒂息肉
	I s		无蒂息肉

续表

内镜特征	分类	形态	描述
扁平隆起病变	Ⅱa		黏膜扁平隆起
	Ⅱa/Ⅱc		有中心凹陷的扁平隆起
平坦性病变	Ⅱb		扁平性黏膜改变
	Ⅱc		黏膜凹陷
	Ⅱc/Ⅱa		边缘隆起的黏膜凹陷

资料来源：Hurlstone DP，2003. Histopathology，43（5）：413-426。

近年来，色素内镜、放大内镜和窄带成像、FICE 和以 i-scan 为代表的图像增强技术、超声内镜、仿真结肠镜及计算机辅助检测系统（CADe）等技术也不断得到重视，进一步弥补常规结肠镜检查的不足。

粪便隐血试验为最早推广应用的结直肠肿瘤筛检方法，试验阳性仅提示应进一步检查，并非确诊手段，对结直肠息肉的诊断而言价值有限。继化学方法诊断粪便隐血之后，发展的免疫方法检测隐血试验更具特异性。原理是利用人血红蛋白抗体与血红蛋白抗原结合而特异性检测粪便隐血，不受食物、药物、动物血等干扰，敏感度提高。

虽然隐血试验方法已有很多改进，但作为结直肠息肉早期诊断的线索并不十分完善。首先，该试验是以存在肠道出血为前提，若不出血或粪便血在正常水平，此方法诊断价值就有限。另外，方法本身也有局限性，采样误差及少量、间歇性肠道出血都可致假阴性。国内学者周殿元等采用 SPA 试验并同步进行全乙状结肠镜检查，隐血试验的漏诊率为20%。粪便隐血作为结直肠癌筛检指标阳性预测值不足 12%，腺瘤不足 36%，意味着普查中发现的绝大多数隐血阳性病例并非肿瘤所致。所以，隐血试验对结直肠良性肿瘤的早期诊断意义不大，对用于病变发现后的动态随访、判断恶性潜能有一定的帮助。

虽然粪便 DNA 检测对结直肠息肉的诊断作用不大，但有助于结直肠恶性肿瘤的筛查。从粪便中提取 DNA，检测 *K-ras* 基因、*p53* 基因和 *APC* 基因等突变可早期诊断结直肠癌，有望成为消化道无出血情况下早期诊断结直肠癌的一种新手段。尽管粪便 DNA 检测取材方便且依从性好，但由于目前尚缺乏大规模人群对照研究，该检测敏感度和特异度有待实验验证。

钡灌肠造影是诊断结直肠良性肿瘤的重要方法，气钡双重对比造影更有优越性。结肠充钡时，息肉表现为团形充盈缺损，表面光滑整齐。带蒂息肉有一定的活动度，因此加压有利于病变显示，可见始终与蒂相连的带状透明物存在，并且始终与蒂相连。排钡后息肉表面与周围肠黏膜上有钡剂残存，呈圆形影。双重对比造影下，息肉可显示得更清楚，呈边缘锐利的高密度影，常可见一圈钡影环绕，如果息肉表面有溃疡或糜烂，则呈不规则影。绒毛状腺瘤可表现为多个线条样钡纹影。多发息肉可见肠腔内多个弥漫分布的小充盈缺损，皱襞紊乱变形明显，呈"麻面"样外观，但肠腔无狭窄。黏膜下肿瘤可见肠腔内圆形充盈缺损或透亮区，边缘光滑、黏膜正常，质地较软的脉管瘤、脂肪瘤可表现为"挤压"征。

六、结直肠息肉的治疗及预后

内镜下治疗结直肠息肉具有以下优点：难度低、创伤小、节省时间、费用相对较低，因此近年来其备受重视。内镜下治疗的目的在于：第一，进行组织病理检查以明确诊断；第二，治疗结直肠息肉的并发症；第三，行腺瘤切除术，预防结直肠癌发生。

（一）内镜下治疗适应证及禁忌证

一般而言，内镜下外观无恶性特征的息肉（即息肉质地不易碎、无硬结或溃疡）均可行内镜下切除术，内镜下治疗的适应证如下：①带蒂腺瘤样息肉；②＜ 5mm 的无蒂腺瘤样息肉；③多发性散在分布的腺瘤样息肉。

内镜治疗的禁忌证：①有内镜检查禁忌证者（患有严重心肺疾病等）；②＞ 2cm 无蒂腺瘤性息肉患者；③局限于某一肠段，密集分布、数目较多、体积较大的多发性息肉和腺瘤，仅能切除少数适于切除的息肉；④内镜下有明显恶变且侵犯至息肉基底部者；⑤出凝血机制障碍者（血液病、凝血功能障碍及服用抗凝药的患者，未纠正凝血功能前）。家族性腺瘤病虽不是禁忌证，但也不是内镜下治疗的较好适应证。

随着内镜设备和操作技术的改进，以及新技术的开发应用和术者经验的积累，上述适应证和禁忌证并非绝对，只要符合尽量减少内镜下治疗并发症的要求即可。内镜下治疗的禁忌证越来越少。如常规无法内镜下切除的结直肠息肉采用剥脱活检（strip-biopsy）或分次切除法，一般认为直径 2 ~ 5cm 的病变也可安全切除；有效切除较为困难的结直肠病变，近年来多采用内镜黏膜切除术（EMR）、内镜黏膜下剥离术（ESD）和分片内镜下黏膜切除术。总之，内镜下治疗应视术者经验、当地的设备状况和患者健康情况综合权衡利弊，合理选择。

（二）内镜下治疗的肠道准备和治疗方法

内镜下治疗结直肠息肉，肠道准备至关重要，否则会影响视野，甚至干扰电凝电切的操作，增加并发症的危险性。可采用饮食控制 - 泻剂 - 清洁灌肠法和口服清洁液法进行肠道准备。绝对禁用甘露醇等易增加肠腔内易燃气体产生的肠道清洁剂，以防电凝电切时诱发肠道内气体爆炸。为减少肠道蠕动，术前半小时可皮下注射抗胆碱能解痉药。术前一般不用麻醉药和镇痛药。

（三）内镜下治疗方法及具体适应证

内镜下息肉切除术是切除息肉、腺瘤和癌的方法的总称，不同的病变对应不同的切除方法。Nd：YAG 激光消融术已成功用于直肠大腺瘤的切除。氩等离子体凝固术（APC）可用于分块切除术的辅助治疗，清除残留的腺瘤性组织。新近，Hurlstone 等认为放大色素内镜不但通过识别结肠隐窝模式有助于早期检测和预测组织学诊断，而且为无蒂的和扁平结直肠病变的黏膜切除提供了安全有效的替代性方法。

中国结直肠癌筛查与早诊早治指南（2020）中，根据病变大小及形态，推荐采用不同的切除方式。对于直径 10mm 以内的病变，均推荐采用圈套器切除。对于直径＞ 10mm 的隆起性病变，推荐根据其蒂部特征采用合适的圈套器切除。对于可一次完全切除的平坦型病变，推荐采用 EMR。对于直径＞ 20mm 的难以采用 EMR 行一次完全切除的病变，推荐采用 ESD。

1. 圈套器切除　包括冷圈套器切除术与热圈套器切除术。前者通过机械方式切除分割息肉蒂部，后者则采用电灼烧。传统的热圈套器因为延迟灼烧效应易扩大溃疡，损伤黏膜下层动脉引起迟发性出血。冷圈套器对黏膜下血管损伤小，故对于凝血功能障碍患者相对安全。该法多用于切除结直肠隆起性病变。适应证取决于操作者的技术、熟练程度及息肉形态，其中最为重要的因素是息肉形态，即有蒂（Ⅰp 型）、亚蒂（Ⅰsp）或无蒂（Ⅰs）。通常而言，如果Ⅰp 型蒂部直径＜ 10mm，不论息肉大小，均可进行电凝切除。如果蒂部直径＞ 10mm，是否进行内镜下切除要视患者具体情况而定。如果蒂的直径＞ 15mm，由于息肉切除后出血可能性较大，则不考虑进行内镜下切除。对于Ⅰsp 或Ⅰs 型，原则上＜ 10mm 的可进行内镜下切除。如果基底部＞ 10mm，圈套器收紧时，基底部粗细不变说明浸润深度多累及黏膜下层，恶性病变的可能性较大。采用黏膜下注射法鉴别有无"非提起征"，不仅可用于表面型病变，还可用于Ⅰsp、Ⅰs 型病变。

2. 热活检　主要适用于亚蒂或无蒂（Ⅱa）、直径＜ 5mm 的微小息肉。其优点为组织标本容易回收，特别是在处理多发性微小息肉（腺瘤）时。不足之处是组织有可能发生灼伤，因此难以判断肿瘤浸润深度及是否切除完全等。

3. 分块切除　一般适用于亚蒂或无蒂的大息肉。分块切除的主要问题是病变切缘难以完全明确，如果病变发生癌变，难以判定癌的断端或浸润深度。此外，分数次切除时由于高频电流通电时间较长，对肠管损伤较大，穿孔等并发症发生率增加。

4. 局部注射息肉切除　该法与内镜黏膜切除术（EMR）的根本区别如下：EMR 是以人为方式使病变隆起，而后将病变与其周围正常黏膜一并切除。该法是在病变基底部注射生理盐水或高渗盐水＋肾上腺素等形成局部膨隆，而后进行切除。局部注射息肉切除的目的是防止并发症（穿孔、出血等）发生。其主要适用于较大的Ⅰp 及Ⅰsp 型息肉。由于向息肉基底部注射后息肉与固有层之间的距离增大，进而减少了高频电流对肠壁造成的损伤。此外，因为局部注射后可使通电时间更为充分，可防止机械性切断发生，同时注射肾上腺素可使息肉内的血管及周围小血管收缩，所以出血发生率降低。

5. 双极法切除　常规电凝切除所用的圈套器采用单极原理，即电流通过圈套器传导至周围组织及置于患者腿部的电极板，由于此方法通电时间较长，热量产生增加，肠管损伤的可能性也随之升高。双极法切除的圈套器则是电流仅在圈套器套住的组织之间流动，其息肉切除时所需的电流量可减少至最低限度，因此不仅对组织的损伤小，而且穿孔危险性也可降低。因为双极法不需要电极板，所以患者不会被灼伤，操作者也较为安全。该法目前无法普及的原因在于器械设备昂贵，圈套器使用寿命短，凝固效果较弱。

6. 内镜黏膜切除术（EMR）　原则上 EMR 的适应证如下：疑为肿瘤的平坦凹陷型病变、侧方发育型肿瘤（LST）、黏膜下实体肿瘤与行息肉切除术有困难的病变。上述适应证的对象主要是腺瘤和黏膜层浸润的早期癌（黏膜内癌）。一旦凹陷型癌的直径超过 10mm，几乎均有黏膜下层浸润。推荐利用色素内镜和放大内镜观察直径 10mm 以下的凹陷型病变隐窝腺管开口形态，如果病变的隐窝腺管开口形态为"V"形，且"非提起征"阳性，则可诊断为黏膜下层弥漫性浸润，内镜下切除是不能进行的。对于 LST 病变而言，即使直径＞ 30mm，也可行 EMR，因为尽管 LST 病变直径较大，向侧方（匍行性）生长发育，但多为腺瘤或黏膜内癌，黏膜下癌较少，尤其对于颗粒均一型的 LST 病变，很少发生黏膜下层浸润。

传统 EMR 为了增加可视度，采用充气扩张肠管，增加了穿孔风险。水下内镜黏膜切除术（UEMR）基于息肉浸入水中离开固有肌层的理论实现，可使无蒂的或扁平的病变趋向于息肉样，从而降低了套圈难度与穿孔风险，表现出了更高的完全切除率与更低的并发症风险。

7. 内镜黏膜下剥离术（ESD）　是利用电刀对直径＞ 2cm 的病变进行黏膜下剥离，现在已经成为消化道早癌和癌前病变的首选治疗方法。此方法可实现较大直径病变的整块切除，并提供准确的病理诊断分期。但对于结直肠 ESD 而言，其操作难度较高、风险较大，因此需要操作者进行更严格的培训。ESD 的适应证如下：①无法通过 EMR 实现整块切除的直径＞ 20mm 腺瘤和结直肠早癌。术前须依据抬举征是否阳性、放大内镜观察情况或 EUS 评估病变是否可切除。②抬举征阴性的腺瘤和早期结直肠癌。③直径＞ 10mm 的 EMR 术后残留病变或复发病变，难以再次行 EMR 切除的病变。④进行反复活检后仍不能证实为癌的低位直肠病变。ESD 的相对禁忌证为病变浸润累及深度超过黏膜下层上 1/3。

8. 内镜全层切除术（EFR）　是通过对肠壁进行全层折叠，用夹子固定并切除上方肠壁实现病变切除。其主要用于起源于固有肌层、部分腔外生长的消化道黏膜下肿瘤。对于黏膜下纤维化或位于解剖困难部位而对 EMR 与 ESD 具有较高的风险与难度的病变，EFR 可能是一个有效的方案。

（四）内镜下治疗的操作程序

（1）进行全结肠镜检查，避免遗漏病灶，并记录已发现病灶的位置、大小和形态。

（2）退镜时，尽可能吸尽肠内残留的液体，防止影响观察视野或产生异常电流，造成病变切除困难，甚至人和内镜本身的损伤。

（3）调整角度钮，旋转镜身或变换受检者体位，使病灶处于易于圈套的部位，如可将息肉处于悬垂位。

（4）如肠道准备好，不必常规进行肠腔内气体置换。如怀疑肠腔内有可燃气体，则应反复置换肠腔气体，有条件者可注入惰性气体，而后再吸出。

（5）按结直肠良性肿瘤的形态学特点选择合适方法切除。

（6）术后观察电凝面光整无出血，即可抽除肠腔内气体，然后退镜。术后适当休息。如切除息肉电凝面＞ 1.5cm，或数目＞ 10 个，或电凝面有少许渗血，电切面形成的溃疡较深，应禁食观察，适当应用抗生素和止血药。其他可视情况进食。术后至少保持大便松软而且通畅 2 周，以免引起迟发性出血。

（7）对于内镜下切除的标本，须在摊开后用大头针固定，并测量病变大小，以 2mm 间隔连续平行切片。在观察病理切片时，病理医生应着重观察肿瘤基底和周边切缘是否有肿瘤累及、淋巴管和血管浸润等，并根据病理结果判断是否需要追加外科手术。

（8）如无并发症，且不符合追加治疗情况，进入临床随访。

（五）预后

腺瘤切除后易复发。早期观点普遍认为内镜下切除结直肠腺瘤和随访能够显著降低75%以上的结直肠癌发生率，但近年来研究发现上述方法结果不尽如人意。Martinez 及其同事调查了 9167 例结直肠腺瘤切除后患者，平均随访 4 年，46.7% 的患者结直肠腺瘤出现复发情况，其中 11.2% 为进展性结直肠腺瘤，0.6% 演变为结直肠癌。某些结直肠腺瘤切除后 3 年的复发率高达 40% ～ 50%。我国 5 个医疗中心研究表明，进展性结直肠腺瘤切除后 1 年再发率高达 59.46%，5 年为 78.07%。

同时，30% ～ 50% 的患者存在异时性腺瘤和（或）间期癌（interval cancer）。间期癌是在筛查和筛查后监控之间被诊断的癌，发生率为 0.3% ～ 0.9%，主要原因如下：快速生长的新腺瘤、对于上次腺瘤的处理不完全及上次检查的漏诊（通常＞ 1cm 腺瘤的漏诊率为 2% ～ 12%）等，因此切除后应定期随访。对于患者而言，在术后第 1 年内，复发息肉的危险性高达正常同龄人群的 16 倍，直至 4 ～ 6 年后，多数患者的再发息肉危险性和一般人群相近。复发瘤切除后，仍有 1/3 的概率第二次复发，＞ 2cm 的腺瘤、重度不典型增生、绒毛状腺瘤或癌变腺瘤的复发率更高。

七、胃肠道息肉病综合征的治疗和预后

（一）家族性腺瘤性息肉病

由于家族性腺瘤性息肉病（FAP）的癌变率高，迟早会发展为癌，因此原则上一经确诊，宜及早手术治疗。最好在发现本病后、尚未癌变前进行预防性切除。Iwama 认为手术时机以 24 岁较佳，此时结直肠癌发生可能性较低（2.5% ～ 6.0%），术后硬纤维瘤的发生率约为 0.7%。但手术时机也不宜过早，进一步提前手术年龄则易导致术后硬纤维瘤的发生率升高。

手术方式大致可以分为以下 3 类：①结肠、直肠切除加回肠造口，此手术优点是能去除全部癌变的结直肠，但有腹壁永久性回肠造口的缺点，不适用于无症状的年轻患者，目前仅适用于已有下段直肠癌形成的病例。②全结肠切除加回直肠吻合术，切除全部结肠，保留距肛门 10 ～ 14cm 的下段直肠与回肠吻合，适用于直肠内无或仅有少量腺瘤的病例。此手术优点在于简单安全，对性功能及排尿功能影响较小，且能较好地维持术后排便控制功能。此手术缺点为留下的直肠仍有癌变风险，需要终身定期复查，每年 2 次，有新息肉出现时随时电灼切除。③全结肠切除及直肠黏膜切除加回肠肛管吻合，切除全结肠，保留距肛门 5 ～ 6cm 的下段直肠，切除直肠黏膜至齿状线上方 1cm 处，通过直肠肌管，将回肠与肛管吻合。此手术优点为去除全部结直肠黏膜，通过直肠肌管内感受器可使排便功能得到较满意恢复，排便次数每天平均 6 次，可排出接近成形的粪便。此手术缺点为手术并发症较多，易发生小肠梗阻（20%）、盆腔感染（5%）、吻合口瘘（6%）、泌尿生殖功能紊乱（6%）。近年来，此手术已成为无直肠癌形成患者的首选术式。

该病患者还可能发生其他部位恶性肿瘤，因此即使在手术切除全部结直肠后，仍需要进行定期复查，以避免漏诊。其中乳头状甲状腺癌预后通常较好，因此检出临床前病灶不必予以过多关注。

（二）加德纳综合征

该病的治疗与 FAP 相同，但手术治疗时保留直肠的指征更严格，因本病患者在第二次手术切除直肠时常遇到直肠周围纤维化、盆腔纤维瘤等困难。胃、十二指肠息肉应及时经胃十二指肠镜切除或电灼。较小的骨瘤一般不需要处理，其他胃肠外表现可分别给予相应处理。

（三）幼年性息肉病

一般来说，该病息肉应该被切除，因为它们容易引起出血和阻塞。当息肉数量较少时，可每年进行 1 次胃肠镜下息肉切除的内镜诊疗，直到患者无息肉，然后每 2～3 年进行 1 次。每个息肉均需要行病理活检。治疗主要为结肠镜下圈套扎或电灼摘除。离肛门不远，手指可触及且长蒂的息肉可徒手抠落，一般出血不多，可自行停止出血。由于此病癌变率不高，且成年后息肉有自行脱落的可能，所以一般不需要经腹切除，可随访观察数年。有必要时再考虑经腹切除。

（四）黑斑息肉综合征

目前认为该病相关息肉一旦诊断明确，应及早干预。对于内镜检查能够见到的胃、十二指肠、小肠和结直肠部位息肉，应尽可能经内镜摘除。外科治疗指征：①肠套叠导致明显肠梗阻，保守治疗无效或反复发作者；②反复发作消化道大出血者；③个别孤立较大息肉或多发息肉密集于某一肠段而引起肠套叠或出血者。显然，手术目的主要是解除梗阻和去除出血灶，而不能进行根治。因此，对于不能复位的肠套叠或复位后已坏死的肠袢及出血部位的肠管，应行切除及吻合。如无癌变，该病一般预后良好，但应长期随访。

（五）Canada-Cronkhite 综合征

该病的治疗一般采取对症治疗、营养疗法，使用抗生素和糖皮质激素及蛋白同化激素，也可使用血浆制品。近年来有学者应用柳氮磺吡啶进行抗感染治疗，也有学者采用高能量疗法取得一定疗效。本病有发生胃肠道癌的可能，建议内镜监测。该病大多数患者的吸收不良综合征是进展性的，由于没有特异性治疗方法，故一般而言，患者预后较差，五年死亡率可达 55%，死亡原因有恶病质、心力衰竭、营养不良、败血症、肺炎和休克等。

第二十五章

结直肠癌

一、定义与流行病学

结直肠癌（colorectal cancer，CRC）也称为大肠癌，是发生于结直肠上皮的恶性肿瘤，约占全部结直肠恶性肿瘤的 95%，是全球发病率第 3 位、死亡率第 2 位的恶性肿瘤，是消化系统全球发病和死亡数量最多的恶性肿瘤，也是我国患病率最高的消化系统恶性肿瘤。统计模型预测显示，2018 年我国结直肠癌新发病例超过 52.1 万，死亡病例约 24.8 万，新发和死亡病例均接近全世界同期结直肠癌病例的 30%。沿海地区发病率高于西北部，城市高于农村，且近年来结直肠癌发病率有上升趋势，尤以城市明显。结直肠癌发病年龄以 40 ～ 50 岁居多，中位发病年龄约为 45 岁，且呈现年轻化趋势，男女比例约为 1.6 ∶ 1。

二、病因与发病机制

结直肠癌的发生途径有 4 条，其中最主要的为腺瘤 – 腺癌途径，其他途径包括锯齿状途径、De Novo 途径和炎症 – 癌症途径。结直肠癌的发生发展是多因素参与的过程，以下因素参与结直肠癌的发生发展。

（一）环境因素

研究认为，吸烟、饮酒、食用红肉及加工肉类、缺乏运动、肥胖等是结直肠癌的高危因素。近年研究发现肠道微生态紊乱也参与结直肠癌的发生发展。

（二）遗传因素

遗传因素在结直肠癌的发病中具有重要的作用，约 20% 的结直肠癌发病与遗传相关。近亲患结直肠癌者，其本身患本病的风险增加。目前已确定的有两种遗传性易患结直肠癌的综合征，即家族性腺瘤性息肉病（FAP）和遗传性非息肉病性结直肠癌（hereditary nonpolyposis colorectal cancer，HNPCC），后者又称林奇综合征（Lynch syndrome）。

结直肠癌发生是一个多阶段、涉及多基因改变的逐渐累积的过程，绝大部分结直肠癌经历由正常上皮转化为上皮过度增生、腺瘤形成、腺瘤伴不典型增生，最终进展至癌，并出现癌的浸润与转移。在此过程中先后发生多个癌基因的激活、抑癌基因的失活或缺如及错配修复基因（MMR）的突变等，最常见的有 *APC*、*MCC* 基因突变及 *MMR* 基因失活、*K-Ras* 基因突变、*p53* 突变与缺失等。

（三）高危因素

1. 结直肠腺瘤　是结直肠癌的癌前疾病。具备以下三项条件之一者即为进展期腺瘤：①腺瘤长径≥ 10mm；②绒毛状腺瘤或管状绒毛状腺瘤；③伴有高级别上皮内瘤变。

2. 结直肠慢性炎症　炎性肠病如克罗恩病、溃疡性结肠炎患者发生结直肠癌的风险增加，尤其是溃疡性结肠炎伴有以下特征者，幼年起病、病变范围广而病程长或伴有原发性胆汁性胆管炎。血吸虫病、慢性细菌性痢疾、慢性阿米巴病患者患结直肠癌的风险均比同龄人高。

3. 其他高危人群或高危因素　除前述情况外，有以下任意一条者视为高风险人群：①粪便隐血试验阳性；②有结直肠癌家族史；③既往有肠道腺瘤史（无论是否切除）；④本人有癌症史（无论是否为消化道癌症）；⑤符合以下任意 2 项或以上者，慢性腹泻（近 2 年累计腹泻超过 3 个月，每次发作持续时间在 1 周以上），慢性便秘（近 2 年每年便秘在 2 个月以上）、黏液血便、慢性胆囊炎或胆囊切除史、慢性阑尾炎或阑尾切除史、不良生活事件史（发生在近 20 年内，并在事件发生后对调查对象造成较大创伤或痛苦）；⑥有盆腔放化疗史。

三、病　　理

结直肠癌绝大多数为单发，少数病例同时或先后有一个以上癌肿发生，即多原发结直肠癌。文献资料显示，多原发结直肠癌的比例为 2%～ 9%。约 3/4 的结直肠癌发生部位为直肠及乙状结肠，其次为盲肠及升结肠，再次为结肠肝曲、降结肠、横结肠及结肠脾曲。我国结直肠癌中直肠癌的比例较欧美高，但近年来我国右半结肠癌发病率有增高趋势，而直肠癌发病率呈下降趋势。结直肠癌的大体形态因疾病分期而异，可分为早期结直肠癌及进展期结直肠癌。

（一）早期结直肠癌

早期结直肠癌指浸润深度局限于黏膜及黏膜下层的结直肠上皮性肿瘤，无论肿瘤大小及有无淋巴结转移。肿瘤局限于黏膜层者称为黏膜内癌（M 期癌），浸润至黏膜下层但未侵犯固有肌层者称为黏膜下癌（SM 期癌）。根据其浸润深度又可将两者进一步细化分类，其中肿瘤仅局限于黏膜上皮层者称为 M1 期癌，病变浸润基底膜，侵入黏膜固有层者称为 M2 期癌，浸润黏膜肌层者称为 M3 期癌，浸润至黏膜下层上 1/3、中 1/3、下 1/3 者分别称为 SM1 期癌、SM2 期癌、SM3 期癌。由于黏膜层没有淋巴管，M 期癌很少发生淋巴结转移，而黏膜下层含有丰富的脉管，因此部分 SM 期癌可发生淋巴结转移或血行转移。早期结直肠癌根据巴黎分型进行大体分型，即仅以病变的高度为标准，将其分为隆起型

（Ⅰ型）、浅表型（Ⅱ型）及凹陷性（Ⅲ型），其中Ⅰ型又进一步分为有蒂型（Ⅰp型）、亚蒂型（Ⅰsp型）和无蒂型（Ⅰs型），Ⅱ型又分为浅表隆起型（Ⅱa型）、浅表平坦型（Ⅱb型）和浅表凹陷型（Ⅱc型）。根据生长发育分类，有一种特殊类型，即侧向发育型肿瘤（laterally spreading tumor，LST），其定义为直径≥10mm，主要呈侧向蔓延而非垂直生长的一类肠道黏膜病变，可分为颗粒型（LST-G）和非颗粒型（LST-NG），其中颗粒型又分为颗粒均一型和结节混合型，非颗粒型分为扁平隆起型和假凹陷型。

（二）进展期结直肠癌

进展期结直肠癌是指癌浸润至固有肌层或更深层，其大体可分为隆起型、溃疡型和浸润型三大类。隆起型是指肿瘤主体向肠腔突出，溃疡型指肿瘤形成深达或贯穿肌层的溃疡，浸润型指肿瘤向肠壁各层弥漫浸润，使局部肠壁增厚，但表面常无明显隆起或溃疡。

（三）组织学分型

（1）腺癌，非特殊型。
（2）腺癌，特殊型，包括印戒细胞癌、锯齿状腺癌、黏液腺癌、微乳头状癌、髓样癌、筛状粉刺型腺癌。
（3）腺鳞癌。
（4）鳞状细胞癌。
（5）梭形细胞癌或肉瘤样癌。
（6）未分化癌。
（7）其他特殊类型。
（8）癌，不能确定类型。

（四）临床病理分期

采用美国癌症联合委员会（AJCC）/ 国际抗癌联盟（UICC）提出的结直肠癌 TNM 分期系统，对结直肠癌进行病理学分期（TNM 分期及解剖分期 / 预后组别见表 25-1、表 25-2）。

表 25-1　结直肠癌 TNM 分期

原发肿瘤（T）	
Tx	原发肿瘤无法评价
T0	无原发肿瘤证据
Tis	原位癌，黏膜内癌（肿瘤侵犯黏膜固有层但未突破黏膜肌层）
T1	肿瘤侵犯黏膜下层（肿瘤突破黏膜肌层但未累及固有肌层）
T2	肿瘤侵犯固有肌层
T3	肿瘤穿透固有肌层达结直肠旁组织
T4a	肿瘤穿透脏腹膜（包括肉眼可见的肿瘤部位肠穿孔，以及肿瘤透过炎症区域持续浸润至脏腹膜表面）
T4b	肿瘤直接侵犯或附着邻近器官或结构

续表

区域淋巴结（N）

Nx　区域淋巴结无法评价

N0　无区域淋巴结转移

N1　有 1～3 个区域淋巴结转移（淋巴结中的肿瘤直径≥ 0.2cm），或无区域淋巴结转移，但存在任意数目的肿瘤结节（tumor deposit，TD）

　　N1a　有 1 个区域淋巴结转移

　　N1b　有 2～3 个区域淋巴结转移

　　N1c　无区域淋巴结转移，但浆膜下、肠系膜内或无腹膜覆盖的结肠 / 直肠周围组织内有肿瘤结节

N2　有 4 个及以上区域淋巴结转移

　　N2a　有 4～6 个区域淋巴结转移

　　N2b　有≥ 7 个区域淋巴结转移

远处转移（M）

Mx　远处转移无法评价

M0　影像学检查无远处转移，即远隔部位和器官无肿瘤转移的证据（该分类不应该由病理医生判定）

　　M1　存在 1 个或多个远隔部位、器官或腹膜转移

　　M1a　远处转移局限于单个远隔部位或器官，无腹膜转移

　　M1b　远处转移分布于 2 个远隔部位或器官，无腹膜转移

　　M1c　腹膜转移，伴或不伴其他部位或器官转移

表 25-2　结直肠癌解剖分期 / 预后组别

T	N	M	分期
Tis	N0	M0	0
T1，T2	N0	M0	Ⅰ
T3	N0	M0	ⅡA
T4a	N0	M0	ⅡB
T4b	N0	M0	ⅡC
T1～2	N1/N1c	M0	ⅢA
T1	N2a	M0	ⅢA
T3～4a	N1/N1c	M0	ⅢB
T2～3	N2a	M0	ⅢB
T1～2	N2b	M0	ⅢB
T4a	N2a	M0	ⅢC
T3～4a	N2b	M0	ⅢC
T4b	N1～2	M0	ⅢC
任何 T	任何 N	M1a	ⅣA
任何 T	任何 N	M1b	ⅣB
任何 T	任何 N	M1c	ⅣC

（五）转移途径

结直肠癌的转移途径包括：①直接蔓延；②淋巴转移；③血行播散。

四、临 床 表 现

早期结直肠癌常无明显症状，多于内镜或影像学检查时偶然发现，随着结直肠癌肿块增大和并发症发生才出现相应症状。主要症状如下：①排便习惯改变，多表现为排便次数增加，腹泻、便秘，或腹泻与便秘交替、里急后重；②排便性状改变，黏液便、血便、脓血便、粪便变细等；③腹痛，常表现为持续隐痛，定位不明确，或仅表现为腹部不适或腹胀感，这些症状的出现主要是由于癌肿糜烂、继发感染刺激肠道；④腹部肿块，以右半结肠癌多见，肿块质硬，呈结节状；⑤肠梗阻症状，结直肠癌导致肠腔完全 / 不完全梗阻，可致腹胀、腹痛和便秘；⑥全身症状，由于慢性失血、癌肿溃烂、感染、毒素吸收等，患者可出现贫血、乏力、低热、消瘦等；⑦肿瘤侵犯或转移的症状，肿瘤扩散至盆腔时，可引起腰骶部酸痛、坠胀感，侵犯腰骶神经丛时可引起持续性疼痛，肿瘤转移至肝、肺、骨、腹膜等时，可引起黄疸、呼吸困难、腹水等。

1. 右侧结肠癌　右侧肠腔管径较大，以吸收功能为主，肠腔内粪质稀薄。故右侧结肠癌时患者可有腹泻、便秘、腹泻与便秘交替、腹胀、腹痛、腹部压痛、腹部肿块、低热和贫血。晚期可有肠穿孔、局限性脓肿等并发症。部分患者以肝内转移及相关症状为首发表现。

2. 左侧结肠癌　由于左侧肠腔不如右侧宽大，尤其是乙状结肠，肠腔狭小且与直肠呈锐角，并且在左半结肠硬质粪便已形成，故左半结肠易形成慢性进行性肠梗阻，由于梗阻位置较低，常无呕吐症状，而以腹胀、腹痛和肠型表现为主。

3. 直肠癌　主要表现为大便次数增多，粪便变细，黏液便、血便、黏液血便，伴有里急后重。当癌肿蔓延至直肠周围侵犯骶神经丛时可出现剧痛。继续蔓延侵犯泌尿生殖系统时，患者可出现尿频、尿急、尿痛、血尿等症状，部分可与泌尿生殖系统间形成瘘管。

4. 肛管癌　主要表现为疼痛及便血，且疼痛于排便时加剧。当肿瘤侵犯肛门括约肌时，可出现大便失禁。

五、辅 助 检 查

1. 粪便相关检查　粪便隐血试验是通过检查粪便中隐匿的红细胞、血红蛋白或转铁蛋白而确定有无消化道出血，包括化学法和免疫法。其虽对结直肠癌诊断无特异性，亦非确诊手段，但该方法简便易行，适合大规模人群结直肠癌筛查。粪便隐血持续阳性者，应高度怀疑结直肠肿瘤可能，应积极完善结肠镜检查。其他粪便相关检查包括粪便 DNA、miRNA 等，目前多用于科学研究。

2. 血液肿瘤标志物检查　结直肠癌无特异性肿瘤标志物，CEA、CA19-9 有一定的提示意义，但对早期病变诊断价值有限，临床常用于术后监测、病情发展和预后判断。血液中 *Septin9* 基因甲基化监测有一定的价值，目前暂未大规模普及。

3. 基因检测　可行组织或血液基因检测，适用于进展期结直肠癌患者。其中包括必须要检测或可供选择的生物标志物，必须要检测的标志物包括 MSI/MMR 及 *KRAS*、*NRAS*、*BRAF* V600E，使用的方法包括免疫组化、PCR、NGS。基因检测有助于判断结直肠癌是否属于遗传性、指导化疗药物或靶向治疗药物选择、预测疗效及评估预后。

4. 直肠指检 简便易行，一般可发现距肛门 7～8cm 以内的直肠中下段肿瘤，是早期发现直肠癌的重要方法。

5. 内镜检查 推荐全结肠镜检查，结肠镜能直接观察全结直肠肠壁、肠腔改变，并确定肿瘤的部位、大小，初步判断其性质及浸润范围，并对可疑病变行病理组织学检查，对结直肠癌有确诊价值，并有助于发现早期及微小结直肠癌。不同类型的早期结直肠癌中，较难发现的为Ⅱ型，其在结肠镜下的表现为肠黏膜局部发红、发白及血管网消失、自发性出血、表面无名沟中断，病变周围的白斑中央凹陷，肠黏膜表面凹凸不整，肠壁轻度变形及无规律蠕动等。电子染色内镜如窄带成像技术（NBI）、智能分光比色技术（FICE）、智能染色技术（i-scan）、联动成像技术（linked color imaging，LCI）、蓝激光成像技术（blue laser imaging，BLI）等有助于提高病变检出率，联合放大内镜（ME）对早期病变的性质、浸润深度等有较高的诊断价值，有助于判断病变是否适合内镜下治疗。

超声内镜有助于判断结直肠癌的浸润深度，对结直肠癌的 T 分期评估准确性较高，有助于判断病变是否适合内镜下治疗。

6. X 线气钡双重造影 可作为结直肠癌的辅助检查，但其诊断价值不如结肠镜及 CT 检查，目前仅用于不愿行结肠镜检查、有结肠镜检查禁忌证或肠腔狭窄肠镜难以通过但需要窥视近段结肠者。如结直肠 X 线气钡双重造影表现为结肠充盈缺损、肠腔狭窄、黏膜皱襞破坏等，则可提示肿瘤部位和范围。

7. CT 检查 推荐行胸部＋全腹部＋盆腔增强 CT 检查，主要有以下几个作用：①明确 TNM 分期，以及随访中筛查吻合口复发及远处转移；②判断结直肠癌原发灶及转移灶新辅助治疗、转化治疗的效果；③协助鉴别和明确钡灌肠与内镜检查肠壁内和肠壁外压迫性病变的性质；④有 MRI 禁忌证的直肠癌患者，CT 评估直肠系膜筋膜状态的价值有限。

8. MRI 检查 应作为直肠癌的常规检查项目，对于临床、超声或 CT 检查怀疑肝转移者，建议行肝脏 MRI 增强成像。对于局部进展期直肠癌患者，需要在新辅助治疗前后分别行基线和术前 MRI 检查，以评估新辅助治疗的疗效。

9. PET/CT 检查 结直肠癌患者不推荐常规完善 PET/CT 检查，但对于以下 2 种情况，可考虑使用：①病情复杂、完善常规内镜及影像学检查仍无法明确诊断的患者；②了解术前检查提示为Ⅲ期以上的结直肠癌患者有无远处转移。

六、诊断与鉴别诊断

除早期结直肠癌无明显症状外，绝大多数患者存在不同程度的症状。有高危因素个体存在排便习惯和排便性状改变、腹痛、便血等症状，结合实验室检查、影像学检查及内镜检查，一般而言诊断并不困难，确诊依赖于病理组织学检查。

右半结肠癌应注意和肠阿米巴病、肠结核、血吸虫病、阑尾病变、克罗恩病等鉴别。左侧结肠癌则需要与痔、功能性便秘、慢性细菌性痢疾、血吸虫病、溃疡性结肠炎、结直肠息肉、憩室炎等鉴别。直肠癌应与子宫颈癌、骨盆底部转移癌、粪块嵌顿等相鉴别。对于年龄较大、近期出现下消化道症状或症状发生改变者，切勿未经结肠镜检查就轻易做出功能性疾病的诊断，以免漏诊结直肠癌。

七、治　疗

（一）内镜下治疗

内镜下治疗主要包括早期结直肠癌的内镜下治疗和进展期结直肠癌的支架置入治疗。

推荐内镜下治疗作为部分早期结直肠癌的首选治疗方法。适应证包括：黏膜内癌、黏膜下层浅层癌（SM1）。禁忌证包括：①患者或其监护人不同意或不配合；②出血风险极大（如伴有严重出凝血疾病，或正在服用抗凝药）；③无内镜下治疗条件（如伴有严重心肺疾病、生命体征不平稳等）；④怀疑黏膜下层深层浸润，或有明确证据证实肿瘤浸润至固有肌层或更深层者。内镜下治疗方法包括内镜黏膜切除术（EMR）、内镜下分片黏膜切除术（EPMR）和内镜黏膜下剥离术（ESD）。早期结直肠癌内镜下治疗后应进行细致严格的病理评估，出现以下情况者，建议追加外科手术治疗：①切除标本侧切缘和（或）基底切缘阳性；②黏膜下层浸润 1000μm 以上；③脉管侵袭阳性；④术后病理证实为低分化或未分化癌；⑤肿瘤出芽分级中度及以上。

自膨式金属支架（SEMS）置入可作为可切除结直肠癌所致梗阻的过渡手段，尤其适用于 ASA ≥ 3 级或年龄 > 70 岁者。SEMS 置入可显著增加Ⅰ期吻合机会，降低造口及术后并发症发生率，且对术后病死率及 3 年生存率并无负面影响。建议 SEMS 置入和择期手术间隔时间为 5 ～ 10 天。此外，SEMS 置入还可作为缓解晚期结直肠癌所致恶性梗阻的首选治疗方法。SEMS 置入的并发症包括疼痛、出血、肠穿孔、支架移位和再狭窄等，年龄 > 70 岁、乙状结肠支架置入和接受贝伐珠单抗治疗者，穿孔发生率增加，因此正在接受或考虑接受抗血管生成药物治疗的结直肠癌患者，不推荐 SEMS 置入作为姑息性减压手段。

（二）外科手术

外科手术包括根治性手术和姑息手术，可使用的方法包括局部切除术、腹腔镜手术、开腹手术、机器人手术，应根据肿瘤情况如 TNM 分期、患者自身条件等综合选择治疗方式，由外科医生或结直肠肿瘤多学科团队讨论后决定。应该指出，结肠新生物临床高度怀疑恶性肿瘤，而活检结果为高级别上皮内瘤变时，如患者可耐受手术，建议行手术探查。对于直肠癌，在根治肿瘤的前提下，应尽可能保留肛门括约肌功能、排尿功能和性功能。对于原发性肿瘤已行根治性切除，无肝 / 肺外病变的肝 / 肺转移患者，也可行肝叶切除术、肺病灶切除术。对于肿瘤病灶不能行根治性切除的患者，如出现梗阻、穿孔等并发症，可行姑息手术治疗以缓解症状。

（三）放疗

对于直肠癌，可考虑采用放疗或放疗联合化疗。根据其目的，可分为新辅助或辅助治疗、根治性治疗、转化性放疗和姑息治疗。新辅助放疗主要适用于Ⅱ～Ⅲ期中低位直肠癌

（肿瘤距肛门＜12cm）。辅助放疗主要推荐用于未行新辅助放疗、术后病理学分期为Ⅱ～Ⅲ期且存在局部复发高危因素的直肠癌患者。低位直肠癌如患者有强烈保肛意愿，可考虑先行放化疗。如果肿瘤对放化疗敏感，达到临床完全缓解，可考虑等待观察的治疗策略；如治疗后未达临床完全缓解，建议行根治性手术。对于复发或发生转移，但具有根治机会的直肠癌患者，如直肠局部复发病灶切除困难，如之前未接受放疗，可考虑局部放疗，使之转化为可切除病灶再行手术切除。姑息放疗的适应证为肿瘤局部复发和（或）远处转移，或患者不能耐受手术，无法通过放疗和综合治疗达到治愈，结肠癌姑息切除手术后，留置标记，也可考虑辅助放疗。

（四）化疗

早期结直肠癌一般不需要化疗，进展期结直肠癌常采用化疗作为辅助治疗，具体可分为新辅助治疗、术后辅助治疗和姑息治疗。进行化疗前，推荐患者完善影像学基线评估，同时完善基因检测（MSI/MMR 及 *KRAS*、*NRAS*、*BRAF* V600E）。常用化疗方案包括 FOLFOX 方案（奥沙利铂＋氟尿嘧啶＋亚叶酸钙）、CapeOx 方案（卡培他滨＋奥沙利铂）、FOLFIRI 方案（伊立替康＋氟尿嘧啶＋亚叶酸钙）、FOLFOXIRI 方案（奥沙利铂＋伊立替康＋氟尿嘧啶＋亚叶酸钙）。应结合患者具体情况选择化疗方案及是否联合靶向治疗。

（五）免疫靶向治疗

根据基因检测结果决定是否加免疫靶向治疗及具体药物，目前用于结直肠癌的免疫靶向药物包括抗表皮生长因子受体（EGFR）单抗（如西妥昔单抗，推荐用于 *KRAS*、*NRAS*、*BRAF* 野生型患者）、抗血管内皮生长因子（VEGF）单抗（如贝伐珠单抗）、PD-1/PD-L1 单抗（d-MMR 或 MSI-H 患者可从中获益）等。

（六）其他治疗

晚期结直肠癌患者在上述治疗均不适用时，可以选择介入治疗、瘤体内注射治疗、局部治疗、物理治疗、中医中药治疗等。

（七）最佳支持治疗

支持治疗应贯穿结直肠癌患者的治疗全过程，建议多学科综合治疗。最佳支持治疗应包括以下 3 个方面：营养支持、疼痛管理、精神心理干预。

八、预　　后

结直肠癌的预后与其生物学行为有关，如临床分期、病理组织学、早期诊断和是否达到根治等。早期结直肠癌内镜下或外科手术治愈性切除患者五年生存率在 90% 以上，进展期结直肠癌患者手术根治患者五年生存率在 50% 以上。年龄小、溃疡型和浸润型、临床分期晚、分化程度低的患者预后差。

九、预　　防

结直肠癌具有明确的癌前疾病，包括腺瘤（如锯齿状腺瘤）、腺瘤病（如家族性腺瘤性息肉病、非家族性腺瘤性息肉病）及炎性肠病相关的异型增生。畸变隐窝灶，尤其伴有异型增生者，皆视为癌前病变。由癌前病变发展为结直肠癌要经历相对较长的时间，这为有效预防提供了机会。

首先，针对高危人群进行筛查以早期发现病变，可提高结直肠癌诊断率。其次，及时处理癌前病变，可显著降低结直肠癌发生率。最后，以下方面有助于结直肠癌的预防：①生活方式，如戒烟戒酒、加强体育锻炼、改善饮食结构、增加膳食纤维摄入等；②药物预防，对于高危人群，使用阿司匹林或其他非甾体抗炎药（如塞来昔布）可有效减少结直肠腺瘤发生及切除后复发风险、降低结直肠癌发生率，长期应用应注意消化道出血等不良事件；③叶酸、维生素 D 和钙剂对结直肠癌和结直肠腺瘤的预防价值目前仍有争议，对于高危人群，同时伴有血叶酸、维生素 D 和钙水平低者，可考虑尝试使用；④定期完善结肠镜检查，对于高危人群、结直肠癌癌前病变接受内镜治疗、结直肠癌外科治疗后的患者，应根据病理结果等实际情况定期结肠镜复查；⑤积极治疗炎性肠病，争取达到黏膜愈合。

第三篇

胆胰疾病

随着人们生活方式的转变和医学诊疗技术的不断发展，胆胰系统疾病的发病率逐年增加。胆囊、胆管系统和胰腺构成了人体消化系统的一部分，这些器官的疾病常见且相互关联，临床表现纷繁复杂。近年来，内镜介入治疗的不断发展使许多过去需要外科手术的疾病避免了手术，一些难以处理的疾病可通过介入技术得到诊疗，治愈了不少过去内、外科均极难治疗的疾病。

第一节　胆胰疾病相关的解剖、消化生理功能

一、胆道系统的解剖及协调运动

肝细胞分泌的胆汁进入微胆管后，依次流经黑林（Hering）管、小叶间胆管、左右肝管、肝总管，肝总管与胆囊管汇合后形成胆总管，进入十二指肠。上述管道与胆囊共同构成了胆汁的收集、储存和输送系统。奥狄（Oddi）括约肌位于胆管、胰管末端和十二指肠乳头之间，具有调节胆囊充盈，控制胆汁、胰液流入十二指肠，阻止十二指肠液反流及维持胆胰系统正常压力等功能。

肝脏持续生成胆汁，但胆汁只有在消化食物时才直接排入十二指肠。在消化间期（空腹状态），奥狄括约肌收缩，胆总管末端闭合，管腔内压力升高，胆囊壁舒张，胆汁被动流入并充盈胆囊，胆汁中的大部分水分和电解质被胆囊吸收，胆汁浓缩，容积减少，一般胆囊可容纳 20 ~ 50ml 胆汁。肝脏和胆道受内脏神经的交感神经和迷走神经支配，刺激交感神经可抑制胆囊收缩，并使奥狄括约肌收缩；刺激迷走神经可使肝细胞增加胆汁分泌，并使胆囊收缩、括约肌松弛。进食后，迷走神经兴奋，并且小肠分泌的胆囊收缩素在促进胆囊收缩的同时，又使奥狄括约肌松弛，胆汁被排入十二指肠。此外，有些药物也可影响胆道的运动，如吗啡可使括约肌收缩，硫酸镁可使胆囊收缩和括约肌松弛，而阿托品、硝酸甘油等能使胆囊和括约肌同时松弛。由于胆总管的不可替代性，胆总管疾病应尽可能采用微创治疗。

二、胰腺的组织结构及生理功能

胰腺是一个深藏于腹膜后的重要消化器官，被薄层疏松结缔组织被膜包裹，腹侧面被

腹膜覆盖。被膜结缔组织将胰腺实质分隔成许多小叶。胰腺具有内分泌和外分泌双重功能，是仅次于肝脏的人体内第二大外分泌器官。

胰腺外分泌部分由腺泡、导管和间质三部分组成，腺泡是合成、储存和分泌消化酶的部位，导管的主要功能是分泌水和电解质，以及输送胰液。胰腺外分泌腺主要分泌胰液，胰液是无色无臭碱性液体，渗透压约等于血浆，pH 为 $7.8 \sim 8.2$，正常胰腺每天分泌 $1 \sim 2L$ 胰液。胰液中主要含有水、电解质和各种消化酶。胰液中含有丰富的碳酸氢盐及能消化蛋白质、脂肪和糖类的酶，因此对中和胃酸及消化食物具有重要作用。腺泡细胞在各种生理刺激下，通过提升胞内钙离子浓度，促进酶原颗粒释放，经胰管、十二指肠乳头进入十二指肠，在肠激酶的作用下被激活，发挥消化吸收功能。由于胰蛋白酶可激活多种其他胰酶，因此胰蛋白酶原活化为胰蛋白酶在多种胰酶级联激活中最为关键。生理状态下，从腺泡细胞分泌的胰蛋白酶原在胰腺内可有微量激活，但胰腺间质细胞所产生的酶特异性抑制物（α_1抗胰蛋白酶、α_2 巨球蛋白等）可使在胰腺内提前活化的胰蛋白酶迅速失活，避免发生自身消化。

胰腺的内分泌部分是胰岛。胰内分泌腺含 70 万～ 100 万个小的内分泌腺，即胰岛，散在分布于外分泌腺中。成人胰岛的体积是胰腺总体积的 $1\% \sim 1.5\%$，重 $1 \sim 2g$。胰岛中 A 细胞、B 细胞、D 细胞、PP 细胞、D_1 细胞和 EC 细胞是组成胰腺内分泌部的基本成分。各种细胞分泌不同的激素。胰岛细胞分泌胰岛素、胰高血糖素等激素，其经血液循环作用于多个靶器官。胰腺内的肽能神经元还能分泌一些多肽激素，如血管活性肠肽（VIP）、胆囊收缩素（CCK）、生长抑素和脑啡肽。胰岛具有丰富的血液供应，每个细胞几乎都和毛细血管直接接触。胰岛及其邻近的血管均有丰富的神经支配，交感神经纤维与副交感神经纤维进入胰岛后直接终止于胰岛细胞。

第二节　胆胰疾病常见临床表现

一、腹　痛

腹痛是胆胰疾病临床常见症状，多数由腹部器官疾病引起，临床主要分为急性腹痛和慢性腹痛。急性腹痛可由腹部器官急性炎症引起，如急性胰腺炎、急性胆囊炎等；空腔器官阻塞或扩张，如胆道结石、胆道蛔虫病，亦可引起急性腹痛。慢性腹痛可由腹腔器官慢性炎症引起，如慢性胆囊炎、胆道感染及慢性胰腺炎等；消化运动障碍如胆道运动障碍也可引起慢性腹痛。

（1）腹痛部位：一般腹痛部位多为病变所在部位，如胰腺病变所致疼痛多位于中上腹，胆囊炎、胆石症、肝脓肿等所致疼痛多位于右上腹。

（2）诱发因素：胆石症或胆囊炎发病前常有高脂饮食史，急性胰腺炎发病前常有饮酒史和（或）暴饮暴食史。

（3）腹痛性质和程度：上腹部持续性钝痛或刀割样疼痛呈阵发性加剧多为急性胰腺炎；胆石症常为阵发性绞痛，疼痛剧烈，患者辗转不安。

（4）发作时间：餐后疼痛可能与胆胰疾病、胃部肿瘤或消化不良相关。

（5）与体位的关系：胰腺癌患者仰卧位疼痛明显，前倾位或俯卧位时减轻。

（6）伴随症状：伴寒战、发热，可能与急性胆道感染、胆囊炎等炎症性疾病有关；伴黄疸，可能与肝胆胰疾病有关，急性溶血性贫血也可出现腹痛伴黄疸；伴休克同时有贫血，可见于急性出血坏死性胰腺炎。

二、黄　疸

黄疸可依据血生化及尿常规检查进行初步分类，再通过临床表现及辅助检查明确发病原因和疾病性质。溶血性黄疸程度通常较轻，慢性溶血者黄疸临床症状也较轻，具有波动性。鉴别肝细胞性黄疸与胆汁淤积性黄疸通常比较困难，胆红素升高的类型与血清酶学变化的分析是鉴别肝细胞性黄疸与胆汁淤积性黄疸的重要依据。特别是结合胆红素与总胆红素比值，胆汁淤积性黄疸时结合胆红素与总胆红素比值多超过 50%，甚至达 80% 以上。肝细胞性黄疸时其偏低，但两者多有重叠。血清酶学检验项目中，丙氨酸转氨酶（ALT）和天冬氨酸转氨酶（AST）反映肝细胞损害的严重程度，碱性磷酸酶（ALP）和谷氨酰转肽酶（GGT）反映胆管阻塞程度，但两者亦有重叠或缺乏明确界限。因此，除了血清酶学检验外，还应选择合适的影像学检查、其他血清学化验或肝穿刺病理活检等。

黄疸伴发热可见于急性胆管炎；黄疸伴上腹部剧烈疼痛，可见于胆石症、胆道蛔虫病；右上腹剧痛、寒战高热和黄疸合称沙尔科（Charcot）三联征，多提示急性化脓性胆管炎；黄疸伴胆囊肿大，多为胆总管梗阻表现，常见于胰头癌、壶腹癌、胆总管癌、胆总管结石等。

三、发　热

发热伴寒战，可见于胆管炎；发热伴肝脾大，可见于胆道感染。

四、恶心与呕吐

胆胰疾病如急性胆囊炎、胰腺炎和胆石症等可引起恶心、呕吐。如恶心、呕吐伴右上腹痛及发热、寒战或有黄疸，应考虑急性胆囊炎或胆石症。

五、呕　血

胆道结石、胆道蛔虫、胆囊癌、胆管癌及壶腹癌出血均可引起大量血液流入十二指肠导致呕血。此外，急性胰腺炎、慢性胰腺炎、胰腺癌合并脓肿破溃等也可引起呕血。黄疸、寒战、发热伴右上腹绞痛并呕血者，可能由胆道疾病引起。

六、腰　背　痛

由于消化道及器官的传入神经与某些皮肤区的传入神经共同进入相同的脊髓节段，所以内脏传入痛觉刺激可以兴奋相应皮肤区的传入神经，引起感应性疼痛。如 1/4 的胰腺癌患者可出现腰背痛，取前倾坐位可使疼痛缓解，而仰卧位时疼痛加重；急性胰腺炎多伴有左侧腰背痛。

第三节　胆胰疾病重要诊疗技术

一、实验室检查

（一）胆红素代谢

肝外胆管结石和胆管炎时血清总胆红素及结合胆红素升高，尿中胆红素升高，尿胆原降低或消失，粪便中尿胆原减少。胆管癌导致胆道梗阻时，血清总胆红素、结合胆红素显著升高。胰腺癌时血清胆红素升高，以结合胆红素升高为主，重度黄疸时尿胆红素阳性，尿胆原阴性，粪便可呈灰白色，粪胆原减少或消失。

（二）淀粉酶

急性胰腺炎时，血清淀粉酶于起病后 2～12h 开始升高，48h 开始下降，持续 3～5 天。因为唾液腺亦能合成淀粉酶，患者无急腹症但存在血清淀粉酶升高时，应考虑其来源于唾液腺。由于循环中淀粉酶可通过肾脏排泄，所以急性胰腺炎时尿淀粉酶升高；但轻度肾功能改变将影响尿淀粉酶检测的准确性和特异性，故对临床诊断价值不大。当患者尿淀粉酶升高而血淀粉酶不高时，应考虑其来源于唾液腺。

胰腺囊性病变囊液淀粉酶水平可作为排除性诊断标准：囊液淀粉酶 < 250IU/L 可以排除 98% 胰腺假性囊肿。

（三）脂肪酶

血清脂肪酶在发病后 24～72h 开始升高，持续 7～10 天，其敏感度和特异度均稍好于血清淀粉酶。

血清淀粉酶、脂肪酶的高低与病情无确切关联，部分患者 2 种胰酶可不升高。胰源性胸腔积液、腹水、胰腺假性囊肿囊液的上述 2 种胰酶水平常明显升高。胰腺癌并发胰腺炎时，血清淀粉酶和脂肪酶可升高。

（四）肿瘤标志物

胆囊癌时肿瘤标志物 CEA、CA19-9、CA125 等均可升高，其中以 CA19-9 较为敏感，但无特异性。细针穿刺胆囊取胆汁行肿瘤标志物检查更有诊断意义。胆管癌无特异性肿瘤标志物，仅 CEA、CA19-9、CA125 有一定价值。胰腺癌患者 CA19-9 常升高。

（五）胰腺内、外分泌水平测定

血糖测定、糖耐量试验及血清胰岛素水平可反映胰腺内分泌功能。准确的、临床实用的胰腺外分泌功能检测方法有待建立。慢性胰腺炎时患者出现胰腺内、外分泌功能不全的表现；胰腺癌患者存在葡萄糖耐量异常或高血糖和糖尿。

二、影像学检查

（一）超声检查

超声是诊断胆道疾病的首选方法。超声对胆囊结石及肝内胆管结石诊断准确率高达90% 以上。胆囊结石典型表现为强回声光团，其后伴声影，可随体位移动。肝外胆管结石因胃肠道气体干扰，影响超声诊断准确率，准确率仅80%左右。超声可以根据胆管有无扩张、扩张部位和程度，判断黄疸的性质及胆道阻塞的部位。例如，肝内胆管直径＞4mm，肝外胆管直径＞10mm，提示胆管扩张；胆总管及以上胆管扩张，提示胆总管下端或壶腹部梗阻；肝内外胆管均不扩张，提示胆道没有梗阻。另外，超声对急慢性胆囊炎、胆囊及胆管肿瘤、先天性胆道畸形等其他胆道疾病也有较高的诊断准确率。例如，胆囊癌首选腹部超声，CT、MRI、超声内镜检查可进一步确定肿瘤浸润程度和肝脏血管受累情况及是否有淋巴结转移和远处转移。有些检查和治疗还可以在超声引导下进行，如胆囊穿刺置管术及经皮肝胆管穿刺造影、引流和取石等。术中超声检查在胆道疾病诊断及治疗中发挥了重要作用。

腹部超声是急性胰腺炎常规初筛影像学检查，但常受胃肠道积存气体的影响而不能详细观察胰腺的形态；能明确胆囊和胆道情况，是胆源性胰腺炎查因的初筛方法。当胰腺发生假性囊肿时，常用腹部超声诊断、随访及协助穿刺。腹部超声发现的胰腺癌多为晚期。

（二）CT 检查

CT 能够显示胆道系统不同层面的图像，确定胆道梗阻的原因及部位，对肝内外胆管结石的诊断效果优于超声。增强 CT 对胆道系统肿瘤诊断、术前和术后评估及分期有重要作用。例如，CT 可判断胆管癌肝外胆管周围组织受累情况，为判断病变分期及手术可能性提供依据。

CT 可显示 2cm 以上的胰腺癌，增强扫描时多呈低密度肿块；胰腺弥漫或局限性肿大、胰周脂肪消失、胰管扩张或狭窄；可见大血管受压、淋巴结或肝转移等征象。腹部 CT 平扫能协助明确是否存在胰腺炎、胰周炎性改变及胸腔积液、腹水等；发病 1 周左右行增强扫描可明确胰腺坏死程度。

（三）MRI 和磁共振胆胰管成像

磁共振胆胰管成像（MRCP）无创且无辐射，无须造影剂即可显示胰胆管系统，可用于胰胆道肿瘤可切除性评估及复杂胰胆道系统疾病的鉴别诊断。由于胰液胆汁中自由水在 T_2 序列上的信号显著高于周围组织，因此 MRCP 能直观显示胰胆管分支形态，对胆管狭窄、胆管损伤、肝内外胆管结石、胆道系统变异及胆道梗阻等的定位均有重要价值。例如，对于胆管癌，首先使用超声初步确定梗阻部位，然后选用 MRCP 对胆管受累范围进行全面评估，评估肿瘤可切除性。

（四）X 线检查

单纯腹部 X 线片对胆道疾病的诊断价值有限，但腹部 X 线片有助于鉴别胆道和消化道穿孔、胃肠梗阻等其他腹部器官疾病。

（五）经皮经肝胆管造影和经皮肝穿刺胆管引流

经皮经肝胆管造影（percutaneous transhepatic cholangiography，PTC）是在 X 线或超声引导下，经皮穿刺将导管送入肝内胆管，注射造影剂后使肝内外胆管迅速显影的方法。其可显示肝内外胆管病变部位、范围和程度等，有助于黄疸的诊断和鉴别诊断及胆道疾病定性。常见并发症有胆汁漏、出血及胆道感染。另外，可通过经皮肝穿刺胆管引流（percutaneous transhepatic biliary drainage，PTBD；percutaneous transhepatic cholangial drainage，PTCD）进行术前减黄或置放胆管内支架用作治疗。

（六）术中及术后胆管造影

手术时可经胆囊管插管、胆总管穿刺或置管行胆道造影，以了解有无胆道系统解剖变异、残留结石及胆管狭窄和通畅情况，帮助确定手术方式。对于肝内、外胆管置放导管（包括 T 形管）引流者，拔管前应常规经导管或 T 形管行胆道造影。

（七）选择性动脉造影

经腹腔动脉行肠系膜上动脉、肝动脉、脾动脉选择性造影，能显示胰腺肿块和血管推压移位征象，有助于判断病变范围和手术切除的可能性。

（八）核素扫描

1. 单光子发射计算机断层成像（single photon emission computed tomography，SPECT） 静脉注射 ^{99m}Tc 标记的二乙基亚氨基二乙酸，利用伽马照相机或 SPECT 定时记录，动态观察胆道系统。通常情况下，3～5min 肝显影清楚，10min 左右胆管和十二指肠相继显影，胆囊多在 15～30min 显影，且均不应长于 60min。胆道梗阻时显影时间延长，有助于鉴别黄疸及识别术后胆漏。

2. 正电子发射体层成像（positron emission tomography，PET） 通常用 FDG（^{18}F 脱氧葡萄糖）作为标志物，根据局部组织代谢的改变发现疾病。葡萄糖高代谢状态是恶性肿瘤的生化特征，肿瘤生长加快与葡萄糖分解代谢加速呈正相关。因此，PET 可用于鉴别良恶性病变、检测恶性肿瘤是否复发及转移。

三、内 镜 检 查

1. 内镜逆行胰胆管造影术（ERCP）　是在纤维十二指肠镜直视下经过十二指肠乳头将导管插入胆管和（或）胰管进行造影的方法。经纤维十二指肠镜可直接观察十二指肠及乳头部的情况，发现病变后可取材活检；ERCP 可显示胆管和胰管，帮助了解有无解剖变异、病变，必要时可收集十二指肠液、胆汁及胰液。通过这项技术，还可以对有些疾病进行治疗，如肝外胆管及胆总管结石可行内镜下奥狄括约肌切开取石；对于不明原因的梗阻性黄疸，可经内镜行鼻胆管引流术等。ERCP 并发症包括急性胰腺炎、出血、穿孔和胆道感染等。

ERCP 检查结果是慢性胰腺炎形态学诊断和分期的重要证据。胰管侧支扩张是该病最早期的特征。其他表现有主胰管和侧支胰管多灶性扩张、狭窄和形态不规则及结石造成的充盈缺损与黏液栓等。MRCP 可以显示胰管扩张程度和结石所在位置，并且能明确部分慢性胰腺炎病因，近年来已经逐步取代诊断性 ERCP 在慢性胰腺炎中的作用。

ERCP 能直接观察十二指肠壁和壶腹部有无癌肿浸润，诊断准确率可达 90%。直接收集胰液做细胞学检查或于壶腹部取材活检，可提高诊断率。必要时可同时放置胆道内支架引流以减轻黄疸，为手术做准备。

2. 胆道镜检查　手术中胆道镜检查用于辅助诊断和（或）治疗，如观察胆管内有无狭窄、肿瘤、结石，经胆道镜取活组织检查及利用网篮取石等。术后可经 T 形管瘘管或皮下空肠盲袢行胆道镜检查，施行碎石、取石、冲洗、球囊扩张及止血等治疗。

3. 超声内镜（EUS）检查　可显示胆管及十二指肠肠壁的层次结构，对判断壶腹周围病变的性质和受累范围有重要意义，可在诊断困难时行超声引导下穿刺活检，明确病理诊断。例如，胰腺癌行超声内镜检查图像显示较体表超声清晰，可以探测到直径约 5mm 的小肿瘤，呈局限性低回声区，回声不均，肿块边缘凹凸不规整，结合穿刺活检可提高检出率。

4. 十二指肠镜检查　可以直视下观察十二指肠乳头及壶腹部占位，且可取活检。

四、组织病理和细胞学检查

在超声内镜、经腹壁超声或 CT 引导下，或在剖腹探查中用细针穿刺，做多处细胞学或活体组织检查，胆胰系统肿瘤确诊率高。

1. 超声内镜引导细针穿刺抽吸术 / 活检术（EUS-guided fine-needle aspiration/biopsy，EUS-FNA/FNB）　对于影像学检查不能确定性质的胰腺囊性肿瘤（pancreatic cystic neoplasm，PCN）和经超声内镜引导下细针穿刺活检可能改变治疗策略时，建议行该检查。

2. 超声内镜引导经穿刺针活检钳活检术（EUS-guided through-the-needle biopsy，EUS-TTNB）　是通过 19G 穿刺针插入切割式微活检钳，钳取囊壁组织进行细胞组织学分析的诊疗技术。相比 EUS-FNB，其能显著提高胰腺囊性肿瘤诊断效能，术后病理诊断一致性较 EUS-FNA 明显增加，同时不良事件发生率低。不良事件主要包括囊壁内出血和胰腺炎，发生率分别为 5% 和 2.3%，以上不良事件大多呈自限性，通常不需要额外医疗干预。

3. 经针基激光共聚焦显微内镜检查术（needle-based confocal laser endomicroscopy，nCLE）　细针型激光共聚焦显微镜是将显微镜成像和内镜整合在一起的新技术，可通过穿刺针活检孔道的共聚焦探头实时观察囊肿内壁细胞水平的结构，实现近似活组织病理诊断的效果。

4. 胰管镜检查　现行胰管镜系统可通过十二指肠镜的工作通道进行操作，且胰管镜自带活检工作通道，可直视下通过活检钳进行组织病理学取材活检；亦可用于胰管的观察以鉴别病变良恶性，有助于决定手术切除范围。

五、治 疗 技 术

1. ERCP　除诊断外，目前 ERCP 已更多地用于治疗胆胰疾病，治疗性 ERCP 包括内镜下十二指肠乳头括约肌切开、胆管或胰管取石、胆管或胰管狭窄扩张、支架置入、鼻胆管引流术等，另外，随着第二代 SpyGlass 内镜系统及 "eyeMax 洞察" 胰胆成像系统等胆道子母镜系统与 ERCP 的紧密联合，较好地解决了胆胰管病变无法直接观察、管腔内操作不能精准调控等难题，明显提高了疾病诊断的准确性及复杂病例的治疗成功率。因此 ERCP 以其微创、有效及可重复操作的优势使越来越多的胆胰疾病患者选择此治疗方式。

2. 超声内镜相关介入技术　EUS 是将微型高频超声探头安置在内镜顶端或通过内镜孔道插入微型探头，能在内镜下直接观察腔内病变，同时进行实时超声探查，了解病变来自管道壁的某个层次及周围邻近器官的情况。与体表超声相比，它缩短了超声源与成像器官之间的距离，缩短了声路，降低了声衰减，并排除了骨骼、脂肪、含气部位的影响，可以获得清晰的回声成像。在 EUS 的引导下可开展的介入治疗项目较多，如 EUS 引导下胰胆管造影剂引流、EUS 引导下胰腺囊肿引流治疗、EUS 引导下胆囊穿刺引流治疗、EUS 引导下腹腔神经丛阻滞、EUS 引导下各种注射和消融治疗及 EUS 基础上各种内镜治疗和人体自然腔道手术等，可对病灶穿刺活检、肿瘤介入治疗、囊肿引流及施行腹腔神经丛阻断术等。

第一节 胆 管 癌

一、定义与流行病学

胆管癌（cholangiocarcinoma）是起源于肝内或肝外胆管的恶性肿瘤，包括肝内胆管癌（intrahepatic cholangiocarcinoma，ICC）和肝外胆管癌（extrahepatic cholangiocarcinoma，ECC）两种，而 ECC 又分为肝门部胆管癌和远端胆管癌。

ICC 占原发性肝脏恶性肿瘤的 10% ～ 15%，多数患者年龄为 55 ～ 75 岁，且男性发病率略高于女性，亚洲人群的发病率明显高于欧美人群。近年来，世界范围内其整体发病率呈上升趋势。ECC 的发病率居肝胆恶性肿瘤的第 2 位，仅次于肝细胞癌，约占消化系统肿瘤的 3%，发病率和病死率在近 30 年来呈持续下降趋势。

二、病 因

胆管癌发病原因仍不明确。其常见的危险因素包括高龄、吸烟、肝硬化、病毒性肝炎、胆管结石、溃疡性结肠炎，其他为胆管腺瘤、胆管乳头状瘤病、胆总管囊肿、原发性胆汁性胆管炎、化学毒素、肝吸虫感染等。

三、临床表现

胆管癌的临床表现因肿瘤的部位和大小而异。ICC 患者在早期通常没有特殊的临床症状，可能只表现出肝功能轻微变化。随着疾病进展，患者可能出现腹部不适、腹痛、疲劳、恶心、肝大或上腹肿块、发热等，黄疸相对少见。ECC 患者经常会出现黄疸，随着时间推移，黄疸会逐渐加深。大便颜色为浅灰白色，尿液颜色为深黄色，皮肤瘙痒，常伴有疲劳、体重减轻等全身症状。病变在胆管中下段时可触及肿大的胆囊，而上段胆管癌时胆囊不肿大甚至缩小。如患者出现右上腹疼痛、寒战高热、黄疸，则提示胆道感染。

四、辅 助 检 查

（一）实验室检查

当发生胆道梗阻时，血清总胆红素、结合胆红素、碱性磷酸酶和谷氨酰转肽酶水平会升高。转氨酶可以升高，当伴有胆管炎时会显著升高。长期胆道梗阻可引起脂溶性维生素（维生素 A、维生素 D、维生素 E 和维生素 K）减少和凝血酶原时间延长。胆管癌目前无特异性肿瘤标志物，仅 CA19-9、CA125、CEA 有一定的价值。

（二）影像学检查

1. 超声检查　便捷、无创，是临床常用的检查方法，并且能有效发现肝内占位病变及胆管扩张，可作为一种常规筛查方法。其中超声造影检查虽然在 ICC 诊断中的准确性受操作者因素影响较大，但用于判断 ICC 大小、范围及肝内转移的能力明显优于常规超声检查，可用于进一步检查前的初步诊断。超声内镜检查可以更好地观察远端肝外胆管、淋巴结和血管情况，有助于识别远端胆管癌肿物或异常增厚，并进一步活检，有利于胆管癌的诊断和鉴别诊断。

2. CT 增强扫描　可显示肝内外胆管周围组织受累情况，为判断病变分期及手术可能性提供临床依据。

3. MRI 检查　可以显示肝脏和胆管的解剖结构、肿瘤的范围及是否有肝转移。

4. MRCP 检查　可清楚地显示胆道分支，反映胆管的受累范围。在通过超声初步确定梗阻部位后，应利用 MRCP 全面评估胆管癌范围。对于可疑肝占位的诊断，建议进行增强 CT、MRI/MRCP 检查。

5. PET/CT 检查　可用于评估肿物的良恶性和是否有远处转移，但由于检查费用较高和空间分辨率较低，PET/CT 检查在临床的应用受到限制。

6. ERCP 和 PTC 检查　ERCP 适用于了解梗阻部位下方胆道的状况，而 PTC 适用于了解阻塞部位上方胆道的状况。将两者结合起来更有助于了解所有胆道的病变情况。ERCP 或 PTC 检查时还可以采集胆汁样本进行 CEA、CA19-9 和胆汁细胞学检查。

7. 十二指肠镜检查　可用于内镜活检获取组织样本，对壶腹部的远端胆管癌具有一定的诊断价值。

（三）细胞学和组织学诊断

病理诊断是金标准，对制订临床治疗计划至关重要。然而，对于可以根除的肿瘤，由于存在肿瘤植入的风险，通常不建议进行穿刺活检。活检仅在手术无法完全切除、全身或局部治疗前进行。行 ERCP 时胆道活组织检查优于细胞刷检，推荐应用。

五、诊断与鉴别诊断

根据临床表现及典型的影像学表现即可做出临床诊断，内镜下活检有助于明确诊断。

其中肝门部胆管癌可以分为以下几种类型（Bismuth 分型）。

Ⅰ型：肿瘤仅累及肝总管。

Ⅱ型：肿瘤累及肝总管及左右肝管汇合部。

Ⅲ型：肿瘤累及肝总管、左右肝管汇合部及左肝管或右肝管

Ⅲa型：肿瘤累及肝总管、左右肝管汇合部及右肝管。

Ⅲb型：肿瘤累及肝总管、左右肝管汇合部及左肝管。

Ⅳ型：肿瘤累及肝总管、左右肝管汇合部及同时累及左右肝管（在此基础上，国内学者又将Ⅳ型增加Ⅳa型及Ⅳb型）。

Ⅳa：Ⅳ型基础上累及右前、右后支开口。

Ⅳb：Ⅳ型基础上累及左内、左外支开口。

需要将胆管癌与肝细胞癌、肝转移癌、胰头癌、十二指肠乳头状癌、胆道良性肿瘤、胆管结石和胆管炎性狭窄区分开。首先考虑胆总管结石，其特点是发作性胆道不全性梗阻，伴有胆石性胆管炎特有的三联征；而恶性梗阻性黄疸一般为持续性。胆总管下端的恶性肿瘤通常伴胆囊肿大，而结石性梗阻较少见。如果胆囊不肿大，临床应排除原发性胆管硬化、药物性黄疸、慢性活动性肝炎等疾病。

六、治　疗

（一）手术治疗

胆管癌治疗首选手术切除。只要胆管癌能够实现根治性切除，患者的整体状况可以耐受，并且没有远处转移，就应该积极采取手术治疗，争取根治。肝门部胆管癌的根治性切除范围通常根据 Bismuth 分型确定。我国胆囊癌的手术方法主要根据 T 分期确定手术范围，从单纯胆囊切除术、标准胆囊癌根治术到扩大根治术。到目前为止，各种指南中对肝脏切除的范围还不能统一。

（二）肝移植

肝移植可以提高胆管癌患者的总生存率。如果肿瘤相对局限，没有远处淋巴结转移及远处转移，且患者条件允许，可以考虑肝移植。但是由于缺乏肝源，肝移植仍然只是外科手术治疗的辅助方法之一，难以推广。

（三）辅助治疗

对于胆道梗阻且无法切除的肿瘤患者，放置胆道支架可以提供足够的胆管引流，缓解症状，提高生存率。胆道支架引流（endoscopic retrograde biliary drainage，ERBD）（金属支架或塑料支架）是首选方法，若 ERBD 失败，可行经皮肝穿刺胆道引流术外引流。对于不适合手术的晚期胆管癌患者，可以选择顺铂和吉西他滨的一线化疗方案。FOLFOX 方案已经成为晚期胆管癌的标准二线方案。胆管癌术后放疗通常在三维适形放疗或反向调强放疗之间进行选择，靶区应覆盖区域淋巴结，推荐剂量为 45Gy，1.8Gy/F。放化疗在胆管癌

辅助治疗中的作用还需要进一步前瞻性研究验证。

七、预　　后

胆管癌整体预后较差，根治性手术后 1～2 年出现局部复发和远处转移的患者约占60%，严重影响胆管癌患者的长期生存。应根据术中及病理检查的具体情况，确定术后治疗及随访方案。早期诊断，争取根治性手术，是改善胆管癌患者预后的最佳方法。

第二节　胆　管　结　石

一、定义与流行病学

胆管结石分为原发性胆管结石和继发性胆管结石，胆管内形成的称为原发性胆管结石，其中位于胆总管的称为肝外胆管结石，而分布于肝内胆管的称为肝内胆管结石；而胆囊结石因为各种原因排至胆总管者称为继发性胆管结石。原发性胆管结石多为棕色胆色素类结石。继发性胆管结石多数是胆囊结石排入胆管并停滞在胆管内，故多为胆固醇类结石或黑色素结石；少数来源于肝内胆管结石。

我国是胆石症的高发地区，胆石症在发达国家患病率更高，且近年来有逐步上升趋势。胆管结石在我国的患病率为 8%～10%，胆管结石约占所有胆石症的 38%，女性患者胆管结石的发病率略高于男性。近年来，我国原发性胆总管结石明显减少。因为我国胆囊结石发病率升高，所以胆囊结石落入胆管形成的继发性胆管结石发病率也升高。肝内胆管结石总体发病率近年来虽然呈下降趋势，但在我国西南、华南、长江流域和东南沿海的部分区域，仍有大量的肝内胆管结石患者。

二、病因与发病机制

胆管结石以胆红素类结石多见。正常胆汁中的胆红素多为葡萄糖醛酸胆红素，胆汁由肝脏产生，并由胆管系统引导至肠道中，用于乳化和吸收脂肪。肝脏决定胆汁的化学成分，其在以后可以被胆囊和胆道上皮改变。胆固醇通常不溶于水，通过与磷脂（主要是磷脂酰胆碱）形成囊泡或与胆盐和磷脂混合进入溶液。

胆管结石的形成可能与下列因素相关。

1. 胆道感染和胆汁淤积　细菌感染时产生葡萄糖醛酸酶和磷脂酶 A1，葡萄糖醛酸酶可使结合胆红素水解为非结合胆红素，其与 Ca^{2+} 结合生成胆红素钙沉淀；磷脂酶 A1 可以使磷脂水解并释放出游离脂肪酸，其与 Ca^{2+} 结合生成棕榈酸钙和硬脂酸钙沉淀。胆道感染也可影响胆盐及胆红素的肠肝循环，使胆固醇结石或胆红素钙析出；另外，胆道感染时胆道黏膜会分泌大量糖蛋白，上述各种沉淀物以糖蛋白为基质凝聚在一起而形成结石。

胆汁淤积常由胆道狭窄、胆道畸形、梗阻远端胆管内压力升高、胆管扩张、细菌感染等因素造成，使胆固醇结晶或胆红素钙析出，从而形成结石。结石形成的主要危险因素如下：①胆汁中胆固醇过饱和；②胆汁中胆固醇的成核过程异常；③胆囊收缩功能异常等。

2. 脂质代谢异常　胆固醇不溶于水而溶于胆汁，胆汁中的胆盐和磷脂形成的微胶粒将胆固醇包裹于其中，使其溶解，当胆盐与磷脂的比例为（2～3）：1时，胆固醇的溶解度最大。肥胖或高脂饮食会影响胆汁的分泌或导致产生过多的胆固醇，进一步使胆固醇过饱和而析出，从而形成胆固醇结石。

3. 不良生活习惯　饮食不规律、久坐、暴饮暴食、吸烟、饮酒等使胆固醇与胆汁酸比例失调，胆汁排出延迟，影响胆汁分泌，胆盐成分异常等，从而引起胆管结石。

4. 神经系统异常　神经系统参与调节胆汁排出和胆囊收缩。摄入食物对胃肠道的刺激可通过神经反射引起胆囊收缩加强，从而促进胆汁排出。神经系统受损伤时，人体摄入食物后不能刺激胆囊正常收缩，所以胆汁无法排出，继而形成结石。

5. 性别因素　女性结石的发病率高于男性。这是因为女性体内雌激素会影响葡萄糖醛酸胆红素形成，使非结合胆红素升高。另外，雌激素也会影响胆囊排空，从而导致胆汁淤积，促进结石形成。

6. 寄生虫、病毒感染　胆管结石发生还可能与蛔虫、血吸虫及华支睾吸虫感染有关。它们不仅可以破坏胆囊上皮引起炎症，还可以在该处产卵、寄生，形成结石。有学者认为人类嗜 T 淋巴细胞病毒 -1 感染可能引起全身性炎症反应、毛细胆管炎及硬化性胆管炎，最终导致肝内胆管炎性改变，导致肝内胆管结石发生，但其具体机制不明确。

7. 遗传因素　胆结石患者直系亲属发病的概率会升高，且发病年龄会提前。

三、临 床 表 现

（一）肝外胆管结石

肝外胆管结石患者一般无症状或仅有上腹部不适，典型症状是胆绞痛，常伴有恶心或呕吐；合并胆道感染时会出现寒战、高热；胆管结石造成梗阻时会出现黄疸的表现，当细菌侵袭引起炎症时会出现腹痛、寒战高热和黄疸症状，称为沙尔科三联征。

1. 腹痛　多位于剑突下或右上腹，多为绞痛；通常为阵发性疼痛，不断加剧，可向右肩或背部放射，突然发展，持续几分钟到数小时不等，然后突然消退。常在进食油腻食物后诱发。

2. 寒战高热　约 2/3 的胆管炎患者可在发病过程中出现寒战高热，多为弛张热。

3. 黄疸　胆管梗阻后一般会出现黄疸，胆管梗阻的程度、部位和有无并发感染决定了黄疸轻重程度、发生和持续时间，所以黄疸可发生于各个阶段。胆管部分梗阻时，黄疸症状较轻；胆管完全梗阻时，黄疸症状较重；结石嵌顿在奥狄括约肌处时常导致完全梗阻，黄疸呈进行性加深。合并胆管炎时，黄疸可呈间歇性和波动性。梗阻性黄疸常伴有尿色加深、粪色变浅；完全梗阻时大便通常发白，如同"白陶土样"，也会出现皮肤瘙痒症状。约 70% 的胆管炎结石患者在腹痛、寒战高热后 12 ～ 24h 即可出现黄疸，在 1 周左右有所缓解。

如结石嵌顿没有解除，炎症进一步加重，患者可出现谵妄、淡漠或昏迷及血压下降等。这是一种非常危险的情况，需要急诊胆道减压引流治疗，否则患者可在短期内死亡。

（二）肝内胆管结石

其症状复杂多样，根据梗阻是否完全、胆道感染严重程度、肝脏的病变范围、肝功能损害程度及并发症类型等因素可将肝内胆管结石分为以下 4 型。

1. 静止型　无明显症状或症状轻微，常在体检时发现。

2. 梗阻型　症状主要与梗阻相关，黄疸是最常见的症状，也会出现腹痛、消化不良等。

3. 胆管炎型　此型通常起病较急，发作时可出现上腹部阵发性绞痛或持续性胀痛、寒战高热及黄疸；也会出现肝区叩击痛、肝大等；严重者可进展为全身脓毒血症或感染性休克，这通常与双侧胆管梗阻合并急性胆管炎相关；一侧肝管结石阻塞合并急性肝胆管炎时，可无黄疸或黄疸较轻。

4. 硬化型　表现为胆汁性肝硬化或门静脉高压症状，此型为疾病晚期，其通常伴随着肝功能损害，导致一系列症状，类似肝硬化失代偿期病变，如黄疸、腹水、低蛋白血症、食管胃底静脉曲张出血、脑病等。

四、辅助检查

（一）实验室检查

胆道梗阻时血清胆红素升高，以结合胆红素升高为主，同时转氨酶、碱性磷酸酶及尿胆红素升高，尿胆原降低或消失；当合并胆管炎时，外周血白细胞及中性粒细胞升高。糖类蛋白或 CEA 升高时，应高度怀疑恶变。

值得一提的是，碱性磷酸酶是胆汁淤积的标志物，超过 90% 的胆汁淤积患者出现碱性磷酸酶升高，提示胆汁流量减少。由于同工酶存在于肝脏、骨骼、胎盘、白细胞和小肠中，因此碱性磷酸酶升高对胆道疾病诊断没有特异性。当碱性磷酸酶与升高的 γ- 谷氨酰转移酶（GGT）、5- 核苷酸酶或亮氨酸氨基肽酶相关时，可推断胆汁来源。碱性磷酸酶水平升高涉及酶诱导的分泌过程，而不仅仅是简单的机械阻塞流动。因此，在急性梗阻的情况下，碱性磷酸酶升高可能会延迟。

（二）超声检查

作为诊断胆管结石的首选检查方法，超声检查可发现胆管内结石及胆管扩张影像，但不能显示胆管树的整体影像，对具体狭窄位置不明确。一般胆总管内径大于 1cm，则高度怀疑胆总管结石，但是因受气体影响，其在评估胆总管下段结石方面有一定的局限性，漏诊率较高。

（三）CT 检查

CT 不但能清楚地显示出胆管结石，还能显示肝内外胆管的走行、胆管直径的变化；通过观察 CT 的各个层面，可以了解结石在胆管的分布情况，对诊断胆总管结石具有重要意义，但对于不伴明显胆管扩张的细小结石及非钙化性结石效果欠佳。

（四）MRCP 检查

MRCP 能够清楚地显示胆胰管扩张的范围、程度及结石的分布范围、大小和胆管的梗阻水平等，对胆管结石诊断的敏感度、特异度和准确率均较高。对胆管结石的诊断价值优于 CT，并能获得更清晰的图像。但对于直径 5mm 以下的结石，MRCP 的诊断率相对有所降低，因此在不能明确诊断时需要借助其他检查手段。

（五）ERCP 检查

ERCP 可直接观察十二指肠和乳头部情况，并通过造影显示胆道系统及胰腺导管的解剖和病变情况，能够直观显示胆管结石，对胆总管结石的诊断准确率接近 100%，同时也可通过内镜十二指肠乳头括约肌切开术（endoscopic sphincterotomy，EST）治疗胆总管结石。但是 ERCP 作为一种有创性检查，需要较高的操作技巧，且具有一定的风险，可导致医源性胰腺炎、胆管炎、出血等。

（六）EUS 检查

EUS 可显著减少气体的干扰，对胆管结石的诊断敏感度、特异度、准确率较高，尤其适用于胆总管远端结石的诊断，且可在肠道内观察肠外胆管结构，对肿瘤有一定的提示价值。

如果患者风险较低，EUS、MRCP 优先于 ERCP 使用。结石 ≤ 4mm 时，EUS 优于ERCP；结石 > 4mm 时，MRCP 比 ERCP 有更好的敏感度和特异度，结石越小，特异度越差。

五、诊断与鉴别诊断

依据临床表现、实验室检查及影像学检查结果可做出诊断。

胆管结石需要与下列疾病相鉴别。

1. 胆管下段癌 肝外胆管结石与胆管下段癌均可引起黄疸，胆管下段癌黄疸的典型表现是无痛性进行性加重的黄疸，患者可无腹痛或腹痛较轻，不合并感染时一般不伴寒战高热，胆管结石患者多有腹痛症状，MRCP、CT、ERCP 或 EUS 等检查可见胆管下段或十二指肠壶腹部存在肿物，与本病较易鉴别。

2. 肝内钙化灶 肝内胆管结石与肝内钙化灶在 B 超检查时有相似的表现，但后者通常无相应的胆管扩张，多为体检时发现，一般也无明显的症状。

3. 急性肝炎 胆管结石引起黄疸时易与甲型肝炎、淤胆型肝炎等混淆，肝炎标志物、B 超等影像学检查有助于鉴别。

六、治 疗

本病以排石、疏肝利胆为基本治疗方法。

1. 一般治疗 包括卧床休息、禁食或低脂饮食，给予解痉镇痛、利胆、保肝、维持水电解质和酸碱平衡、营养支持等对症处理。重症患者吸氧，监测生命体征。

2. 抗感染治疗 合并胆管炎时应进行抗感染治疗。抗生素对多数（70%～80%）急性胆管炎治疗有效。初始抗生素治疗，在没有血培养和药敏试验结果时，可经验性给予三代头孢加甲硝唑，或选用喹诺酮类抗生素加甲硝唑，或者单用碳青霉烯类抗生素。感染难以控制时，可根据血培养及药敏试验结果选择敏感抗生素治疗。

3. 手术治疗 无论有无症状，均应积极采取内镜或外科手术治疗。治疗原则包括取尽结石、解除胆道梗阻、预防结石复发及合理应用抗生素。

（1）单纯胆总管结石：一般首先考虑 ERCP/EST 胆管取石。

（2）对于胆总管结石合并急性化脓性胆管炎的患者，需要行内镜鼻胆管引流（endoscopic nasobiliary drainage，ENBD）或取石治疗。对于合并急性胆管炎的患者，为缓解胆管压力，预防感染性休克，可给予支架置入或 ENBD，待病情稳定再取石。

胆汁引流方法多种多样，内镜下引流为首选，其中 EST 联合 ENBD 引流死亡率较低。

（3）胆总管结石合并胆囊结石：首选 ERCP 胆管取石联合腹腔镜胆囊切除。胆总管结石合并胆囊结石的患者均建议行胆囊切除术。若外科手术风险高，可单纯行 ERCP 取石，但是仍存在胆囊炎和结石脱落的风险。

（4）对于消化道重建术后合并胆总管结石的患者，首选内镜下治疗。

（5）肝内胆管结石：无症状、无局限性胆管扩张的三级胆管以上的结石，一般可不进行治疗。反复发作胆管炎的肝内胆管结石，主要采用手术治疗。手术方法一般包括：

1）肝切除术：由于肝内胆管结石常呈节段性分布，肝切除是最有效的手术方法。

2）胆管切开取石：可直视下或通过胆道镜取出结石，是治疗肝外胆管结石最基本的方法。

3）胆肠吻合术：是以往治疗肝内胆管结石合并胆管狭窄、恢复胆汁通畅的常用手术方法。

4）肝移植：适用于全肝胆管充满结石无法取尽，且肝功能损害威胁患者生命者。

对于复杂肝胆管结石、不能耐受手术等患者，应以解除梗阻为基础，不求一次性完全解除梗阻，可留置 T 形管缓解症状、稳定病情，术后以胆道镜或外科手术方式取石为主。对于不具备外科手术和 ERCP 条件的患者，可考虑使用胆道镜取出结石、矫正狭窄。但要注意胆道镜的适应证：术后胆道镜治疗时机为开腹手术后 6 周，腹腔镜手术后 8 周以上；年老体弱或长期口服免疫抑制剂相关药物的患者根据具体情况建议术后 12 周以上。单次胆道镜操作时间应尽量≤ 2h；2 次胆道镜操作间隔时间应＞ 5 天。

胆管结石术后残石的治疗：①胆囊切除后的肝外胆管残余结石，如果没有合并肝内胆管结石，可行 EST 联合网篮取石。②肝内胆管结石如为三级以上胆管的残余结石，如无合并结石以上胆管局限性扩张，可考虑定期观察，因为一般的器械难以进入三级以上的胆管取石。如患者有频繁发作的胆管炎或局限性肝脓肿，应考虑行肝段或肝叶切除。③有明显症状的残余结石，经确诊与原来不合理的手术方法有关的，应给予再次手术纠正，再次手术的方法需要根据患者的具体情况选择。④术后也可经胆道引流管、T 形管窦道的胆道镜取石。

4. 其他方法　主要包括液电压碎石治疗、溶石治疗及机械碎石治疗等。这些手段在治疗效果上仍需要进一步验证，主要用于术前准备治疗、二线治疗及辅助治疗等。

七、预　　后

胆总管结石治疗通常预后较好，但有部分复发，其多次手术原因主要是结石残留和复发，前期术中取石不尽、手术方式不当、奥狄括约肌功能判断有误、吻合口及胆管再次狭窄等因素促使结石复发及残留。再次手术前需要积极完善术前准备，明确结石分布的范围、肝叶是否萎缩、有无癌变及肝功能状况，从而针对不同患者的情况，采取合理的手术方式，并结合术中胆道镜及超声检查，做到精准肝切除，降低手术并发症发生率，提高结石取尽率，降低结石残留和复发率，避免再次手术。

第三节　胆　管　炎

一、定义与流行病学

胆管炎（cholangitis）是胆管系统的炎症，多发生于胆道梗阻的基础上，由细菌感染（大肠杆菌最多）引起，分为急性和慢性 2 种类型，慢性胆管炎多为急性胆管炎未彻底治愈所致。男女发病比例接近，青壮年、中老年人较多见，新生儿中胆道闭锁是胆管炎的主要原因。

二、病因与发病机制

胆管炎是由胆道系统感染引起的一种疾病，通常是胆道阻塞所导致的，胆道系统阻塞的原因有很多，其中最常见的原因为胆总管结石，约占病例总数的一半，此外胆管良恶性狭窄、壶腹周围癌、胰腺炎、胆道寄生虫感染、胆肠吻合术后继发感染也可引起胆管炎。

三、病理生理学

正常情况下，有几种保护机制可以防止胆道感染：胆汁在正常的胆道内流动将细菌冲洗入十二指肠；胆盐抑制细菌定植；胆道上皮的免疫防御机制。急性胆管炎患者由于胆道梗阻导致胆道压力过高，当胆道压力 $> 25 cmH_2O$，这些保护机制就会被破坏，细菌及毒素会侵袭入血液导致感染和败血症，急性胆管炎最常见的细菌包括大肠杆菌和肺炎克雷伯菌。

四、临床表现

急性胆管炎（acute cholangitis，AC）的主要表现为沙尔科三联征，包括腹痛、寒战高热和黄疸。若在此基础上出现神志障碍、休克则称为雷诺五联征，需要急诊胆道减压引流治疗，否则患者可在短期内死亡。沙尔科三联征特异度相对较高，但是敏感度较低。有些患者疼痛是唯一的临床症状，还有90%的患者可能出现发热，60%左右的患者可能会出现黄疸，极少数的患者，主要是老年人，可能没有相应的临床症状。慢性胆管炎无特异性临床表现，可表现为上腹部不适，急性发作时可表现为腹痛、寒战高热、黄疸等急性胆管炎的症状。

1. 腹痛　急性胆管炎时为突发剑突下或右上腹剧烈疼痛，进食油腻食物后加重。

2. 黄疸　患者可出现尿色深黄及皮肤、巩膜黄染，部分患者可伴有皮肤瘙痒，须注意的是黄疸颜色的深浅与胆管炎的严重程度可不一致。

3. 寒战、发热　急性胆管炎可表现为弛张热，体温可高达 39 ～ 40℃。

五、辅助检查

（一）实验室检查

（1）白细胞总数及中性粒细胞升高，血、尿淀粉酶测定可判断是否伴发胰腺炎。总胆红素、碱性磷酸酶、天冬氨酸转氨酶和丙氨酸转氨酶升高。

（2）确定病原菌是管理急性胆道感染的一个基本步骤。急性胆管炎胆汁培养阳性率为28% ～ 93%，急性胆管炎患者血培养阳性率为 21% ～ 71%。

（二）影像学检查

1. 超声检查　可以发现胆管扩张、胆道积气等现象，进而证明胆道梗阻的存在或发现其他病因相关证据，间接支持胆管炎的诊断。超声检查的优点是价格低、没有创伤及相对易于获得，因此综合来说，超声检查可以用于胆管炎的排查。

2. CT 检查　受干扰小，检查范围大，对胆管扩张较为敏感，因此对阳性胆道结石、胆道肿瘤、胰腺肿瘤检出率较高。如果患者存在上腹痛的症状，CT 检查应作为首选。

3. MRI/MRCP 检查　虽然 MRI/MRCP 诊断能力更强，成像方法更为客观，但是其通常不作为首选，因为其可用性、便捷性较差，当腹部超声或 CT 检查不能提供明确诊断时，建议进行 MRI/MRCP 检查。

六、诊断与鉴别诊断

（一）诊断标准

1. 胆管炎的诊断标准　见表 27-1。

表 27-1 胆管炎诊断标准

A 全身炎症
  A1：体温＞ 38℃和（或）寒战
  A2：炎症指标（白细胞计数＞ 10×10⁹/L 或＜ 4×10⁹/L 或 C 反应蛋白≥ 1g/L）
B 胆汁淤积
  B1：黄疸（总胆红素≥ 34.2μmol/L）
  B2：实验室检查：肝功能异常
    碱性磷酸酶（U/L）＞ 1.5× 正常值上限
    γ- 谷氨酰转移酶（U/L）＞ 1.5× 正常值上限
    天冬氨酸转氨酶（U/L）＞ 1.5× 正常值上限
    丙氨酸转氨酶（U/L）＞ 1.5× 正常值上限
C 影像学检查
  C1：胆道扩张
  C2：影像学上的病因证据（狭窄、结石、支架等）

怀疑诊断：A 中 1 项 +B 或 C 中 1 项；确切诊断：A、B、C 各 1 项

2. 急性胆管炎 TG18/TG13（东京指南 2018/2013）**严重程度评估标准** 见表 27-2。

表 27-2 急性胆管炎严重程度评估标准

Ⅲ级（重度）急性胆管炎
  急性胆管炎合并以下 1 个以上器官功能不全：
    （1）心血管功能障碍：低血压需要多巴胺≥ 5μg/（kg·min），或任何剂量的去甲肾上腺素
    （2）神经功能障碍：意识障碍
    （3）呼吸功能障碍：PaO_2/FiO_2 ＜ 300mmHg
    （4）肾功能不全：少尿，血清肌酐＞ 2.0mg/dl
    （5）肝功能异常：PT-INR ＞ 1.56
    （6）血液学功能障碍：血小板计数＜ 100×10⁹/L
Ⅱ级（中度）急性胆管炎
  急性胆管炎合并以下 2 种诊断：
    （1）白细胞计数（＞ 12×10⁹/L，＜ 4×10⁹/L）
    （2）高热（≥ 39℃）
    （3）年龄（≥ 75 岁）
    （4）黄疸（TBil ≥ 85.5μmol/L）
    （5）低蛋白（血清蛋白＜ 0.7× 正常值上限）
Ⅰ级（轻度）急性胆管炎
  急性胆管炎不符合Ⅱ级和Ⅲ级诊断标准

注：PaO_2/FiO_2. 氧合指数；PT-INR. 凝血酶原时间 – 国际标准化比值；TBil. 总胆红素。

（二）鉴别诊断

1. 胆囊炎 一般会有右上腹疼痛症状，急性发作时，也可以有发热症状，但很少有黄疸的表现。

2. 胆道蛔虫病 绞痛剧烈，钻顶样痛，呕吐后可缓解，一般无明显发热，影像学检查可发现胆管中蛔虫。

3. 急性胰腺炎 多由酗酒、暴饮暴食引起，血尿淀粉酶升高明显，增强 CT 可有胰腺坏死。

七、治　疗

对于急性胆管炎患者，先评估胆管炎的严重程度及患者的一般情况。急性胆管炎的具体治疗方式应根据胆管炎的严重程度决定，应该密切观察患者病情变化，根据患者的病情变化及时调整治疗策略。急性胆管炎治疗包括抗菌药物治疗、全身支持治疗、胆管引流及病因治疗等。

1. 轻度胆管炎　轻度胆管炎患者大多数仅需要抗菌药物治疗及全身支持治疗，24h 内如果发现疗效不佳，则推荐进行胆管引流，待感染控制后及时采取病因治疗。

2. 中度胆管炎　中度胆管炎患者在抗菌药物治疗及全身支持治疗的同时尽早行胆管引流，待全身情况好转后进一步行病因治疗。

3. 重度胆管炎　重症胆管炎患者应尽早进行胆管引流及抗菌药物治疗，同时对于休克患者，进行积极的抗休克治疗，尽早给予足够的器官支持治疗。

明确诊断后，轻度及中度胆管炎应在 6h 内使用抗菌药物，急性重度胆管炎应在 1h 内使用抗菌药物，因为急性重度胆管炎通常合并感染性休克，最初可以先经验性启动广谱抗生素治疗方案，然后如果进行胆道引流，可以采集胆汁进行病原学培养及药物敏感试验，待培养结果出来，进一步调整治疗方案，将抗生素调整为窄谱抗生素。《2018 年日本指南：急性胆管炎和胆囊炎的抗生素治疗》对于急性重症胆管炎的经验性抗感染方案，推荐了包括三代及四代头孢菌素、碳青霉烯及 β- 内酰胺类的治疗。胆道感染通常合并厌氧菌感染，因此在经验性用药时，尽量同时联合应用抗厌氧菌药物。停用抗生素指征：①血常规白细胞计数正常；②体温恢复正常＞ 3 天；③腹部压痛、反跳痛及腹痛症状缓解或消失；④降钙素原（PCT）＜ 0.05ng/ml；⑤重度及以上胆管炎患者，血流动力学及重要器官功能恢复。

胆道引流的方法有内镜下经乳头引流、经皮穿刺胆道引流、外科手术引流，《东京指南 2018 年关于急性胆管炎胆道引流的适应证和技术》指出，无论采用鼻胆管引流还是胆道支架置入术，内镜下经乳头胆道引流均应作为急性胆管炎的一线治疗方法，因为其侵袭性小，不良事件发生率低，并且术后疼痛也相对较少，而经皮肝穿刺胆道引流术可作为常规内镜下经乳头引流困难而选择胆道插管失败的挽救性治疗，外科引流（胆管切开减压、T 形管引流）较为少用。

病因治疗，如胆总管结石切除、肿瘤切除、胆总管囊肿切除、经皮球囊扩张和吻合口狭窄支架置入，胆管炎必须在患者接受手术干预之前得到控制。对于不可切除的肿瘤，可以通过放置长期保持通畅的自膨胀金属支架（或塑料支架）实现姑息治疗。

八、预　后

胆管炎如果及时治疗，解除梗阻，预后一般较好，预后不良的相关因素包括高龄、女性、急性肾衰竭、先前存在肝硬化和恶性胆道梗阻，据报道 1980 年以前急性胆管炎的死亡率高于 50%，1981 ～ 1990 年为 10% ～ 30%，2000 年以后为 2.7% ～ 10%，早期抗生素治疗和根据需要适当引流与减压胆道可改善预后，但严重胆管炎，尤其是急性梗阻性化脓性胆管炎患者，发病急、病情进展迅速，如不及时治疗，常并发休克、多器官功能不全等，病死率较高，预后不良。

第四节　急性梗阻性化脓性胆管炎

一、定义与流行病学

急性梗阻性化脓性胆管炎（acute obstructive suppurative cholangitis，AOSC）又称急性重症胆管炎，是外科急腹症中死亡率较高的一种疾病，多是胆管结石、胆管恶性病变等原因引起的胆道梗阻及细菌感染导致的胆管急性化脓性炎症，以肝胆系统损害为主，可同时合并多器官功能衰竭。

男女发病比例较为接近，青壮年、中老年人较多见。

二、病因与发病机制

AOSC 指各种原因引起的胆道梗阻导致胆管压力升高，细菌及内毒素逆行进入血液中，并随血液循环到达全身各处，引起全身炎症反应、化脓性感染及多器官功能障碍综合征。导致胆道梗阻的原因如下。

1. 胆道结石　在我国，肝内外胆管结石是 AOSC 最常见的原因。

2. 胆道蛔虫　胆道蛔虫会刺激胆道括约肌，引起胆道梗阻。

3. 胆管狭窄　先天性胆道狭窄、胰腺癌、胆管癌、ERCP 术后等胆道良恶性狭窄是欧美国家导致 AOSC 的主要原因。

三、病理生理学

AOSC 患者的胆总管常显著扩张、胆管壁增厚、胆管黏膜充血水肿，胆管壁周围有中性粒细胞及淋巴细胞浸润，患者肝细胞常有大片坏死。患者胆汁淤积，胆道压力升高，导致胆血反流，胆管内的细菌和毒素逆行进入血液循环，可导致脓毒血症、胆源性肝脓肿、感染性休克及多器官功能衰竭。

四、临床表现

AOSC 的临床症状可表现为典型的雷诺五联征：①腹痛，表现为右上腹持续性剧烈疼痛；②寒战高热，多为弛张热，体温一般在 39℃以上，不少患者可达 40～41℃；③黄疸，患者可出现尿液颜色深黄及皮肤巩膜黄染，病程长者可有明显黄疸，病程短者黄疸可能较轻或暂未出现；④意识障碍、嗜睡、昏迷等中枢神经系统抑制的表现；⑤休克，病情严重者或病程后期患者可以出现血压下降、心率增快、脉搏快而弱。

五、辅 助 检 查

（一）实验室检查

白细胞计数常明显升高，可达 $20×10^9$/L，中性粒细胞百分比增加。胆道梗阻可以导致血胆红素及尿胆红素水平升高，同时也可以引起碱性磷酸酶、γ- 谷氨酰转移酶、乳酸脱氢酶升高。如果并发胰腺炎，会有血尿淀粉酶升高。

（二）影像学检查

1. 超声检查　可以发现胆管异常扩张，同时也可以了解病变性质，而且超声检查可于床边进行，具有简单、方便的特点，对于疑似 AOSC 患者，应首选超声检查。

2. CT 检查　相较于超声检查，CT 检查可以更好地发现胆管的扩张情况及明确病因，并且 CT 检查可以发现局部器官的病变，因此在病情稳定的情况下可以选择 CT 检查，有助于全面了解病情。

3. MRI/MRCP 检查　由于可及性有限，在超声与 CT 检查诊断困难或不明时，可以选择 MRI/MRCP 检查。

六、诊断与鉴别诊断

（一）诊断标准

急性胆管炎合并至少下列任何一个器官 / 系统功能障碍可诊断为 AOSC：①心血管功能障碍，低血压需要多巴胺 ≥ 5μg/（kg·min）或任何剂量的去甲肾上腺素；②神经功能障碍，如意识障碍；③呼吸功能障碍，表现为氧合指数（PaO_2/FiO_2）< 300mmHg；④肾功能障碍，表现为少尿、血肌酐 > 176.8μmol/L；⑤肝功能不全，表现为凝血酶原时间 – 国际标准化比值 > 1.5；⑥血液功能障碍，表现为血小板 < $100×10^9$/L。

（二）鉴别诊断

1. 胆囊炎　急性胆囊炎患者极少见黄疸，起病稍缓，可以通过 B 超、CT 等相关影像学检查排除。

2. 急性坏疽性阑尾炎　存在转移性右下腹痛，超声检查可见阑尾肿胀，阑尾周围有脓肿或渗出。

3. 消化道溃疡穿孔　常有呕血或黑便，而本病一般无呕血、便血。

七、治　　疗

（一）内科治疗

一旦确诊，应立即给予抗休克治疗，扩容补液，尽快恢复血容量。抗休克治疗的同时给予抗感染治疗，静脉滴注广谱抗生素，待血培养及药敏试验结果出来后进一步调整抗生素种类。

（二）胆道引流

根据《东京指南 2018 年关于急性胆管炎胆道引流的适应证和技术》，无论胆管炎的严重程度如何，都建议尽早进行胆道引流，解除胆道梗阻及减压，推荐包括经内镜鼻胆管引流术及胆道支架引流术在内的内镜下经乳头胆管引流作为一线治疗，超声内镜引导下胆道穿刺引流术和经皮穿刺胆道引流可以作为内镜下经乳头胆道引流失败后的替代引流技术。

（三）手术治疗

一般先稳定生命体征，然后再进行手术治疗，不建议直接急诊手术治疗。

八、预　　后

影响 AOSC 预后的因素包括年龄、病程长短、休克的早晚和轻重，以及有无并发症如多器官功能障碍综合征、弥散性血管内凝血等，AOSC 的死亡率约为 25%，由于经皮肝穿刺置管引流及内镜下经乳头胆管引流术的发展，死亡率有所下降，引起死亡的原因多为胆道感染所致的多系统器官衰竭，轻症患者如早期积极治疗，则预后良好。

第五节　原发性硬化性胆管炎

一、定义与流行病学

原发性硬化性胆管炎（primary sclerosing cholangitis，PSC）是一种以肝内外胆管弥漫性炎症和纤维化导致胆管局灶性或节段性狭窄为主要特征的自身免疫性肝病，常伴随慢性胆汁淤积。

PSC 好发于男性，确诊年龄为 20 ～ 57 岁，有两个高峰发病年龄，分别约为 15 岁和 35 岁，欧美国家报道患病率为（3.85 ～ 16.2）/10 万，亚洲报道患病率为（0.95 ～ 1.3）/10 万。

二、病因与发病机制

PSC 的确切病因不明，通常存在以下 3 种学说。

1. 遗传易感性学说　基因易感性是 PSC 发病的重要组成部分，其具有明显的家族遗传性。多组研究提示人类白细胞抗原（HLA）分子与 PSC 之间密切相关。虽然 PSC 具有遗传易感性，但在 PSC 的发病过程中环境因素也有较大的影响。

2. 感染与分子模拟学说　PSC 与炎性肠病（IBD）有着密切联系。PSC 的发生机制为肠道菌群移位于发生炎症且通透性增加的肠道，继而诱发免疫反应及胆道系统产生炎症。目前的研究表明，肠黏膜屏障障碍、菌群失调、免疫交互作用等肠肝轴的交互作用参与了PSC的发病。

3. 自身免疫紊乱学说　PSC患者通常存在多种自身免疫性疾病，如类风湿关节炎、甲状腺炎等，同时PSC常并发IBD如溃疡性结肠炎。总体而言，PSC被认为是一种多因素参与的疾病，可能在环境因素刺激下导致具有遗传背景的个体发病。

三、临床表现

PSC临床表现多样，早期多无症状。一些患者在体检时发现ALP/GGT升高，或因IBD进行肝功能检查时发现ALP升高。最常见的临床症状为乏力，但无特异性。其他可能出现的症状及体征包括体重减轻、间断右上腹疼痛、发热、瘙痒、黄疸和肝脾大等。黄疸呈波动性，可反复发作，可伴有不同程度发热及寒战。随着疾病发展，PSC可导致进展期肝病、肝硬化而出现门静脉高压引起静脉曲张出血、腹水等，甚至发展为肝衰竭。PSC患者易患胆管癌，患癌风险逐年增加，胆汁淤积性体征和症状的迅速恶化应考虑胆管癌。PSC的并发症包括脂溶性维生素缺乏、代谢性骨病，以及其他免疫相关疾病，如甲状腺炎、红斑狼疮、类风湿关节炎、腹膜后纤维化等。

四、辅助检查

（一）实验室检查

PSC主要表现为胆汁淤积性改变，常伴有ALP和GGT升高，目前尚无明确的实验室诊断标准。ALP水平升高是诊断的敏感指标，但不是特异性的。转氨酶水平一般正常，如果其水平显著升高，需要考虑重叠自身免疫性肝炎的可能。出现血清胆红素升高，提示疾病进展或预后不良。晚期可出现低蛋白血症和凝血功能异常等表现。目前PSC尚无特异性自身抗体，在一些患者的血清中可以检测到多种自身抗体，如抗核抗体（ANA）、抗平滑肌抗体（抗SMA）、抗中性粒细胞胞质抗体（ANCA）等。

（二）影像学检查

PSC的典型影像学表现为肝外和（或）肝内胆管局限性或弥漫性狭窄，呈串珠状、枯树枝样改变或假憩室样扩张。

1. 超声检查　常用于PSC的初筛，可显示肝脏和胆管的受累情况、胆汁淤积和胆管扩张程度等。其有助于鉴别胆管癌、继发性胆管炎和术后胆管狭窄等疾病。

2. CT检查　CT主要用于疑似胆管癌患者的鉴别诊断和帮助进行胆管癌分期。

3. MRCP检查　已成为PSC诊断的首选非侵入性影像学检查方法，其诊断特异度较高，准确率与ERCP检查相当。

4. ERCP检查　既往被认为是诊断PSC的"金标准"，但是ERCP作为有创检查手段，可能导致严重并发症，如胰腺炎、穿孔、出血等，因此除非有治疗需要或需要胆管取样，一般不行诊断性 ERCP。

（三）组织学检查

PSC 的诊断主要依靠影像学检查，具有典型临床症状和影像学特征者不需要进行肝脏组织学检查。但肝活组织检查可以帮助确定疾病分期和评估预后，且肝活组织检查对小胆管型 PSC 和 PSC 重叠综合征的诊断有一定的帮助。

五、诊断与鉴别诊断

目前尚无公认的 PSC 诊断标准。在排除其他继发性硬化性胆管炎后，有胆汁淤积临床表现和典型胆管造影特征的患者，可以诊断为 PSC。根据胆管受损的部位可将 PSC 分为 3 种。①大胆管型：损伤肝外较大胆管，约占 PSC 患者的 90%；②小胆管型：损伤较小胆管，胆管影像学检查无异常发现，少数患者可发展为大胆管型；③全胆管型：肝内外大小胆管均受损。

指南推荐大胆管型 PSC 诊断标准如下。

（1）胆管成像具备 PSC 典型特征。

（2）以下标准至少满足一条：①胆汁淤积临床表现及生物化学改变（成人 ALP 升高、儿童 GGT 升高）；②IBD 临床或组织学证据；③典型 PSC 肝脏组织学改变。

（3）除外其他因素引起继发性硬化性胆管炎。如胆管成像无 PSC 典型表现，满足以上标准第 2 条中 2 条以上或仅有 PSC 典型胆道影像学特征可疑诊 PSC。

小胆管型 PSC 诊断标准：①近期胆管影像学无明显异常改变；②典型 PSC 肝脏组织病理学改变；③除外其他因素所致胆汁淤积。如果患者胆管影像学无异常，但肝脏组织学具有 PSC 特点，但不典型，患者同时存在 IBD 临床或组织学证据及胆汁淤积的生物化学证据，也可诊断小胆管型 PSC。

PSC 需要与继发性硬化性胆管炎及其他胆汁淤积性疾病（如 PBC、自身免疫性肝炎、药物性肝损伤、慢性活动性肝炎、酒精性肝病等）鉴别。

六、治　　疗

（一）药物治疗

1. 熊去氧胆酸　是早期和中期 PSC 治疗的常用药物，具有降低转氨酶、缓解疲劳和皮肤瘙痒等功效。使用熊去氧胆酸长期获益的临床证据并不明确，使用仍有争议。指南推荐对 PSC 患者可给予熊去氧胆酸 15mg/（kg·d）治疗。

2. 免疫抑制剂　糖皮质激素和免疫抑制剂对 PSC 是否有确切的治疗作用，目前尚无统一的研究结论。目前仅对 PSC 重叠综合征推荐糖皮质激素联合其他免疫抑制剂治疗。关于布地奈德、硫唑嘌呤、他克莫司、甲氨蝶呤等药物，到目前为止，没有证据表明免疫抑制剂可以改善 PSC 患者的临床症状和肝脏生化指标。

此外，瘙痒是最常见的症状之一。一线治疗使用考来烯胺。二线治疗包括应用利福平和纳曲酮。晚期疾病的瘙痒通常药物治疗无效。

（二）内镜治疗

胆管显性狭窄（dominant stricture，DS）是指 ERCP 胆管造影时，胆总管直径≤ 1.5mm 或左右肝管汇合处 2cm 范围内肝管直径≤ 1mm。伴有 DS 的患者胆管癌的风险增加，生存期缩短。胆管引流治疗可采用内镜球囊扩张术或短期支架置入术。短期支架治疗并不优于球囊扩张，而且与治疗相关的并发症发生率较高，多项指南均推荐球囊扩张优先于支架置入，应首选 ERCP 下胆管球囊扩张。行 ERCP 治疗时，应注意排除胆管癌，并适时行活组织检查。

（三）肝移植

PSC 进展会导致肝纤维化、肝硬化，并最终导致肝衰竭，是肝移植适应证之一，并且接受肝移植的患者预后更好。如果 PSC 患者出现肝硬化和（或）门静脉高压并发症，或英国终末期肝病模型评分> 49 分或终末期肝病模型评分> 15 分，应尽早考虑肝移植。

七、预 后

本病预后很差，病情进展速度差异很大，受很多因素影响。与成人相比，儿童患者进展较慢。部分患者可合并胆囊癌、结肠癌。死亡的主要原因是肝衰竭、静脉曲张出血、肝移植并发症、胆囊癌和结肠癌等。PSC 患者从诊断到死亡或肝移植的平均时间为 10～22 年。

第二十八章

胆囊疾病

第一节　急性胆囊炎

一、定义与流行病学

急性胆囊炎（acute cholecystitis）是胆囊管梗阻、细菌感染、胆汁淤积或其他化学性刺激所引起的胆囊急性炎症性改变，是临床常见急腹症之一。根据急性胆囊炎是否合并胆囊结石，其可以分为急性结石性胆囊炎（较多，约95%）和急性非结石性胆囊炎。

我国急性胆囊炎的发病率占所有急腹症的 3% ～ 10%，居外科急腹症第 2 位。急性胆石性胆囊炎以女性多见，50 岁以前是男性的 3 倍，50 岁以后为 1.5 倍；急性非胆石性胆囊炎多见于男性、老年患者。胆囊炎的发病率在以 50 岁作为分界线的腹痛患者中有明显差异，50 岁以上腹痛患者中胆囊炎占 20.9%，50 岁以下占 6.3%。

二、病因与发病机制

急性胆囊炎的病因主要包括胆囊管梗阻、胆囊细菌感染、胆囊内胆汁淤积等。不同病因的致病机制不同。

1. 胆囊管梗阻　多数因合并胆囊结石嵌顿阻塞胆囊管，胆汁排出障碍，使胆汁在胆囊内不断淤积、浓缩，从而损伤胆囊黏膜。此外，结石本身可直接损伤胆囊黏膜，从而引起胆囊壁急性炎症改变，若同时合并细菌感染，则会进一步加快急性胆囊炎的发展速度。

2. 细菌感染　胆囊细菌感染的致病菌主要包括革兰氏阴性杆菌和厌氧菌，是引起急性胆囊炎的常见因素。感染途径主要为经胆道逆行进入胆囊，从而导致胆囊炎性改变，此外细菌感染也可通过血液途径和淋巴途径引起急性胆囊炎。

3. 胆汁淤积　各种原因导致的胆管梗阻、严重外伤、烧伤、各种感染、长期胃肠外营养、各种大手术等均可导致胆汁淤积。

4. 其他因素　胆囊壁缺血、糖尿病、胆道蛔虫病、肥胖、妊娠期、获得性免疫缺陷综合征等亦是急性胆囊炎的高危因素。

三、临床表现

急性胆囊炎的典型临床表现为右上腹持续性疼痛（常为绞痛，难以忍受），可向右侧肩胛部或背部放射，呈阵发性加剧，常伴有发热、恶心、呕吐、腹胀等不适；同时胆囊区有明显的触痛，极少数会出现寒战、轻度黄疸。墨菲征阳性是急性胆囊炎的典型体征。

四、辅助检查

（一）实验室检查

白细胞计数及 C 反应蛋白升高；血清胆红素可能升高。

（二）影像学检查

1. 超声检查 为急性胆囊炎的首选检查方法。典型超声表现如下：①胆囊壁增厚（厚度＞4mm），胆囊增大（宽≥4cm）。②若存在胆囊内高回声且随体位变化而改变位置，则可判断存在胆囊结石；若出现胆囊内固定高回声且不随体位变化而变化，则可能为胆囊息肉。③存在胆囊周围积液，超声下表现为胆囊周围低回声带、胆囊壁"双边"征；此外，在合并急性胰腺炎的情况下，仅依据超声检查结果不足以准确识别急性胆囊炎。

2. CT 检查 腹部 CT 可清晰显示胆囊周围积液情况、胆囊壁是否增厚及胆囊是否增大等情况，可作为诊断急性胆囊炎的方法之一。

3. MRI 和 MRCP 检查 敏感度和特异度优于 CT 检查，若发现胆囊周围高信号、胆囊增大、胆囊壁增厚等指征，则考虑胆囊炎存在。

五、诊断与鉴别诊断

（一）诊断

结合患者临床表现、影像学检验及实验室检查不难诊断。若患者存在右上腹或上腹部疼痛、发热及白细胞增多，墨菲征阳性或扪及右上腹包块，则可疑诊为急性胆囊炎；在此基础上利用影像学检查发现胆囊肿大、胆囊壁水肿或合并胆囊结石引起的梗阻等即可确诊。

急性胆囊炎可根据症状分为轻度、中度和重度（表 28-1）。

表 28-1　急性胆囊炎严重程度评估标准

严重程度	内容
Ⅲ级（重度）急性胆囊炎	急性胆囊炎合并以下≥1 个器官功能不全
	1. 心血管功能障碍：低血压需要多巴胺≥5μg/（kg·min），或使用去甲肾上腺素
	2. 神经系统功能障碍：意识障碍
	3. 呼吸功能障碍：氧合指数＜300mmHg
	4. 肾功能障碍：少尿，血肌酐＞176.8μmol/L
	5. 肝功能不全：PT-INR＞1.5
	6. 凝血功能障碍：血小板计数＜100×10⁹/L

续表

严重程度	内容
Ⅱ级（中度）急性胆囊炎	急性胆囊炎合并以下情况中的 2 项可诊断
	1. 白细胞计数＞ $8×10^9$/L
	2. 右上腹触及压痛的肿块
	3. 明显的局部炎症（坏疽性胆囊炎、胆囊周围脓肿、肝脓肿、胆汁性腹膜炎、气肿性胆囊炎）
Ⅰ级（轻度）急性胆囊炎	急性胆囊炎不伴随Ⅲ级和Ⅱ级局部或全身性炎症表现

注：PT-INR. 凝血酶原时间 – 国际标准化比值。

（二）鉴别诊断

1. 上消化道溃疡穿孔　患者常有上腹部剧烈刀割样疼痛，出现弥漫性腹膜炎、板状腹，甚至腹部 X 线片看到膈下气体。

2. 急性胰腺炎　胆囊炎和胰腺炎都会出现剧烈腹痛，但急性胰腺炎患者通常还会出现血清淀粉酶升高，且进行腹部 CT 及 MRI 检查可进行鉴别。

3. 急性胆管炎　分为轻型和重型，轻型胆管炎表现为腹痛、发热、黄疸，急性胆囊炎也有腹痛和发热；急性胆管炎患者的黄疸相对较重，而急性胆囊炎是胆囊炎波及胆囊管，或波及局部肝脏，黄疸相对较轻。

六、治　疗

急性胆囊炎一旦诊断明确，应首先禁食水，并充分补液，维持营养状态及水、电解质、酸碱平衡，同时评估是否满足手术切除的条件，必要时可行超声引导下胆囊穿刺引流。早期应用广谱抗菌药物进行抗感染治疗，同时早期应用镇痛药，持续监测生命体征和血流动力学。

（一）内科治疗

（1）卧床休息，绝对禁食。
（2）胃肠减压，减少胆汁及胰液分泌。
（3）解痉镇痛，常用山莨菪碱（654-2）、阿托品或东莨菪碱（解痉灵）。
（4）静脉补液，纠正脱水，维持水、电解质平衡。
（5）早期病原体尚未确定时，可以经验性应用抗生素治疗，具体种类及剂量根据患者情况决定。

（二）内镜下治疗

内镜下胆囊内置管引流术：以 ERCP 技术为载体，经鼻腔留置引流管至胆囊内，从而引流滞留在胆囊内的胆汁，改善患者梗阻状态，达到胆囊减压的目的，缓解急性期症状；也可通过引流管反复进行胆囊冲洗，从而进一步达到治疗急性胆囊炎的目的。若患者由结石梗阻胆管导致胆囊炎，也可通过 ERCP 取石，解除梗阻，并放置鼻胆管持续引流，胆囊减压，缓解患者症状。

（三）外科治疗

对于轻中度急性胆囊炎，抗菌药物治疗有效，可根据患者情况考虑行胆囊切除术；当抗菌药物治疗及全身支持治疗无效时，可行胆囊引流术（穿刺、造瘘）以缓解患者症状，同时行胆汁培养并择期行手术治疗；对于重度急性胆囊炎，在保证抗菌药物治疗及全身支持治疗的同时，积极行胆囊引流术，并择期行手术治疗。

手术治疗适应证：①发病时间短（48～72h）；②经保守治疗无效或病情持续进展的患者；③存在急性并发症导致患者病情进一步加重的情况，胆囊穿孔、弥漫性腹膜炎及并发急性化脓性胆管炎、急性坏死性胰腺炎等。

常见手术术式：①胆囊切除术，首选腹腔镜下胆囊切除，也可采用传统的或小切口的胆囊切除；②部分胆囊切除术，若分离胆囊困难或胆囊全切可能会导致出血，可保留胆囊部分胆囊壁，切除其余部分；③胆囊造口术，对于手术风险较高的患者，或胆囊局部粘连，难以分离者，可先行胆囊造口术减压引流，3个月后症状改善后再行胆囊切除术；④超声引导下经皮经肝胆囊穿刺引流术，可降低胆囊内压，持续、充分引流胆汁，适用于病情危重又不宜手术的化脓性胆囊炎患者，待度过急性期后择期行胆囊切除术。

七、预　　后

急性胆囊炎延迟诊断可导致并发症发生，近期并发症主要包括胆囊穿孔、胆汁性腹膜炎、胆囊周围脓肿、肝脓肿等；远期并发症包括胆囊－结肠瘘、胆囊－十二指肠瘘、胆囊－胆管瘘等；最终导致病程延长、死亡率增加；如果进行积极治疗，通过抗感染、解痉镇痛对症治疗，基本上预后良好。

第二节　慢性胆囊炎

一、定义与流行病学

慢性胆囊炎（chronic cholecystitis）一般是由胆囊结石长期反复刺激胆囊壁或急性胆囊炎反复迁延所引起的胆囊慢性炎症。

目前尚无全国性流行病统计资料。上海松江区一项纳入 30 901 例样本的流行病学统计中，胆囊炎患病率约为 3.91%，胆囊结石患病率为 5.23%。随着我国人民生活水平的不断提高，慢性胆囊炎的发病率呈上升趋势。

二、病因与发病机制

1. 胆囊结石　是慢性胆囊炎的主要病因之一。胆囊结石反复刺激胆囊壁或阻塞胆囊管会导致胆囊黏膜损伤，从而引起胆囊收缩功能障碍、纤维瘢痕形成及胆囊壁炎症性病理变化。

2. 细菌感染　主要表现为肠源性感染，以革兰氏阴性菌为主；胆囊持续存在结石梗阻或胆汁排泄不畅时可导致细菌感染。

3. 胆囊排空障碍　各种原因导致的胆囊排空障碍，使胆汁在胆囊内不断淤积、浓缩，从而导致胆囊纤维化、胆囊壁慢性炎性细胞浸润等病理性改变，继而引起反复化学刺激，这也是导致慢性胆囊炎发生的重要原因。

4. 代谢因素　正常情况下，胆汁主要依靠胆盐和胆汁酸发挥作用，一些原因导致胆汁代谢障碍时，胆汁在胆囊内浓缩产生的大量胆盐长期刺激胆囊壁，从而引起慢性胆囊炎。

5. 精神因素　情绪激动会使神经 – 体液调节途径发生障碍，使胆囊及奥狄括约肌收缩功能障碍，从而胆汁分泌及排出出现障碍，长期胆汁潴留于胆囊内，刺激胆囊产生炎症，发生胆道痉挛、梗阻。

6. 血管因素　大型腹腔手术、重大创伤及胆囊壁血管发生病变导致胆囊黏膜损伤，胆囊浓缩功能下降，造成局部炎症甚至组织坏死。

三、临床表现

临床表现常不典型，发作时可出现右上腹不适或胀痛，可伴有嗳气、恶心、腹胀、食欲减退等症状，常在进食高胆固醇、高蛋白、高热量食物及情绪波动较大时诱发或加重。胆囊结石梗阻胆囊管，可引起胆囊炎急性发作或出现剧烈的胆绞痛。

四、辅助检查

1. 超声检查　是诊断慢性胆囊炎、发现胆囊结石最常用、最有价值的检查方法，慢性胆囊炎超声下可见胆囊壁增厚（≥3mm），胆囊壁毛糙，胆囊缩小、变形；若合并胆囊结石，则可见胆囊内高回声；如果出现固定的强回声且位置不随体位改变而移动，则可能为胆囊息肉；部分常规腹部超声检查难以发现的微小结石可通过内镜超声检查发现，检出率较高。

2. CT 检查　可见胆囊缩小，其常由胆囊萎缩导致；也可见胆囊增大，临床常见于胆囊积水。相比 X 线检查，CT 检查能很好地检测慢性胆囊炎患者的胆囊壁厚度，但不能显示 X 线检查阴性的结石。

3. MRI 检查　在评估胆囊壁纤维化、胆囊壁缺血程度、胆囊周围组织水肿、脂肪堆积等方面，MRI 检查比 CT 检查更具有影像学优势。

4. X 线检查　对于含钙较多的结石影具有较高的检出率，目前已基本不再应用。

5. 肝胆管胆囊收缩素刺激闪烁显像　可鉴别是否存在胆囊排空障碍，是评估胆囊排空能力的首选影像学检查，可以确定是否因胆囊存在病理性状态而导致慢性胆囊炎发生。

五、诊断与鉴别诊断

根据患者右上腹部一次或多次的绞痛病史和消化不良症状，并结合影像学表现，慢性胆囊炎一般不难诊断。

鉴别诊断如下。

1. 消化性溃疡 症状不典型的消化性溃疡常存在上腹部绞痛，与患者进食相关，易与慢性胆囊炎混淆，且常与慢性胆囊炎并存。除仔细询问疼痛的发生与缓解因素外，上消化道钡餐检查及胆囊 B 超、粪便隐血试验均有助于鉴别。

2. 慢性胃炎 患者常存在上腹部不适，可表现为胀痛、绞痛，与慢性胆囊炎有相似之处，胃镜检查是诊断慢性胃炎的常用方法，而碳 -13 尿素呼气试验也可通过检测是否存在幽门螺杆菌感染而判断是否存在幽门螺杆菌相关性胃炎，若诊断慢性胃炎后给予药物治疗可见症状好转，则可与慢性胆囊炎相鉴别。

3. 胆囊癌 早期症状与慢性胆囊炎相似，可通过 B 超检查与慢性胆囊炎鉴别，早期干预可有较好的治疗效果；如胆囊癌持续发展，出现黄疸及右上腹肿块，则提示胆囊癌多为晚期。

六、治　　疗

（一）内科治疗

合并胆囊结石但无症状的患者可不治疗，有症状的患者可通过对症及抗感染治疗缓解症状。

1. 口服药物溶石治疗 有症状的患者如果不符合手术适应证，同时腹部超声检查提示存在胆囊结石，且判断结石性质为胆固醇结石，可通过口服熊去氧胆酸行溶石治疗。

2. 对症治疗 对于慢性胆囊炎、胆囊结石患者，针对其不同的临床表现，可选择解痉、镇痛等药物进行对症治疗，缓解患者症状。

3. 抗感染治疗 通常不需要常规使用抗生素，如出现急性发作的情况，可先采取广谱抗生素经验性治疗，待明确致病菌及其药敏试验结果后可选择适应抗菌谱的抗生素治疗。

（二）内镜治疗

如患者出现胆管结石或胆管狭窄而导致胆汁引流不畅，可考虑内镜下放置胆管支架或内镜下行胆管结石取石术改善患者的胆道引流情况，从而改善症状。

（三）外科治疗

患者确诊慢性胆囊炎后若符合手术条件则可行胆囊切除术。手术治疗适应证：①内科保守治疗无效或症状持续加重影响正常生活的患者；②胆囊壁增厚达 4mm 及以上者；③胆囊壁逐渐增厚或形态不规则疑似肿瘤者；④胆囊炎持续存在，导致胆囊内钙化沉积，超声下胆囊壁呈陶瓷样改变者；⑤胆囊结石逐渐增多、增大或胆囊颈部结石嵌顿，合并胆囊功能减退或障碍者。

七、预　　后

慢性胆囊炎及胆囊结石患者如及时进行治疗，预后一般良好；胆囊结石合并慢性胆囊炎但无临床症状的患者建议定期随访，随访内容主要包括常规门诊问询、体格检查，肝功能等生化检查，以及腹部超声、X 线等影像学检查。

第三节　急性化脓性胆囊炎

一、定义与流行病学

急性化脓性胆囊炎（acute suppurative cholecystitis，ASC）多由急性单纯性胆囊炎发展而来，病变波及胆囊壁全层，浆膜层出现纤维素性或脓性渗出液，如不及时治疗，后期可引起坏疽性胆囊炎及胆囊穿孔。

随着生活水平不断提高，饮食结构与习惯发生着改变，胆囊结石及急性胆囊炎患者不断增多，ASC 的发病率呈升高趋势，研究显示，约95% 的急性胆囊炎患者伴有胆结石。老年人好发；女性急性结石性胆囊炎的发病率是男性的 1.5 ～ 3 倍；然而，非结石性胆囊炎在老年患者中多见。

二、病因与发病机制

ASC 主要由胆囊结石持续嵌顿导致胆汁滞留及细菌感染引起。胆囊结石可阻塞胆囊管，进而导致胆汁排出受阻。由于结石阻塞及胆盐持续刺激，胆囊及胆囊壁出现扩张、水肿、充血及渗出。若梗阻不能及时解除，胆囊内压力会持续升高，导致胆囊血液及淋巴液回流障碍，最终引起 ASC。

另外还有少见的非结石性胆囊炎，占2% ～ 15%，多发生于年老体弱者及休克、术后恢复期、脓毒血症、长时间禁食、复合性损伤、烧伤等患者，目前机制尚不清楚，多与胆汁淤积相关，可能是由滞留的浓缩胆汁导致。

三、临床表现与并发症

（一）临床表现

1. 右上腹疼痛　是 ASC 的主要表现，夜间多见，饱食、进食油腻食物可诱发，常呈持续性疼痛，阵发性加重，部分患者可有右侧肩背部放射痛。但在老年患者或合并基础疾病的患者中，疼痛程度可能较轻。

2. 腹膜炎体征　右上腹压痛、反跳痛及肌紧张是胆囊炎波及壁腹膜的直接证据，在某种程度上可反映炎症的严重程度。但在老年患者或合并基础疾病（特别是糖尿病）的患者中，局部腹膜炎体征并不明显。

3. 发热　体温轻中度升高者多见，持续高热伴寒战者少见。发热是全身炎症反应的表现，持续高热伴寒战时，通常提示病情较重（胆囊坏疽、穿孔）或合并急性胆管炎。

（二）并发症

1. 脓胸　胆囊梗阻后，胆囊内的细菌增殖可导致脓胸，患者常表现为发热、乏力，白细胞计数可升高，并发脓胸后腹腔镜较难解决，多转为开腹胆囊切除术。

2. 胆石性肠梗阻　罕见，胆囊内较大的结石穿透胆囊壁侵蚀相邻器官，多为十二指肠，导致瘘管形成，又称胆内瘘。结石多阻塞回肠，形成胆石性肠梗阻，也可累及幽门、十二指肠球部。

3. 气肿性胆囊炎　多为产气微生物（大肠杆菌、产气荚膜梭菌和克雷伯菌属）感染所致，罕见，发病隐匿且进展迅速，易发生胆囊坏疽及穿孔，一经发现，应及时手术。

4. 其他并发症　如脓毒血症、胰腺炎等。

四、辅 助 检 查

（一）实验室检查

1. 白细胞计数　$> 15 \times 10^9/L$ 时，应考虑 ASC；$> 17 \times 10^9/L$ 时，应高度怀疑 ASC。

2. 中性粒细胞与淋巴细胞计数的比值（NLR）　若 NLR < 3，提示胆囊炎症较轻；若 NLR $\geqslant 3$，则可考虑 ASC。

3. C 反应蛋白（CRP）　东京系列指南明确将 CRP $\geqslant 30mg/L$ 作为 ASC 诊断指标之一。

4. 降钙素原（PCT）　$\geqslant 0.50ng/L$ 时可考虑感染加重。PCT 可作为诊断 ASC 的参考指标。

（二）影像学检查

1. 超声检查　是最常用且敏感的检查之一，可作为 ASC 的首选检查方法。主要表现为胆囊壁弥漫性增厚，壁内见低回声带及片状无回声区，若囊内有结石，可见强回声，后方伴有声影。

2. CT 检查　相比超声检查，CT 检查更有助于 ASC 的早期诊断，常有以下表现：①胆囊体积增大，直径多 $> 50mm$；②胆囊壁增厚 $> 3mm$，严重者可超过 10mm；③胆囊周围改变，可见薄层脓液。

3. MRI 检查　可作为 CT 的替代检查，可用于孕妇等特殊人群。常表现为胆囊壁全层或局部增厚、水肿，胆囊周围组织粘连、积液，胆囊内可见胆汁分层现象，即液 - 液平面。

五、诊断与鉴别诊断

ASC 的诊断标准见表 28-2。

表 28-2　ASC 诊断标准

A. 局部炎症体征	（1）墨菲征
	（2）右上腹肿块 / 疼痛 / 压痛
B. 全身炎症体征	（1）发热
	（2）CRP 升高
	（3）白细胞计数升高
C. 影像学表现	急性胆囊炎的影像学表现
疑似诊断	A 中的一项＋B 中的一项
明确诊断	A 中的一项＋B 中的一项＋C
	应排除急性肝炎、其他急腹症、慢性胆囊炎

ASC 需要与下列疾病鉴别。

1. 慢性胃炎　临床表现为上腹部隐痛、嗳气、腹胀，患者常有病史，询问患者相关病史，如服药史、疼痛有无规律等有助于诊断。辅助检查如电子胃镜等可协助诊断。

2. 胆管炎　可出现典型的沙尔科三联征，即腹痛、寒战高热、黄疸，实验室检查可见血清总胆红素及结合胆红素升高、转氨酶及 ALP 升高、尿胆红素升高、尿胆原下降、粪胆原下降。

3. 心绞痛　常于活动后出现，表现为胸骨后或剑突下压榨性疼痛，可放射至左肩，心电图可出现 ST 段压低。

4. 肾绞痛　多位于一侧肋角，呈锐痛，绞窄样，多向会阴部放射，超声检查多见患侧输尿管结石。

六、治　　疗

（一）一般治疗

（1）禁食、胃肠减压、镇痛、止吐、加强营养支持及维持水、电解质、酸碱平衡。

（2）应用抗生素抗感染治疗，以覆盖革兰氏阴性肠道菌群和厌氧菌为主，疗程足，剂量够。推荐的抗生素：哌拉西林 / 他唑巴坦、氨苄西林 / 舒巴坦、美罗培南、亚胺培南 / 西司他丁或第三代头孢菌素＋甲硝唑。

（3）静脉注射胆囊收缩素：刺激胆囊收缩，可预防接受全肠外营养的患者胆囊内形成淤泥样结石。

（4）传统中医的消炎利胆辨证理论也可使用。

（二）内镜及介入治疗

1. B 超引导下经皮经肝胆囊穿刺置管引流术（percutaneous transhepatic gallbladder drainage，PTGBD） 对于病情危重、急诊行胆囊切除术风险较高的患者，PTGBD 较为有效，其创伤小、操作较简便，可迅速降低胆囊内压力。PTGBD 作为一种过渡方法，可为 ASC 患者的后续胆囊切除术提供条件、争取时间。

2. 超声内镜引导胆囊穿刺引流术（endoscopic ultrasonography-guided gallbladder drainage，EUS-GBD） 适用于不能手术的急性胆囊炎患者，且远期预后较好，具有准确率高、并发症少等优点。主要步骤为超声内镜引导下确定穿刺位置、置入导丝，后扩张建立腔隙，顺导丝放置支架或引流管引流胆汁。

3. 内镜下经胆囊引流术（endoscopic transgallbladder drainage，ETBD） 包括内镜下鼻胆囊引流（endoscopic naso-gallbladder drainage，ENBD）和内镜下胆囊支架引流，2018 年的东京指南已将 ENBD 作为急性胆囊炎的二线引流方法。与 PTGBD 相比，其适应证更宽，可应用于凝血功能障碍、血小板减少症、穿刺困难的患者。

（三）手术治疗

1. 开腹胆囊切除术（open cholecystectomy，OC） 目前 OC 已基本被腹腔镜下胆囊切除术（laparoscopic cholecystectomy，LC）取代。

2. 腹腔镜下胆囊切除术（LC） 目前为临床上治疗 ASC 的最常用方法，ASC 发病 72h 内胆囊三角区渗出较少、容易分离，建议 72h 内行腹腔镜下胆囊切除术。

3. 腹腔镜胆囊次全切除术（laparoscopic subtotal cholecystectomy，LSC） 是一种可替代腹腔镜下胆囊切除术的术式，当胆囊三角区出现严重水肿，较难辨别解剖结构时，可不完全切除胆囊，视情况保留部分胆囊壁，残余部分给予电烧灼处理。

七、预　　后

ASC 病情重、进展快，治疗重点为早期及时识别并治疗，一旦出现穿孔/坏疽等并发症，预后较差，应避免病情进展为坏疽性胆囊炎甚至胆囊穿孔等，预后一般较好。穿孔见于 10% ～ 15% 的病例。非结石性胆囊炎的死亡率为 10% ～ 50%，远远超过结石性胆囊炎的死亡率（4%）。

第四节　胆　　瘘

一、定义与流行病学

胆瘘是指胆汁或含有胆汁的液体自胆道系统的破口流入腹腔或体外。胆汁在胆道系统外的异常聚集称为胆汁瘤/湖。胆瘘可分为胆内瘘和胆外瘘。胆外瘘可依据病因分为自发性、治疗性、创伤性、医源性，胆外瘘与胆石疾病有关，通常在胆囊切除术后，胆内瘘最常见的类型是胆总管－十二指肠瘘（62%），其次是胆囊－十二指肠瘘（19%）、胆囊－胆管瘘

（11%）和胆囊 – 结肠瘘（8%）。

自发性胆瘘罕见，希腊的一项回顾性研究纳入了 210 例胆外瘘病例，其中只有 1 例是自发性胆瘘；流行病学调查显示开腹胆囊切除术后胆瘘发生率为 0.1% ～ 0.5%，腹腔镜下胆囊切除术后胆瘘的发生率为 0.5% ～ 3%，肝切除术后胆瘘发生率为 4% ～ 12%，胆肠吻合术后胆瘘较少见。

二、病因与发病机制

胆瘘按病因主要分为 3 种，即医源性、创伤性和自发性胆瘘，临床上以医源性胆瘘最为多见。

1. 医源性　胆囊切除术是最常见的病因，其次还有 ERCP、PTBD 及 PTC 等操作及肝移植术、肝叶切除术、胆肠吻合术、胆总管探查术、胃切除术等外科手术。

2. 创伤性　刀枪伤、挤压伤、交通意外伤等均可损伤胆道系统。

3. 自发性　成人少见，多见于婴幼儿，多系先天性胆管发育异常，导致胆管损伤、胆管内压力升高，使胆管自发性破裂；另外，伤寒沙门菌感染可引起慢性胆囊炎，可能使患者出现自发性胆瘘；结节性多动脉炎伴胆囊炎、使用激素也可能与该病有关。

胆瘘的患者几乎都存在胆道系统梗阻，胆囊扩张，压力升高，影响血液供应。梗阻和血供不足导致炎症，炎症反复发作甚至出现局部坏死、胆囊穿孔，导致局部胆囊脓肿。在排出脓液过程中胆囊可能与腹壁、十二指肠或结肠之间形成瘘管。另外，全身因素（如糖尿病、低蛋白血症、免疫功能低下等）或局部因素（如术后操作不当）影响周围血供等导致瘘口愈合不良，延长病程。

三、临 床 表 现

胆瘘的临床表现多样，且与瘘口位置、胆汁漏出量及合并感染等因素密切相关。胆瘘量小者，可无明显临床表现；胆瘘量大合并腹腔感染时，患者会出现腹痛、高热、寒战等临床表现；如无感染，则可能仅有腹胀。胆瘘发生时若已留置腹腔引流管，则可见黄色或黄绿色液体流出。腹壁穿透伤患者有时可见胆汁自伤口漏出。

胆汁长期大量漏出的患者可出现营养不良、低钠血症、感染、胆石性肠梗阻等并发症。慢性瘘管长期未愈可导致胆管上皮细胞异型增生和恶性改变，但该情况罕见。

四、辅 助 检 查

（一）实验室检查

白细胞总数、中性粒细胞计数及中性粒细胞百分比升高；C 反应蛋白水平升高表明存在感染；肝功能检查中，血清碱性磷酸酶通常升高，胆红素升高不常见。病程较长者可出现血清白蛋白降低、电解质紊乱或酸碱失衡。

（二）影像学检查

1. 超声检查　超声检查无创、方便、快捷，可作为胆瘘的首选检查手段，有助于胆结石、贴近腹壁的胆囊增厚的诊断，但皮肤炎症导致疼痛可能会限制该检查。

2. CT检查　可清楚显示胆囊位置，还可明确腹腔内有无液体。当存在胆汁瘤时，在肝内、肝下或膈下可见边界清楚的囊性病灶，增强 CT 显示病变内部无强化，边缘可有轻度强化。

3. MRCP检查　可重建胆道系统，有助于直接观察胆道形态，对胆瘘的诊断价值较高。

4. 胆道造影　是胆瘘诊断的金标准，可确定胆瘘的部位、范围、严重程度及有无胆汁瘤形成，同时还有助于发现胆道系统是否存在结石或狭窄等情况，其敏感度高于 MRCP。

5. 瘘管造影　有助于确诊，造影剂显示并充满胆囊。在通畅的胆道中，瘘管造影还可显示胆总管，从而检查胆道解剖结构。

6. 超声引导穿刺　在影像学检查提示存在囊性病变时可选用。若抽吸液中胆红素浓度高于血清胆红素浓度，则提示有胆汁瘤形成的可能。

五、诊断与鉴别诊断

（一）诊断

根据病史、临床表现及辅助检查可诊断。无论手术与否，观察到胆汁从非正常或非预设管道流出体外，即可诊断为胆瘘。不同临床分级（表 28-3）的胆瘘在治疗上各有不同。

表 28-3　国际肝脏外科研究组（ISGLS）胆瘘临床分级

分级	特点
A	治疗方案无须更改或更改较小
B	治疗方案需要更改（如额外的诊断或介入治疗），但无须再次手术，或 A 级胆瘘超过 1 周
C	需要再次手术

（二）分型

（1）目前临床最常用的是 Strasberg 等提出的胆囊切除术后的胆瘘分型：A 型为胆囊管残端瘘和胆囊床胆瘘；B 型为右副肝管闭塞；C 型为右副肝管横断但未结扎；D 型为胆总管侧壁损伤。

（2）我国 2020 年胆瘘消化内镜诊疗专家共识中采用了一种新分型，此种分型对胆瘘的内镜下治疗具有重要参考价值。其共分为 3 型：A 型为与胆管沟通型，瘘口上方的胆管与瘘口下方的胆管或消化系统直接沟通，又根据瘘口的位置分为 A1 型、A2 型与 A3 型 3 种亚型；B 型为远端胆管离断型，瘘口上方的胆管与瘘口下方的胆管或消化系统通过"胆汁湖"沟通；C 型为孤立型，瘘口上方的胆管与瘘口下方的胆管或消化系统完全离断，无沟通。

（三）鉴别诊断

胆瘘可与下列疾病相鉴别。

1. 急性消化性溃疡穿孔　多表现为上腹部剧烈疼痛，呈刀割样或烧灼样，叩诊发现肝浊音界减小或消失，腹部 CT 或 X 线检查可见膈下游离气体。

2. 胃神经官能症　起病缓慢，持续性或反复性发作，以胃部症状为主，多表现为神经性呕吐、嗳气、厌食，可行胃镜检查协助诊断。

3. 阑尾炎　经典表现为转移性右下腹痛，腰大肌试验、闭孔内肌试验可呈阳性，超声检查可见阑尾周围脓肿。

4. 胰腺假性囊肿　多继发于胰腺炎、胰腺坏死、外伤等，主要表现为腹痛、腹胀、腹部包块，腹部 CT 可显示，B 超可确定为囊性病变。

5. 心肌梗死　多表现为清晨或安静时心前区或胸骨后压榨性疼痛，可放射至下颌、颈部、背部，伴发热、心动过速、心律失常、胃肠道症状，甚至出现晕厥、休克。心电图、超声、心肌坏死标志物、冠状动脉造影等检查可帮助诊断。

六、治　疗

胆瘘的治疗原则包括减少胆汁漏出和充分引流，胆管内引流为首选。

（一）一般治疗

患者取半卧位，禁食水，胃肠减压，营养支持治疗和维持水、电解质、酸碱平衡。合并感染者使用覆盖革兰氏阴性菌和厌氧菌的抗生素，必要时加用生长抑素。

（二）内镜下治疗

1. 内镜下胆管引流　包括内镜下鼻胆管引流术（ENBD）和内镜下胆管内引流术（ERBD）。ENBD 是通过十二指肠镜将鼻胆管一端置入胆瘘口，另一端从鼻腔引出，持续负压引流胆汁的引流方法，其优点是创伤较小，适用于病情危重及无法耐受手术的患者；缺点为容易移位和阻塞，不适于肝性脑病、感染中毒性脑病及消化道静脉曲张较严重者。ERBD 是通过内镜将支架置入胆管内，对胆管起支撑引流作用，可用于合并胆道狭窄的胆瘘患者。支架分金属材质与塑料材质，金属材质价格高且并发症较多，塑料材质临床应用广泛。

2. 超声内镜引流下胆汁瘤引流　适用于直径较大（超过 5cm）的胆汁瘤。在超声引导下，穿刺针自胃或十二指肠近端穿刺入胆汁瘤，扩张后形成窦道，然后置入支架引流胆汁。

（三）PTBD

PTBD 不作为一线治疗方法，可作为内镜下治疗及手术治疗效果均不佳时的替代方案。

（四）手术治疗

手术治疗主要用于内镜及介入治疗失败、出现弥漫性腹膜炎、胆总管断裂伴活动性出血等情况，应在胆瘘继发感染已被控制的情况下进行。手术原则为彻底清洗腹腔、疏通胆道、充分引流。手术方式包括开腹手术及腹腔镜手术；胆管损伤时可行 T 形管置入术、胆管端端吻合、Roux-en-Y 胆肠吻合术等。

七、预　后

　　胆瘘一旦发生，应及时处理，否则易导致感染及水、电解质紊乱和酸碱失衡等并发症，严重者死亡率可达 40% ~ 50%，因此积极采取预防措施是改善预后的关键。预防术后胆瘘应从首次胆道手术的前、中、后 3 个环节入手，充分的术前准备、妥善的术中处理、积极的术后护理与充分引流至关重要。瘘管恶变罕见，通常仅在 10 ~ 20 年后发生。

第二十九章

胰腺疾病

第一节 急性胰腺炎

一、定义与流行病学

急性胰腺炎（acute pancreatitis，AP）是由多种病因导致胰酶异常激活，从而引起胰酶消化自身组织，轻则导致胰腺水肿，重则导致胰腺出血及坏死的疾病，严重者可引起多器官功能障碍。

急性胰腺炎是一种较常见的消化系统疾病，发病率为（4.9～73.4）/10万，成年人居多，平均发病年龄为55岁，具有地域差异性，各地区的发病率不同主要是由于研究方法和诊断胰腺炎的标准不同。急性胰腺炎的病因以胆源性为主（平均占45%），其次为酒精和高脂血症。各地域不同的生活方式也会造成罹患胰腺炎风险出现差异。如广东地区急性胰腺炎以胆源性多见，可能与广东人喜生食，华支睾吸虫感染率较其他地区高有关。而西方国家，因文化差异、地域因素等，酒精性胰腺炎发病率较我国高。此外，在节假日期间，急性胰腺炎发病率明显升高，以青年男女及中年男性为主。男性尤其是西方国家以酒精性胰腺炎为主，而女性则以ERCP术后、胆源性胰腺炎和自身免疫性胰腺炎为主。除此之外，研究还发现，男性在35～44岁为发病高峰期，而女性随着年龄增加，其发病率逐渐上升。

二、病因与发病机制

1. 胆道疾病　胆道结石及感染等是引起急性胰腺炎的主要原因。胆管和胰管共同开口于十二指肠壶腹部，一旦有结石或蛔虫嵌顿、胆管发生炎症反应或胆石移位，就会造成胰管回流受阻，胰管内压力升高。此外，有动物实验显示胆盐可直接导致腺泡细胞质钙离子浓度升高，细小胰管破裂，胰液进入腺泡周围组织。这种升高导致胰蛋白酶原过早激活为胰蛋白酶，导致腺泡损伤和死亡。

2. 酒精　尽管没有饮酒史的患者也可能发生胰腺炎，但是有研究已经证明，在有饮酒史的患者中，急性胰腺炎的发病率是无饮酒史者的4倍。酒精性胰腺炎的可能发病因素如下：①酒精可刺激胰腺分泌，使其对胆囊收缩素（CCK）刺激更敏感，导致胰液中胰酶及蛋白水平升高，在小胰管中形成蛋白栓子，导致胰管阻塞，胰液不能及时排出；②酒精刺激使胆胰奥狄括约肌痉挛，胰液排出受阻，胰管压力升高；③酒精影响机体细胞结构，主要表现为细胞膜的流动性及完整性发生变化，线粒体肿胀，细胞代谢紊乱，细胞变性及坏死。另外，酒精和胆管疾病通常会共同引起急性胰腺炎。

3. 胰管阻塞　胰管结石、蛔虫、肿瘤等都会导致胰管阻塞，从而导致胰管内压力升高。另外，先天性胰腺发育不良，如胰腺分裂，会引起引流不良，从而造成胰管压力过大。

4. 十二指肠疾病　胰腺可受十二指肠球后壁穿透溃疡的影响。此外，当十二指肠憩室、胆胰管解剖异常、十二指肠炎性狭窄、胃大部切除术后输入袢梗阻、蛔虫性感染等导致十二指肠内压力升高时，十二指肠液向胰管内反流。

5. 手术与创伤　腹腔手术和外伤均可损伤胰腺，造成严重的血液循环障碍或物理损伤，从而引发本病。ERCP插管时引起的十二指肠乳头水肿或注射造影剂等也会导致患者出现急性胰腺炎。胰管空肠吻合口狭窄可导致残余胰腺炎。

6. 代谢性疾病　高三酰甘油的发生与脂球微栓子对胰腺微循环的干扰和胰酶降解产生的有毒脂肪酸的损害有关。当三酰甘油超过 11.3mmol/L 时，急性胰腺炎发病率较高。

7. 药物　明确与急性胰腺炎相关的药物有硫唑嘌呤、磺胺类、四环素、噻嗪类等。

8. 感染及全身炎症反应　由感染导致的急性胰腺炎常比急性胆源性或酒精性胰腺炎病情轻，病毒原因包括腮腺炎病毒、柯萨奇病毒、巨细胞病毒、肝炎病毒、EB病毒等，细菌及其他病原体原因包括肺炎支原体、沙门菌、结核分枝杆菌等，当原发病痊愈时，感染也会随之消失。全身炎症也可导致胰腺损伤。

9. 暴饮暴食　急性胰腺炎患者可能是由于进食后产生的胰液无法通过胰管流向十二指肠，导致胰管内压升高。饮食，特别是肉类食物，也是导致急性胰腺炎的一个重要原因。

10. 胰腺血液循环障碍　低血压、心肺旁路、动脉栓塞、血管炎、血液黏滞度增高等因素均可导致胰腺血液循环障碍造成急性胰腺炎。

11. 其他发病因素　如与妊娠有关的代谢、内分泌、遗传和各种自身免疫性疾病等。少数病因不明者，称为特发性急性胰腺炎。

急性胰腺炎的发病机制复杂，目前尚未完全阐明。大多数研究者认为其是腺泡内胰酶异常激活的结果。多种病因导致胰管内高压，从而导致腺泡细胞中的 Ca^{2+} 水平明显升高，酶原被激活，大量活化的胰酶会将胰腺自身消化。

三、临床表现

（一）症状

1. 腹痛　为大部分患者的首发症状，常于饱餐或饮酒后发作，腹痛剧烈，多位于中左上腹甚至全腹，向左肩及左腰背部放射，屈膝位缓解。胆源性者腹痛始发于右上腹，逐渐向左侧转移。常见体征：中上腹压痛，肠鸣音减少，轻度脱水貌。

2. 腹胀　与腹痛同时存在，是腹腔神经丛受刺激引起肠麻痹的结果，早期为反射性，继发感染后则由腹膜后的炎症刺激所致。腹膜后炎症越严重，腹胀越明显，腹水时可加重腹胀，患者排便、排气停止。

3. 恶心、呕吐　呕吐后腹痛不缓解是其特征之一，呕吐通常剧烈且频繁，有时伴有厌食。

4. 急性多器官功能障碍及衰竭　重度急性胰腺炎通常起病较急，若未及时治疗，则会出现呼吸循环系统、胃肠道、肝肾衰竭。

（二）体征

体征与病情的严重程度有关。轻症急性胰腺炎（mild acute pancreatitis，MAP）腹部体征较轻，通常与腹痛主诉程度相称，仅有上腹部轻压痛，可有腹胀和肠鸣音减少，多无腹肌紧张、反跳痛。

几乎所有中度重症急性胰腺炎（moderately severe acute pancreatitis，MSAP）和重症急性胰腺炎（severe acute pancreatitis，SAP）患者有腹部压痛、肌紧张，还会有肠鸣音减弱或消失等体征，腹膜炎时会出现全腹压痛、反跳痛。胰腺与胰周大量坏死渗出时会出现移动性浊音。同时伴有假性囊肿或脓肿的患者，上腹部可触及肿块。当血液、胰酶等穿透肌层等组织，深入腹壁深处而引起毛细血管出血，表现为两侧肋腹的皮肤出现青紫色瘀斑，这种情况被为 Grey-Turner 征。而脐周皮肤出现青紫瘀斑称为 Cullen 征，此征象多提示预后较差。

少见体征还有皮下脂肪坏死小结、下肢血栓性静脉炎、多发性关节炎等。

（三）并发症

并发症仅见于 MSAP 和 SAP。

1. 局部并发症

（1）急性胰周液体积聚和急性坏死物积聚：在发病初期，胰腺内、胰腺周围或胰腺远端有液体聚集，无完整包膜，前者质地比较均匀，后者因混有混合液体和坏死组织（坏死胰腺实质或胰腺周围坏死组织）而质地不均匀。

（2）胰腺假性囊肿（pancreatic pseudocyst，PPC）：可在 MSAP 和 SAP 起病 4 周后出现；有完整的非上皮性包膜，其实质是环绕胰腺的急性坏死物积聚，其囊壁包括纤维组织和肉芽组织，其内含有组织碎片和丰富的胰酶。约 80% 的胰腺假性囊肿为单发，胰体、胰尾多见，常与胰管相通。囊肿较大时可造成压迫，一般表现为不适感，也会出现压痛。囊壁破裂时，囊内液体会进入腹腔，造成胰源性腹水。

（3）包裹性坏死和胰腺脓肿：多发生于急性胰腺炎 4 周后。包裹性坏死是包含胰腺或胰腺周围坏死组织的、界限分明的、具有炎性包膜的囊实性结构；胰腺脓肿的外周为纤维囊壁，当患者高热不退、腹痛持续加重、出现白细胞计数持续升高或高淀粉酶血症时应该考虑胰腺脓肿形成。

2. 全身并发症

（1）急性呼吸窘迫综合征（acute respiratory distress syndrome，ARDS）：起病急，进行性加重的呼吸困难，肺部可闻及湿啰音，普通氧疗通常无法纠正低氧血症。

（2）急性肾衰竭：SAP 患者并发急性肾衰竭的死亡率高达 80%。临床主要表现为少尿、蛋白尿、血尿或管型尿，血尿素氮进行性增高，最终发展为急性肾衰竭。其病因多为循环血容量不足、微循环障碍致肾缺血和缺氧。

（3）心律失常和心力衰竭：心律失常和心力衰竭为主要表现。其机制如下：①血容量及心肌灌注不足；②血管活性肽、心肌抑制因子、胰酶等抑制心肌收缩；③毒素对心脏造成直接损伤。

（4）消化道出血：上消化道出血主要由应激性溃疡、糜烂导致，少部分是由于脾静脉或门静脉发生栓塞，引起门静脉高压，从而导致曲张静脉破裂。下消化道出血是由胰腺坏死血液渗入横结肠引起，通常预后较差。

（5）凝血功能异常：SAP 患者的血液常处于高凝状态，且伴有微循环障碍，最后进展为弥散性血管内凝血（DIC）。

（6）中枢神经系统异常：可见定向力障碍、谵妄甚至昏迷。早期（10天内）出现意识障碍为胰性脑病，由磷脂酶 A2（phospholipase A2，PLA2）、电解质异常、高血糖和低蛋白血症、炎性因子等多种因素引起。在急性胰腺炎后期甚至恢复期，长期禁食导致体内维生素 B_1 不足，从而引起丙酮酸脱氢酶活性下降而引起大脑功能障碍（Wernicke 脑病），从而出现迟发性意识障碍。

（7）高血糖：由于胰岛 B 细胞缺血受损、多种细胞因子作用，可出现短暂性高血糖，甚至可发生糖尿病酮症酸中毒或高渗性昏迷。

（8）水、电解质紊乱及酸碱失衡：患者大多数会出现不同程度的脱水，长期呕吐者可出现代谢性碱中毒。SAP 患者多有明显脱水和代谢性酸中毒。30% ～ 50% 的 SAP 患者可出现低钙血症（血清钙＜ 2mmol/L），主要是因为大量脂肪坏死分解后的脂肪酸与钙结合，形成脂肪酸钙。

（9）全身炎症反应综合征（systemic inflammatory response syndrome，SIRS）：符合以下至少 2 项表现时即可诊断 SIRS。①心率超过 90 次 / 分；②肛温超过 38℃或低于 36℃；③白细胞计数低于 $4.0×10^9$/L 或高于 $12.0×10^9$/L；④呼吸频率超过 20 次 / 分或 PCO_2 低于 32mmHg。具体症状、体征及相应的病理生理变化见表 29-1。

表 29-1　急性胰腺炎多器官功能障碍的症状、体征及相应的病理生理变化

症状及体征	病理生理变化
低血压、休克	大量炎性渗出、严重炎症反应及感染
呼吸困难	肺间质水肿，成人型呼吸窘迫综合征，胸腔积液；严重肠麻痹及腹膜炎
腹痛、腹胀、呕吐、全腹膨隆、张力较高，广泛压痛及反跳痛，移动性浊音阳性，肠鸣音少而弱甚至消失	肠麻痹、腹膜炎、腹腔间室综合征
少尿、无尿	休克、肾功能不全
黄疸加深	胆总管下端梗阻；肝损伤或肝衰竭
Grey-Turner 征，Cullen 征	胰腺出血坏死
体温持续升高或不降	严重炎症反应及感染
意识障碍，精神失常	胰性脑病
上消化道出血	应激性溃疡，左侧门静脉高压
猝死	严重心律失常

四、辅　助　检　查

（一）实验室检查

1. 淀粉酶　血清淀粉酶常于急性胰腺炎起病后 3 ～ 4h 开始升高，24 ～ 48h 达到高峰，通常持续 3 ～ 5 天。因为唾液腺也可产生淀粉酶，所以正常人也会出现血清淀粉酶升高。急性胰腺炎时尿淀粉酶也可升高，但由于其受肾功能影响较大，故在临床上无太大价值。淀粉酶不同检测方法对临床诊断的价值不同，淀粉酶值越高，其对疾病的诊断正确率也越高。但其上升幅度和病变严重程度并无明显关系。

2. 脂肪酶　起病后 24 ～ 72h 血清脂肪酶即可升高，可持续 7 ～ 10 天，其明显升高（正常值 23 ～ 300U/L）时具有特异性。

急性胰腺炎常见实验室检测指标变化对应的病理生理变化见表 29-2。

表 29-2　反映急性胰腺炎病理生理变化的实验室检测指标

检测指标	病理生理变化
白细胞计数↑	炎症或感染
C 反应蛋白＞ 150mg/L	炎症反应
血糖升高	胰岛素释放减少、胰高血糖素释放增加、胰腺坏死；急性应激反应
TB、AST、ALT↑	胆道梗阻，肝损伤
白蛋白↓	大量炎性渗出、肝损伤
尿素氮、肌酐↑	休克、肾功能不全
血氧分压↓	成人型呼吸窘迫综合征
血钙＜ 2mmol/L	钙离子内流入腺泡细胞，胰腺坏死
血三酰甘油↑	既可能是急性胰腺炎的病因，也可能为急性应激反应所致
血钠、血钾、pH 异常	肾功能受损、内环境紊乱

注：TB. 血清总蛋白；AST. 天冬氨酸转氨酶；ALT. 丙氨酸转氨酶。

（二）影像学检查

1. 超声检查　是急性胰腺炎的常规初筛影像学检查，可发现胰腺肿大和胰周液体积聚。肥胖患者因皮下脂肪较厚，腹部超声对胰腺的形态观察多不完全，胃肠道胀气也可影响胰腺的观察，但可了解胆囊及胆管情况，对胆结石、胰管扩张更为敏感，可以作为胰腺炎胆源性病因的初筛手段。在胰腺出现假性囊肿的情况下，腹部超声可用于诊断、随访并帮助确定穿刺点位置。

2. CT 检查　是最具有诊断价值的影像学检查。平扫检查可明确是否存在胰腺炎、胰腺周围炎症及胸腔积液、腹水；增强 CT 检查对判断胰腺坏死的范围有一定帮助，通常在发病 1 周左右进行。在胰腺弥漫性增大的基础上出现质地不均、液化和蜂窝状低密度区，则可诊断为胰腺炎。

五、诊断与鉴别诊断

（一）诊断

以下 3 条中，具备任意 2 条，即可确诊急性胰腺炎：①急性、持续性中上腹痛；②血清淀粉酶或脂肪酶＞正常值上限 3 倍；③有急性胰腺炎的典型影像学变化。

1. 确定急性胰腺炎程度　根据器官衰竭（organ failure，OF）、胰腺坏死及胰腺感染情况，将急性胰腺炎分为下列 4 种程度。

（1）MAP：为水肿性胰腺炎，占急性胰腺炎的 60%，无器官功能障碍及全身或局部并发症，病死率较低。

（2）MSAP：具备以下两者之一，即有局部或全身并发症但无持续性器官衰竭，或一过性器官衰竭（在 48h 内恢复）。

（3）SAP：胰腺实质可发生广泛性坏死，并可累及周围组织，多有持续性器官衰竭（超过 48h），且不能自行恢复。

2. 寻找病因　尽早解除病因有助于缩短病程、预防 SAP 及避免复发。

（二）鉴别诊断

急性胰腺炎常需要与各种急腹症（如消化性溃疡、胆石症、肠系膜血管栓塞、脾破裂及急性肠梗阻等）及发生于其他器官的急性腹痛（如心绞痛、心肌梗死、肺栓塞）等鉴别。

1. 消化性溃疡穿孔　有典型溃疡病史，X 线检查可见膈下游离气体，此点可鉴别。

2. 急性肠梗阻　也是常见急腹症，表现为腹部阵发性绞痛、食欲减退、便秘、排气排便停止，腹部 X 线检查可见气液平面。

3. 心肌梗死　通常有冠心病史，突然发病，表现为持续时间超过 30min 的心前区压榨性疼痛，有特征性心电图改变。

六、治　　疗

急性胰腺炎治疗原则：①寻找并去除病因；②控制炎症。

（一）监护

从炎症反应到器官功能障碍再到器官衰竭，病情变化较快。所有患者都应在入院后 3 天内展开监测，有条件的 MSAP 与 SAP 患者，应将其转移到重症监护病房（ICU）进行监测，并针对器官衰竭及代谢紊乱的情况，采取相应的预防和治疗措施。如果出现了低氧血症，应该用面罩吸氧。如果出现了 ARDS，应该给予正压辅助呼吸。有严重麻痹性肠梗阻者可给予鼻胃管持续吸引胃肠减压。

（二）支持治疗

液体治疗首选乳酸林格液、生理盐水等晶体液。同时补充适量的胶体液、维生素及微量元素。早期液体治疗可改善组织灌注，一旦确诊为急性胰腺炎，应立即应用晶体液进行治疗，其补液速度为 5 ～ 10ml/（kg·h）。补液过程中一定要注意因液体负荷过大引起的组织水肿和器官功能不全。关于营养支持疗法，已有研究表明，与肠外营养相比，肠内营养在各种严重程度的急性胰腺炎患者中是安全且可耐受的，促进患者恢复并改善预后。因此，在胃肠功能可耐受的情况下，应尽早开展经口或肠内营养。

（三）解痉镇痛

经确诊后，及时采取镇痛措施，大部分患者经静脉滴注生长抑素、奥曲肽等药物后均能显著减轻腹痛。因为吗啡会使奥狄括约肌压力升高，而胆碱能受体拮抗剂如阿托品会诱发或加重肠麻痹，因此均不推荐使用。已有研究表明，盐酸氢吗啡酮对非气管插管患者具有较好的镇痛效果。

（四）减少胰液分泌

饮食可直接刺激胰腺分泌，所以起病后，短时间内就要开始禁食，减少胰液分泌；除此之外，生长抑素或生长抑素类似物奥曲肽也可抑制胰泌素和胆囊收缩素刺激所引起的胰液基础分泌。

（五）抗感染治疗

研究显示，预防性使用抗菌药物非但不能减少胰周或胰腺感染率，还会增加多重耐药菌及真菌感染的风险。因此，不建议在没有感染迹象的急性胰腺炎患者中应用抗菌药物。对于疑似或明确诊断为胰腺（胰周）或胰外感染（如胆道系统、肺部、泌尿系统、导管相关感染等）的患者，可经验性使用抗生素，并及时进行体液培养，结合细菌培养和药敏试验结果，及时调整抗感染治疗方案。

（六）内镜治疗

由胆道结石造成的急性胰腺炎，可通过内镜去除嵌顿胆石、进行胆道减压引流，解除梗阻。

（七）手术治疗

1. 感染性胰腺坏死（infectious pancreatic necrosis，IPN） 当急性胰腺炎患者出现感染或 SIRS 临床症状时，CT 引导下穿刺是可取的。当胰腺大面积坏死，CT 引导下经皮穿刺引流液提示感染时，建议手术治疗，抗生素治疗本身不足以治愈，积极的外科清创和引流是必要的，以清除坏死组织和清除感染。IPN 的主要治疗方法包括使用抗菌药物、经皮穿刺置管引流（percutaneous catheter drainage，PCD）或内镜下穿刺引流、外科视频辅助清创或内镜下清创及开腹手术。

2. 胆源性胰腺炎 胆源性急性胰腺炎患者在胰腺炎恢复后应尽早行胆囊切除术以降低再次出现胰腺炎或急性胆管炎的风险。对于轻度胆源性胰腺炎患者，在入院 48h 内进行腹腔镜胆囊切除术，无论腹痛或实验室检查异常是否已消除，都能缩短住院时间，且对手术的技术难度或围术期并发症发生率没有明显影响。

3. 胰腺假性囊肿 胰周积液持续 4 周以上称为假性囊肿，假性囊肿缺乏上皮细胞层，因此不被认为是真正的囊肿。超声内镜引导下引流术是目前胰腺假性囊肿的首选治疗方法。

4. 胰腺脓肿的处理 如脓肿给予抗菌药物治疗后仍然无法完全吸收，则需要采取手术切除坏死组织并引流。

七、预　后

急性胰腺炎的预后取决于疾病的严重程度及是否伴有并发症。急性胰腺炎一般于 1 周痊愈，且无后遗症。危重症患者的情况非常危险，约有 15% 的病死率。病因未去除的患者还会反复出现急性胰腺炎，并且反复炎症及纤维化会发展为慢性胰腺炎。

第二节　慢性胰腺炎

一、定义与流行病学

慢性胰腺炎（chronic pancreatitis，CP）是一种由多种因素引起的胰腺组织慢性进行性炎症性疾病。典型临床表现为反复发作的上腹痛及胰腺内、外分泌功能不全，病理特征为胰腺腺泡萎缩、破坏和间质纤维化。其可伴有胰管结石、胰管狭窄、胰管不规则扩张、胰腺假性囊肿形成等。

在全球范围内，慢性胰腺炎患病率为（13.5 ～ 52.4）/10 万，且发病率及患病率呈逐年增长趋势。慢性胰腺炎多见于中老年人，发病高峰年龄为 50 ～ 54 岁和 65 ～ 69 岁，男女比例为（2.3 ～ 3.9）∶ 1。

二、病因与发病机制

慢性胰腺炎的致病因素多样，由遗传因素、环境因素和（或）其他致病因素共同引起。①胆系疾病：是我国慢性胰腺炎发病的最主要原因，主要包括胆石症、急性或慢性胆囊炎、胆道蛔虫病、胆管炎及奥狄括约肌功能障碍等，占我国慢性胰腺炎病因的 30% ～ 45%。②嗜酒在西方国家和日本是占比最大的发病因素，占总体病例的 50% ～ 60%，在我国约占 20%。有报道称，饮酒＞ 150g/d、持续 5 年，或 60 ～ 80g/d、持续 10 年，将发展为慢性胰腺炎；酒精性胰腺炎进展为慢性胰腺炎的速度分别是遗传性或特发性胰腺炎和胆汁性急性胰腺炎的 2 倍和 5 倍。我国已有报道，酒精因素已超过胆系疾病而成为慢性胰腺炎的第一位致病因素。③胰腺导管内阻塞，各种良恶性原因造成的胰液流通不畅。④自身免疫：分为自身免疫性慢性胰腺炎与自身免疫相关性慢性胰腺炎；前者是一种自身免疫性胰腺炎，后者与自身免疫性疾病相关，是由各种自身免疫性疾病导致的慢性胰腺炎。⑤遗传因素：目前认为遗传因素在慢性胰腺炎发病中起重要作用，常见易感基因包括人糜蛋白酶

C（chymotrypsin C，*CTRC*）、阳离子胰蛋白酶原、丝氨酸蛋白酶抑制因子 Kazal 1 型（serine protease inhibitor Kazal type 1，*SPINK1*）和囊性纤维化跨膜传导调节因子（cystic fibrosis transmembrane conductance regulator，*CFTR*）等。目前大多学者认为遗传性慢性胰腺炎的主要因素是外显率为 80% 的常染色体显性基因，主要突变位于 *PRSS1* 基因。我国主要致病基因为 *SPINK1*。⑥代谢障碍如高脂血症、高钙血症可引起胰腺炎。⑦特发性慢性胰腺炎，西方国家 10%～30% 的慢性胰腺炎为此类型，分早期发作和晚期发作，前者 20 岁左右发病，后者平均发病年龄为 56 岁。

首先，无论胰腺炎的病因如何，胰腺纤维化似乎是对损伤的典型反应。这涉及生长因子、细胞因子和趋化因子的复杂相互作用，其导致细胞外基质沉积和成纤维细胞增殖。其次，各种原因导致的蛋白栓结石阻塞主胰管或小胰管或胰管内蛋白质沉淀物等使管内压力升高，可能导致胰腺组织、胰管系统、腺泡损伤和小导管破裂，逐渐形成胰腺慢性炎症和纤维化。最后，酒精及代谢毒物具有细胞毒性作用，可直接损伤胰腺实质和胰管系统，同时刺激星状细胞分泌细胞外基质，反过来导致纤维化加重。

三、临 床 表 现

（一）症状

1. 腹痛　上腹部疼痛多见，可向腰背部放射，是慢性胰腺炎最常见的临床症状，见于 50%～90% 的患者。疼痛程度不一，可为隐痛、剧痛或钻痛，患者诉疼痛部位深，可伴有恶心、呕吐。病变早期疼痛多呈间歇性，疼痛随病情加重发作频度增加，且持续时间延长，最后转为持续性腹痛。进食、饮酒及高脂肪餐均可诱发腹痛，故患者通常因畏食而限制食量，导致体重减轻。前倾坐位、侧卧屈膝时疼痛可减轻，平卧位加重，称为胰性疼痛体位。腹痛发生机制主要与胰腺内神经受炎性介质刺激和神经受损、胰管阻塞造成胰管内压升高等因素有关。急性发作时可有急性胰腺炎腹痛的表现。疼痛常使患者营养不良、消耗大量镇痛药、生活质量下降、日常活动受限。

2. 胰腺内外分泌功能异常　胰腺具有很强的代偿能力，只有大多数腺泡功能受损后才会出现胰腺外分泌功能不全的表现。50%～80% 可出现吸收不良综合征，包括糖类、脂肪、蛋白质吸收障碍，脂肪吸收不良最早出现。症状较轻者仅有餐后上腹饱胀、嗳气及不耐受油腻食物等症状。症状较重者常可出现夜盲症、皮肤粗糙和出血倾向等脂溶性维生素缺乏的症状。病变后期胰岛功能受损，可出现胰岛素分泌减少，表现为糖耐量异常或糖尿病。当出现脂溶性维生素缺乏所致的营养不良和相关疾病（如骨质疏松症）、胰腺损伤导致胰岛功能低下而导致糖尿病及慢性胰腺炎导致的胰腺恶性病变时意味着疾病进入不可逆转阶段。食欲差、畏食，加长期丢失脂肪和蛋白质等因素共同造成了消瘦和严重营养不良。

（二）体征

患者可有上腹部轻压痛，与腹痛程度不相称，腹部扪及表面光整包块时，应考虑并发大型胰腺假性囊肿。若假性囊肿压迫胆总管下段或胰头显著纤维化，可出现黄疸。

（三）并发症

1. 胰腺假性囊肿 我国慢性胰腺炎假性囊肿的发生率约为 18%，男性风险高于女性，囊液多清澈，含高浓度的淀粉酶。假性囊肿体积大小不等，大的囊肿若压迫门静脉或脾静脉，由于血流不畅，可导致脾大、脾静脉血栓形成，还可导致肝前性门静脉高压。压迫胃、十二指肠和胆总管等周围器官时，可分别引起上消化道梗阻和阻塞性黄疸。

2. 上消化道出血 ①假性囊肿壁的血管或胰周血管受消化酶侵蚀破裂出血；②胰源性门静脉高压导致曲张静脉破裂出血或胃糜烂；③酒精性慢性胰腺炎合并出血糜烂性胃炎时可表现为剧烈呕血；④合并消化性溃疡。

3. 胰腺癌 若患者合并胰腺癌，常伴有进行性腹痛加重、消瘦、黄疸。确诊慢性胰腺炎后，随访 8 年有 1.3% 的患者进展为胰腺癌。

四、辅 助 检 查

（一）实验室检查

1. 胰腺外分泌功能检测 直接试验是最佳标准，但其为侵入性检查，且成本高，故开展较少。临床上常用间接试验，主要包括呼气试验、血液检测、粪便检测和尿液试验，但特异度和敏感度相对较低。

2. 胰腺内分泌功能测定

（1）血糖及胰岛素测定：患者可有血糖升高或糖耐量试验异常，血浆胰岛素水平降低。尚未诊断糖尿病的慢性胰腺炎患者建议每年检测 1 次血糖。

（2）胰多肽（PP）测定：胰多肽是胰腺 PP 细胞分泌的一种胃肠激素，餐后血浆 PP 迅速升高。慢性胰腺炎患者空腹及餐后血浆 PP 均明显降低。

（3）血清胆囊收缩素（CCK）测定：慢性胰腺炎患者因胰酶分泌减少，对 CCK 反馈抑制作用减弱，血清 CCK 可明显升高。

（4）其他检查：血清、胸腔积液或腹水中的淀粉酶含量可在急性发作期明显升高。此外，血钙、血脂、病毒、甲状旁腺激素、IgG4 等检查有助于明确病因。慢性胰腺炎患者可见血清 CA19-9 升高，若升高明显，应警惕合并胰腺癌可能。

（二）影像学检查

1. 腹部 X 线片 部分慢性胰腺炎患者胰腺区域可出现钙化灶或结石影。

2. 超声检查 由于其敏感度不高，所以超声仅作为慢性胰腺炎的初筛检查。部分患者可见胰腺区伴声影的高回声病灶、胰管形态变化等。

3. CT/MRCP 检查 慢性胰腺炎的典型表现为胰管扩张、胰腺萎缩钙化。CT 检查适用于寻找并发症，有助于计划手术或内镜干预。常规 MRI 对胰腺实质改变检查敏感，但对钙化和结石的显示不如 CT。MRCP 使用重 T_2 加权像可视化胆道和胰管系统，对检查胆管、胰管的病变如胆管扩张或狭窄、主胰管扩张及胰腺先天变异等病变效果不佳。

4. 超声内镜检查 镜下主要表现为胰腺实质及胰管异常，如胰管结石、狭窄或扩张及胰腺钙化或管壁回声增强等。超声内镜检查对慢性胰腺炎诊断的敏感度高，特别是早期慢性胰腺炎。但缺点是对内镜医生要求较高，另外，超声内镜引导细针穿刺是鉴别肿块型慢性胰腺炎与胰腺癌的良好方法。

5. ERCP检查　为有创性检查，多用于诊断困难或需要治疗者。根据 ERCP 表现，慢性胰腺炎可分为轻、中、重三度：轻度慢性胰腺炎表现为 2 个分支胰管异常，中度慢性胰腺炎为 3 个以上分支胰管异常；重度慢性胰腺炎是中度 + 以下任意一项，胰腺假性囊肿囊腔 > 10mm，胰管阻塞，胰管内充填缺损，胰管重度扩张或不规则。ERCP 术中镜下取活检有助于鉴别胆管狭窄的性质。

（三）病理组织学检查

经内镜超声引导细针穿刺吸取活组织行病理学检查或经 ERCP 收集胰管分泌液进行细胞学检查，可为慢性胰腺炎与胰腺癌的鉴别诊断提供重要依据。

五、诊断与鉴别诊断

（一）诊断

慢性胰腺炎的主要诊断依据：①典型的病理学表现；②典型的影像学改变。次要诊断依据：①胰腺外分泌功能不全表现；②胰腺内分泌功能不全表现；③反复发作上腹痛；④血清淀粉酶异常；⑤基因检测发现明确致病的基因突变；⑥大量饮酒史。主要诊断依据满足 1 项即可确诊；影像学或组织学表现不典型，但次要诊断依据满足至少 2 项亦可确诊。

（二）鉴别诊断

因在腹痛、消瘦、黄疸等临床表现上相似，故需要特别指出是慢性胰腺炎与胰腺癌的鉴别，B 超、CT 等影像学检查对两者的鉴别也存在困难，超声内镜下胰腺组织细针穿刺、ERCP 和血清肿瘤标志物检测对诊断胰腺癌有帮助。胆系疾病和消化性溃疡等引起腹痛的其他原因鉴别诊断困难不大。另外值得注意的是，慢性胰腺炎的消化功能不良应注意与小肠性吸收功能不良等其他可能造成营养不良的病因进行鉴别。

六、治　疗

慢性胰腺炎的治疗应采取综合措施，包括去除病因、防止急性发作、治疗胰腺外分泌功能不全、缓解或减轻疼痛、治疗引起高脂血症的代谢性疾病。

（一）内科治疗

1. 病因治疗　去除原发病因是治疗慢性胰腺炎的基础。积极治疗胆系疾病和各种因素导致的胰管阻塞，长期嗜酒者须完全戒酒，治疗引起高血脂、高血压的代谢障碍性疾病。

2. 胰腺功能不全治疗　主要是外源性胰酶替代治疗（pancreatic enzyme replacement therapy，PERT）。可首选高活性脂肪酶的肠溶包衣胰酶制剂，餐中服用。若单用胰酶制剂，疗效不佳，可联合应用 H_2 受体拮抗剂、质子泵抑制剂等抑酸药物。合理膳食 +PERT 可作为营养不良的主要治疗方案，可酌情补充中链脂肪酸，严重者可给予静脉营养。脂溶性维生素缺乏时可适当补充维生素 D，目前尚无临床证据推荐补充其他脂溶性维生素。

3. 血糖控制　首选口服降糖药物二甲双胍；若口服药物控制不佳，可改为胰岛素。对于合并严重营养不良的患者，可直接选用胰岛素治疗，由于慢性胰腺炎合并糖尿病的患者对胰岛素较敏感，应用过程中应注意预防低血糖。

4. 腹痛治疗　及时有效缓解或减轻腹痛是慢性胰腺炎治疗中的重要部分。①进行戒烟、戒酒、控制饮食等一般治疗。②镇痛治疗应遵循 WHO 提出的疼痛三阶梯治疗原则，由弱到强选择药物，尽量从口服开始给药。对乙酰氨基酚等非依赖性非成瘾性镇痛药无效时，需要考虑成瘾性镇痛药。但应避免大量使用，症状缓解后应及时减药或停药，尽可能间歇交替用药。③因胰管狭窄、胰管结石等引起的梗阻性疼痛，可行内镜介入治疗。短期缓解疼痛也可选用腹腔神经阻滞术，成功率约为 50%，但因其并发症较多，且远期预后不佳，故目前较少开展。内科及介入治疗无效时可考虑手术治疗。

5. 内镜下治疗　适应证包括胰腺假性囊肿、胰管狭窄、胰管结石等。其可使部分患者胰源性病痛缓解，提高患者的生活质量。

（1）胰管梗阻：通常由胰管狭窄、胰管结石等因素导致。主胰管狭窄的治疗原则为解除狭窄，充分引流胰液。支架置入辅以扩张胰管、括约肌切开等操作，疼痛缓解率可达 70% 以上。内镜治疗后，如果疗效不满意，临床上宜评估 6 ～ 8 周后考虑手术治疗。

（2）慢性胰腺炎继发胆总管狭窄：慢性胰腺炎合并胆总管狭窄约有 15% 的发生率，ERCP 下胆道支架置入治疗可对梗阻性黄疸、胆总管狭窄合并胆管炎或持续 1 个月以上的胆汁淤积起到较好的缓解作用。

（3）对于无症状的且 ≤ 6cm 的胰腺假性囊肿可选择观察。当胰腺假性囊肿有症状或持续增大时，应予以治疗；对于体积较小（最大径 < 6cm）、与主胰管相通且位于胰头或体部的胰腺假性囊肿，首选内镜下经十二指肠乳头引流；非交通性胰腺假性囊肿可选用超声内镜引导下经胃十二指肠壁引流。

（二）外科治疗

目的是缓解或消除疼痛、改善引流、处理并发症。根据病因及胰腺、胰管和胰腺周围器官的病变特点与患者本身的耐受程度选择手术。主要的手术方式有胰管引流术、胰腺切除术和联合术式 3 类。

手术指征：①出现十二指肠梗阻、胆道梗阻、胰腺假性囊肿等并发症或伴有胰瘘、脓肿、胰源性腹水、胰源性门静脉高压伴出血、脾静脉血栓形成等，不宜内科及介入治疗或治疗无效者；②保守治疗或内镜下治疗不能缓解的顽固性疼痛患者；③多次内镜微创治疗失败者；④怀疑胰腺癌者。

七、预　　后

预后主要取决于病因是否及时去除、发病时胰腺的受损程度。生活质量较差的患者多因并发症多而无法根治。多中心研究报道标化慢性胰腺炎死亡率为 3.6/10 万，老年患者和酒精性慢性胰腺炎患者 10 年生存率约为 70%，而 20 年约为 45%；约 25% 的患者因慢性胰腺炎死亡，但多数死于合并的其他疾病，另外，持续酗酒、胰腺癌、手术后并发症也是慢性胰腺炎患者死亡的重要原因。

第三节　胰　　瘘

一、定义与流行病学

胰瘘是指各种原因引起的富含胰酶的液体漏入胰管上皮和其他上皮组织之间的异常交通所引起的一系列临床综合征，其可分为胰外瘘和胰内瘘。向体外流出者称为胰外瘘，向体内流入者称为胰内瘘。

胰腺外伤时，胰瘘发生率为 5%～30%；胰腺切除术后，胰瘘发生率为 3%～45%。急性坏死性胰腺炎时，胰瘘发生率约为 20%。

二、病因与发病机制

胰瘘常见的病因包括胰腺外伤、急性坏死性胰腺炎、胰腺及胰周外科手术、非胰腺手术等；其根本原因是胰管损伤。

1. 胰腺外伤　是胰瘘最常见的原因。首先，胰腺受损，尤其是钝性损伤所造成的胰腺挫伤、裂伤或挤压伤，累及胰管后则会发生胰瘘；其次，胰腺外伤会引起胰管及壶腹部水肿，从而引起胰液引流不畅，更易形成胰瘘；最后，清创不彻底及破裂胰管处理不及时也会造成胰管破裂，从而导致胰瘘形成。

2. 急性坏死性胰腺炎　局部缺血和酶的消化作用会使胰腺组织和胰管发生坏死；组织感染会影响胰管修复，使胰腺分泌液外渗，从而导致胰瘘。

3. 胰腺及胰周外科手术　胰瘘是外科手术常见并发症之一。其发生的危险因素主要如下：①年龄超过 65 岁；②胰腺质地较软；③胰管口径小；④术中失血过多；⑤手术时间过长；⑥术前出现黄疸。胰腺创面或断端因手术缝合太过紧密可以造成局部胰腺组织坏死，从而导致更大的胰管破裂，是手术造成胰瘘的重要原因。

4. 非胰腺手术　最常见的是脾切除术、胃大部分切除术及胃癌根治术等手术损伤胰腺造成胰瘘。

胰瘘始于胰液漏出，是由胰酶和炎症因素相互作用、共同促进的过程。胰瘘时出现的发热、脓肿主要是由各种炎症因素引起的，而动脉瘤、出血则主要与胰酶侵袭有关。胰酶导致的积液和坏死能引起炎症反应和细菌感染，而某些细菌感染又会促进酶原激活。

三、临床表现及分型、分级

（一）临床表现

胰瘘的临床表现多样，轻度患者可仅表现为引流液中淀粉酶升高，病情进展时也缺乏特异性症状及体征，且多被原发病或术后切口疼痛、腹水形成、腹腔内感染等并发症掩盖，但胰瘘通常伴随较为明显的症状、体征。①发热：术后胰瘘通常伴随着体温明显升高，严重者可出现持续性高热、寒战等症状；②腹痛：为术后胰瘘最具特征性的临床表现，多表现为左腹部剧烈疼痛，伴左侧腰背部放射痛，若胰液漏出量大或引流不畅，可出现全腹部剧烈疼痛，且腹膜炎体征明显；③心悸、气促：患者常因剧烈腹痛、腹腔内感染、发热而出现心率增快、呼吸急促，若胰液腐蚀周围血管，引起腹腔内出血，患者可在短时间内出现神志淡漠、心率和呼吸增快、血压下降、末梢循环障碍等血容量不足表现，甚至出现低血容量性休克；④其他：精神状态差、食欲下降、恶心、呕吐等。

（二）分型

根据胰瘘部位、开口方式及既往胰腺切除术式等提出的一种基于内镜的分型标准，具体如下。

Ⅰ型：胰瘘发生在胰腺实质损伤和小分支胰管或胰管远端渗漏后。

Ⅱ型：胰瘘主要发生于主胰管。

Ⅲ型：胰瘘主要发生于胰腺手术后，多为胰管完全断裂。

（三）分级

根据胰瘘临床严重程度，胰瘘可分为如下3级（表29-3）。

生化瘘：不产生任何临床不良后果。

B级：影响术后康复进程，需要临床治疗或介入干预，如合并感染、需要经皮或内镜下引流、需要输血或介入栓塞出血等。

C级：合并单或多器官功能衰竭，危及患者生命，多需要外科手术。

表 29-3　术后胰瘘的定义与分级系统

	术后第3天引流液的淀粉酶数值达正常值上限3倍以上	术后3周持续引流	胰瘘治疗中出现临床相关改变	经皮或内镜介入引流	针对胰瘘相关的出血需要血管造影	再次手术	感染征象	器官衰竭	死亡
生化瘘	有	无	无	无	无	无	无	无	无
B级	有	有	有	有	有	无	有	无	无
C级	有	有	有	有	有	有	有	有	有

四、辅助检查

1. 实验室检查　引流液淀粉酶浓度是判断胰瘘的一个重要标准，通常高于血清淀粉酶

3倍正常值上限。引流液的外观可为深棕色、绿色胆汁样，也可为奶白色、清水样等。而大多血浆淀粉酶浓度在胰瘘时在正常范围。

2. 超声检查 可用于探查胰腺的形态、胰周有无液体成分及有无胰源性囊肿存在，并作为胰腺系统的筛查。

3. CT、MRI 检查 有助于明确胰腺炎严重程度、胰周积液特点等，尤其对胰管与胰液漏出部位或囊肿关系的判断较超声优越。

4. ERCP 及窦道造影检查 可显示胰管断裂，造影剂外漏可确诊胰瘘。ERCP 不仅能够显示胰瘘位置、大小及流出道情况，还可协助治疗。当主胰管（main pancreatic duct，MPD）近端狭窄或有结石时，造影剂无法通过狭窄或阻塞段，ERCP 诊断胰瘘的敏感度可能会降低，此外 ERCP 作为有创操作，也具有一定的潜在出血、术后胰腺炎等风险。

5. MRCP 检查 是非侵入性检查，与 CT 相比能够提供更加清晰的胆胰管图像，与 ERCP 相比避免了医源性胰腺炎的风险，可作为高度怀疑胰瘘患者的首选检查方式。

6. 瘘管造影检查 可以显示瘘管的粗细、形态、位置及其与胰管的关系。

五、诊断与鉴别诊断

（一）诊断

胰瘘的诊断主要依靠病史及辅助检查。外科术后胰瘘的诊断标准：术后 3 天腹腔引流管仍有液体流出，且引流液淀粉酶浓度＞血清淀粉酶 3 倍正常值上限。急慢性胰腺炎相关胰瘘诊断标准：①有急性坏死性胰腺炎发作史；②影像学检查支持胰瘘诊断。

（二）鉴别诊断

1. 胃肠道瘘 引流液为胃液或肠液，经 X 线瘘管或消化道造影、口服亚甲蓝或活性炭粉可以证实。

2. 胆瘘 引流液为胆液，造影检查可见胆道显影。

3. 乳糜瘘 引流液为乳糜，乳糜试验阳性。

4. 肾瘘或膀胱瘘 应用 76% 泛影葡胺经瘘口注入摄片，可见泌尿系统显影。

六、治 疗

胰瘘治疗的原则是充分引流和保持引流通畅，关键是早期识别，预防严重并发症。当胰腺炎引起胰瘘时，优先治疗原发病及其引起的并发症。

内科治疗主要包括控制感染、营养支持、维持水和电解质平衡、充分引流、抑制胰酶生成或分泌等。通过积极的非手术治疗，大部分胰瘘可以获得愈合，不推荐预防性治疗。约80%的胰外瘘和40%的胰内瘘经内科治疗后，瘘口可自行闭合。一般内科治疗4周以上效果欠佳者应考虑其他治疗方式。

1. 控制感染 胰瘘时感染发生的主要原因是引流不畅，可以反复在 B 超或 CT 引导下穿刺置管引流。胰瘘合并腹腔感染时，大肠杆菌是占比最高的病原菌，其他主要病原菌包括粪肠球菌、肺炎克雷伯菌、铜绿假单胞菌和葡萄球菌等多种细菌。在感染源未控制时，建议使用抗生素 5 ~ 7 天。

2. 营养支持 应尽早给予全胃肠外营养，首选空肠营养，补充所需的热量和蛋白质，一般 5 ~ 7 天。条件允许时可通过空肠造瘘管或鼻饲管给予饮食，尽量减少食物通过十二指肠时所产生的刺激，从而有助于胰瘘愈合。适当应用生长激素可提高肠外营养的效果，进而促进瘘口愈合。在充分引流时，早期饮食是有益的。

3. 维持水、电解质平衡 通过血生化监测，根据血钠浓度，适量补充 3% 的氯化钠。对于严重的低钾血症，可通过微量泵经中心静脉补充氯化钾纠正，口服也是可取的。

4. 抑制胰酶生成或分泌 减少胰液外漏有助于创面、手术断端和吻合口愈合。生长抑素不仅能通过减慢胰液的分泌速度、抑制碳酸酐酶活性直接抑制胰液分泌，而且可通过抑制胆囊收缩素、胆囊加压素分泌间接抑制胰腺外分泌。

5. 手术治疗 内镜治疗方式主要包括支架置入和 EUS 引导下引流术及 ERCP 引导下胰管括约肌切开等（表 29-4）。外科治疗方式主要包括胰周坏死组织清创术、胰腺部分切除术和胰 – 肠 / 胃吻合术等。

表 29-4 胰瘘内镜治疗方式

是否外科手术	胰瘘类型	特点	亚型	内镜下干预方式
否	Ⅰ 型	发生于胰腺实质损伤和小分支胰管或胰管末端损伤	头体型（Ⅰa）	胰管支架引流术，鼻胰管引流术
			尾型（Ⅰb）	胰管支架引流术，鼻胰管引流术，瘘管封堵术
否	Ⅱ 型	胰瘘主要发生于 MPD，伴随胰管离断综合征	近端胰管残端开放	EUS 引导下支架引流术，鼻胰管引流术 / 胰管支架引流术
是	Ⅲ 型		近端胰管残端闭合	EUS 引导下支架引流术
			近端胰腺切除术后	胰管支架引流术，鼻胰管引流术
			远端胰腺切除术后	EUS 引导下支架引流术

七、预 后

胰瘘通常伴随着病情迁延，住院时间延长，通过积极有效的非手术治疗、内镜和外科手术治疗，大多数患者可以治愈，但部分患者可并发腹腔脓肿、脓毒血症、大量出血等，严重者可危及生命。最严重和最致命的瘘管相关并发症包括出血和败血症。近 60% 的胰肠（结肠、十二指肠、胃、空肠和回肠）瘘患者存在胃肠道出血，因此及时识别、治疗是实现良好预后的关键。

第四节　胰腺囊性病变

胰腺囊性病变是指由胰腺上皮和（或）间质组织形成的含囊腔病变。临床上将其分为非肿瘤性和肿瘤性，前者主要包括胰腺假性囊肿、先天性真性囊肿和潴留性囊肿，后者主要包括胰腺囊性肿瘤（PCN）。由于影像学检查的普及，本病的检出率明显提高。

一、胰腺假性囊肿

（一）定义与流行病学

胰腺假性囊肿（PPC）是最为常见的胰腺囊性病变，病理特点是囊壁无上皮细胞覆盖，故称为假性囊肿。体积较大者可以产生压迫症状、继发感染形成脓肿、合并出血等，还可能自行破溃后囊液进入游离腹腔，或空腔器官部位，如胃、十二指肠和结肠等。

（二）病因与发病机制

胰腺假性囊肿多继发于急、慢性胰腺炎，以及外伤和手术等导致的胰液渗漏聚集，被周围组织及器官包裹后形成囊肿。

（三）诊断

1. 临床表现　胰腺假性囊肿可无症状。胰腺炎或上腹部外伤后，上腹部逐渐膨隆，腹胀，压迫胃、十二指肠引起恶心、呕吐，影响进食。体格检查时在上腹部触及半球形、光滑、不移动、囊性肿物，应考虑本病的可能。如合并感染，有发热和腹部压痛。

2. 辅助检查　超声、CT 或 MRI 检查可确定囊肿的部位和大小。囊内存在气体提示合并感染，也可能是囊肿破裂囊液进入消化道所致。

（四）治疗

一般认为小于 6cm、无症状的胰腺假性囊肿可动态观察，不采取治疗。手术适应证：①出现出血、感染、破裂、压迫等并发症；②出现腹痛、黄疸等；③合并胰管梗阻或与主胰管相通；④多发性囊肿；⑤与胰腺囊性肿瘤鉴别困难；⑥连续随访观察，影像学检查提示囊肿不断增大。常用手术方法如下：①内引流术，囊壁成熟后（6周以上）可进行内引流术。常见方式为囊肿空肠 Roux-en-Y 吻合术，若囊肿位于胃后壁，可直接将胃后壁与囊肿吻合。②外引流术，由于其并发症和复发率较高，现已较少使用，主要用于胰腺假性囊肿继发感染后经皮穿刺置管引流术失败或囊肿破裂等。③胰腺假性囊肿切除术，适用于有症状的小囊肿或内、外引流效果均不佳的多发性胰腺假性囊肿。引流前需要针对性行增强 CT、MRI、MRCP、内镜超声等检查以排除肿瘤、假性动脉瘤、肠憩室和非炎症性液体聚集等情况。

二、胰腺囊性肿瘤

（一）定义与流行病学

胰腺囊性肿瘤（PCN）是指来源于胰腺导管上皮和（或）间质组织的囊性肿瘤性病变，主要包括浆液性囊腺瘤（serous cystic neoplasm，SCN）、黏液性囊性肿瘤（mucinous cystic neoplasm，MCN）、导管内乳头状黏液性肿瘤（intraductal papillary mucinous neoplasm，IPMN）、囊性神经内分泌肿瘤（cystic neuroendocrine tumour，cNET）和实性假乳头状肿瘤（solid pseudopapillary neoplasm，SPN）。PCN 的性质不同，预后及恶变风险不同。影像学检查是诊断 PCN 的主要手段。绝大部分为良性，临床仅需密切观察；对于有症状、有恶变倾向及临床不能鉴别良恶性的 PCN，需手术治疗。

PCN 是已知的胰腺癌癌前疾病之一，在预防和治疗方面尚未取得突破性进展，手术切除联合化疗是长期生存的唯一治疗选择。由于症状出现较晚，只有 15% ～ 20% 的患者在明确诊断后可手术切除。

（二）临床表现

PCN 好发于中老年女性，一般生长缓慢，多数 PCN 为偶发，且约 50% 的患者缺乏腹痛、黄疸或血糖异常等典型的胰腺疾病相关症状，需要慎重地将症状归因于 PCN。腹痛为 PCN 最常见症状，也可见体重减轻、黄疸、胰腺炎、腰背部疼痛和进食后腹胀等症状。瘤体增大可引起压迫症状，也可引起上腹部不适、腹痛或腹部肿块，而阻塞性黄疸、急性胰腺炎、消化道出血等症状较少见。患病时间长者可出现胰腺分泌功能紊乱，表现为脂肪性腹泻、糖尿病、体重减轻等。

IPMN 可产生大量黏蛋白导致主胰管阻塞，从而诱发胰腺炎，引起上腹部不适、腹痛及腰背部放射痛等症状。长期持续的炎症刺激还可引起胰腺结构永久性损伤，从而导致内分泌和外分泌功能受损。有些 PCN 患者会出现黄疸，可能原因为病变压迫胆总管导致胆汁流出道梗阻、黏蛋白阻塞胆总管或肿瘤直接侵犯胆总管。

大部分 PCN 无症状或缺乏典型症状，要认真鉴别患者的症状和体征，在识别出 PCN 相关症状和体征的同时，结合实验室检查、影像学检查等明确诊断。

（三）辅助检查

1. 囊液分析及细胞学检查

（1）超声内镜引导细针穿刺抽吸术/活检术（EUS-FNA/FNB）：对于影像学检查不能确定性质的 PCN 和经超声内镜引导细针穿刺活检可能改变治疗策略时，建议行该检查。

（2）超声内镜引导经穿刺针活检钳活检术（EUS-TTNB）：该技术借助穿刺针向活检部位插入切割式微活检钳，钳取组织进行病理学检查。相比经超声内镜引导细针穿刺活检术能显著提高 PCN 诊断效能，术后病理诊断一致性较超声内镜引导细针穿刺抽吸术明显增加，同时不良事件发生率较低。不良事件主要为胰腺炎和囊壁内出血，发生率分别为 2.3% 和 5%，大多为自限性，通常无须处理。

（3）拉丝试验：操作方法简单方便，可用于鉴别黏液性 PCN 和非黏液性 PCN。该试验为在拇指和示指中间放置一滴囊液然后拉伸，囊液拉伸长度超过 3.5mm 为黏液性 PCN，反之则为非黏液性 PCN。其特异度和敏感度分别为 95% 和 58%，缺点是个体化差异较大。

（4）囊液淀粉酶水平：作为排他性诊断指标，< 250IU/L 可排除约 98% 的假性囊肿。

（5）囊液 CEA 水平：其鉴别黏液性 PCN 和非黏液性 PCN 的准确率为 60% ～ 86%，现行指南推荐 CEA 的临界值为 192ng/ml。囊液 CEA 较高多提示 PCN 为黏液性。提高 CEA 临界值可使其对 IPMN 或 MCN 和非黏液性 PCN 鉴别的特异度提高，但敏感度降低。

（6）囊液葡萄糖水平：该指标检测方法费用低廉、方便快捷，在鉴别黏液性 PCN 和非黏液性 PCN 方面准确率较高，可作为临床常规检测指标。囊液葡萄糖水平低提示 PCN 为黏液性，反之，葡萄糖水平较高则提示其为浆液性。

（7）基因分析：*KRAS* 基因和 *GNAS* 基因最常用，上述基因双重突变用来诊断黏液性 PCN 的敏感度、准确率和特异度分别为 75%、97% 和 99%。但是基因检测成本高，部分医院设备不足限制了基因分析的应用。对于诊断不明但明确诊断后可能改变治疗的 PCN，可进行突变基因分析。

2. 影像学检查　MRI 检查是诊断 PCN 的首选方法。T_1 加权像（T_1WI）能较好地发现囊壁结节，通过注射造影剂，能判断 PCN 恶变倾向。MRCP 采用 T_2WI 序列，能够显示胆胰管及其分支结构，可清晰显示 PCN 与胆胰管的位置关系。三维 MRCP（3D-MRCP）扫描可对患者胆胰管结构及病变进行后期重建，揭示 PCN 与胰管位置关系以鉴别分支胰管型 IPMN 与其他 PCN。弥散加权成像（DWI）能对 SCN 和 pNET 进行鉴别诊断，亦可判断 PCN 的恶变倾向。MRI 检查结合 CT 检查可增加 PCN 诊断的准确率。

3. 内镜检查

（1）超声内镜（EUS）检查：当影像学检查有以下提示病变高危的征象时建议进行 EUS 检查。①肿瘤最大直径 ≥ 3cm；②壁结节 > 5mm；③囊壁增厚或强化；④主胰管扩张 > 5mm；⑤胰管截断伴远侧胰腺萎缩；⑥淋巴结肿大；⑦肿瘤增长速度 ≥ 5mm/2 年。

（2）对比增强 EUS（contrast enhanced EUS，CE-EUS）检查：可实现对病变血供的精细观察，可进一步评估壁结节，也有助于评估囊内血管和分隔。CE-EUS 提示出现壁结节、分隔的过度强化或实性肿块时，需要高度警惕病变恶变的可能性，此时应考虑对病变进行超声内镜引导细针穿刺活检。

（3）经针基激光共聚焦显微内镜（nCLE）检查：是将显微镜成像和内镜两种技术整合，通过穿刺针活检孔道的共聚焦探头实时观察囊肿内壁的细胞结构，从而进行近似活体病理诊断的一项新技术。它可以通过观察表面血管网、微绒毛结构和腺上皮诊断 SCN、IPMN 和 MCN，适用于拟施行手术但无法排除 SCN 的 PCN 患者。

（4）胰管镜检查：可以对病变组织进行取材活检，也可通过观察胰管协助明确病变良恶性程度，为确定手术切除范围提供依据。推荐用于检查临床难以鉴别或合并高危征象的 MD-IPMN 或 MT-IPMN。

除以上技术外，可根据病情选用 MRCP、胰腺导管内超声检查、光学相干断层成像检查等内镜诊疗技术。

（四）治疗

1. 浆液性囊腺瘤　中老年女性多见，约 50% 发生于胰体尾部，绝大多数为良性，且恶变倾向很低，患者多预后良好。通常建议定期检查和随访，当肿瘤最大径超过 6cm 或出现相关症状、位于胰头、无法除外恶性时，建议手术治疗。

2. 黏液性囊腺瘤　中年女性多见，80% ～ 90% 发生于胰体尾部，具有恶变倾向，如明确诊断为黏液性囊腺瘤，应建议手术治疗，尤其存在以下几种情况时：存在囊腺瘤相关症状；囊壁含有结节、实性成分或囊壁蛋壳样钙化；瘤体最大径超过 3cm；囊液细胞学检查明确或提示恶性可能。

3. 导管内乳头状黏液瘤　多见于中老年，男性发病率高于女性，好发于胰头钩突部位，可累及全胰。其分为主胰管型和分支胰管型，前者恶变可能性大，建议手术治疗；而后者恶变倾向相对低，存在癌变的危险因素时建议手术切除，最大径 3cm 以下者规律复查即可。

4. 实性假乳头状肿瘤　青年女性多见，属于低度恶性肿瘤，以局部生长为主；少数患者可发生肝转移，肿瘤破裂出血时可出现腹腔种植播散，一旦确诊，建议手术治疗。

PCN 首选手术治疗；若患者存在手术禁忌而无法接受手术治疗，可选择非手术治疗，但其治疗效果及适用范围缺乏相关研究支持。

（五）并发症和预后

多数 PCN 为良性或低度恶性，手术切除后可治愈，但手术并发症的发生率较高。

第五节　胰　腺　癌

一、定义与流行病学

胰腺癌（pancreatic cancer）是一组主要起源于胰腺导管上皮及腺泡细胞的恶性肿瘤，恶性程度极高，起病隐匿，早期诊断困难，进展迅速，生存时间短，是预后最差的恶性肿瘤之一。

过去 20 年中，全球每年诊断的胰腺癌数量翻了一番，全球人口年龄结构的转变和诊断的改善在很大程度上导致了胰腺癌发病率增加，特别是在高收入国家。我国胰腺癌发病率仍然处于持续上升状态，吸烟仍是最需要重视的胰腺癌危险因素；同时应更加关注高空腹血糖和高体重指数增加罹患胰腺癌风险。流行病学证据表明，胰腺癌家族史是胰腺癌的危险因素，在胰腺癌患者的亲属中，胰腺组织学常表现出多种癌前病变。发病年龄以 45 ～ 70 岁居多，40 岁以下患者 ＜ 2%，男女比例为（1.3 ～ 1.8）∶ 1。

二、病因与发病机制

胰腺癌病因目前尚不明确。一般认为发病危险因素有吸烟、高脂和高蛋白饮食、遗传、糖尿病、慢性胰腺炎、胆石症、嗜酒、饮用咖啡、某些化学致癌物、内分泌改变等。

分子生物学研究显示，癌基因激活与抑癌基因失活及 DNA 修复基因异常在胰腺癌发生过程中发挥作用，重要基因发生突变率 *P16* 为 95%，*K-RAS* 为 90%，*P53* 为 75%，*DPC4* 为 55%，有证据显示 *K-RAS* 突变可能为胰腺癌发生的早期事件。

三、临 床 表 现

（一）症状

胰腺癌恶性程度高、进展快，但是起病隐匿，早期常无明显临床症状，临床表现多取决于肿瘤的位置和范围，主要以肿瘤对邻近器官的侵袭和压迫为主。

1. 腹部不适或腹痛　常为首发症状。常为持续且进行性加重的中上腹部或腰背部剧烈疼痛，夜间明显；仰卧和脊柱伸展时疼痛可加重，弯腰前倾坐位或屈膝侧卧时疼痛可稍缓解。大部分胰腺癌患者只有上腹部疼痛或隐痛、钝痛、胀痛等，肿瘤进展到中晚期侵犯腹腔神经时可引起持续性、剧烈的腹部疼痛。

2. 消化不良　胆总管下端和胰腺导管被肿瘤阻塞，胆汁和胰液不能进入十二指肠，加之胰腺外分泌功能不全时，大多数患者有食欲减退、消化不良、粪便恶臭、脂肪泻。

3. 黄疸　特点是进行性加重，由癌肿压迫或浸润胆总管所致，也可能是肝内、肝门、胆总管淋巴结肿大所致。黄疸出现的早晚和肿瘤的位置密切相关，癌肿距胆总管越近，黄疸出现越早，胆道梗阻越完全，黄疸越深。

4. 消瘦和乏力　消化吸收不良、焦虑和癌肿消耗等造成消瘦、乏力、体重减轻，晚期常呈恶病质状态。

5. 焦虑和抑郁　腹痛、消化不良、失眠导致患者性格改变、焦虑及抑郁。

6. 症状性糖尿病　50% 的胰腺癌患者在诊断时伴有糖尿病，新发糖尿病常是本病的早期征象。

7. 其他症状　肿瘤对邻近器官的压迫，如影响胃排空导致腹胀、呕吐；少数胰腺癌患者可因病变侵及胃、十二指肠壁而发生上消化道出血；持续或间歇性低热；部分患者发生下肢深静脉血栓、游走性血栓性静脉炎或动脉血栓。

（二）体征

早期无明显体征。患者可有消瘦、黄疸和上腹部压痛。扪及无压痛肿大胆囊时为 Courvoisier 征，是诊断胰腺癌的重要体征。胆汁淤积、肝转移癌可致肝大，胰腺癌压迫脾静脉可致脾大。晚期有腹部包块、腹水和远处转移征象等。

四、辅 助 检 查

（一）实验室检查

1. 血清生化检查　早期血生化指标无特异性改变，胰头癌导致胰管梗阻，早期可有血、尿淀粉酶一过性升高，空腹或餐后血糖升高，糖耐量试验有异常。血清胆红素升高，以结合胆红素升高为主，重度黄疸时尿胆红素阳性，尿胆原阴性，粪便可呈灰白色，粪胆原减少或消失。并发胰腺炎时，血清淀粉酶和脂肪酶可升高。吸收不良者粪便中可见脂肪滴。

2. 免疫学检查

（1）CA19-9：是最常用的胰腺癌早期诊断和判断预后的肿瘤标志物，其诊断胰腺癌的敏感度为 79% ~ 81%，特异度为 82% ~ 90%。CA19-9 在胰腺癌的早期诊断、预后判断等方面具有重要的应用价值。但是，它也已经被证实在胰腺炎、胆管梗阻等疾病中会升高，因此依据 CA19-9 判断胰腺癌的可切除性时，应该对减黄手术、炎症消退后的 CA19-9 进行检测，以避免出现假阳性。

（2）癌胚抗原（CEA）：胰腺癌时可能为阳性，但敏感度和特异度均不高，不能单独诊断胰腺癌，一般多结合其他指标判断，以提高诊断准确率。

（二）影像学检查

1. CT 检查　是诊断胰腺癌的首选方法，可发现最小直径为 1cm 的病灶，能清晰发现病灶的部位，可以观察到局部侵犯情况，有利于胰腺癌的 TNM 分期。

2. MRI 及 MRCP 检查　不作为诊断胰腺癌的首选方法，胰腺病变鉴别诊断困难时，可作为 CT 增强扫描的有益补充，而 MRCP 是非侵入性了解胆管和胰管情况的好方法。

（三）内镜检查

1. EUS 检查　诊断的敏感度和特异度均优于 CT，可发现 2cm 以下肿瘤。目前认为 CT 检查发现可能切除的病灶后应再行 EUS 检查，因为后者对有无淋巴结转移和有无门静脉血管浸润的敏感度和特异度均较高，对 TNM 分期的准确性明显高于 CT；EUS 与 ERCP 配合能够显示 1cm 以下的肿瘤。

2. ERCP 检查　可显示胰管梗阻、狭窄、扩张和截断，主胰管和胆总管同时截断后呈双管征（double-duct sign）。ERCP 诊断胰腺癌的敏感度为 95%，特异度为 85%，但并非每名患者都需要做 ERCP，病史典型、CT 明确诊断者则不需要做。早期胰腺癌首先破坏胰管分支，因此仔细辨别胰管分支的残缺或局限性扩张是诊断早期胰腺癌的关键。

（四）组织病理学和细胞学检查

十二指肠镜下可直接观察肿瘤在壶腹部有无浸润，通过活检取得病理组织，利用细胞刷检得到脱落细胞，腹腔镜直视下可进行活检并收集脱落细胞。CT、EUS 定位和引导下行细针穿刺可得到胰腺组织。

五、诊断与鉴别诊断

（一）诊断

胰腺癌诊断应该强调如何提高早期诊断率，而诊断早期病灶十分困难。当出现腹痛、消瘦、阻塞性黄疸、腹部包块、无痛性胆囊肿大时，影像学检查多可发现病灶。确定胰腺癌诊断并无困难，但此时已属晚期，丧失根治手术机会。胰腺癌的诊断应包括：①是否为胰腺癌；②能否行手术切除。

（二）鉴别诊断

1. 慢性胰腺炎 主要临床症状为腹部疼痛、恶心、呕吐、发热等，易与胰腺癌混淆，可通过影像学检查及病理学活检鉴别。

2. 壶腹癌 一般指壶腹周围癌，常发生于胆总管与胰管交汇处。黄疸出现较早，进行性加重，可呈波动性。其症状与胰腺癌相似，易混淆，主要通过影像学检查鉴别。

3. 胆总管结石 发作时常有典型腹痛、寒战发热、黄疸三联征，病史较长，较易鉴别，也可通过影像学检查辅助鉴别。

4. 胰腺囊腺瘤、胰腺假性囊肿等胰腺其他占位性病变 肿瘤标志物 CA19-9 一般无升高，影像学检查是鉴别的主要方法。

六、治　疗

（一）内科治疗

内科治疗可用于各个时期的胰腺癌患者，不仅可以延长患者生存期，还可减轻晚期患者疼痛，从而提高生活质量。

1. 新辅助/转化治疗 目的是提高手术患者的 R0 切除率，从而延长无病生存期和总生存期。推荐治疗方案：以吉西他滨为基础的两药联合方案，或三种药物联合的 mFOLF-IRINOX 方案。

2. 术后辅助治疗 胰腺癌患者行根治术后如无禁忌证均应进行辅助化疗。推荐以吉西他滨或氟尿嘧啶类药物（氟尿嘧啶、卡培他滨或替吉奥）为基础的治疗；根据患者体能状态决定是进行单药治疗还是进行联合化疗。

3. 无法手术患者化疗 常用化疗药物包括吉西他滨、紫杉醇、顺铂、奥沙利铂、氟尿嘧啶/四氢叶酸、伊立替康、替吉奥等。靶向药物包括厄洛替尼。

（二）内镜治疗

1. EUS 引导下细针注射（fine-needle injection，FNI） FNI 可以直接向瘤体内注射治疗药物，克服了传统药物间质屏障透过率低的问题。但此类研究仍十分有限，其有效性和安全性是否优于全身化疗仍需要进一步研究。

2. EUS 引导下无水乙醇消融（EUS-EA） 目前，EUS-EA 已被广泛应用于治疗胰腺假性囊肿和胰腺神经内分泌肿瘤，被公认为较成熟的手术技术。目前主要治疗策略为姑息性缓解疼痛。

3. 术前减黄治疗 术前可在 ERCP 下进行引流处理，以促进内源性毒素清除，改善消化道黏膜功能。

（三）外科治疗

早期手术切除是治疗胰腺癌最有效的措施，但出现症状后手术切除率为 5% ～ 22%。在进行治疗之前，应对患者全身情况进行评估。手术禁忌证：肝、腹膜、网膜、腹腔外转移等；肿瘤侵犯或包绕腹腔主要血管。根治性手术目前主要为 Whipple 术、扩大根治术。

胰体尾部癌可行胰体尾部切除术，若肿瘤侵犯脾或脾血管，可联合行脾切除术。但由于胰体尾部癌确诊时已多属晚期，切除率很低。肿瘤累及全胰或胰腺内有多发病灶时，可考虑全胰切除术。

姑息手术用于不能切除的胰腺癌，除了对黄疸者行胆 – 肠内引流术外，也可内镜下放置内支架以解除黄疸。对同时伴有十二指肠梗阻者，一并行胃 – 空肠吻合术。另外，对可能切除者，可行新辅助治疗，争取使先前不能切除的胰腺癌获得再次手术切除的机会。

（四）放疗

近年来，随着放疗技术的进步，胰腺癌的放疗效果得到了显著提高，可以有效改善患者的症状，延长患者的生存期。主要包括外照射和术中放疗，氟尿嘧啶（5-FU）和吉西他滨是临床常见的抗肿瘤药物，且吉西他滨 1 年生存率更高。放化疗联合治疗备受重视，术前预处理可使无法手术切除的患者获得手术的机会，术后治疗可提高患者的生活质量，是目前临床普遍采用的一种综合治疗方式。

七、预　　后

胰腺癌预后极差。未接受治疗的胰腺癌患者生存期约为 4 个月，根治术后 5 年生存率为 10% ～ 25%，生存期平均为 10 ～ 20 个月，但小胰腺癌术后 5 年生存率可达 41%。

第一节 壶 腹 癌

一、定义与流行病学

壶腹癌（ampullary carcinoma，AC）或法特壶腹癌（Vater ampulla carcinoma，VPC）系指起源于法特（Vater）壶腹的恶性上皮肿瘤，发生于胰腺头部、胆总管远端、十二指肠的癌也可累及壶腹，肿瘤中心位于壶腹及其周围或完全取代壶腹的癌症，都可以称为壶腹癌。原发性壶腹癌必须满足以下条件：①肿瘤的中心部位或肿瘤 75% 以上位于壶腹；②肿瘤的中心位于胆总管或胰管的远端腔内或管壁上，或位于壶腹乳头及乳头的十二指肠面（被覆十二指肠黏膜的壶腹突起）。

VPC 平均确诊年龄为 60 ～ 70 岁，男性居多，西方国家 VPC 的总发病率低于 0.5/10 万，但在过去几十年中，VPC 的发病率显著增加。

二、病因与发病机制

VPC 病因目前尚未明确，可能与饮食、环境、胆道结石或慢性炎症等因素有关。VPC 病灶一般体积较小，多呈息肉样，故多为间断性，而较少引起完全性梗阻。起源于乳头单层柱状上皮的癌肿易缺血、坏死、脱落和出血，肉眼下呈现小的乳头状；而起源于末端黏膜者多呈结节状或肿块型，多发生于主胰管和胆总管处，癌肿常呈浸润性大、较坚硬等特征；来自十二指肠降部内侧黏膜的癌肿多呈溃疡型；来自胰头腺泡的癌肿常呈浸润性生长，坚硬、呈肿块型，常压迫邻近组织。由于肝胰壶腹的位置特殊性，VPC 较容易阻塞胆总管和主胰管而造成胰胆汁淤滞，引起梗阻性黄疸和消化不良，也可直接浸润肠壁形成肿块或溃疡，加之肠内因素的影响，可能引起十二指肠梗阻和上消化道出血。VPC 主要是沿生理孔道的黏膜扩散，晚期可有广泛的肝转移。壶腹癌的恶性程度相较于胆管癌、胰腺癌较低，转移较少，故病程较长。

三、临 床 表 现

VPC 通常出现肝外胆管癌和胰腺癌中常见的症状和体征，黄疸、腹泻、脂肪泻和消化道出血伴黑便是常见表现，VPC 通常因这些症状而被早期诊断，发生时间早于胰腺癌。75% 的患者首先出现中上腹疼痛症状，可放射至背部，常于进食后尤其是高脂饮食后加重。黄疸与腹痛常同时或先后出现，且多为持续性，属梗阻性黄疸，黄疸消退可能是由于肿瘤坏死，胆管再通造成，不能认为好转。晚期壶腹癌黄疸呈进行性加重，应注意与胆石症或肝细胞性黄疸鉴别。此外，肠道中消化液流通不畅可以引起消化吸收功能紊乱，主要表现为食欲不佳、早饱、消化不良、腹泻和体重减轻等。若壶腹癌呈外生性生长，可引起十二指肠梗阻。VPC 压迫胆总管出现阻塞时，发生明显黄疸，且逐渐加深，胆囊显著肿大，但无压痛。

四、辅 助 检 查

（一）实验室检查

VPC 晚期患者可能由于胆总管阻塞出现血胆红素、碱性磷酸酶升高，除此之外，γ-谷氨酰转肽酶、CA19-9 及 CA125 均可能升高。

（二）影像学检查

1. 超声检查 腹部超声是评估胆总管和胰管病变的初步检查，但存在漏诊可能，且特异性较差。EUS 检查可以对十二指肠壁、壶腹部、胆管和胰管及周围淋巴结转移进行评估。

2. CT 和 MRI 检查 可以显示肿瘤的位置与轮廓，还可查看胰胆管是否存在扩张，除此之外其还是对 VPC 进行分期的基本方法。

3. ERCP 检查 可以直接查看十二指肠内侧壁和乳头情况，并取病理活检，同时可以对 VPC 的可切除性进行评估以指导下一步诊疗工作。

4. 细针穿刺细胞学检查 在超声或 CT 引导下穿刺，可提供诊断的病理学依据。

5. 经皮肝穿刺胆管造影 壶腹乳头部位因癌肿存在常出现管腔狭窄、阻塞，ERCP 成功率较低，经皮肝穿刺胆管造影相较于 ERCP 优势在于，可直接绕过生理管腔对肝内胆管进行造影以查看管腔内是否有狭窄、阻塞，有定位价值和鉴别诊断价值。

五、诊 断

若患者出现中上腹痛、进行性黄疸、肝大及胆囊肿大，应考虑壶腹癌的可能，同时结合影像学检查、内镜检查和实验室检查等辅助手段明确诊断。

六、分 期

目前公认的美国癌症联合委员会壶腹癌分期系统（第 8 版）强调了胰腺浸润和淋巴结转移的重要性。肿瘤大小对肿瘤分期影响不大。原发性肿瘤（T）、区域淋巴结（N）和远处转移（M）的定义，用于 VPC 的分类和分期（表 30-1）。

表 30-1 壶腹癌 TNM 分期

分期	定义
T 分期	
Tx	无法评估原发肿瘤
T0	无原发肿瘤证据
Tis	原位癌
T1a	肿瘤仅限于法特壶腹或奥狄括约肌
T1b	肿瘤侵犯奥狄括约肌（括约肌周围侵犯）和（或）十二指肠黏膜下层
T2	肿瘤侵犯十二指肠固有肌层
T3a	肿瘤侵入胰腺（最大 0.5cm）
T3b	肿瘤延伸至胰腺 0.5cm 以上，或延伸至胰周组织或十二指肠浆膜，不累及乳糜泻轴或肠系膜上动脉
T4	肿瘤累及乳糜泻轴、肠系膜上动脉和（或）肝总动脉，无论大小如何
N 分期	
Nx	无法评估区域淋巴结
N0	无区域淋巴结转移
N1	转移至 1～3 个区域淋巴结
N2	转移至 4 个或更多区域淋巴结
M 分期	
Mx	无法评估是否存在远处转移
M0	无远处转移
M1	有远处转移

注：T. 原发性肿瘤；N. 区域淋巴结；M. 远处转移。

七、鉴 别 诊 断

VPC 可与下列疾病相鉴别。

1. 胰头癌 从解剖位置的特殊性来看，VPC 主要应与胰头癌进行鉴别，胰腺癌患者腹部疼痛较 VPC 更为严重，胰腺癌患者黄疸症状进行性加重，且无波动现象，除此之外，CT、MRI 检查可能发现有胰腺肿块。

2. 胆总管结石 VPC 因上腹痛、黄疸，有时并发胆道感染、血清淀粉酶升高，可能误诊为胆管结石。但根据是否有反复发作史、沙尔科三联征、波动性黄疸及影像学检查可加以鉴别。

3. 胆总管下段癌 由于胆总管癌常伴有黄疸并可能伴有胆囊肿大，故在有些时候易与VPC 混淆，但胆管癌的黄疸常表现为无痛性加重性黄疸，这一点有别于 VPC。除此之外，还可以通过 EUS 对肿瘤位置进行准确定位以鉴别。

4. 其他 应注意鉴别十二指肠腺瘤及胃肠道间质瘤、类癌等壶腹瘤。

八、治 疗

VPC 的治疗近年来提出了许多新思路，包括针对胆胰亚型和肠道亚型 VPC 实施新的化疗方案、内镜下针对早期 VPC 实施根治性切除，还有新的靶向药物的开发并获批使用。但是，以上方法都未经过严格循证医学验证或大规模前瞻性研究，无法评价疗效，故目前 VPC 的主要治疗方式依然是根治性手术联合淋巴结清扫。手术效果主要取决于肿瘤浸润胆管深度、切除边缘是否为阴性及是否有淋巴结转移。部分报道手术切除率可达 90% 以上，5 年生存率为 30%～50%，是否需要行常规术后化疗尚有争议。对于不能切除者，术前辅助化疗可能使肿瘤降期，增加手术切除的机会。若肿瘤已经发生肝转移或门静脉转移而不能切除，可行支架置入以减轻黄疸或行姑息手术和全身化疗以延长患者生存期及提高生活质量。

九、预　　后

VPC 手术切除后的生存率与原发病变的局部浸润程度、淋巴结受累、血管浸润、神经周围浸润、细胞分化和未受累手术切缘有关。此外，相较于肠道分型者，肝胆胰分型的 VPC 患者生存率更差，且更容易出现黄疸。但总体来讲，壶腹癌患者生存率优于胰腺癌患者，并且由于黄疸较早发生而较早发现肿瘤，从而能够更早进行手术，延长生存时间。

第二节　奥狄括约肌功能障碍

一、定义与流行病学

奥狄括约肌功能障碍（Oddi sphincter dysfunction，SOD）是一种由奥狄括约肌功能障碍或解剖结构阻塞引起胆管、胰管压力升高的功能性胃肠病，主要临床表现包括腹痛（胆源性或胰源性）、肝酶或胰酶升高、胆总管扩张及反复发作的胰腺炎。

奥狄括约肌功能障碍在女性中的发病率大于男性，一般发病年龄为 20～50 岁。之前美国的一项研究表明发病率约为 1%，但由于检测不足且缺乏用于识别的具体生化标志物，这个数据可能被低估了。我国尚缺乏大型流行病学资料。

二、病因与发病机制

奥狄括约肌功能障碍的原因主要包括奥狄括约肌运动紊乱（功能性）和奥狄括约肌狭窄（机械性）两种情况。

（一）奥狄括约肌运动紊乱

奥狄括约肌运动紊乱为原发性奥狄括约肌运动异常，主要为括约肌高压带的周期性功能阻滞，其可能发病机制如下。

1. 神经 – 肌肉失调　　正常的胆囊与奥狄括约肌之间有协调作用，胆囊切除后，协调作用丧失，奥狄括约肌功能发生障碍，导致括约肌痉挛，使通过胆总管的胆汁无法顺利流入十二指肠，此时，胆囊原有的压力储备功能也已丧失，使奥狄括约肌轻微收缩即可引起胆总管压力升高，从而出现腹痛、腹部不适等。

2. 神经 – 胃肠激素调控异常　已有研究表明，奥狄括约肌功能障碍患者奥狄括约肌内血管活性肠肽（VIP）和一氧化氮（NO）含量明显下降，并且两者含量呈正相关，这一研究发现提示奥狄括约肌功能障碍可能与奥狄括约肌中 VIP 或 NO 减少有关。另外，胃泌素对奥狄括约肌也有刺激作用，可导致奥狄括约肌收缩，但此方面研究较少。

3. 高胆固醇血症　与胆道疾病密切相关，血浆中胆固醇升高会导致胆汁中胆固醇升高，使胆固醇以结晶形式析出，形成胆结石。已有动物实验表明，高胆固醇血症与奥狄括约肌功能障碍发生发展相关。

（二）奥狄括约肌狭窄

由于长期的炎症和纤维化作用，括约肌的结构发生了改变，括约肌全部或部分狭窄，从而使括约肌基础压力升高，引起异常收缩等。奥狄括约肌狭窄可分以下 2 类：①原发性奥狄括约肌狭窄，见于纤维化、肌增生、肌肥大和肌张力过高（痉挛）；②继发性奥狄括约肌狭窄，见于胆道损伤、炎症、结石、肿瘤及胰腺炎等疾病后。

三、临床表现

1. 胆管型奥狄括约肌功能障碍（biliary sphincter of Oddi dysfunction，BSOD）　通常表现为复发性胆道疼痛，即上腹部或右上腹部持续疼痛，持续 30min 至数小时。疼痛可能于饭后或夜间发生，可放射至背部、肩部，常伴有恶心、呕吐等类似胆囊炎的症状。体格检查可能发现上腹部或右上腹部有轻微压痛，疼痛通常与肠道运动无关，且不会因为姿势改变、使用抗酸剂或排便而缓解。

2. 胰管型奥狄括约肌功能障碍（pancreatic sphincter of Oddi dysfunction，PSOD）　相对罕见，可引起胰源性疼痛和胰腺炎；患者可能会在中腹部出现胰腺疼痛，这种疼痛会放射到后腰部，通常发生于饭后。当患者的身体向前弯曲时，疼痛可以部分缓解。

四、辅助检查

（一）影像学检查

1. 超声检查　可检测是否存在胆道结石及评估胆道和胰管的扩张程度。

2. 肝胆管核素闪烁扫描（hepatobiliary scintigraphy，HBS）　通过注射放射性核素，并评价其在肝胆系统的排泄时间，评估胆汁排出速度，从而得到胆道梗阻的证据，多用于 BSOD。

3. MRCP 检查　可清晰显示胆道的解剖结构，还可鉴别其他原因引起的胆道梗阻。

4. 分泌素刺激的磁共振胆胰管成像（secretin-stimulated magnetic resonance cholangio-pancreatography，ssMRCP）**检查**　可提高胆道系统成像的质量，还可显示普通 MRCP 无

法显示的早期病变图像。

（二）内镜检查

1. 奥狄括约肌测压（sphincter of Oddi manometry，SOM）　曾经为奥狄括约肌功能障碍诊断的金标准，不论胆管或胰管括约肌，基础压力＞40mmHg 为异常增高，提示存在奥狄括约肌功能障碍，但其为一过性检查，具有一定的假阴性，目前已不再将其视为金标准。

2. ERCP 检查　可提供精确的胰管及胆管的影像学表现，镜下可直接观察十二指肠乳头，从而排除奥狄括约肌结构异常、炎症等病理改变，但操作比较复杂，且有术后胰腺炎的风险。

3. EUS 检查　是评估胆道乳头状隆起病变的最佳检查方法。

五、诊断与鉴别诊断

（一）诊断

罗马Ⅳ共识在罗马Ⅲ的基础上对 BSOD 及 PSOD 的诊断标准进行了进一步修订（表 30-2、表 30-3）。

表 30-2　BSOD 诊断标准

必要条件	（1）疼痛明确定性为胆源性
	（2）存在胆管扩张或肝酶升高（两者不能同时存在）
	（3）无胆管结石或其他结构性病变
支持标准	（1）淀粉酶/脂肪酶正常
	（2）SOM 异常
	（3）HBS 异常

注：BSOD. biliary sphincter of Oddi dysfunction，胆管型奥狄括约肌功能障碍；SOM. sphincter of Oddi manometry，奥狄括约肌测压；HBS. hepatobiliary scintigraphy，肝胆管核素闪烁扫描。

表 30-3　PSOD 诊断标准

	（1）胰腺炎多次复发[胰源性疼痛合并胰淀粉酶/脂肪酶升高超过正常值3倍和（或）存在急性胰腺炎的影像学表现]
必要条件	（2）排除其他病因导致的胰腺炎
	（3）EUS 无阳性发现
	（4）胰管括约肌测压异常

注：PSOD. pancreatic sphincter of Oddi dysfunction，胰管型奥狄括约肌功能障碍。

根据临床表现及指标奥狄括约肌功能障碍可分为Ⅰ、Ⅱ、Ⅲ共 3 型，见表 30-4。

表 30-4　奥狄括约肌功能障碍分型

	Ⅰ 型	Ⅱ 型	Ⅲ 型
BSOD	1. 出现 1 次以上丙氨酸转氨酶或碱性磷酸酶升高 2 倍以上	1. 胆源性腹痛	仅表现为胆源性腹痛
	2. ERCP 显示胆总管扩张 ≥ 12mm	2. 出现 Ⅰ 型中 1 ～ 2 项表现	
	3. ERCP 显示胆总管排空时间延长 ≥ 45min		
PSOD	1. 出现 1 次以上血淀粉酶或脂肪酶升高 2 倍以上	1. 胰源性腹痛	仅表现为胰源性腹痛
	2. ERCP 显示胰管扩张（头部 > 5mm，体部 > 6mm）	2. 出现 Ⅰ 型中 1 ～ 2 项表现	
	3. ERCP 显示胰管排空时间延长 > 9min		

（二）鉴别诊断

1. 胆总管下端结石　可利用 ERCP 和经皮肝胆管造影（PTC）检查进行鉴别。

2. 胆囊结石　通过影像学检查（B 超、CT 及 MRI）可发现胆囊结石从而确诊。

3. 壶腹周围及胰头肿瘤　可通过影像学检查、内镜检查、PTC 及手术探查与奥狄括约肌张力升高区分。

六、治　　疗

（一）药物治疗

临床可用于治疗奥狄括约肌功能障碍的药物包括钙通道阻滞剂、硝酸甘油类、抗胆碱能药物、生长抑素等，如地西泮、阿托品、山莨菪碱等。①匹维溴铵是一种钙通道阻滞剂，有研究显示其对缓解奥狄括约肌痉挛有效，疗效与剂量呈相关性，并可减轻术后胆总管压力，匹维溴铵不存在抗胆碱能作用，尚未发现对心血管系统产生不良反应，安全性较高。②马来酸曲美布汀可以改善胃肠道与胆道功能，调节十二指肠与胆管之间的压力。③伐地那非可以抑制 5 型磷酸二酯酶的作用进而阻止环磷酸鸟苷分解，从而使其在体内累积，舒张平滑肌。但目前关于伐地那非的研究缺乏样本数据，治疗效果不确定性较高。④度洛西汀是一种 5- 羟色胺及去甲肾上腺素再摄取抑制剂，可以缓解中枢性疼痛，从而减轻患者焦虑、抑郁状态，对缓解胆囊术后 BSOD 有效，但乏力、恶心、头痛等不良反应的发生率较高。

（二）内镜治疗

BSOD 的内镜治疗主要是通过切开或放置支架的方法使奥狄括约肌扩张等缓解或解除胆管内高压，从而使胆囊及胆管内淤积的胆汁顺利排出，达到缓解腹痛、腹胀、恶心等临床症状的目的。

1. 内镜十二指肠乳头括约肌切开术（EST）　对治疗 Ⅰ 型及 Ⅱ 型 BSOD 有效。有研究认为 EST 对部分Ⅲ型 BSOD 患者的效果较差。

2. 内镜下乳头球囊扩张术　对Ⅰ型及Ⅱ型 BSOD 同样具有良好的疗效，球囊扩张可以使奥狄括约肌大部分的肌纤维被撑断，增大横截面积，既能起到治疗作用，又可以保留奥狄括约肌的基础功能。

3. 内镜下胆管支架置入　只适用于胆管奥狄括约肌狭窄且安静状态下胆道奥狄括约肌压力正常患者。

4. 其他　在内镜引导下，将肉毒杆菌毒素注入奥狄括约肌中，通过抑制乙酰胆碱释放，使奥狄括约肌压力降低，从而使临床症状得到缓解。但有研究显示，肉毒杆菌毒素注射治疗后效果不稳定，存在短期内缓解、复发率高的情况。

（三）手术治疗

外科手术创伤大、恢复周期长、花费高，不推荐作为首选治疗方案，常作为保守治疗及内镜下治疗未见明显疗效的备选方案。临床常用的术式为经十二指肠括约肌成形术，通过手术重构括约肌结构，扩张奥狄括约肌直径，促进胆汁排出，防止胆汁反流。有研究表明，BSOD 患者经手术治疗，疼痛等级明显降低，治疗效果接受程度达到 95%，患者生活质量得到提高。

七、预　后

目前药物治疗奥狄括约肌功能障碍的疗效欠佳，多数人接受的治疗方法为 EST。EST 用于治疗 I 型及 II 型奥狄括约肌功能障碍患者能够获得良好的效果，能够有效降低肝功能相关酶学指标；但 EST 有可能出现治疗后的不良事件，如出血、胰腺炎、十二指肠穿孔、败血症等，其中出血及穿孔约 1%，不利于远期预后。因此，为了减少 EST 的并发症，为 I 型及 II 型奥狄括约肌功能障碍患者创造良好的预后条件仍是一个值得探索的问题。一项研究表明，78.6% 的受访者认为接受 EST 的患者中只有不到 50% 从中受益。但大部分研究表明，EST 对大部分患者是有益的，EST 仍是常用且有效的手段。

第四篇

消化内镜规范化操作及诊疗常用技术

第一节　胃镜规范化操作

一、胃镜检查的适应证、禁忌证

（一）适应证

胃镜检查安全性高，因此适应证相当广泛，其适用于绝大多数患者。特别适用于：①上腹不适，临床未确诊者；②不明原因失血，特别是上消化道出血者；③消化道造影检查未确诊者；④需要随访的上消化道疾病如上消化道溃疡、糜烂性胃炎、癌前病变等患者；⑤需要进行胃镜下治疗者。

（二）禁忌证

相对禁忌证：①有基础心脏病的患者，必须充分了解患者病情及心脏病变程度，对操作危险性做出准确判断，通过术前应用药物治疗，辅以心电监护，保障患者安全；②对于因肺部原发病而出现呼吸困难的患者，应评估病情，在患者能承受的较短时间内完成检查。

绝对禁忌证：①严重心脏病如严重心律失常、心肌梗死活动期、重度心力衰竭患者；②严重肺部疾病如哮喘、呼吸衰竭不能平卧者；③精神失常不能合作者；④食管、胃、十二指肠穿孔的急性期患者；⑤急性重症咽喉部疾病胃镜不能插入者；⑥腐蚀性食管损伤的急性期患者。

二、胃镜检查的术前准备

1. 术前检查　为保障患者就诊安全，掌握患者全身状况，胃镜检查前应常规进行心电图、血常规、凝血功能、免疫常规检查及胸部 X 线检查，必要时可加做尿常规等检查，预防并发症，保障患者就诊质量。

2. 术前禁食　检查当天需要禁食至少 6 ～ 8h，在空腹时进行检查。如有幽门梗阻等影响排空的病变，则需要停止进食 2 ～ 3 天，必要时需要先洗胃，将胃内积存的食物清除后进行检查。

3. 术前停药　进行内镜下治疗的患者应考虑调整有关药物，如阿司匹林、非甾体抗炎药、活血中药、抗抑郁药物等，应停药 5 ～ 7 天；服用其他抗血小板凝聚药物（如氯吡格雷、噻氯匹定等）者，应停药 7 ～ 10 天；服用华法林者，可改用低分子肝素或普通肝素，内镜治疗后再酌情恢复使用。

4. 术前问诊　为保证安全进行检查，应提前对患者进行问诊。具体包括：①当天的身体状况；②对用于咽部麻醉的药物有无过敏；③有无内镜检查的危险性疾病，如高血压、重症心脏病、脑血管疾病等；④有无颈部及脊椎的高度变形而阻碍内镜插入；⑤有无服用抗凝药、抗血小板药；⑥有无妊娠等。

5. 术前用药　链霉蛋白酶可以分解附着于消化道黏膜上的黏液，从而提高胃镜视野的清晰度。必要时链霉蛋白酶可和去泡剂二甲硅油联合使用，进一步改善胃镜视野，提高微小病变的检出率。

盐酸利多卡因胶浆或盐酸达克罗宁胶浆可以起到局部麻醉的作用，减轻患者痛苦。行无痛胃镜检查前，需要服用局部麻醉药物，从而以最小剂量静脉麻醉药物达到麻醉效果。于胃镜检查前将本品 8 ～ 10ml 含于咽喉部，片刻后缓慢吞下，10 ～ 15min 后可行胃镜检查。

6. 受检者体位　受检者在上检查台之前，要摘掉眼镜、口罩和活动性义齿，将衣服和腰带松开，在检查台上取左侧卧位，膝部轻度屈曲，全身放松。调节枕头的高度，使头与颈部、躯干部成一条直线，下颏略向前突出。手指连接脉搏血氧仪，口部咬住医用一次性牙垫，等待检查。

三、正确的持镜手法

1. 左手　左手持操作部，左掌及中指、环指、小指紧握操作部，拇指调节大小旋钮，示指按吸引按钮、送气按钮及暂停按钮。指尖要能自由操作，保持在容易操纵螺旋的位置。

2. 右手　右手持镜身，把持在距前端 20 ～ 30cm 的部位，呈握手形。通过向右或向左转动镜身调整方向。

四、操 作 要 点

1. 操作前准备　在内镜插入口腔前要检查画面是否模糊，大小螺旋的活动性及内镜的可动范围，吸引、充气、打水、暂停及摄片功能是否良好。

2. 咽喉部　进入口腔后，调整方向，使舌位于 12 点方向。轻微上打螺旋，沿着硬腭的正中线推进，即可看见腭垂。在腭垂的下方通过后，继续进镜，很快就会见到会厌软骨，在其深处可以观察到"V"形喉头和白色声带（图 31-1）。注意：一定要避免从此处进镜至气管。

　　下咽部被"V"形喉头分隔成左、右两部分。下咽的中央部没有内镜插入的空腔,因此向喉头的左下侧前进。食管入口部在咽腔左下侧接近梨状隐窝处呈闭锁的襞状(图31-2)。将内镜头端靠近食管入口处,右手向右轻度旋镜,配合左手操纵部向上轻抬,大螺旋up,推动镜身,配合充气,轻柔操作螺旋,使内镜顺着食管入口处弧度进镜。

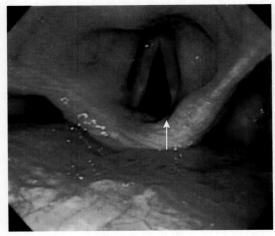
图31-1　喉头和声带

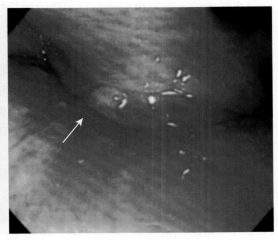
图31-2　梨状隐窝

　　食管入口的位置不好确认时,在喉头的左下侧用镜身前端轻轻顶住,让受检者做吞咽动作,使食管入口开放,能够顺利插入食管。插入部位不明确、反复进镜失败时,严禁强行进镜,待受检者放松后重新进镜。从左侧梨状隐窝进镜困难时,可以试着从右侧梨状隐窝进镜(从右侧梨状隐窝进镜时右手向左轻度旋镜,配合左手操纵部向左轻旋)。

　　3. 食管部　食管长约25cm。门齿至食管入口部约长15cm,门齿至贲门长38～40cm。食管有3个生理狭窄。第一生理狭窄为食管入口处。第二生理狭窄为主动脉弓和左支气管与食管交叉处,在距门齿25～27cm处,长2～3cm,从前面压向食管,此处可见外部压迫内腔斜行突起的部分,即左主支气管的压迫像。在距门齿约35cm食管前方为心脏,可见心脏搏动。有时于距门齿20～30cm的5点方向可以看到类似黏膜下肿物的缓坡状隆起,一个至数个沿长轴方向并列,是胸椎的压迫像。第三生理狭窄为食管穿越横膈的部位,即贲门,此狭窄处的外壁与胸膜紧密贴合,此处发生穿孔可直入胸腔。

　　内镜的前端插入食管时,由于颈部食管收缩较强,内腔难以观察。此时需要继续进镜至距门齿30cm左右,边充气边确认内腔后,再退至距门齿20cm处,从该处开始仔细观察内腔,每间隔5cm进行观察并摄像。进镜时要保持内镜位于食管腔的中央,充分注气,冲洗管腔内黏液,使图像保持清晰。

　　4. 胃部　通过齿状线,即进入贲门。贲门部左侧向上隆起的部位称胃底。胃底至角切迹及其在大弯侧对应部位的连线为胃体,胃体以下至幽门为胃窦。胃的内侧缘较短,称胃小弯。小弯侧从胃体至胃窦曲折成角,称胃角。胃的外侧缘较长,称胃大弯。常规左侧卧位检查时胃大弯侧为靠向床面的一侧，胃的腹侧称前壁侧，背侧称后壁侧。胃窦与十二指肠交界处为圆洞形的幽门，幽门近侧 2～3cm 的胃窦为幽门前区，该区收缩时在上消化道造影中形成管状，因此称为幽门管。胃底、胃体为胃底腺分布区，胃窦为幽门腺分布区。胃角为两种腺体的连接部，也称为胃的移行部。胃体范围较大，可将其分为三部分，即在贲门水平画线，与胃角切迹向胃大弯的延长线之间，将胃小弯及胃大弯各分为三等分，各等分点连线，胃体分为上、中、下三部。

胃底及胃体有明显的皱襞，胃内注气可使皱襞展开。胃底部的皱襞呈弯曲迂回的脑回状。胃体部的大弯侧皱襞纵行，小弯侧皱襞较少而细，胃体的皱襞到达胃窦部时即消失。胃角呈拱门形，是胃底腺与幽门腺分布区的移行部，一般以拱形弧线延至大弯侧的延长线作为大弯侧的移行部，约相当于大弯皱襞消失处。胃窦黏膜较平，环形蠕动节律性向幽门方向推进，环形蠕动到幽门前区有时收缩呈环形，似幽门状，称假幽门。

进镜至齿状线时，右手向左轻度旋转镜身，左手操纵部向左轻旋，配合大螺旋 up，轻度推动镜身即可进入胃腔内。进入胃腔后边充气边进镜，保证有明显皱襞的胃大弯侧位于视野的下方，则其对侧即为胃小弯。沿胃大弯侧向幽门前进，看到幽门后减少或停止充气，避免幽门膨胀越来越远，推动镜身，接近幽门。边观察边进镜，镜头对向幽门，在幽门开启后推动进镜，越过幽门后轻度拉镜，避免镜头撞向十二指肠球部黏膜。在通过幽门环时，如果进镜困难，可以让受检者屏住呼吸，这样会使内镜更容易通过幽门。

5. 十二指肠部　内镜进入幽门即为十二指肠球部，球部黏膜有绒毛，呈天鹅绒样外观。

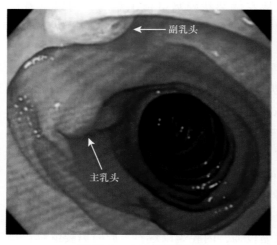

图 31-3　十二指肠降部

进入球部后充气，将球腔撑开观察。在保持内镜位于球腔前提下略向后退，尽量观察到完整的球部。接着进镜，接近球降交界（SDA）的皱襞后，对准降部的肠腔，向右旋转镜身，配合大螺旋 up，做到循腔进镜。

内镜进入十二指肠降部后，应尽量观察到乳头附近（图 31-3）。注意内镜退出十二指肠降部时采取和进入时相反的操作。

6. 倒镜观察　十二指肠球部和降部观察完毕后，退镜至幽门处。边充气边退镜观察胃窦，直至窦体交界处。胃窦的观察要注意前后壁，其大弯侧和小弯侧均需要看到。

观察胃窦结束后在窦体交界靠近胃窦的部分倒镜，大螺旋 up，充气，边观察胃窦小弯边倒镜，直到看到胃角。胃角是有范围的，因此胃角的前壁、后壁（图 31-4，图 31-5）均应注意观察。

继续倒镜观察，大螺旋 up，边充气边拉动镜身。尽量沿胃小弯侧上行，重点观察胃小弯侧。倒镜至接近胃底时，可见黏液湖，吸取部分黏液，观察胃小弯侧及前后壁。缓慢转动镜身，贴近贲门附近，观察内镜镜身背后胃体上部小弯的黏膜。

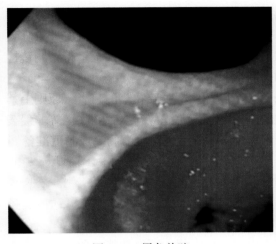

图 31-4　胃角前壁

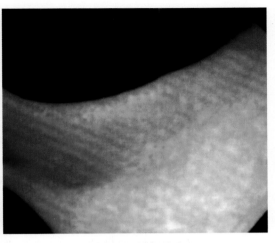

图 31-5　胃角后壁

　　停止倒镜，推动镜身，沿小弯侧观察，向前壁和后壁转动镜身，以小弯侧为中心观察至前后壁。

　　推动镜身至胃角，再次观察胃角。在胃角附近缓慢松开大螺旋，开始顺镜观察，再次观察胃窦。继续边退镜边观察胃体的下部、中部和上部。以胃大弯为中心 360° 观察前后壁及小弯，注意观察视野要重叠。充分充气使大弯侧皱襞撑开，要特别注意观察胃体皱襞间隙。有液体情况下要尽量吸取液体。退镜至贲门附近后，注意观察胃底体交界的大弯及前后壁。观察贲门全周后，向左旋镜观察胃底大弯。一定要注意在内镜退出胃腔前，将胃内的空气全部吸掉。

　　内镜退出胃腔后，再次观察食管及咽部，特别是齿状线处和食管入口处。

第二节　肠镜规范化操作

一、肠镜检查的适应证、禁忌证

（一）适应证

　　适应证：①原因未明的便血或持续粪便隐血阳性者；②慢性腹泻原因未明者；③上消化道造影检查疑有回肠末段及结肠病变需要明确诊断者；④低位肠梗阻及腹部包块不能排除肠道疾病者；⑤需要进行肠镜治疗者，如结直肠息肉切除、止血，乙状结肠扭转或肠套叠复位者；⑥结肠癌手术后、息肉切除术后需要定期内镜随访者；⑦肠道疾病手术中需要内镜协助探查和治疗者；⑧大肠肿瘤普查。

（二）禁忌证

　　肠镜检查的相对禁忌证：①妊娠者及腹腔内粘连、慢性盆腔炎等患者，如必须检查，有经验的术者可以小心进行；②重症溃疡性结肠炎、多发性结肠憩室患者应看清肠腔进镜，勿用滑进方式推进结肠镜；③曾做腹腔尤其盆腔手术或曾患腹膜炎者及有腹部放疗史者进镜时宜缓慢、轻柔，发生剧痛时应终止检查，以防肠壁撕裂、穿孔；④对于伴有严重呼吸系统疾病或循环系统疾病的患者，应在与相关专科医师进行充分协商的前提下行结肠镜检查，同时，在检查过程中应密切监测心电图和血氧饱和度。

对于休克、腹主动脉瘤、急性腹膜炎、肠穿孔、肠坏死、肠腔狭窄的患者，原则上禁止行肠镜检查，口服清肠剂等术前准备也应避免。此类患者首先应行 X 线和 CT 等非侵袭性检查。对于狭窄病变患者，肠镜检查前进行术前准备时，应仅进行灌肠完成肠道准备。

二、肠镜检查的术前准备

（一）术前检查

与胃镜检查相同，肠镜检查前应常规进行心电图、血常规、凝血功能、免疫常规检查及胸部 X 线检查，必要时可加做尿常规等检查。伴有严重呼吸系统疾病或循环系统疾病的患者，应提前与相关专科医师充分协商后再进行肠镜检查。

（二）术前禁食

推荐按术前饮食要求进行准备，特别是便秘患者。检查前 1～2 天尽量进低脂、细软、少渣的半流质饮食。在接受检查的前 1 天，晚餐应尽可能在 21：00 前结束，并且应避免食用海藻类或带核带籽的水果。检查当天早餐禁食，不耐饥者可饮糖水、加糖的红茶或牛奶。

糖尿病患者在做肠镜检查前因限制饮食，容易发生低血糖，所以在检查当天要停止服用降糖药或注射胰岛素，同时可以携带糖块、糖水，在有低血糖症状时服用。

（三）清洁肠道

肠道准备的程度会影响肠道疾病的诊断及内镜下的治疗效果，肠道准备良好者，可以充分显露肠腔黏膜，有利于发现病变。而肠道准备不佳者，不仅会影响进镜和观察病变，而且容易造成误诊或漏诊，甚至还会发生穿孔等并发症。

肠道准备的程度主要与术前禁食及按要求服用清肠剂情况有关。目前国内医院清肠剂多选用复方聚乙二醇电解质散，聚乙二醇液不被肠黏膜吸收，几乎不会对体液造成影响，因此，对心肾功能无明显影响，高龄患者可以安全服用。一般而言，在检查当天凌晨 5：00 将 2 盒聚乙二醇电解质散与 2000ml 温开水搅拌至完全溶解，首次服用 600～1000ml，之后每 10～15min 服用 1 次，每次 250ml，直至服完或排出清水样便。服用清肠剂时配合服用二甲硅油散，可消除胃肠道气泡，提高视野清晰度，缩短检查时间，减轻患者的痛苦。

（四）术前沟通

鉴于肠镜检查前肠道清洁的好坏很大程度取决于患者是否按要求限制饮食及服用清肠剂，因此在门诊接诊时，应详细为患者说明限制饮食及清洁肠道的必要性，并告知清肠剂的正确用法。对于结肠镜检查的必要性、检查方法、危险性、可能出现的并发症等，也应向患者充分说明，并签署知情同意书。如果需要在检查过程中同时进行治疗，还应对治疗过程中可能出现的并发症进行说明。

（五）受检者体位

受检者在上检查台之前，要提前换好一次性肠镜检查裤，摘掉眼镜，在检查台上取左侧卧位，膝部轻度屈曲，全身放松，解除紧张状态。手指连接脉搏血氧仪，等待检查。

三、肠道解剖

（一）大肠走行

大肠是指从盲肠到肛门之间的肠管，其中直肠、降结肠、升结肠被固定在后腹膜中，而直肠乙状部（RS）、乙状结肠和横结肠在腹腔内不固定，具有可移动性。

大肠在伸展状态下长度为 1.5 ～ 1.8m，而在短缩状态下只有 70 ～ 80cm。这要求操作者操作过程中最好保持镜身呈直线状态，避免肠管过度伸展，在缩短肠管的前提下向前推镜，将几个固定部位角度（降乙交界处、脾曲、肝曲等）钝化，使镜身直线化，以最短路径抵达盲肠。

（二）解剖标志

解剖标志可以帮助明确内镜插入部位，了解接下来肠腔的走向，辅助肠镜操作。以下标志的插入长度均为保持直线且肠腔短缩情况下的长度。

1. Houston 瓣　从肛门到直肠乙状部（RS）之间，通常有 3 个称为 Houston 瓣的皱襞，约分别在距肛门 5、8、10cm 处。最为常见的 Houston 瓣形态为左 – 右 – 左（图 31-6）。一般而言，第 2 个 Houston 瓣（中 Houston 瓣）位于腹膜的折返部，在穿过它之后肠管将进入腹腔内，在与其紧邻的口侧，有一个强弯曲部——直肠乙状部（RS），向前则是乙状结肠。正确辨认中 Houston 瓣是确定腹膜折返部的关键，此瓣是进行内镜治疗过程中非常重要的解剖标志，即以中 Houston 瓣为边界，直肠上部（Ra）以上的肠管位于肠腔内部，所以必须注意内镜治疗可能会导致其穿孔的危险性。

2. 直肠乙状部（RS）　插入长度为 10 ～ 15cm。特点为弯曲角度较大，难以观察到管腔（图 31-7）。

3. 降乙交界处　插入长度约为 30cm。在肠管过长且过于松弛的情况下，可能会因为弯曲角度较大而无法观察到管腔。但对于乙状结肠走行较为简单的病例，通常不会出现这种情况。此外，在接近降乙交界处，有时可以观察到降结肠中的潴留液流入（图 31-8）。

4. 脾曲　插入长度约为 40cm。脾曲处管腔几乎接近直线状，通常有液体潴留，半数可见片状蓝斑（图 31-9）。

5. 横结肠　肠腔的皱襞呈倒立深三角形（图 31-10）。

6. 肝曲　插入长度约为 60cm，见斜坡肠腔或囊状盲腔，黏膜下可见片状蓝斑，向右侧弯曲（图 31-11）。

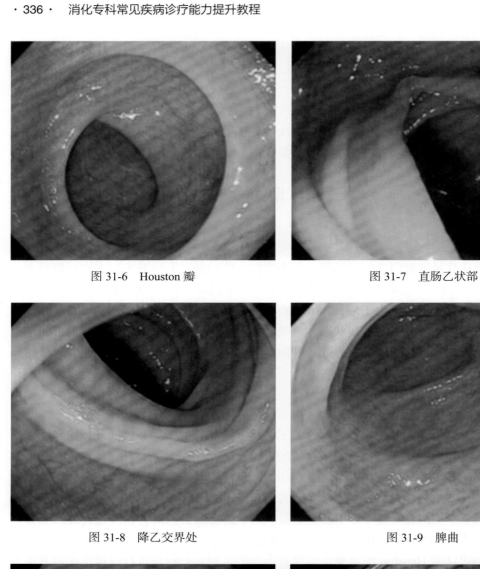

图 31-6　Houston 瓣　　　　　　　　　　　图 31-7　直肠乙状部

图 31-8　降乙交界处　　　　　　　　　　　图 31-9　脾曲

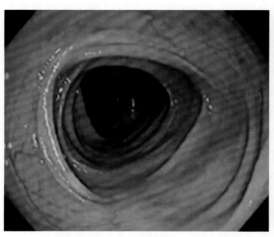

图 31-10　横结肠

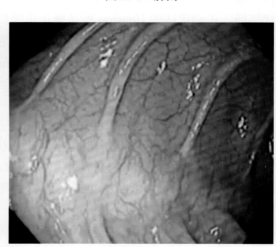

图 31-11　肝曲

7. 升结肠 三角形皱襞较横结肠更明显，皱襞较深，管腔呈直线状（图 31-12）。

8. 盲肠 插入长度为 70～80cm，可通过阑尾开口部、回盲瓣确认（图 31-13）。

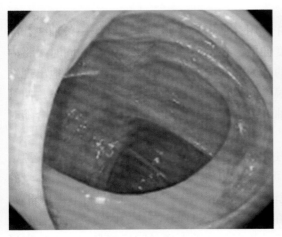
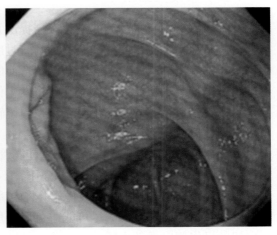

<table>
<tr><td>图 31-12 升结肠</td><td>图 31-13 盲肠</td></tr>
</table>

四、操作要点

（一）持镜姿势

基本持镜手法与胃镜操作相同，需要注意的是应在距肛门 20～30cm 处把持内镜。保持这样的距离，一方面有助于保持内镜直线化状态，另一方面能够以肛门为支点使用杠杆原理，从而毫不费力地向内镜的头端传递力量。如果把持内镜的位置距离肛门过近，不仅难以向内镜的头端传递力量，还难以实施旋转等操作。

（二）快速往返进退内镜（Jiggling 技术）

此操作可以缓解肠管过度伸展，帮助肠管短缩、叠聚。首先将内镜退回数厘米，解除肠管过度伸展，配合前后迅速移动内镜，使肠管收缩套叠在取直的镜身上，同时适量吸气，使肠管恢复柔软（图 31-14）。

（三）回转复位

肠腔弯曲角度过大时，通过镜身旋转及角度旋钮的配合过弯，但应注意旋转后需要配合转回复位。

（四）适当充气

肠镜操作与胃镜操作不同，肠镜检查时如果充气过多，则肠管增粗、伸长且变得僵硬，移动度减小，形成锐角及折叠，增加进镜难度。

图 31-14 Jiggling 技术示意图

因此，应控制充气量，使肠腔柔软而短缩，弯角呈钝角。

（五）轴线短缩法

轴线短缩法由日本的工藤进英教授提出并应用，是指从直肠到盲肠看作一条轴线，而操作时一直保持镜轴呈直线状，避免肠管过度伸展，在保持理想的肠管轴线的同时，将内镜以最短的距离插入。由于实际肠管是弯曲的，因此在插入过程中总会不可避免地出现短暂的内镜轴偏离现象。此时，应不断将发生偏离的内镜轴线恢复到正确的直线状态，使管腔轴与内镜轴保持一致，应绝对避免在内镜轴偏离的状态下持续推进插入，同时配合随时将内镜回拉以使肠管短缩。

如果在弯曲部过度用力推镜，则会使肠管过度伸展而结袢，将导致内镜轴进一步偏离，且插入也将变得更加困难。在这种状态下，不可在管腔中继续强行插入，而应通过气体量的调节、旋转和方向钮的协调、回拉操作等将内镜轴与肠管轴保持一致，然后再进行下一步插入。

轴线短缩法的核心为"尽可能避免形成角度，力求以直线状态插入内镜，通过旋转和方向钮的操作侧向滑动内镜消除弯曲部的皱襞，并在此基础上通过回拉镜身和吸引操作尽可能使肠管短缩并直线化"，这一系列操作称为"3S插入法"。

（六）判断前进方向

由于肠腔具有扭曲角度，所以不能实时观察管腔方向，需要判断下一段管腔方向辅助进镜。判断前进方向一方面需要一定的经验及对解剖知识的充分掌握，另一方面需要根据此前插入路径、黏膜皱襞的走行、光线的明暗变化及反射等，辅助判断应该前进的方向。

（1）如果在弯曲部中已经有一定程度的空间，则管腔是沿着与横向皱襞呈直角的方向展开（图31-15）。

（2）在容易发生扭曲的肠管等处，经常出现沿着弯曲部纵向走行的皱襞。在这种情况下，皱襞延展的方向就是管腔的方向（图31-16）。

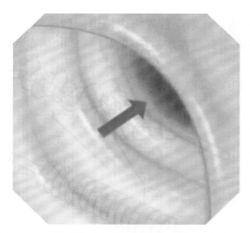 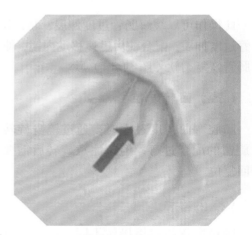

图31-15　管腔沿着与横向皱襞呈直角的方向展开
引自：工藤进英，2016.结肠镜插入法：保持轴线短缩法.2版.
唐秀芬，孙晓梅，柏愚，等，译.上海：第二军医大学出版社

图31-16　管腔的方向为皱襞延展方向
引自：工藤进英，2016.结肠镜插入法：保持轴线短缩法.2版.
唐秀芬，孙晓梅，柏愚，等，译.上海：第二军医大学出版社

（3）如果内镜前端和黏膜之间无法保持最佳距离，则应根据光亮和无名沟判定下一个皱襞走行（图31-17）。

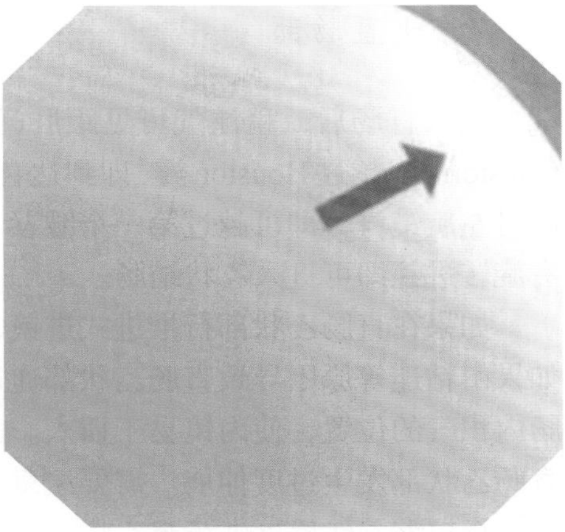

（七）回转穿行技术

在从直肠到脾曲的左半结肠中，应用3S插入法，利用角度操作、旋镜和抽吸通过弯曲明显的皱襞后，下一个皱襞通常在相反的方向，因此有节奏地重复执行，通过一个皱襞后立即将内镜旋转至相反方向操作，可以提高进镜效率。

（八）右旋短缩技术

该技术主要用于通过降乙交界处。通过有意识地在回拉镜身的同时右旋镜身，短缩乙状结肠并将其直线化，以通过降乙交界处。

图31-17　根据光亮和无名沟判定皱襞走行
引自：工藤进英，2016.结肠镜插入法：保持轴线短缩法.2版.唐秀芬，孙晓梅，柏愚，等，译.上海：第二军医大学出版社

（九）变换体位

由于乙状结肠和横结肠的可移动性会受到重力影响，因此在通过部分弯曲时可通过变换体位缓解弯曲，避免肠管过度伸展。具体总结如下：①从直肠乙状部到乙状结肠，仰卧位、右侧卧位；②脾曲至横结肠远端，右侧卧位；③横结肠中段至肝曲，仰卧位、左侧卧位。

（十）按压腹部

在难以保持内镜直线化或肠管特别伸展的情况下，可以通过助手对腹部进行有效按压帮助内镜保持直线化。体位变化与按压腹部相互配合，可以实现较好的效果。需要按压腹部的情况：①乙状结肠过度伸长；②降乙交界处弯曲急锐；③通过脾曲的过程中乙状结肠过度伸长；④通过横结肠中段；⑤通过肝曲时横结肠过度伸长。

五、实际操作

（一）操作前准备

操作前准备与胃镜操作相同，在内镜插入前要检查画面是否模糊，大小螺旋的活动性及内镜的可动范围，评估吸引、充气、打水、暂停及摄片功能是否良好。

（二）插入肠镜

肛门口的插镜动作要轻柔，最好用示指导引镜头弯曲部滑入。避免动作粗暴造成患者不适，甚至对肛门病变（肛瘘、肛裂等）的患者造成副损伤。

（三）直肠部

进入直肠后，稍注气可见距肛门约 5cm、8cm、10cm 各有一直肠横襞相互交替，即 Houston 瓣。越过 Houston 瓣，即到达直肠乙状部，直肠乙状部角度较大，到达后轻压上旋钮，同时左旋镜身，即可越过第一个皱襞。通过第一个皱襞后在其右侧再次出现皱襞，此时向右旋转进镜即可进入乙状结肠。

如果在直肠乙状部行推进式进镜，直肠和乙状结肠则会被伸展，从而导致进镜困难。如果由粘连等原因导致直肠乙状部通过困难，可变换体位为仰卧位，以改变肠管的走行和肠内积气的位置，使内镜易于插入。此外，通过手法按压耻骨上部，可防止在插入过程中直肠乙状部发生过度伸展。需要注意的是，按压腹部也必须保证在内镜不发生弯曲的状态下进行短缩，然后再进镜至乙状结肠，即运用 3S 插入法。

（四）乙状结肠部

乙状结肠具有可移动性，因此在通过迂曲明显的乙状结肠时可能会不自觉地一直推进内镜，但此时不应轻易推进镜身，而是利用 3S 插入法小心通过每一个皱襞。能够很清楚地看到管腔是送气量已经较多的标志，在这种情况下应注意做好气体量的控制。在肠管短缩的状态下吸引气体，则内镜前端将接近黏膜表面。要在保持最佳距离的状态下找到下一段管腔，并依照上述操作要领中判断前进方向的方法预测下一段管腔方向。

在乙状结肠中切记尽可能避免直接推进，以侧向滑动为主要操作逐步进镜。时刻注意使乙状结肠顶端（S-Top）向盆腔方向下降，并充分创建操作环境，通过吸引进行相对插入。一步步吸引正面皱襞的同时将内镜侧向滑动，使内镜在进入下一段管腔前保持一定的旋转状态，注意尽可能减少方向钮或旋转操作。

（五）降结肠部

一般而言，通过 3S 插入法在保持内镜直线化的状态下，配合右旋短缩技术即可通过乙降交界处。此时继续利用直线插入或回转穿行法通过降结肠，应注意控制注气量并吸引残余的液体或气体，使降结肠充分短缩。应避免在此处注入大量气体而影响横结肠插入。

在内镜直线化的状态下到达脾曲时，其插入长度约为 40cm。如果插入长度约为 60cm，则表示短缩不充分或在乙状结肠成袢。因此，当插入长度过长时，应尝试通过充分短缩使乙状结肠直线化。

在插入长度为 40cm 时成功到达脾曲，对其游离感和插入长度进行确认后，充分吸引气体，并在轻微按压上旋方向钮的同时向右侧旋转，接下来立即重新旋转至左侧。在通过第一个皱襞后，进行吸引的同时向左侧旋转镜身即进入横结肠部位，可见明显倒立深三角形皱襞。为了将脾曲的弯曲转化为钝角状态，在轻微松开方向钮的同时，回拉镜身，使肠管轴与内镜轴保持一致，然后继续进镜即可。

（六）横结肠部

横结肠的管腔呈三角形筒状。此处横结肠压向后腹膜一侧，同时抬向头侧。因此，应继续保持轴一致以避免乙状结肠伸展，通过吸引尽可能减少气体量，并使用3S插入法。配合调整管腔保持在9点方向，并向左侧滑动。此时的方向与乙状结肠相反，改为轻推下旋方向钮。

横结肠冗长时，中段常形成急峻的弯曲，难以通过。但如果肠管轴与内镜轴保持一致并减少气体量，管腔大约出现在9点至11点的方向。在确认管腔的同时，通过左旋镜身配合按上旋方向钮通过横结肠中段。接下来，通过吸引相对插入和回拉镜身缩短横结肠的远端，抵达肝曲。

（七）肝曲部

肝曲部特点为黏膜下可见蓝斑，插入长度约为60cm。到达肝曲时，最重要的是通过左旋和回拉镜身充分短缩前方的肠管。大多数情况下，通过直线插入到达几乎与蓝斑黏膜发生接触的程度后，再向右旋镜身的同时以侧向滑动的方式进入升结肠。

当因乙状结肠或横结肠扭曲而导致镜前端无法正常推进时，可通过助手配合按压腹部得以解决。一般来说，按压脐部可以抑制乙状结肠扭曲，并防止已缩短的横结肠再次发生过度伸展。按压时助手应一直观察内镜画面，随时确认管腔接近画面的状态。此外，变换体位为左侧卧位，并吸引肝曲处聚集的气体或升结肠中潴留的液体，也可以改善插入条件，便于插入升结肠。

（八）升结肠部

在保持轴线短缩使内镜得到充分直线化的前提下，通常内镜前端进入升结肠后可以直接到达盲肠。如果在进入升结肠后无法直接插至盲肠，则需要确认是否形成了袢曲，如果发现有袢，则应立即予以解除。在解袢后，通过吸引升结肠中的气体可以达到靠近盲肠的目的。另外，辅助按压腹部也非常有效，当以左侧卧位通过肝曲时，有时可以通过再次将体位变换为仰卧位而顺利到达盲肠。此外，也可以通过让患者配合深呼吸，使膈肌向盆腔方向挤压内镜，从而顺利到达盲肠。判定是否进镜至盲肠的最具代表性的标志是回盲瓣和阑尾开口。

（九）盲肠部

到达盲肠后，可将患者体位变换为仰卧位，变换体位后，潴留在盲肠中的液体会流动至升结肠，此时可观察到盲肠的全貌。

通常可以在盲肠的9点方向观察到回盲瓣，插入长度约为70cm。如果可以轻松插入回盲瓣，常规对末端回肠进行观察。在回盲瓣下唇向盲肠一侧轻压上旋大螺旋，即可进镜至回肠末端。若操作困难，则需要先确认回盲瓣的位置，确认后，在吸引肠腔内气体的同时向预先确认的方向轻压上旋大螺旋即可进镜至回肠末端。

（十）退镜

退镜时应配合适量充气，保持肠管扩张以观察肠壁全貌，大肠的各个部位均需要细致观察并摄像。同时应注意退镜时间（从进镜到达盲肠开始到退镜至直肠的实际时间，其中不包括进行染色检查或发现腺瘤、对息肉进行活检等额外操作的时间）应不少于 6min，以保证肠镜的检查质量。

第三十二章

消化系统常见疾病内镜下诊断

第一节 食 管 癌

一、概 述

食管癌（esophageal carcinoma）是指来源于食管上皮，位于食管起始部到食管胃结合部之间的癌，主要包括食管鳞状细胞癌与食管腺癌及其他少见类型恶性肿瘤，其中鳞状细胞癌占 90% 左右。食管癌是全球第七大常见癌症，也是导致癌症死亡的第六大主要原因。在我国，新发食管癌病例数占全世界的一半，进展期食管癌患者的 5 年总生存率约为 30%。

食管癌早期通常没有典型临床表现，只表现为吞咽哽噎感、咽喉异物感、胸骨后不适，大多数食管癌在确诊时已发生转移，导致生存率较低。改善食管癌患者预后的最佳策略是早发现、早诊断、早治疗。局限于黏膜或黏膜下层浅层的食管癌及时得到内镜或手术治疗，患者 5 年生存率可大幅提高至 95%。通过内镜检查进行早期诊断可能在改善临床结局和指导癌症预防策略方面发挥重要作用。

目前，食管癌的诊断分为内镜和非内镜两种方式，前者包括常规白光内镜、色素内镜、电子染色内镜、放大内镜等，非内镜方式则有 CT、钡餐造影、循环 RNA 等。内镜检查是临床主要采用的方法。内镜成像技术和新设备不断改进和发展，使早期诊断成为可能。标准的内镜检查不仅能够发现进展期食管癌，更主要的是可发现早期食管癌和癌前病变，从而实现治愈性治疗，这也是上消化道内镜检查的核心目标之一。

本部分将系统地讲述食管癌相关诊断的基础知识，指导医务工作者进行标准化的食管内镜检查、食管癌诊断，能够认识各阶段的食管癌，为临床决策提供依据。

二、相关定义

（1）早期食管癌（early esophageal cancer）：指食管癌局限于黏膜层以内（T1a 期），不伴有区域淋巴结转移。

（2）食管癌前病变：包括鳞状细胞癌的癌前病变和腺癌的癌前病变，即鳞状上皮和腺

上皮的上皮内瘤变 / 异型增生。鳞状上皮的上皮内瘤变 / 异型增生是指以食管黏膜鳞状上皮内不同层次的异型鳞状细胞为特征的癌前病变，根据病变累及层次，分为低级别上皮内瘤变 / 异型增生（局限于鳞状上皮下 1/2）、高级别上皮内瘤变 / 异型增生（累及食管鳞状上皮超过下 1/2）。腺上皮的上皮内瘤变 / 异型增生是指以食管腺上皮不同程度的细胞异型性和结构异常为特征的癌前病变，主要见于巴雷特食管，根据细胞异型性和结构异常的程度，分为低级别上皮内瘤变 / 异型增生和高级别上皮内瘤变 / 异型增生。

（3）表浅食管癌（superficial esophageal cancer）：为局限于黏膜层或黏膜下层的食管癌（T1a 期及 T1b 期），无论有无区域淋巴结转移。

（4）进展期食管癌：浸润固有肌层或更深层次的食管浸润性癌。

三、高风险因素人群

符合下列任何一项者定义为食管癌高风险人群：年龄 ≥ 40 岁，且长期居住生活在食管肿瘤高发地区；直系家属有食管及其他消化道肿瘤病史；患有食管癌的癌前疾病或癌前病变；具有食管癌高危因素（吸烟、重度饮酒、头颈部或呼吸道鳞状细胞癌，以及不良饮食习惯如喜食热烫及腌制食物、口腔卫生状况不良等）。

四、内镜下表现

（一）白光内镜下食管癌观察要点

食管癌的癌前病变和早期食管癌的白光内镜表现通常不典型，明显凹陷或隆起的病变较易被发现，一些平坦型病变常被漏诊，常表现如下：①红区，即边界清楚的红色灶区，底部平坦；②糜烂灶，多为边界清楚、稍凹陷的红色糜烂状病灶；③斑块，多为类白色、边界清楚、稍隆起的斑块状病灶；④结节，直径在 1cm 以内，隆起的表面黏膜粗糙或糜烂状结节病灶；⑤黏膜粗糙，指局部黏膜粗糙不规则、无明确边界的状态；⑥局部黏膜上皮增厚的病灶，常遮盖其下的血管纹理，显示黏膜血管网紊乱、缺失或截断等。

中晚期食管癌的内镜下表现较明显，如结节状、菜花样改变，还可见溃疡，病变周围黏膜充血、水肿、僵硬等更易观察。

（二）色素内镜下观察食管癌

对碘剂不过敏且无甲状腺功能亢进症的患者可内镜下喷洒鲁氏碘液，正常鳞状细胞含有糖原可被染为棕色，根据碘染色后的表现分级：①阴性，正常染色为棕色；②Ⅲ级，轻度不典型增生区域碘染色后，食管黏膜不着色区颜色较淡且边界不清；③Ⅱ级，中度不典型增生区域碘染色后，食管黏膜不着色区颜色淡，但不着色区边界清楚；④Ⅰ级，重度不典型增生或早期食管鳞状细胞癌区域碘染色后，食管黏膜不着色区不着色明显且边界清楚。

通过观察碘染色后不着色区情况判断病灶范围，并提高诊断率。

（三）电子染色内镜及放大内镜在食管癌诊断中的作用

相较于进展期食管癌，早期食管癌在白光下表现不明显，难以判断病变的性质。电子染色内镜能够发射出指定波长的光，使黏膜表层微血管和微结构显示更加清晰。结合放大内镜将食管黏膜微结构放大至 80 倍，观察微血管形态改变情况，对照日本食管协会（Japan Esophagus Society，JES）的 AB 分型标准进行早期食管癌的诊断。

JES 的 AB 分型标准：A 型为上皮内乳头状毛细血管袢（IPCL）没有变化或有轻微变化，通常为正常黏膜；B1 型为扩张、蛇形弯曲、口径大小不一、形状不规则的形成回路的异常血管，浸润深度达 T1a-EP/T1a-LPM；B2 型为未见形成回路的 IPCL，浸润深度为 T1a-MM/T1b-SM1；B3 型为 IPCL 发生明显扩张并呈不规则形态，直径超过 B2 型血管至少 3 倍，浸润深度在 T1b-SM2 及以下。另外，对由 B 型血管组成的乏血管区域（avascular area，AVA）进一步判断：小 AVA 直径≤ 0.5mm；0.5mm ＜中 AVA 直径＜ 3mm；大 AVA 直径≥ 3mm。由 B1 型血管包绕的任何大小 AVA 预示肿瘤浸润深度至 T1a-EP/LPM，由 B2 或 B3 型血管包绕的中 AVA 预示肿瘤浸润深度至 T1a-MM/T1b-SM1；由 B2 型或 B3 型血管包绕的大 AVA 预示肿瘤浸润深度至 T1b-SM2 及更深（注：EP 指黏膜上皮层；LPM 指黏膜固有层；MM 指黏膜肌层；SM 指黏膜下层；MP 指固有肌层；AD 指外膜）。

根据电子染色（如 NBI）及放大内镜下显示的微结构，能够看到异型性程度较高的部分，指导内镜医生靶向活检，极大提高活检检出率。

（四）超声内镜应用于食管癌分期

食管癌的浸润深度（T 分期）和淋巴结转移（N 分期）情况与患者的预后明显相关。肿瘤分期直接影响治疗方案的制定。超声内镜能够显示食管的不同层次，由内向外分别为高信号的黏膜层、低信号的黏膜肌层、高信号的黏膜下层、低信号的固有肌层、高信号的外膜。

与食管癌分期对应，T1 期为肿瘤侵及黏膜层、黏膜肌层、黏膜下层，固有肌层完整、无增厚；T2 期为肿瘤侵及固有肌层，不规则增厚，外膜完整光滑；T3 期为固有肌层断裂，外膜向外突出、断裂、不规则；T4a 期为肿瘤侵及邻近器官组织，与其分界不清。Nx：未探及淋巴结；N0：无区域淋巴结影像，或淋巴结呈高回声，边界不清，长条形，直径＜ 1cm；N1：淋巴结呈低回声，圆形，边界清楚，直径＞ 1cm。

五、食管癌分段

根据病变食管位置进行分段：①颈段食管癌，距门齿 15 ～ 20cm；②胸上段食管癌，距门齿 20 ～ 25cm；③胸中段食管癌，距门齿 25 ～ 30cm；④胸下段食管癌，距门齿 30 ～ 40cm。

六、食管癌分型

（一）早期/表浅食管癌内镜下分型

早期/表浅食管癌内镜下分型包括隐伏型（又称充血型，肉眼不易发现，显微镜可证实）、糜烂型（黏膜轻度糜烂缺损）、斑块型（黏膜面有大小不等的斑块，癌变处黏膜明显增厚）、乳头型（肿瘤呈结节状、乳头状或息肉状隆起，边缘与周围黏膜分界清楚）。

早期/表浅食管癌的内镜分型推荐巴黎分型。①隆起型（0-Ⅰ）：高于周围黏膜1.2mm，又可分为有蒂隆起型（0-Ⅰp）和无蒂隆起型（0-Ⅰs）。②表浅型（0-Ⅱ）：介于凹陷型和隆起型之间，又可分为表浅隆起型（0-Ⅱa）、表浅平坦型（0-Ⅱb）和表浅凹陷型（0-Ⅱc）。同时具有表浅隆起和表浅凹陷的病灶，根据表浅隆起/表浅凹陷的比例分为表浅凹陷+表浅隆起型（0-Ⅱc+Ⅱa型）和表浅隆起+表浅凹陷型（0-Ⅱa+Ⅱc型）。③凹陷（溃疡）型（0-Ⅲ）：深度≥0.5mm，凹陷和表浅凹陷结合的病灶根据凹陷/表浅凹陷的比例分为表浅凹陷+凹陷型（0-Ⅱc+Ⅲ型）和凹陷+表浅凹陷（0-Ⅲ+Ⅱc型）。

（二）中晚期食管癌大体分型

中晚期食管癌推荐应用国内分型：①髓质型，以食管壁增厚为特点，边缘坡状隆起；②蕈伞型，肿瘤边缘隆起，唇状/蘑菇样外翻，表面可伴有浅溃疡；③溃疡型，也可见于早期癌，中央有明显溃疡，通常伴有边缘隆起；④缩窄型，以管腔明显狭窄为特点，患者的吞咽困难症状明显；⑤腔内型，也可见于早期癌，病变呈蘑菇样或大息肉样生长，有蒂或无蒂。

七、病理诊断分类、分期和分级

（1）食管癌组织学类型：依据WHO食管癌组织学类型，常见的包括鳞状细胞癌、腺癌、腺鳞癌、未分化癌等。

（2）食管癌组织学分级：依据分化程度，鳞状细胞癌和腺癌分为高分化、中分化和低分化。

（3）食管癌的分期：采用美国癌症联合会（第8版）TNM分期，根据原发肿瘤（T）、区域淋巴结（N）及远处转移（M）情况分为0期、Ⅰ期、Ⅱ期、Ⅲ期、Ⅳ期。

第二节　食管狭窄

一、概　　述

食管狭窄是指内镜下评估食管狭窄部的直径＜1cm，或者常规型号的内镜镜身（直径约1cm）不能通过，通常伴有不同程度的吞咽困难。食管狭窄在一般人群中少见，其发生率约为 1.1/（10 万人·年），与年龄呈正相关。食管狭窄的临床症状主要为吞咽困难，同时可伴贫血、呕吐、反流、烧心、胸骨后疼痛及体重减轻等不适，影响患者的生活质量和长期预后。食管狭窄是病因复杂的一类疾病，根据发病原因，食管狭窄可分为先天性食管狭窄和继发性食管狭窄。先天性食管狭窄极少见，病因尚不明确。继发性食管狭窄根据狭窄的性质可进一步分为食管良性狭窄和食管恶性狭窄。食管良性狭窄病因多种多样，包括胃食管反流病、食管大面积病变内镜黏膜下剥离术（ESD）后、外科手术后吻合口狭窄、化学性腐蚀、放化疗等。食管恶性狭窄常见于食管癌，也可由非食管恶性肿瘤外压导致。内镜检查能直接观察食管情况并可辅助进行活检以进一步明确狭窄病因，为评估食管狭窄患者的预后及制订安全有效的治疗方案提供重要依据。目前，对于吞咽困难的患者，若无明显的内镜检查禁忌证，均推荐进行内镜检查。

二、内镜诊断及分型

食管狭窄在内镜下主要表现为狭窄部直径＜1cm，常规型号内镜镜身（直径约 1cm）不能通过狭窄部。根据 2020 年发布的《中国食管良恶性狭窄内镜下防治专家共识（2020，北京）》，食管狭窄可依据部位、长度等分为简单食管狭窄（simple esophageal stricture）和复杂食管狭窄（complex esophageal stricture）。简单食管狭窄定义为局部的、不成角的狭窄，食管狭窄段长度＜2cm，多位于食管下段，通常经过 3～5 次内镜下扩张治疗后，狭窄能够消失。复杂食管狭窄定义为成角的、不规则的狭窄，食管狭窄段长度≥2cm，通常在经过 3～5 次内镜下扩张治疗后，仍然反复出现狭窄。食管狭窄的诊断过程是一种综合疾病病因、病变程度等多种因素的规范化分析过程。食管狭窄的病因较多，其诊断需要结合病史、影像学检查、内镜检查及组织病理学检查等。不同病因的食管狭窄内镜下表现为食管狭窄（常规型号内镜镜身无法通过）合并原发疾病的内镜表现。

1. 食管癌合并食管狭窄 胃镜显示距门齿 30cm 处见一环周型肿块突入食管腔，食管腔狭窄，胃镜不能通过（图 32-1）。

2. 食管胃吻合术后吻合口狭窄 胃镜显示距门齿 20cm 处见食管胃吻合口，直径约 0.8cm，胃镜不能通过（图 32-2）。

3. 食管 ESD 术后食管狭窄 胃镜显示食管下段可见术后瘢痕，胃镜无法通过（图 32-3）。

4. 贲门失弛缓症合并食管狭窄 胃镜显示距门齿 40cm，食管腔扭曲狭窄，黏膜充血光滑，内镜不能通过（图 32-4）。碘水造影显示食管下段入贲门处"鸟嘴"样改变。

5. 鼻咽癌放疗后食管狭窄 胃镜显示距门齿 26cm 处可见管腔狭窄变形，胃镜不能通过（图 32-5）。

6. 腐蚀性食管炎合并食管狭窄 胃镜显示距门齿 20cm 及以下食管壁可见多处白色瘢痕纠集，距门齿 26cm 处食管狭窄，内镜无法通过（图 32-6）。

7. 外压所致食管狭窄 胃镜显示距门齿 35cm 处见食管外压变形，食管腔明显狭窄，胃镜不能通过（图 32-7）。EUS 下见一纵隔巨大肿块（图 32-8），行纵隔肿块细针穿刺抽吸术，术后病理显示鳞状细胞癌。

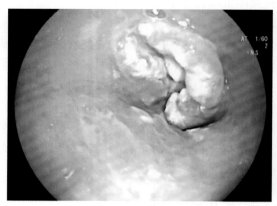

图 32-1 食管癌合并食管狭窄

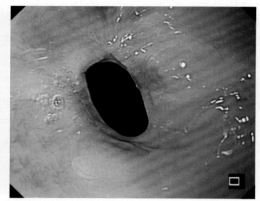

图 32-2 食管胃吻合术后吻合口狭窄

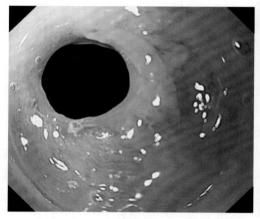

图 32-3 食管 ESD 术后食管狭窄

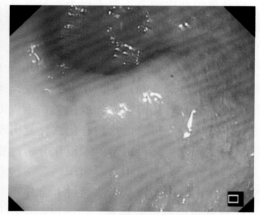

图 32-4 贲门失弛缓症合并食管狭窄

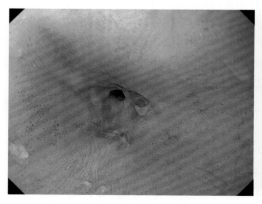

图 32-5 鼻咽癌放疗后食管狭窄

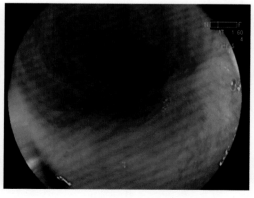

图 32-6 腐蚀性食管炎合并食管狭窄

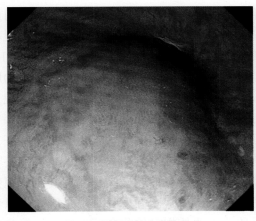
图 32-7　外压所致食管狭窄

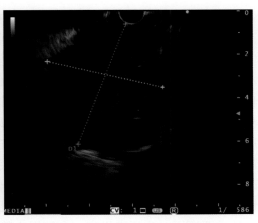
图 32-8　EUS 下见一纵隔巨大肿块

三、诊 断 进 展

　　食管狭窄的诊断主要依靠影像学检查和内镜检查评估：上消化道造影可以明确食管狭窄的位置、长度等信息；内镜检查能明确狭窄的部位、程度，直视下观察黏膜情况，并进行病理活检。除常规内镜检查以外，超细鼻内镜、超声内镜的临床应用有助于提高内镜检查对食管狭窄的诊断率。

　　超细鼻内镜是一种通过鼻腔插入体内进行检查，镜体细且柔软的电子内镜，直径仅5.9mm。对于严重的食管狭窄常规胃镜无法通过者，超细鼻内镜的应用解决了消化道狭窄病变诊疗中的很多难题，不仅能够有效降低对患者的刺激程度，还可以对狭窄的食管进行更全面、细致的检查，并可在内镜下进行活检以明确诊断。

　　超声内镜（EUS）是一种将微型高频超声探头安装于内镜前端，当内镜插入体腔后，既能通过内镜直接观察腔内黏膜，同时还可利用内镜下实时超声扫描获得消化道管壁及其周围邻近器官超声图像的技术。超声内镜能在内镜直视下直接对狭窄病变及其周围组织进行扫描，较为准确地判断病变的层次结构、性质及其与周围组织的关系，能弥补其他检查手段的不足，并可进行 EUS-FNA，为诊断提供病理依据。

第三节　食管胃底静脉曲张

一、概　　述

　　食管胃底静脉曲张（esophageal and gastric fundal varix，EGV）指的是由于各类病因引起的门静脉体系血流阻塞和（或）血流量增加，从而导致门静脉压力升高，进而致使胃冠状静脉在食管腹段和胃底的连接处与腔静脉体系的食管静脉和奇静脉相互吻合，构成门体静脉的侧支血液循环，从而引起血液逆流，出现食管和胃底的静脉扩张，表露在食管、胃黏膜表面，呈迂曲、串珠样或瘤样曲张状态，这是一种可以严重威胁生命的门静脉高压的一大并发症。当门静脉压力升高到一定程度时可出现食管胃底静脉曲张破裂出血（EGVB），肝静脉压力梯度（HVPG）是测量门静脉压力的金标准，HVPG > 5mmHg 提示存在门静脉高压，但因为此项检查为有创操作，临床不常规应用。各种病因导致的肝硬化是食管胃底静脉曲张最常见的病因，我国乙型肝炎肝硬化最常见，该病的首要表现为肝功能减退和门静脉高压。肝功能减退患者以恶心、食欲减退、腹胀、厌食、尿色加深、皮肤和巩膜黄染、面色黑黄及晦暗无光、皮肤色素沉着、肝性脑病等为主要临床特征，门静脉高压患者则以腹水、脾大、食管胃底静脉曲张、腹部血管明显迂曲呈"海蛇头"样改变等为主要临床特征，病情严重者可出现食管胃底静脉曲张破裂出血，甚至出现失血性休克、死亡，其是门静脉高压最常见且危害最大的急症、并发症，也是肝硬化患者死亡的重要原因，病死率极高。食管胃底静脉曲张主要依据肝硬化和门静脉高压等临床表现，结合腹部超声、胃镜、腹部增强 CT 等检查可以诊断，主要采取内镜、药物和外科治疗。

食管胃十二指肠镜（EGD，简称胃镜）是目前食管胃底静脉曲张最可靠、最主要的诊断手段。曲张静脉的数量、位置、大小及是否有活动性出血（血凝块、渗血或喷血）、是否有破裂出血的危险因素（血栓头、红色征）、是否伴有其他胃肠道病变等都可以通过胃镜直视下观察明确。超声内镜（EUS）可在胃镜检查的基础上提供更多的详细信息，如胃食管黏膜下构造、门静脉及其属支转变、门体是否存在分流、壁内外静脉是否存在曲张等，特别是对静脉曲张和黏膜下肿瘤鉴别，以及左侧门静脉高压等病变的诊断具备较高的临床价值，可提高疾病的早期诊断率，达到精准治疗的目的。

二、操作适应证

（1）初次确定诊断为门静脉高压或肝硬化的患者，判断是否存在食管胃底静脉曲张，并评估曲张的程度。

（2）消化道出血考虑食管胃底静脉曲张破裂出血者。

（3）对食管胃底静脉曲张进行等级划分。依据曲张静脉的位置、管径及是否存在与出血有关的危险因素将食管胃底静脉曲张分为轻度、中度和重度 3 个级别。

（4）对肝硬化食管胃底静脉曲张破裂出血治疗后的患者进行内镜随访。

（5）无上消化道内镜检查的禁忌证。

三、操作禁忌证

（1）乳胶过敏者。

（2）有上消化道内镜检查禁忌证者。

（3）患方未签署知情同意书。

（4）已知或可疑食管穿孔者。

（5）生命体征不平稳或有严重心肺疾病不能耐受者。

（6）因神志或精神问题无法配合检查者。

（7）未控制的肝性脑病或失血性休克者。

（8）无法纠正的弥散性血管内凝血或多器官功能衰竭者。

（9）严重肝功能、肾功能损害或大量腹水者。

四、操作方法及注意事项

患者取左侧卧位，双腿屈曲，头垫低枕，松开领口和腰带，于下颌垫医用治疗巾，置入牙垫，在内镜头端曲折部擦拭足量润滑剂，嘱患者咽部放松，然后从食管进口侧插入胃镜。患者调呼吸，尽量减少恶心、呕吐等不适动作，尽量保持深呼吸，让口腔分泌物自然流出。对患者进行常规胃镜检查，可以明确静脉曲张的程度、范围、直径及有无红色征等情况，着重对食管静脉曲张所在的部位、数量、直径、形态等进行详细了解，确定有无手术适应证。内镜探查到十二指肠降段，明确有无异位静脉曲张后才可退镜。随着无痛内镜技术的应用，患者的痛苦可以显著减少，患者对胃镜诊疗过程产生的畏惧减轻，依从性显著提高，内镜医生操作更加轻松、更加精确，并可减少术中、术后并发症，取得比在非麻醉状态下更好的治疗效果。

五、内镜诊断分型及分级标准

当前我国推荐使用 LDRf 分型法（表 32-1），LDRf 是一种详细描述静脉曲张在消化管道所在部位（location，L）、直径（diameter，D）与危险因素（risk factor，Rf）的类型划分记录方法，当前一致的表示方法为 LXxD0.3 ~ 5Rf0，1，2。该分型可以涵盖全消化道，且对各型静脉曲张治疗时机和治疗方式等给出了明确的指导意见。

表 32-1　食管胃底静脉曲张记录方法

项目	表示方法及其含义
部位（L）	Le：曲张静脉位于食管
	Les：曲张静脉位于食管上段
	Lem：曲张静脉位于食管中段
	Lei：曲张静脉位于食管下段
	Lg：曲张静脉位于胃部
	Lgr：曲张静脉位于胃底
	Lgb：曲张静脉位于胃体
	Lga：曲张静脉位于胃窦
	Le，g：食管曲张静脉与胃曲张静脉完全相通
	Le，Lg：食管曲张静脉与胃曲张静脉各自独立
	Le，g，Lg：1 支以上胃曲张静脉与食管曲张静脉完全相通，但还有胃孤立曲张静脉存在
	多段或多部位曲张静脉采用相应部位代号联合表示

项目	表示方法及其含义
直径（D）	D0：无曲张静脉
	D0.3：曲张静脉最大直径≤ 0.3cm
	D1.0：曲张静脉最大直径＞ 0.3 ～ 1.0cm
	D1.5：曲张静脉最大直径＞ 1.0 ～ 1.5cm
	D2.0：曲张静脉最大直径＞ 1.5 ～ 2.0cm
	D3.0：曲张静脉最大直径＞ 2.0 ～ 3.0cm
	D4.0：曲张静脉最大直径＞ 3.0 ～ 4.0cm
	曲张静脉最大直径＞ 4.0cm 时，按 D+ 直径数字方法表示
危险因素（Rf）	Rf0：红色征阴性，未见糜烂、血栓及活动性出血
	Rf1：红色征阳性或 HVPG＞12mmHg，未见糜烂、血栓及活动性出血
	Rf2：可见糜烂、血栓、活动性出血，或镜下能够见到新鲜血液且能够排除由非静脉曲张出血因素引起

注：HVPG. 肝静脉压力梯度；1mmHg = 0.133kPa。

引自：令狐恩强，2008. 一种新的内镜下静脉曲张分型方法初步探讨. 中华消化内镜杂志，25（10）：505-506.

1. LXx

（1）第一个 X 表示所在器官英文名称首字母，即 e（esophagus，食管）、g（gastric，胃），d（duodenum，十二指肠）、j（jejunum，空肠）、i（ileum，回肠）、r（rectum，直肠）等。

（2）第二个 x 是指曲张静脉具体在该器官的哪一段，以食管的分段为例，分上段（superior，s），中段（middle，m）、下段（inferior，i），各自记做 Les、Lem、Lei。单独的胃静脉曲张，表示为 Lg。Lgf 的意思是胃底静脉曲张；Lgb 的意思是胃体静脉曲张；Lga 的意思是胃窦静脉曲张；若食管静脉曲张延伸到了胃底，那么可以表示为 Le，g，其中 Le，g1 的意思是食管静脉曲张延伸至胃小弯侧，Le，g2 的意思是食管静脉曲张延伸至胃大弯侧；如果曲张静脉分布于多个节段，则以对应位置的编号组合来表示，如食管胸段与胃底两个部位都存在静脉曲张，但未彼此连通，则以 Lei，Lgf 进行记录。

2. D0.3 ～ 5　是指在视野下观察到的曲张静脉的最大直径，使用 D+ 直径数字的方式表示，数字节点以内镜下所选取的治疗方法为依据，可表示为 D0.3、D1、D1.5、D2.0、D3.0 等。

3. Rf0，1，2　表示内镜下观察到的曲张静脉可能发生出血的风险指数，与其相关联的危险因素包括：①肝静脉压力梯度（HVPG），用于判定消化道静脉曲张的程度及病情发展；②红色征（red color，RC），RC+（包括鞭痕征、血疱征等）提示目前曲张的静脉出血风险高；③血栓，无论是红色血栓还是白色血栓，都是即将发生出血的征象，需要近期进行内镜下治疗；④糜烂，说明曲张静脉表面的黏膜已经被破坏，提示近期有极大的出血可能，如果有需要，应及时进行内镜下治疗；⑤活动性出血，在内镜视野下可以看到曲张静脉正在喷血或渗血。如果以上情况均不存在，但是视野下仍可见到新鲜血液或血凝块，并可排除非静脉曲张出血因素的可能。按照有无近期出血及是否需要进行急诊内镜下治疗，可将其分为 3 个梯度：Rf0，无以上 5 个危险因素并且无近期出血的指征；Rf1，RC+ 或 HVPG＞12mmHg，存在近期出血的征象，必要时近期进行内镜下治疗；Rf2，内镜视野下可见糜烂、血栓及活动性出血，必要时及时进行内镜下治疗。

4. Sarin 分型　将胃静脉曲张（gastric varices，GV）分为 GOV1（食管静脉沿胃小弯侧延伸）、GOV2（食管静脉沿胃大弯侧延伸）、IGV1（孤立胃静脉曲张位于胃底）和 IGV2（孤立胃静脉曲张位于胃体或胃窦），LDRf 分型可以很好地与 Sarin 分型相对应（Le，g1 对应 GOV1；Le，g2 对应 GOV2；Lgf 对应 IGV1；Lga/b/ab 对应 IGV2）。

六、并发症处理

在手术过程中，最常见的并发症是出血，如贲门黏膜撕裂、静脉曲张破裂等。出血首先推荐内镜下处理：通过内镜下硬化、套扎、止血夹止血、组织胶等手段予以止血，对于失血量较大的患者，在内镜下无法有效止血的情况下，除了内科治疗外，还需要外科手术干预或介入科行经颈静脉肝内门体静脉分流术（TIPS）。

七、术 后 处 理

（1）内镜检查后 2 ～ 4h 可进流食，应进低温流食，防止曲张血管受食物的摩擦出现出血；一旦出血，需要禁食，等待出血停止后 1 ～ 2 天，才可进食少许温度适宜的流食。多吃富含维生素、糖类并且容易消化吸收的食物。

（2）不易过度劳累，因为在进行剧烈活动时，会出现心率加快，心脏的供血量增加，静脉回心血流量增加，导致门静脉压力升高，从而加重静脉曲张，诱发出血。

（3）根据静脉曲张的严重程度而定，应用适当的降低门静脉压力的药物。

（4）密切关注患者出血和其他不良反应，及时采取相应治疗措施。

（5）杜绝可能造成腹压升高的一切因素（如大便过度用力、早期自行下床等）。

八、术 后 随 访

（1）增强对患者的饮食教育、饮食控制和指导是预防出血的关键，要反复向患者及其家属解释饮食控制的必要性，让患者能主动、积极配合，降低并发症发生。嘱患者进食质地柔软、易消化的食物，以清淡饮食为宜，禁止食用生硬、粗糙、干冷、刺激性强及粗纤维食物，有吸烟、饮酒史的患者需要戒烟酒。

（2）对于代偿期肝硬化且无静脉曲张的患者，提倡每 2 年进行 1 次胃镜检查（C1）；有轻度静脉曲张的患者，提倡每年进行 1 次胃镜检查。失代偿期肝硬化的患者，提倡 0.5 ～ 1 年进行 1 次胃镜检查。

（3）初次治疗后，需要在治疗 2 ～ 4 周时进行胃镜检查以评估治疗效果。对于静脉曲张还没有彻底根除或溃疡还没有彻底愈合的患者，评估后根据静脉曲张情况可进行第 2、3 次内镜下治疗，以食管胃底静脉曲张消失或无再出血风险为治疗的终止标准。

（4）静脉曲张不复存在或基本消失后，一般情况下应每隔 0.5 ～ 1 年复查 1 次内镜，以评估食管胃底静脉曲张复发及再出血的可能性。

（5）经内镜治疗的患者，应终身进行内镜随访、追踪治疗。

第四节　胃食管反流病

一、概　　述

胃食管反流病（gastroesophageal reflux disease，GERD）是最常见的上消化道疾病之一，主要指胃内容物反流到食管引起不适症状和（或）并发症的一种疾病，随着病情发展，部分患者可能出现食管炎、食管溃疡和食管狭窄，更严重者可发生巴雷特食管或食管癌，影响患者的生活质量和长期预后。其主要由内镜检查时发现的特征性黏膜损伤和（或）反流监测研究中发现的异常食管酸暴露来定义。内镜检查是目前应用最广泛的评价食管黏膜的客观检查方法，包括：①反流性食管炎（RE）；②非糜烂性胃食管反流病（non-erosive gastroesophageal reflux disease，NERD）；③巴雷特食管（BE）。同时可检出 GERD 的并发症、评价抗反流解剖结构，如食管狭窄、食管裂孔疝、胃食管阀瓣状态等，并排除报警症状（如吞咽困难、消化道出血及体重减轻等）提示的上消化道肿瘤等，为评估 GERD 患者预后和制订治疗方案提供重要依据。目前，我国首次出现反流症状的患者均推荐进行内镜检查。

二、反流性食管炎的内镜诊断及分级

RE 在内镜下主要表现为食管充血、糜烂、溃疡等，病变以食管下段多见，多表现为纵行多发食管黏膜损伤。目前应用最广泛的分级方法是洛杉矶（Los Angeles，LA）分级（图 32-9）：A 级，食管黏膜有 1 处或多处黏膜破损，长度均＜ 5mm；B 级，至少 1 处黏膜破损长度＞ 5mm，但破损黏膜间无融合；C 级，2 处及以上黏膜破损，并至少有 1 处相互融合，但融合范围未超过食管环周的 3/4；D 级，黏膜破损相互融合范围达到或超过食管环周的 3/4。

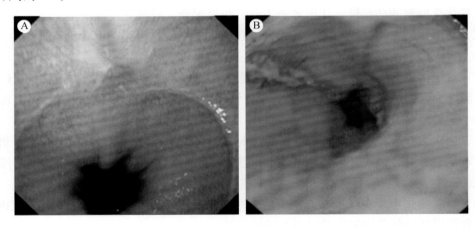

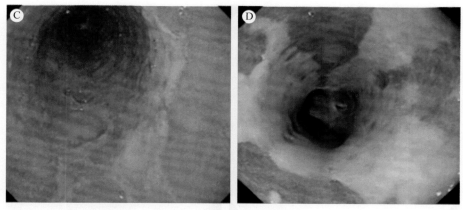

图 32-9　洛杉矶（LA）分级

A. LA-A 级；B. LA-B 级；C. LA-C 级；D. LA-D 级

内镜下诊断 GERD 具有重要的临床意义和高特异度，但敏感度较低，具有典型 GERD 症状的患者，内镜下检查结果以黏膜正常最常见。欧美国家认为，无典型临床表现时，LA-A 级不足以明确诊断 GERD，而我国未将 LA-A 级排除在 GERD 的诊断标准之外。同时，基于质子泵抑制剂（PPI）对 RE 疗效显著，治疗后内镜检查存在漏诊可能，理想情况下，应在 PPI 停药 2 周后进行诊断性内镜检查，若条件允许，可延长至 4 周后。

此外，内镜检查时，可充分注气后退镜观察胃食管阀瓣（gastroesophageal flap valve，GEFV）。GEFV 具有屏障功能，存在于食管胃结合部，标准胃镜检查时，可将其分为Ⅰ～Ⅳ级，其中健康人主要为 GEFV 分级Ⅰ、Ⅱ级（正常阀瓣），GERD 患者主要为 GEFV 分级Ⅲ、Ⅳ级（异常阀瓣）。该分级与患者的酸暴露程度相关，GEFV 分级越高，机体抗反流屏障功能越弱，需要进行手术干预的必要性越高。

GERD 的其他内镜下分级标准包括 Muse 分级、Savary-Miller 分级及 Heztel-Dent 分级、中华医学会消化内镜学分会分级（1998，烟台）等。

三、巴雷特食管的内镜诊断

巴雷特食管是 GERD 的重要并发症，定义为食管鳞状上皮与胃柱状上皮的交界线（齿状线，squamous-columnar junction，SCJ，又称 Z 线）相对于食管胃结合部（gastro-esophageal junction，GEJ）上移≥ 1cm（图 32-10），并且组织学证实正常复层鳞状上皮被化生的柱状上皮取代。SCJ 在白光内镜下容易明确定位，即灰粉色光滑的食管上皮与橙红色天鹅绒样胃黏膜上皮交界处。GEJ 的界定目前尚存在争议，我国推荐采用近端胃皱襞起始部来定义。

巴雷特食管（BE）内镜下分型：①按病变的长度分型，短段 BE（SSB）指化生的柱状上皮未累及食管全周或虽累及全周但长度为 1 ～ 3cm，长段 BE（LSBE）指化生的柱状上皮累及食管全周且长度≥ 3cm。有研究表明，BE 的致癌风险与其长度密切相关。②按病变的形态分型，全周型（为红色胃黏膜与粉红色食管黏膜的交界线呈环周状上移至

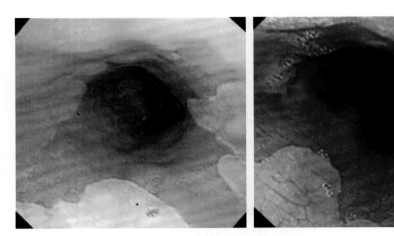

图 32-10　巴雷特食管

EGJ 上方，交界线形态可不规则）、舌型（表现为红色胃黏膜呈不规则舌状自 EGJ 向食管口延伸）、岛型（表现为食管下段一处或多处可见岛屿状红色黏膜）和混合型（兼有其他 3 种类型的特点）；③ Prague CM 分型，是一个被广泛应用的标准化描述系统，"C"表示全周型病变的最大长度，"M"表示非全周型病变的最大长度。例如，C3-M2 表示食管全周病变长度为 3cm，非全周病变的最大长度为 2cm。

　　同时，对于巴雷特食管的诊断，既要包括内镜下诊断，也要包括病理诊断，以明确有无肠化生及异型增生（上皮内瘤变）。巴雷特食管有 3 种组织学类型，即肠黏膜上皮化生、贲门腺黏膜化生和胃底腺黏膜化生，其中伴有肠黏膜上皮化生的巴雷特食管发生食管腺癌的风险更高。推荐使用普通白光内镜，舌型病变每 2cm 最少活检 1 块，全周型病变建议采取 Seattle 四象限活检法，纵向每间隔 2cm 的四壁分别活检 1 块，异型增生或怀疑有恶性病变者每隔 1cm 活检 1 块。对于无肠化生证据的巴雷特食管患者，3 ～ 5 年应复查内镜并再次活检。

四、鉴别诊断

　　内镜下，RE 和巴雷特食管可表现为黏膜发红、糜烂甚至溃疡，需要进行如下鉴别。

（一）平坦型病变

1. 食管胃黏膜异位　　常位于食管上段，白光内镜下主要表现为橘红色或绒毛状发红的椭圆形 / 类圆形 / 不规则形状的病变，边缘清楚，大小不一，可为单发或多发。

2. 平坦型早期食管癌　　白光内镜下主要有以下几种表现，但不明显，易漏诊，病变范围亦不清晰，因而胃镜检查中结合色素染色或电子染色的方法进行观察有助于提高病变检出率。

　　（1）黏膜颜色的改变：可为斑片状发红或发白，边界欠清晰。

　　（2）黏膜形态的改变：微隆起或凹陷，黏膜较粗糙，可伴有糜烂或结节，质地较脆硬，触碰易出血。

（3）血管纹理的改变：黏膜下树枝状血管网模糊或消失。

3. 嗜酸细胞性食管炎 内镜下表现为线性裂隙（纵行沟）、黏膜渗出、黏膜白斑、血管纹理减少，严重者可出现食管环，部分类似糜烂性食管炎改变。病理组织中嗜酸性粒细胞＞15/HPF 即可确诊。此外，外周血嗜酸性粒细胞、IgE、皮肤变应原试验也可协助诊断。该疾病通常对抑酸治疗无效。

（二）凹陷型病变

1. 各种原因引起的食管溃疡（药物、感染、理化因素、全身疾病等）

（1）药物：药物引起的溃疡常位于中段食管，特别是在主动脉水平常有单发溃疡。患者常有服用硫酸亚铁、氯化钾、非甾体抗炎药、四环素、氟尿嘧啶、奎尼丁等病史，多为不饮水服药、就寝前及卧床时服药所致。

（2）感染：感染引起的溃疡常位于食管中段，确诊需要病原学诊断。患者常有免疫功能不全病史。巨细胞病毒感染及单纯疱疹病毒感染时内镜下表现为大小不等的多发性溃疡，基底部未见白苔，边界清。

（3）理化因素：物理性刺激如进食热烫食物可引起食管糜烂、溃疡；误饮强酸、强碱等腐蚀性化学物质也可导致广泛的食管黏膜全层受损，内镜所见因时间及程度而异，可见充血及黏膜表层脱落、食管壁全层受损甚至食管穿孔。

（4）全身疾病：白塞病、结核、克罗恩病累及食管可表现为食管溃疡。其中食管白塞病内镜下可见单发或多发、深浅不一、大小不等、边缘充血、边界清楚、圆形或椭圆形溃疡。病理特异性改变为小血管炎；确诊有赖于临床表现及其他实验室检查。食管结核多位于中段，镜下可表现为隆起型（76%）或溃疡型（24%），内镜活检阳性率不高，需要多次活检或深挖活检才可确诊。食管克罗恩病多位于食管中下段，早期可见多发的小糜烂、阿弗他样溃疡，呈节段性、跳跃性分布，随着疾病进展可出现纵行排列的深溃疡及鹅卵石样改变。

2. 恶性肿瘤（0-Ⅲ型食管癌、食管恶性淋巴瘤等）

（1）0-Ⅲ型食管癌镜下可见单发溃疡，较大、深、边缘不齐、周边隆起、底覆污秽苔，蚕食征阳性。

（2）食管恶性淋巴瘤形成的溃疡常多发，大小不等，形态不规则，表面凹凸不平，底覆污秽苔。

五、诊断进展

2020 年我国新共识结合既往专家共识均建议出现反流症状时进行内镜检查，有研究证明在有典型症状的 GERD 患者中只有 30% ～ 40% 在内镜下有明显的征象，调查显示 NERD 是目前最常见的 GERD 亚型，但是在内镜下诊断的敏感度较低。目前出现的许多先进的内镜技术有助于提高内镜检查的精度，提高 GERD 的诊断率。

1. 色素内镜检查（chromoendoscopy） 指在内镜检查中使用某些染料及化学物质对消化道黏膜表面进行染色，提高对消化道黏膜病变的检出率。研究表明，对常规内镜检查阴性的患者行色素内镜检查，有 50% 在食管远端观察到未染色的黏膜，其可指导准确活检，提高阳性检出率。因此，色素内镜对 NERD 有诊断价值。

2. 窄带成像技术（NBI） 应用光学影像增强技术，使内镜下照射光穿透的深度限定在组织表层，从而使内镜检查者能清晰地观察到黏膜层和黏膜下层的细微血管结构和形态。有研究表明，在 NBI 下，位于鳞 – 柱交接部以下的脊状 / 绒毛模式 [即均匀的、纵向排列的脊（较暗的线条）与绒毛状交替] 在诊断 NERD 中具有高特异度，可作为内镜下诊断 NERD 的标志。

3. 激光共聚焦显微内镜（confocal laser endomicroscopy，CLE） 是由微型化的激光共聚焦显微镜与传统内镜整合而成，可以在普通内镜检查的同时观察黏膜组织的显微结构，获得放大 1000 倍的黏膜表面及表面下的虚拟组织学图像，并且能区分组织细胞和亚细胞结构。有研究表明，CLE 下鳞状细胞间隙增宽（＞ 2.40μm）联合上皮内乳头状毛细血管袢增多（＞ 6 个 / 图）可以作为快速、方便诊断 NERD 微观变化的实用工具，其诊断特异度高达 100%。

第五节　慢 性 胃 炎

一、概　　述

慢性胃炎（chronic gastritis）是指由多种病因引起的慢性胃黏膜炎症病变，是最常见的消化系统疾病之一，目前我国基于内镜诊断的慢性胃炎患病率接近 90%。慢性胃炎与幽门螺杆菌感染、年龄、遗传与免疫、吸烟、饮酒、药物、食物刺激、胆汁反流等因素相关，其中幽门螺杆菌感染是最主要的病因，胆汁反流、长期服用非甾体抗炎药（如阿司匹林等）和饮酒是较为常见的病因。临床上按照病因可将慢性胃炎分为幽门螺杆菌胃炎和非幽门螺杆菌胃炎两大类；根据内镜及病理特征分为慢性非萎缩性胃炎和慢性萎缩性胃炎（CAG）；悉尼分类系统（Sydney system）主要依据病因、黏膜萎缩、胃炎分布等分类；WHO 国际疾病分类（international classification of diseases，ICD）主要依据病因、内镜和主要病理特征等分类。临床通常联合应用以上标准。

二、临 床 表 现

慢性胃炎无特异性临床表现，最常见的症状是上腹痛和饱胀。我国一项纳入 8892 例慢性胃炎患者的多中心研究表明，13.1% 的患者没有任何症状，有症状者依次表现为上腹痛（52.9%）、腹胀（48.7%）、餐后饱胀（14.3%）及早饱感（12.7%），约 1/3 的患者同时有上述 2 个以上症状，与功能性消化不良的临床表现相似。

详细询问患者生活习惯、药物摄入史等，对病因诊断具有重要价值。中青年人慢性活动性胃炎以幽门螺杆菌胃炎为主，70% 无消化不良症状；老年人慢性胃炎病因除幽门螺杆菌感染外，还包括应用非甾体抗炎药、胆汁反流、其他理化损伤因素等，有症状者以中青年患者居多，且症状更为严重。一项纳入 262 例功能性消化不良患者的回顾性研究表明，胆汁反流性胃炎患者上腹部烧灼痛更加突出。非甾体抗炎药相关性胃炎中，高达 40% 的患者会出现上腹部不适、隐痛、恶心、呕吐、上腹饱胀、嗳气、食欲减退等症状，严重并发症如溃疡穿孔的风险增加 5 ～ 8 倍，溃疡出血的风险增加 3 ～ 5 倍。特殊胃炎因病因不同可有相应的临床表现。肉芽肿性胃炎轻型无任何症状，但病变范围大时，可引起胃黏膜溃疡或排空障碍而出现上腹痛、腹胀、恶心、呕吐、消化道出血和贫血，或可导致幽门梗阻。嗜酸细胞性胃炎的临床表现与累及部位、范围相关，嗜酸性粒细胞以黏膜及黏膜下浸润为主时腹痛、恶心、呕吐多见，以浸润肌层为主时可出现幽门梗阻。Ménétrier 病表现为渐进性、隐匿性腹痛及恶心、呕吐症状，常伴有严重蛋白丢失所致的外周水肿。淋巴细胞性胃炎缺乏特异性临床表现，常见消化不良、上腹痛、烧心、呕吐或体重减轻等症状。自身免疫性胃炎早期常无症状，病情进展后可出现恶性贫血，以及维生素 B_{12} 缺乏相关周围神经病变，合并 I 型胃神经内分泌肿瘤及其他自身免疫病如 1 型糖尿病、自身免疫性甲状腺炎的风险增加。部分伴有消化不良症状的慢性胃炎患者可能与心理应激、睡眠障碍、焦虑抑郁情绪等有关，需要重视慢性胃炎与消化系统心身疾病共病情况。

三、诊 断 依 据

（一）实验室诊断

由于幽门螺杆菌感染是慢性胃炎的最常见病因，凡是诊断为慢性胃炎的患者，都应该检查有无幽门螺杆菌感染，^{13}C 和 ^{14}C 尿素呼气试验是无创且方便和准确的检查方法。血清胃蛋白酶原（PG）测定有助于胃黏膜萎缩范围和程度的判断：当胃黏膜出现萎缩时，血清 PG I 和 PG II 水平下降，PG I 下降更显著，因此 PG I /PG II 比值随之降低；胃体萎缩为主者，PG I 、PG I /PG II 比值降低，血清胃泌素 -17 水平升高；胃窦萎缩为主者，PG I 、PG I /PG II 比值正常，血清胃泌素 -17 水平降低；全胃萎缩患者，胃泌素 -17 和 PG 均降低。血清胃泌素明显升高见于胃泌素瘤患者，内镜下表现为胃黏膜增粗肥厚，临床可表现为多发顽固性胃十二指肠溃疡。其他血清学检查项目如壁细胞抗体、内因子抗体、血清铁、维生素 B_{12} 和叶酸测定对诊断自身免疫性胃炎及其严重程度均有较大意义。

（二）内镜诊断

慢性非萎缩性胃炎内镜下可见黏膜红斑、黏膜充血水肿、黏膜皱襞肿胀增粗等表现。慢性萎缩性胃炎内镜下可见黏膜色泽变淡，皱襞变细而平坦甚至消失，黏液稀薄，有时可见黏膜血管显露；肠化生在内镜下可见绒毛样外观，白色色调，黏膜粗糙。慢性胃炎可同时伴有糜烂、出血或胆汁反流等，其中糜烂可分为平坦型和隆起型。平坦型糜烂表现为胃黏膜片状糜烂灶，病变表面可覆盖白色或黄色薄苔；隆起型糜烂又称疣状糜烂，可见单发或多发的膨大皱襞状或丘疹样隆起，中央有脐样凹陷，即糜烂。内镜（结合放大染色）有助于明确萎缩、肠化生的范围，对慢性胃炎的组织学变化分级（幽门螺杆菌感染、萎缩和肠化生）和诊断具有重要的参考价值。传统的白光内镜不足以可靠地诊断胃萎缩或肠化生，先进的内镜技术如色素内镜、放大内镜、激光共聚焦显微内镜可协助诊断，尤其是色素内镜和放大内镜技术,通过观察胃黏膜的微血管和微结构变化,早期诊断胃癌,是慢性胃炎鉴别诊断过程极为重要的技术。人工智能的应用是未来发展的重点,通过深度学习,可以发现更多抽象和有用的图像特性,有助于提高慢性胃炎的诊断率。

(三)组织学诊断

组织学诊断是慢性胃炎的确诊手段,是诊断慢性胃炎的金标准。慢性胃炎的胃黏膜以慢性炎性细胞(单个核细胞,主要是淋巴细胞、浆细胞)浸润为主。而慢性活动性胃炎或慢性胃炎伴活动的胃黏膜在慢性炎性细胞浸润的背景下可同时见到急性炎性细胞浸润。由于内镜活检取材的局限性,需要根据病灶情况和需求取活检组织。用于临床诊断时可分别在胃窦、胃角及胃体处进行活检,对于可疑病灶,应另取活检。

特殊类型胃炎病理组织学有特征性表现:Ménétrier 病内镜下表现为胃黏膜皱襞巨大扭曲,病理显示胃小凹增生、腺体弯曲和囊性扩张、平滑肌增生、泌酸腺黏膜萎缩、壁细胞和主细胞明显减少。嗜酸细胞性胃炎内镜下可表现为黏膜红斑、糜烂及充血等,病理提示嗜酸性粒细胞浸润(> 30/HPF)和(或)外周血嗜酸性粒细胞增多;此外需要排除消化道外疾病或寄生虫病的证据。淋巴细胞性胃炎常累及胃体及胃窦,表现为伴或不伴黏膜隆起的糜烂、阿弗他溃疡等;病理固有层可见淋巴细胞及浆细胞浸润,每 100 个表面上皮细胞中至少有 25 个上皮内淋巴细胞(IEL)。肉芽肿性胃炎在显微镜下表现为可累及胃体或胃窦全层的肉芽肿改变。感染性胃炎因病原体不同,内镜及病理表现各异,部分内镜下可表现为结节、肿块及溃疡等,黏膜表面被覆脓性分泌物,显微镜下少数可见病原体。放射性胃炎在接受放疗后起初表现为弥漫性黏膜充血、水肿伴片状渗血,随后胃黏膜损伤将逐步加重,进而出现内皮增殖、闭塞性动脉内膜炎、血管炎等黏膜下血管性病变,出现毛细血管扩张、纤维化,甚至引起黏膜缺血、溃疡。化学性胃炎病理提示胃小凹增生、平滑肌纤维增生及炎性细胞稀少。

四、完 整 诊 断

慢性胃炎完整诊断应包括内镜与病理诊断分类、伴随征象、萎缩范围分级等。尽管国际公认的新悉尼分类及 WHO 国际疾病分类(ICD)完整且科学性强,但内容烦琐,不易临床推广应用。临床比较常用的诊断格式主要以内镜诊断为基础,辅以病因、部位、组织学结果。在慢性非萎缩性胃炎和慢性萎缩性胃炎基础上,加上特征性内镜下表现(平坦或隆起糜烂、出血、胆汁反流或粗大黏膜皱襞等)。按照病变显著的部位分为胃窦、胃体或全胃。如果已经有慢性胃炎的病因,则直接表述病因诊断,如慢性萎缩性胃炎伴隆起糜烂、慢性非萎缩性全胃炎伴肠化生、幽门螺杆菌胃炎、自身免疫性胃炎等。

五、内镜表现及组织学诊断

(一)慢性胃炎内镜下表现(图 32-11)

1. 慢性非萎缩性胃炎　慢性非萎缩性胃炎表现有充血性红斑,呈斑片状、斑点状或条

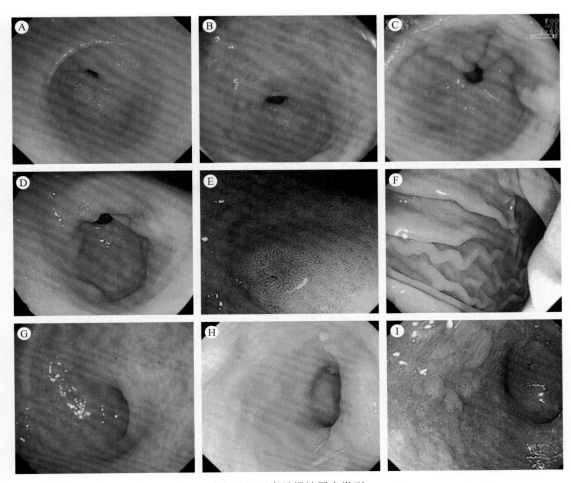

图 32-11　常见慢性胃炎类型

A. 慢性非萎缩性胃炎；B. 慢性非萎缩性胃炎伴平坦糜烂；C. 慢性非萎缩性胃炎伴粗大皱襞；D. 慢性非萎缩性胃炎伴隆起糜烂；E. 胃窦隆起糜烂（NBI）；F. 胆汁反流性胃炎；G. 慢性萎缩性胃炎伴糜烂；H. 胃窦部肠化生（白光内镜）；I. 胃窦部肠化生（NBI）

索状。胃黏膜肿胀而湿润，皱襞增厚，常有较多附着性黏液。黏膜内出血表现为瘀点、瘀斑；黏膜下出血呈点状或片状分布；黏膜糜烂可呈类圆形、线性或不规则形。

　　2. 慢性萎缩性胃炎　慢性萎缩性胃炎病变黏膜呈苍白色、灰白色或灰黄色，呈花斑状分布，黏膜变薄，皱襞细小或消失，黏膜下血管显露。此外，萎缩伴增生时，胃小凹上皮增生，病变黏膜粗糙，呈颗粒状或结节状改变。萎缩伴肠化生时，表现为大小不等、表面光滑、灰白色的隆起性病变，常需要组织学确诊。

　　内镜对诊断幽门螺杆菌感染有重要价值，推荐对内镜下胃炎的幽门螺杆菌感染状态进行评估：胃角、胃体部小弯观察到黏膜上皮下集合静脉规律排列（regular arrangement of collecting venules，RAC）是重要的幽门螺杆菌未感染特征。以胃角、胃体部小弯 RAC 阳性作为排除幽门螺杆菌感染标准的敏感度和阴性预测值均比较高。幽门螺杆菌感染内镜下通常会表现为弥漫性发红、黏膜肿胀和黏液白浊。除此之外，内镜下还会出现萎缩、皱襞异常、黄色素瘤和增生性息肉等表现。利用内镜判断内镜下萎缩的范围，有助于评估胃癌的发生风险。

需要根据木村·竹本分类判断萎缩范围。萎缩界限从胃窦开始至小弯侧发展，不超过贲门者称为闭合型（close type，C 型），超过贲门向大弯侧发展者为开放型（open type，O 型）。每个分型又各自分为 3 个亚型：C-1，萎缩界限局限于胃窦部；C-2，萎缩界限超过胃角；C-3，萎缩界限超过胃角且接近贲门；O-1，萎缩界限刚过贲门；O-2，萎缩界限已经遍及整个胃底；O-3，萎缩界限延伸至胃体。萎缩边界的变化可反映萎缩的范围和程度，萎缩严重程度逐级递增，胃黏膜萎缩范围越广，发生胃癌的风险越高。内镜诊断萎缩性胃炎时，需要包含萎缩范围的诊断性描述，如慢性萎缩性胃炎（C-3，伴平坦糜烂）。

（二）组织学诊断

慢性胃炎有 5 种组织学变化需要分级，即幽门螺杆菌感染、慢性炎症、活动性、萎缩性和肠化生，分成无、轻度、中度和重度 4 级（0、+、++、+++）。分级标准采用我国慢性胃炎的病理诊断标准和新悉尼系统的直观模拟评分法（visual analogue scale）。慢性萎缩性胃炎、肠化生、上皮内瘤变（异型增生）有进展至肠型胃癌的风险，因此需要诊断性描述。

第六节　胃　溃　疡

一、概　述

消化性溃疡是指在各种致病因子的作用下，黏膜发生炎性反应并坏死、脱落形成溃疡，溃疡的黏膜坏死缺损穿透黏膜肌层，严重者可达固有肌层或更深。消化性溃疡常发生于胃、十二指肠，也可发生于食管 – 胃吻合口、胃 – 空肠吻合口或附近、含有胃黏膜的梅克尔憩室等。

二、流行病学

消化性溃疡是常见病，男性多于女性。十二指肠溃疡的发病率高于胃溃疡。十二指肠溃疡多见于青壮年。随着抑酸剂、抗酸剂等药物治疗的进展，消化性溃疡的发病率明显下降。近年来，随着抗血栓药物及非甾体抗炎药等应用增多，老年消化性溃疡的发病率有所升高。

三、病　因

消化性溃疡的病因与发病机制是多因素的，损伤因素与防御修复不足是发病机制的两方面，胃酸与胃蛋白酶的侵蚀、幽门螺杆菌感染、药物因素、黏膜防御与修复异常、遗传易感性等是消化性溃疡发病的常见原因。

四、诊　断

慢性病程、周期性发作、节律性上腹痛、非甾体抗炎药等服药史是疑诊消化性溃疡的重要病史，内镜检查是确诊胃溃疡的首选方法，内镜检查中应注意观察溃疡的部位、形态、大小、深度、分期，以及溃疡周围黏膜的情况。内镜检查对鉴别良恶性溃疡具有重要价值。在系统治疗后应复查胃镜以判定溃疡愈合情况。对于不典型或难以愈合的溃疡，应常规活检，必要时做进一步相关检查如超声内镜、激光共聚焦显微内镜检查等协助诊断，但是病理诊断为金标准。

（一）胃溃疡的分类

1. 依据形态分类　胃溃疡分为圆（椭圆）形溃疡、鞍状溃疡、对吻溃疡、线状溃疡、霜斑样溃疡等。

2. 依据深度分类（村上分类）　U-Ⅰ，仅在黏膜层（多表述为糜烂）；U-Ⅱ，深达黏膜下层；U-Ⅲ，深达固有肌层；U-Ⅳ，超过固有肌层。

（二）胃溃疡的分型

胃溃疡的解剖学分型如表 32-2 所示。

表 32-2　胃溃疡的解剖学分型

分型	发生率（%）	部位	胃酸分泌
Ⅰ型	50～60	胃小弯角切迹附近	低
Ⅱ型	20	胃溃疡合并十二指肠溃疡	高
Ⅲ型	20	幽门管或幽门前	高
Ⅳ型	5	胃上 1/3 或贲门周围	低

（三）胃溃疡的分期

胃溃疡的分期主要采用畸田隆夫分期法，具体如下（图 32-12）。

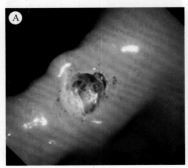
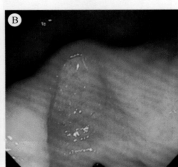
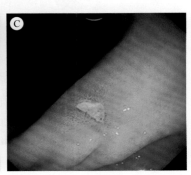

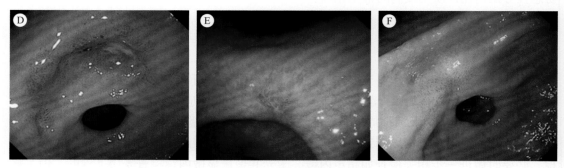

图 32-12　胃溃疡的分期
A. A1 期；B. A2 期；C. H1 期；D. H2 期；E. S1 期；F. S2 期

1. 活动期（active stage，A 期）

（1）A1 期：溃疡呈圆形或椭圆形，覆厚白苔，苔上可伴渗血或血痂，周围黏膜充血、水肿明显。

（2）A2 期：溃疡覆黄 / 白苔，无出血，周边黏膜充血、水肿减轻。

2. 愈合期（healing stage，H 期）

（1）H1 期：溃疡周围黏膜充血、水肿消失，苔变薄，出现新生毛细血管。

（2）H2 期：溃疡缩小、变浅，周围黏膜皱襞向溃疡集中。

3. 瘢痕期（scarring stage，S 期）

（1）S1 期（红色瘢痕期）：溃疡白苔消失，黏膜被红色再生上皮覆盖，呈向心性放射状排列。

（2）S2 期（白色瘢痕期）：溃疡新生黏膜由红色转为白色。

（四）胃溃疡的 Forrest 分级

内镜检查如发现胃溃疡合并出血，可根据溃疡基底特征判断再出血风险，因此建议对出血性病变进行改良 Forrest 分级（图 32-13、表 32-3），并建议对镜下表现为高危溃疡（Forrest 分级 Ⅰ a ～ Ⅱ b 级）者实施内镜下止血治疗。

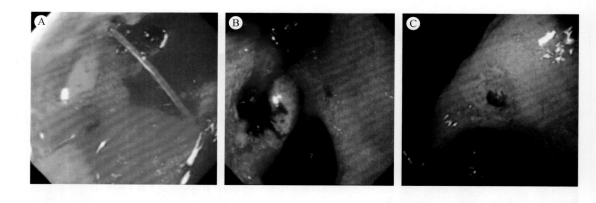

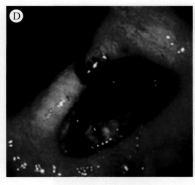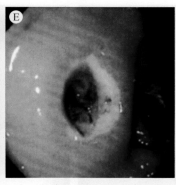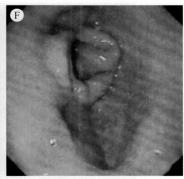

图 32-13　出血性胃溃疡的改良 Forrest 分级

A. Ⅰ a 级，喷射样出血；B. Ⅰ b 级，活动性渗血；C. Ⅱ a 级，血管显露；D. Ⅱ b 级，血凝块附着；E. Ⅱ c 级，黑色基底；F. Ⅲ级，
基底洁净 [引自：急性非静脉曲张性上消化道出血诊治指南（2018 年，杭州）]

表 32-3　胃溃疡的改良 Forrest 分级

Forrest 分级	内镜下表现	再出血率（%）
Ⅰ a 级	喷射样出血	55
Ⅰ b 级	活动性渗血	55
Ⅱ a 级	血管显露	43
Ⅱ b 级	血凝块附着	22
Ⅱ c 级	黑色基底	10
Ⅲ级	基底洁净	5

五、胃良性溃疡与恶性溃疡的鉴别诊断

在溃疡型胃癌的早期，其临床表现及镜下改变可与胃良性溃疡相同，治疗后溃疡也可暂时愈合，故成为胃溃疡鉴别诊断中的主要内容。内镜检查是鉴别胃良性及恶性溃疡的必要手段，但胃镜下溃疡的形态对病变的良恶性鉴别仅有参考价值。应该强调的是，良恶性溃疡的鉴别主要依据内镜下所见及活检结果。镜下发现胃溃疡，应在溃疡边缘活检。如疑为恶性溃疡，虽然活检病理结果阴性，仍应在短期内复查胃镜再次活检，少部分恶性溃疡病例需要经过多次胃镜活检才能确诊，必要时可借助其他检查手段如超声内镜等协助诊断。

（一）胃良恶性溃疡的胃镜下鉴别诊断

恶性溃疡（图 32-14）与良性溃疡的鉴别：对于进展期胃癌，胃镜下表现常较典型，不难鉴别。但早期胃癌有时与良性溃疡不易区分，鉴别要点如下。

1. 良性溃疡与Ⅲ型早期胃癌的鉴别　良性溃疡的再生上皮呈均匀放射状或栅状，恶性溃疡的再生上皮不均匀发红或褪色，且出现小的斑点状或凹凸不平的颗粒样改变，边缘不规则呈虫蚀样，且不光滑。Ⅲ型早期胃癌的确诊还需要结合溃疡边缘的病理组织学检查结果。

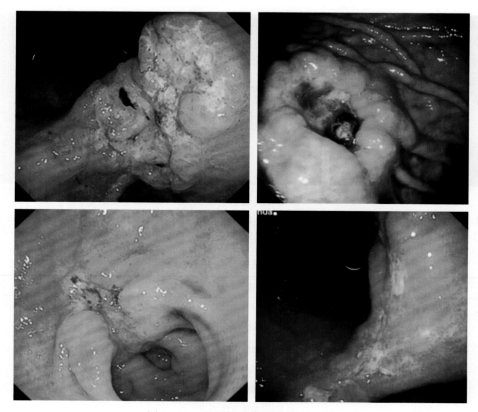

图 32-14　胃恶性溃疡的胃镜下表现

2. 愈合期良性溃疡与Ⅲ + Ⅱc 型或Ⅱc+ Ⅲ型早期胃癌的鉴别　见表 32-4。

表 32-4　胃良恶性溃疡的胃镜下鉴别

部位	良性溃疡	溃疡型早期胃癌
溃疡底部	白苔，清洁，均匀覆盖	白苔不均匀，底部凹凸不平，可见岛状凸起的黏膜
溃疡边缘	平滑整齐，界限分明	边缘呈不规则锯齿状，界限不清，白苔可超过边界
再生上皮	栅状，向心性放射状排列，从外向内逐渐移行，外缘与周围黏膜无明显分界	斑点状，不规则，凹凸不平，颜色减退，外缘与周围黏膜分界明显，呈锯齿状或虫蚀状
皱襞	粗细均匀，连续且平滑地向溃疡集中	皱襞中断，急速变细，融合或呈虫蚀样

3. 再发性良性溃疡与Ⅱc 型早期胃癌的鉴别　良性溃疡瘢痕通常与周边黏膜没有明显的界限。Ⅱc 型早期胃癌病灶边缘常与周围黏膜有界限，这是由于癌细胞增殖导致局部黏膜表面结构及微血管结构紊乱，而与邻近黏膜形成了明显的对比。当Ⅱc 型早期胃癌表面没有附着白苔及血迹时，通过高清色素内镜或放大内镜可以观察到局部表面结构及微血管结构的异常。活检时要在最可疑的部位获取组织，并且在病变与周边正常黏膜交界处也要活检。

（二）超声内镜对胃良恶性溃疡的鉴别诊断价值

对于恶性溃疡，内镜下诊断的假阴性率较高。假阴性的原因：部分胃恶性溃疡患者经过抗酸等治疗，癌性溃疡表面坏死组织脱落后可被新生癌上皮覆盖，可导致溃疡一度缩小甚至形成假性愈合，即此时溃疡面外观已"愈合"，但再生黏膜或黏膜下仍有癌组织，从而造成漏诊或误诊。质子泵抑制剂（PPI）也可以通过抑制胃酸分泌导致高胃泌素血症，从而增加胃癌的发生率，但在普通内镜下可能呈溃疡愈合表现。

超声内镜可以通过清晰观察黏膜下各层次结构变化和完整性，以及周围肿大淋巴结，对溃疡的良恶性进行判断。超声内镜对胃镜下活检阴性、以黏膜下浸润方式生长的胃部病变的诊断敏感度为96.8%，特异度为89.1%，阳性预测值为92.4%，阴性预测值为95.3%，准确率为93.6%。对于愈合期胃溃疡的良恶性鉴别，可行超声内镜检查联合靶向活检或深挖、大块黏膜活检及肿大淋巴结穿刺等综合分析。

超声内镜下胃良性溃疡主要表现：①超声内镜下溃疡大小与胃镜下溃疡大小大致相同；②溃疡浸润深度较浅，回声偏低，一般不达或不突破浆膜层，黏膜层次清晰；③胃周淋巴结无增大。

超声内镜下胃恶性溃疡主要表现：①溃疡在黏膜下呈浸润性生长，超声内镜下溃疡大于胃镜下溃疡；②胃壁层次结构消失，呈低回声改变，溃疡局部或全层达到或突破浆膜层；③胃周淋巴结增大，一般直径＞1cm，甚至可见腹水。

胃镜及超声内镜对愈合期胃溃疡可进行初步的良恶性判断，但病理组织学检查是诊断及鉴别其良恶性的金标准。然而，有部分恶性溃疡，由于其假性愈合可造成胃镜直视下判断失误。并且有的恶性溃疡以黏膜下浸润方式生长，这会使活检病理结果与实际不符，会导致一次或多次病理活检结果为阴性。

有研究表明，对于假性愈合的溃疡性胃癌，联合色素内镜、放大内镜、窄带成像、超声内镜等技术，突出胃癌的形态特征，并指导靶向活检，可提高诊断准确率、阳性率，优于常规活检。

第七节 胃 癌

一、概 述

胃癌是起源于胃黏膜上皮的恶性肿瘤，是我国乃至全球多发的主要恶性肿瘤之一。据2020年全球最新癌症数据显示，胃癌发病率居恶性肿瘤第5位，我国为第3位。据统计，全球每年新发胃癌病例约120万，男性15.8/10万、女性7.0/10万。其中，我国约占40%，男性29.5/10万、女性12.3/10万。胃癌总体死亡率为7.7/10万，居全球恶性肿瘤第4位；我国死亡率为15.9/10万，居恶性肿瘤第3位。

胃癌临床分期与治疗效果及预后密切相关，在我国，一经发现多为进展期，尽管进行根治性切除并辅以放化疗，但预后仍较差，总体5年生存率不足30%，而早期胃癌预后较好，5年生存率可高达90%以上。因此，早期胃癌的筛查和诊断显得尤为重要，关系着患者的预后和生活质量，虽然近年来内镜的普及及染色放大等新技术的广泛应用，使早期癌的发现率逐年上升，但仍低于日本、韩国、美国等发达国家。

二、定义及分类

胃癌指原发于胃的上皮源性恶性肿瘤。

1. 按大体形态分类 胃癌分为早期胃癌和进展期胃癌。

（1）早期胃癌：指仅局限于胃黏膜层或黏膜下层，而不论有无淋巴结转移。癌灶直径在 10mm 以下称小胃癌，5mm 以下为微小胃癌。

（2）进展期胃癌：是癌组织浸润深度超过黏膜下层的胃癌。

2. 按组织病理学分类 胃癌分为腺癌、腺鳞癌、鳞状细胞癌、小细胞癌等。按组织成分不同，腺癌可分为乳头状腺癌、管状腺癌、黏液腺癌、印戒细胞癌。

3. 按细胞分化程度分类 胃癌可分为高分化、中分化、低分化 3 种。按组织起源胃癌可分为肠型和胃型（弥漫型）。胃癌绝大部分为腺癌。

4. 按发病部位分类 胃癌可分为胃底贲门癌、胃体癌、胃窦癌，其中以胃窦癌最为多见，约占一半，其次是胃底贲门癌，约占 1/3，胃体癌最为少见。

三、危险因素及癌前变化

（一）相关危险因素

胃癌相关危险因素：①幽门螺杆菌感染；②长期高盐饮食、烟熏煎炸食品、红肉与加工肉的摄入及不良饮食习惯；③吸烟；④重度饮酒；⑤一级亲属胃癌家族史。

（二）癌前变化

胃的癌前病变是指一类容易发生癌变的胃黏膜病理组织学变化，主要包括萎缩、肠上皮化生、异型增生。

1. 萎缩（atrophy） 病变扩展至腺体深部，腺体破坏、数量减少，固有层纤维化。以胃角为中心，累及胃窦、胃体的多灶萎缩可使胃癌的风险增加。

2. 肠上皮化生（intestinal metaplasia） 以杯状细胞为特征的肠腺替代胃固有腺体，发生于胃黏膜腺体萎缩之后，可分为完全性肠上皮化生和不完全性肠上皮化生。其中不完全性肠上皮化生指上皮分化较差，有发生癌变的风险。

3. 异型增生（dysplasia） 又称不典型增生，指细胞在再生过程中过度增生和分化缺失，表现为增生的细胞大小不一、排列紊乱、拥挤、分层，核大、深染、极性消失，有丝分裂增加，腺体结构紊乱。根据 WHO 国际癌症研究机构推荐术语将异型增生称为上皮内瘤变，根据细胞和结构的异型程度将其分为低级别上皮内瘤变和高级别上皮内瘤变。其中低级别上皮内瘤变对应的为轻、中度异型增生，属于胃癌的癌前病变，而高级上皮内瘤变相当于重度异型增生或原位癌。

四、内镜下诊断

胃癌的诊断包括血清学、X 线、CT、MRI、超声、胃镜、PET/CT 及腹腔镜探查等检查，其中胃镜及胃镜下活检被认为是诊断胃癌的金标准。常用的胃镜检查包括普通白光内镜、化学染色内镜、电子染色内镜、放大内镜、超声内镜，其次还包括激光共聚焦显微内镜、荧光内镜、细胞内镜等。下文将对胃镜诊断胃癌进行详述。

（一）普通白光内镜

常规胃镜检查流程：首先对病变或可疑病变进行普通白光内镜检查，明确病变的部位、大小，肿瘤的大体形态及病变周边黏膜情况，再根据实际需要，辅以其他内镜检查技术，最后于病变部位进行组织活检，以明确最终诊断。

1. 病变空间位置 参照日本胃癌协会分类标准将病变所在部位按垂直方位分为胃上 1/3、中 1/3、下 1/3，按水平方向分为胃小弯、胃大弯、胃前壁、胃后壁。

2. 早期胃癌大体分型 主要依据巴黎浅表型肿瘤分类标准即 Paris 分型，早期胃癌分为 0-Ⅰ（隆起型）、0-Ⅱ（平坦型）、0-Ⅲ（凹陷型）。其中 0-Ⅰ 型又分为有蒂型（0-Ⅰp）和无蒂型（0-Ⅰs），0-Ⅱ型根据病灶浅表隆起、平坦、浅表凹陷又可分为 0-Ⅱa、0-Ⅱb、0-Ⅱc 3 个亚型（图 32-15）。此外，若有 2 种或 2 种以上类型同时存在，则为混合型早期胃癌，如对于浅表隆起和浅表凹陷混合出现的病灶，可根据隆起 / 凹陷比例分为 0-Ⅱc+Ⅱa 型、0-Ⅱa+Ⅱc 型。凹陷及浅表凹陷混合的病灶则根据凹陷 / 浅表凹陷比例分为 0-Ⅲ+Ⅱc 型和 0-Ⅱc+Ⅲ型（图 32-16）。

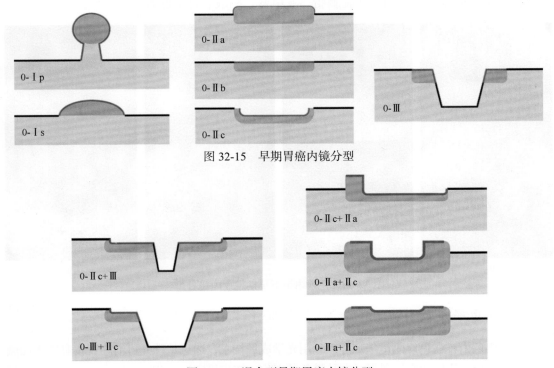

图 32-15 早期胃癌内镜分型

图 32-16 混合型早期胃癌内镜分型

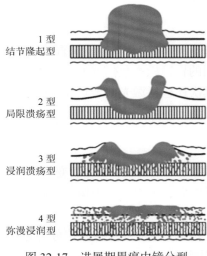

1 型
结节隆起型

2 型
局限溃疡型

3 型
浸润溃疡型

4 型
弥漫浸润型

图 32-17　进展期胃癌内镜分型

此外，利用白光内镜观察时还需要注意以下特征，包括病变与周围黏膜相比的颜色变化，如有无发红、褪色改变，病变表面是否合并溃疡，局部黏膜表面是否有颗粒状或结节状改变，局部皱襞是否有中断、融合、消失，病变表面组织是否质脆、是否有自发性出血及病变的弹性软硬度等。

3. 进展期胃癌大体分型　进展期胃癌主要依据癌灶在黏膜表面肉眼所见的形态特征和在胃壁内的浸润生长方式进行分型，按 Borrmann 分型其分为 4 型（图 32-17），分别为 1 型（结节隆起型）、2 型（局限溃疡型）、3 型（浸润溃疡型）、4 型（弥漫浸润型，革囊胃）。进展期胃癌普通白光内镜下特征明显，诊断较为容易，确诊依靠病理学诊断。

（二）化学染色内镜

化学染色内镜又称色素内镜（chromoendoscopy，CE），指使用色素染料对消化道黏膜进行染色，使病灶与正常黏膜对比更加突出的消化内镜检查方法，即在常规内镜检查的基础上，利用内镜工作钳道，将染色剂喷洒至病变表面，使病灶黏膜与周围正常黏膜颜色形成对比，凸显病变表面的黏膜色泽、腺体结构，有利于更好地判断病变边界及肿瘤大体形态分型（图 32-18）。利用此检查不仅可以对可疑病变做出初步诊断，而且还可指导靶向活检。常用的化学染色剂包括靛胭脂、亚甲蓝、醋酸、肾上腺素等。

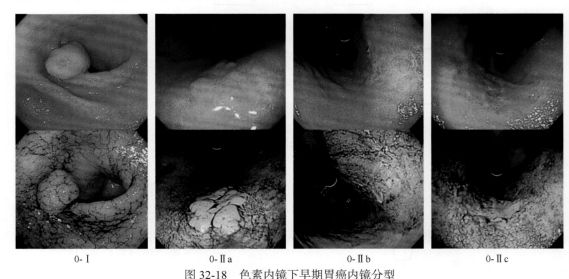

0- I　　　　　　　0- Ⅱa　　　　　　　0- Ⅱb　　　　　　　0- Ⅱc
图 32-18　色素内镜下早期胃癌内镜分型

（三）电子染色内镜

电子染色内镜在色素内镜基础上，利用光学成像技术，通过特殊光可清晰观察黏膜表面微结构及微血管，凸显病变与周围正常黏膜色泽变化，初步界定病变范围，提高活检准确率。与化学染色相比，电子染色无须喷洒染色剂，只需要操作按钮转换，并且可白光与染色反复切换，操作更简单、更便捷。目前，常用的电子染色内镜包括窄带成像技术（NBI）、智能分光比色技术（FICE）及智能染色技术（i-scan）、联动成像技术（LCI）/蓝激光成像技术（BLI）等。

（四）放大内镜

放大内镜（ME）是指在普通内镜基础上，利用镜头变焦原理，将胃黏膜放大几十至上百倍，从而可清晰观察病变表面细微变化。通过判断病变与正常黏膜有无边界，表面微结构及微血管形态是否规则、消失，鉴别良恶性疾病。随着放大内镜的不断革新，不仅可以光学放大，还可在光学放大的基础上进一步电子放大。

（五）窄带成像放大内镜

窄带成像放大内镜（magnifying endoscopy with narrow-band imaging，ME-NBI）是一种将放大内镜与窄带成像相结合的技术，目前被广泛用于早期胃癌的诊断。它是基于浅层黏膜微血管形态和微表面结构的改变，通过观察隐窝开口、隐窝间部、隐窝边缘上皮等微结构的变化，以及集合小静脉、毛细血管、肿瘤新生血管等微血管的异常，诊断早期胃癌，并可预测早期胃癌的组织分型。目前，临床上常用的早期胃癌内镜诊断标准为日本八尾建史教授提出的 VS 分型，依据微血管结构有无不规则或消失，微腺体结构有无不规则，且是否合并明确的病变边界进行判断（图 32-19）。日本八木一芳教授根据血管异型与组织分型关系，进一步根据微血管形态分为分化型癌和未分化型癌，其中分化型癌的血管可分为网格模式和环形模式 2 种血管模型，而未分化型癌可分为雷纹血管、波浪微血管和螺旋状血管 3 种血管模型，通过微血管结构评估病变的性质和深度（图 32-20）。

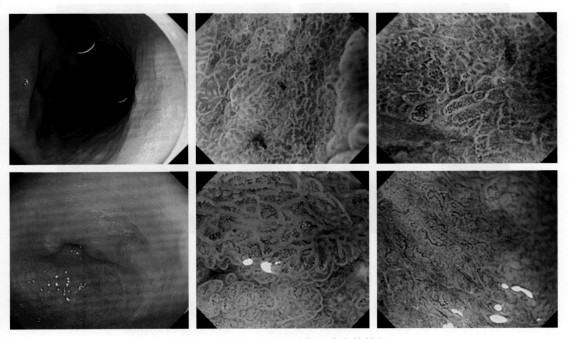

图 32-19　ME-NBI 下早期胃癌内镜特征

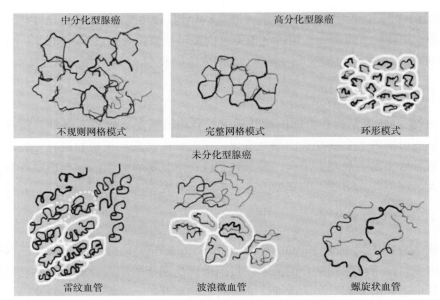

图 32-20　分化型癌与未分化型癌 ME-NBI 分类

（六）超声内镜

超声内镜（EUS）是将内镜诊断与超声成像整合在一起的一项检查手段，主要用于观察病变的浸润深度及其与周围毗邻器官、血管的关系和判断周围淋巴结转移情况，为确诊胃癌和进行胃癌分期提供依据（图 32-21）。但其在鉴别 T1a 和 T1b 方面有一定的局限性，对浸润深度的判断与病变形态、组织类型及操作者的经验水平有关。

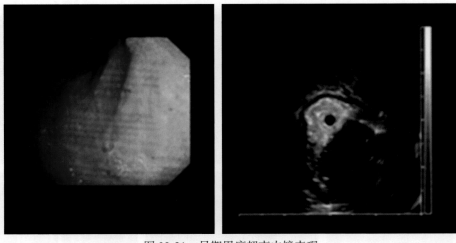

图 32-21　早期胃癌超声内镜表现

（七）激光共聚焦显微内镜

激光共聚焦显微内镜（CLE）可在普通内镜检查的同时显示最高可放大 1000 倍的显微结构，通过静脉注射或黏膜表面喷洒荧光造影剂，实时观察胃内黏膜上皮细胞、腺体及血管等显微结构，达到光学活检的目的。目前所用的 CLE 包括探头式 CLE 和整合式 CLE

两种。作为一种对形态学和组织病理学同时诊断的技术，通过观察病变部位胃小凹及细胞大小、形态、极性和亚细胞结构的变化，有利于甄别胃的早期病变，且有研究证实其对早期胃癌具有较好的诊断价值。

（八）细胞内镜

细胞内镜（endocytoscopy，EC）是近年来问世的一种新的内镜检查技术，具有可放大 5 ～ 20 倍的超放大功能，利用接触式光学显微镜的原理，通过内镜下喷洒染色剂，能在细胞水平对消化道黏膜进行观察。通过观察微小血管及腺泡腔、细胞核的异型性辅助诊断浅表性早期胃癌。目前，常用的染色剂为甲苯胺蓝、亚甲蓝、结晶紫。Abad 等依据腺体的结构、腺腔的大小及细胞核的变化将胃的病变分为 EC1（非肿瘤性病变）、EC2（腺瘤）、EC3（恶性肿瘤）3 类（图 32-22），经研究显示，应用该分型诊断胃癌的准确率为 83.7%。EC 多与 NBI 联合应用，有研究显示两者联合在诊断胃癌的诊断率方面优于 ME-NBI。

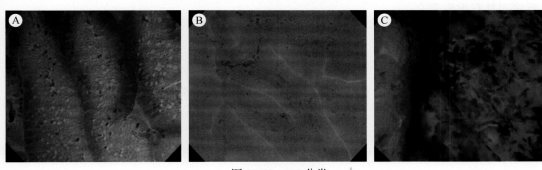

图 32-22　EC 分类

A. EC1（非肿瘤性病变）：腺体排列规则，腺腔完整，细胞核染色弱；B. EC2（腺瘤）：腺体排列密集，腺腔变窄，细胞核染色弱；
C. EC3（恶性肿瘤）：腺体扭曲变形，腺腔消失，细胞核大、深染，可见病变边界

（九）人工智能辅助技术

近年来，基于卷积神经网络的人工智能（artificial intelligence，AI）技术在消化道肿瘤识别中已取得了显著的进步，利用 AI 深度学习技术与胃肠道肿瘤数据相结合，通过构建早期胃癌模型，可辅助内镜医生在内镜检查中发现可疑病变，提高早期肿瘤的检出率。Hirasawa 等利用 AI 技术从内镜图像中发现早期胃癌，结果表明 AI 对白光内镜和 ME-NBI 的敏感度分别为 92% 和 97%。因此，AI 与 ME-NBI 或 AI 与 EC 联合应用有望在提高早期胃癌的诊断率方面拥有广阔的应用前景。

第八节　结直肠息肉

一、概　　述

结直肠癌（CRC）是我国常见的恶性肿瘤之一，严重威胁了我国居民的生命健康，并造成极大的社会负担。根据国家癌症中心公布的最新数据，2015 年中国结直肠癌新发

病例 38.76 万例，占全部恶性肿瘤的 9.87%；由结直肠癌导致的死亡病例 18.71 万例，占全部恶性肿瘤的 8.01%。因此，降低我国结直肠癌的死亡率是急需解决的公共卫生问题。

　　结直肠癌大多遵循"腺瘤 – 癌"的演变途径，从腺瘤性息肉进展到癌一般需要 5 ～ 10 年的时间，这就成为早期诊断和临床干预结直肠癌的重要时间窗口。因此为减少结直肠癌的发生，提高对结直肠息肉尤其是腺瘤性息肉检出率并及时加以治疗尤其重要。近年，随着内镜检查技术日新月异的发展，高分辨率、增强图像及高可视化图像等技术不断应用于结肠镜，显著提高了息肉尤其是腺瘤性息肉的检出率。在对息肉进行内镜治疗时，应根据结直肠息肉的大小、部位、形态选择合适的治疗方法，尽可能实现整块切除或完全切除，从而减少复发率、降低结直肠癌的发生率。本节通过介绍结直肠息肉的规范化诊断及治疗，使基层医生掌握结直肠息肉诊疗技能，使基层医院成为结直肠息肉早发现、早治疗的第一道关口，避免患者二次治疗及减少上级医院就诊压力，降低患者经济和心理负担，同时也促使我国三级诊疗制度落实完善，降低社会负担。因此，在基层医院开展结直肠息肉诊疗规范培训具有重要意义。

二、相 关 定 义

　　结直肠息肉是指从结肠、直肠黏膜表面突起到肠腔内的隆起性病变，在没有确定病理性质之前统称为息肉。

（一）按大小分类

　　通常根据息肉直径大小，将≤ 5mm、6 ～ 9mm、10 ～ 20mm、≥ 20mm 的息肉分别称为微小息肉、小息肉、大息肉、巨大息肉。

（二）根据病理组织学类型分类

　　根据病理组织学类型息肉可分为肿瘤性息肉和非肿瘤性息肉。肿瘤性息肉包括传统的腺瘤性息肉和锯齿状病变。

　　1. 传统的腺瘤性息肉　为结直肠良性的上皮性癌前病变，分为六大类，包括低级别 / 高级别管状腺瘤、低级别 / 高级别绒毛状腺瘤、低级别 / 高级别管状绒毛状腺瘤。根据息肉大小和组织学将腺瘤性息肉分为低风险腺瘤和进展期腺瘤。低风险腺瘤是指有 1 ～ 2 个 10mm 以下低级别异型增生的管状腺瘤；进展期腺瘤是指腺瘤≥ 10mm 或组织学为管状绒毛状或绒毛状，或在没有浸润性结直肠癌的情况下伴有高级别异型增生。进展期肿瘤指≥ 10mm 的腺瘤、管状绒毛状或绒毛状腺瘤、高级别异型增生的腺瘤或浸润性癌。非肿瘤性息肉包括炎性息肉、错构瘤性息肉等。

　　2. 锯齿状病变　指隐窝上皮呈锯齿状或星芒状结构的病变，分为增生性息肉（hyperplastic polyp，HP）、广基锯齿状病变（sessile serrated lesion，SSL）、广基锯齿状病变伴异型增生（sessile serrated lesion with dysplasia，SSLD）、传统锯齿状腺瘤（traditional serrated adenoma，TSA）和无法分类的锯齿状腺瘤（unclassitied serrated adenoma，SSAU）。锯齿状病变及某些亚型增生性息肉被归为锯齿状瘤变通路的主要前体病变之一，具有潜在恶性。

三、标准化诊断体系

（一）肉眼分型

　　根据息肉形态及与黏膜平面的关系，巴黎分型将息肉分为带蒂型（Ip）、亚蒂型（Isp）、无蒂型（Is）、浅表隆起型（IIa）、浅表平坦型（IIb）、浅表凹陷型（IIc）。以闭合活检钳高度（约2.5mm）区分Is和IIa，凹陷深度＜1.2mm为IIc型息肉，混合型息肉则存在两种类型组合（表32-5）。按照发育形态分类（表32-6），结肠侧向发育型（LST）病变是沿肠壁水平方向而非垂直方向生长的直径超过1cm的病变，根据表面形态分为颗粒型（LST-G）、非颗粒型（LST-NG）两大亚型。其中LST-G又分为均一型、结节混合型，均一型LST-G对应巴黎分型的IIa型病变，结节混合型可对应IIa/Is+IIa/IIa+Is型病变；LST-NG又分为隆起型和假凹陷型，隆起型LST-NG对应IIa型息肉，而假凹陷型对应IIa+IIc/IIc+IIa型息肉。

表 32-5　结直肠病变的巴黎分型

表 32-6　结直肠病变的发育形态分类

平坦型		Ⅱa
		Ⅱb
		Ⅱa+dep
		非颗粒型 LST
		颗粒型 LST
浅表凹陷型		Ⅱc
		Ⅱc+Ⅱa
		Ⅱa+Ⅱc
		Ⅰs+Ⅱc

（二）内镜下息肉性质的判断

推荐利用电子染色内镜、放大内镜及色素内镜对结直肠息肉进一步观察，通过对息肉表面黏膜的腺管开口及毛细血管的形态观察初步判断息肉的良恶性和预判浸润深度。黏膜毛细血管分型采用 Sano 分型；黏膜腺管开口及血管形态均需要兼顾时，仅有电子染色内镜无放大内镜者宜对病变采用 NICE 分型，有放大内镜者宜采用 JNET 分型。结直肠病变黏膜腺管开口分型采用 pit pattern 分型。

1. Sano 分型 NBI 放大模式下，可观察黏膜微血管形态。2006 年提出 Sano 分型（表 32-7），即根据毛细血管网形态分型。Ⅰ型无毛细血管改变或毛细血管不可见，对应增生性息肉；Ⅱ型见腺体周围规则的毛细血管网，多对应腺瘤性息肉；Ⅲ型可见杂乱不规则的网状毛细血网末端及分支，又进一步分为ⅢA型及ⅢB型，ⅢA型毛细血管网密集，多对应浅层黏膜下浸润癌，而ⅢB型的血管网稀疏，形态几乎不可见，对应深层黏膜下浸润癌。

表 32-7　Sano 分型

类型	Ⅰ型	Ⅱ型	ⅢA型	ⅢB型
模式图				
内镜图				

类型	Ⅰ型	Ⅱ型	ⅢA型	ⅢB型
特征	网状毛细血管不可见	腺管周围可见直径均一的毛细血管	具有封闭端、不规则分支和中断的网状毛细血管	
			不规则的高密度毛细血管	无血管或松散的微小血管
意义	正常黏膜及增生性息肉	腺瘤性息肉	SM1浅层浸润癌	SM2/3深层浸润癌

2. NICE 分型 此分型方法是基于窄带成像(NBI)模式下的非放大内镜分型。2010年,欧美及日本专家提出 NICE 分型(表32-8),主要根据病变颜色、表面微血管、表面微结构形态进行分型。NICE 1 型息肉表面颜色与正常组织相近或略浅,表面血管不可见或仅有孤立的条状血管,表面微结构呈均匀一致的白色或深色点状结构,或没有明显结构,对应病理类型可能为增生性息肉或无蒂锯齿状病变(SSL);NICE 2 型息肉表面微血管呈棕色,表面微结构为白色椭圆状、管状或分支状,对应病理类型多为腺瘤;NICE 3 型息肉呈棕黑色,表面微血管分布杂乱或缺失,表面微结构极度紊乱或缺失,可能的病理类型为黏膜下深层浸润癌。

表 32-8 NICE 分型

NICE 分型	1 型	2 型	3 型
颜色	与周围黏膜颜色相近或更亮	较周围黏膜更显棕色(证实由血管引起的颜色改变)	相对背景黏膜呈深棕色;有时伴不规则白色区
血管结构	表面缺乏血管结构,或者仅有孤立的条状血管	可见增粗的棕色血管围绕白色结构	部分区域血管明显扭曲或缺失
表面结构	可见均匀一致白色或深色点状结构,或没有明显结构	棕色血管围绕的卵圆状、管状或分支状白色区域	结构极度紊乱或缺失
病理类型	增生性息肉	腺瘤(包括黏膜内癌和黏膜下浅层浸润癌)	黏膜下深层浸润癌
图例			

3. JNET 分型 在 NICE 分型基础上,根据息肉在 NBI 放大内镜下的表面微结构和表面微血管表现,2014 年日本提出 JNET 分型(表32-9),1 型为息肉表面微血管不可见,

表面微结构呈棕色或白色点状，与周围正常组织相似，多为 SSL 或增生性息肉；2A 型息肉表面微血管网规整，呈网状或螺旋状，表面结构呈管状、分支状或乳头状，多为低级别上皮内瘤变；2B 型息肉表面血管网不规则，分布不均匀，表面结构不规则或模糊，多为高级别上皮内瘤变或黏膜下浅层浸润癌；3 型息肉表面毛细血管网稀疏甚至中断，表面结构无特定形态，多对应黏膜下深层浸润癌。

表 32-9　JNET 分型

JNET 分型	1 型	2A 型	2B 型	3 型
血管结构	不能辨识 [a]	口径规则 分布均匀 （网状、螺旋状）[b]	口径不同 分布不均匀	稀疏血管区域 增粗血管中断
表面结构	规则的黑色或白点和周围正常黏膜相似	规则 （管状、分支状、乳头状）	不规则或模糊	无特定形态
最可能的病理诊断	增生性息肉 无蒂锯齿状病变	低级别上皮内瘤变	高级别上皮内瘤变 / 黏膜下浅层浸润癌 [c]	黏膜下深层浸润癌
内镜图像				

a 如果可见，口径与周围正常黏膜相似。

b 微血管常呈点状分布，在凹陷性病变中可能看不到有序的网状或螺旋状血管。

c 可能包括黏膜下深层浸润癌。

4. pit pattern 分型　对表面微细结构进行分型即 pit pattern 分型，也称工藤分型。pit pattern 分型包括 5 型，各型形态如下（表 32-10）：Ⅰ 型为圆形 pit，见于正常及炎性病变；Ⅱ 型为星芒状 pit，多对应增生性病变；ⅢL 型 pit 为管状或棒状，多为管状腺瘤；ⅢS 型为小型类圆形 pit，主要为 Ⅱc 型凹陷性病变，多对应黏膜内癌；Ⅳ 型 pit 多呈树枝状及脑回状，多为绒毛状腺瘤；Ⅴ 型分为 ⅤI 型和 ⅤN 型，ⅤI 型 pit 既保留了 ⅢS、ⅢL 及 Ⅳ 型 pit，又表现为不规则、排列紊乱、无序性甚至大小不均等不整现象，多对应黏膜下浅层浸润癌，ⅤN 型 pit 为稀疏、无结构状态，多对应黏膜下深层浸润癌。

表 32-10　pit pattern 分型

分型	模式图	内镜图	描述	推测的病理诊断	推荐治疗方式
Ⅰ 型			圆形 pit（正常型 pit）	正常黏膜或炎性病变	内镜治疗或观察

续表

分型	模式图	内镜图	描述	推测的病理诊断	推荐治疗方式
Ⅱ型			星芒状 pit	增生性病变、平坦的传统锯齿状腺瘤或广基锯齿状腺瘤 / 息肉	内镜治疗或观察
ⅢS型			小型类圆形 pit，但比正常 pit 小	Ⅱc 型病变，组织病理学检查多为腺瘤或早期结直肠癌	内镜治疗
ⅢL型			管状 pit，但比正常 pit 大	管状腺瘤	内镜治疗
Ⅳ型			树枝状或脑回状 pit	绒毛状腺瘤	内镜治疗
ⅤI型			与ⅢL、ⅢS 和Ⅳ型类似，但由无序性、大小不等、不对称的腺管等组成	早期癌	内镜治疗或外科手术
ⅤN型			表面结构部分或完全丢失	黏膜下深层浸润癌	外科手术

引自：中华医学会消化内镜学分会，中国抗癌协会肿瘤内镜学专业委员会，2015.中国早期结直肠癌筛查及内镜诊治指南.中华医学杂志，95（28）：2235-2252。

（三）结直肠息肉报告的规范化书写

息肉报告的规范化书写包括描述和诊断两部分。如肠镜检查过程中发现息肉，需要在描述中记录息肉的部位、大小、数量及肉眼分型；如使用了电子染色内镜，需要记录 NICE 分型；如同时进行了放大内镜观察，需要记录 JNET 分型 /Sano 分型；如喷洒了色素观察，需要记录 pit pattern 分型；如怀疑息肉发生恶变，尚需要描述周边皱襞及病变延展性情况。内镜诊断时需要报告息肉为单发或多发及下一步诊疗措施建议，如怀疑息肉恶变，需要着重指出。

四、标准化治疗体系

（一）治疗原则

1. 无黏膜下浸润征象的息肉　位于直肠或乙状结肠、病变长径≤ 5mm 并经病理证实的增生性息肉可以随访观察，腺瘤和其余锯齿状病变均推荐内镜下切除。

（1）对于≤ 5mm 的隆起型腺瘤，推荐内镜下切除，但也可以内镜随访观察。

（2）平坦型和凹陷型肿瘤性病变由于癌变率高，即使长径≤ 5mm，也应内镜下切除。

（3）≥ 6mm 的腺瘤癌变率高于长径≤ 5mm 的腺瘤，且单独使用结肠镜很难区分良性腺瘤与癌，故推荐内镜下切除。

（4）位于直肠、乙状结肠的≤ 5mm 的增生性息肉建议随访观察，位于其他部位或更大的增生性息肉推荐内镜下切除。

（5）无蒂锯齿状腺瘤 / 息肉和传统锯齿状腺瘤有恶变潜能，无论大小、部位，均推荐内镜下治疗。

2. 怀疑黏膜下浅层浸润的息肉

（1）病变长径≤ 20mm 的内镜下整块切除（EMR/ESD）。

（2）病变长径≥ 20mm 的内镜下整块切除（ESD）。

3. 怀疑黏膜下深层浸润的息肉　建议于病变表面取活检（在表面特征破坏的区域取材），并于息肉远端 3cm 处进行标记，转至外科治疗。

（二）规范化治疗方法

目前临床常用的息肉内镜治疗技术包括活检钳息肉切除术、圈套息肉切除术、内镜黏膜切除术（EMR）、内镜黏膜下剥离术（ESD）等，在实际诊疗工作中应根据息肉的大小、形态特点及患者基本情况等因素选择不同的治疗方法。

1. 活检钳息肉切除术　包括冷活检钳息肉切除术（cold forceps polypectomy，CFP）和热活检钳息肉切除术（hot forceps polypectomy，HFP）。对于 1 ～ 3mm 的小息肉，多推荐采用 CFP，但 CFP 治疗后可能有较高的复发率。HFP 则可因损伤活检组织而影响病理诊断，可能会漏诊小部分腺瘤。如息肉较大，在切除过程中通电时间会延长，从而可能导致全层损伤，另外切除的息肉也易因被灼伤而病理诊断受影响，因此不建议常规采用 HFP。

2. 圈套息肉切除术　主要通过使用金属圈套器套住息肉根部，然后通过机械切割（冷）或电灼烧（热）的方式离断息肉蒂部，包括冷圈套息肉切除术（cold snare polypectomy，CSP）和热圈套息肉切除术（hot snare polypectomy，HSP）。ESGE 推荐，对于 5mm 及以下微小息肉，CSP 应作为首选切除方法，而对于 6 ～ 19mm 无蒂息肉，则推荐采用 HSP。

HSP 也可应用于体部超过 10mm 或顶端超过 20mm 的 I p 型息肉。

3. 氩等离子体凝固术（APC） 又称氩气刀手术，其原理为达到一定程度的高频电功率通过高频电极贴近组织时，产生高电场强度，将氩气流电离，离子化的氩离子束将电极的高频电流流向目标组织产生高频电凝固效应。与传统的高频电息肉切除术相比，APC 在操作过程中由于电极没有直接接触组织，出血、穿孔的风险降低，具有较高的安全性。操作良好时，APC 最大凝固深度可达 3 ～ 4mm，其有限的凝固深度可明显降低穿孔率。目前 APC 多用于治疗消化道小息肉、扁平息肉或残余病变的追加治疗，但需要注意，APC 属于毁损性治疗，无法行组织学检查。

4. 尼龙绳套扎术及金属夹治疗 尼龙绳或金属夹适用于治疗结肠带蒂息肉。目前尼龙绳套扎术常与高频电凝切除术联用，因单独采用尼龙绳套扎时息肉标本不能回收，从而无法获得息肉的病理组织，易导致恶性病变漏诊。由于尼龙绳套扎息肉基底部可以阻断息肉的血供，因此该方法能够减少术中出血量并降低术后出血风险。套扎后息肉由于缺血坏死而脱落，从而在基底部形成浅表溃疡并被瘢痕组织逐渐取代，可有效避免穿孔。需要注意尼龙绳套扎与高频电凝切除联合治疗时，尼龙绳可能因灼烧而脱落，因此圈套器应与尼龙绳之间留有一定的距离，以免术中或术后尼龙绳脱落。金属夹可辅助用于息肉的电凝切除术，对于 I p 型大息肉，在高频电切治疗前应用金属夹夹闭基底部同样可起到预防出血和止血作用，能够提高操作安全性。此外，对于镜下怀疑恶变的息肉，可应用金属夹进行术前定位，方便后续追加外科手术。

5. 内镜黏膜切除术（EMR）

（1）标准法 EMR：多用于 10mm 以上的息肉。先在黏膜下注射液体（多为亚甲蓝溶液或生理盐水），将病变与肌层分开，再利用圈套器高频电切除病变，此方法操作较为简单，由于黏膜下液体垫的存在，病变切除过程相对安全，但对于 20mm 以上及黏膜下病变，其作用局限。通常分片 EMR（endoscopic piecemeal mucosal resection，EPMR）可用于 20mm 以上息肉的切除，但复发率较高，目前较少应用。

（2）EMR 预切割（EMR-precutting，EMR-P）：是一种将 EMR 与 ESD 相结合的技术，多用于切除传统 EMR 难以整体圈套的病变。多利用 ESD 刀头或圈套器尖端将病灶环周切开后再通过圈套器完整套住病变而进行切除。

（3）水下内镜黏膜切除术（underwater EMR，UEMR）：传统 EMR 在操作时为使视野清晰，通常会选择注气扩张肠管，但充气后肠壁变薄，病变也更加贴合肠壁，不但难以完整圈套，并且增加了穿孔风险。而当向肠腔注水代替注气后，管壁延伸力下降，黏膜及黏膜下层在浮力作用下使病变漂浮至管腔而远离固有肌层，从而使无蒂或扁平的黏膜病变形态趋于息肉样，因此降低了圈套难度和穿孔风险。UEMR 适用于 10 ～ 20mm 的扁平病变，也是 EPMR 术后复发性腺瘤有效的补救措施。

6. 内镜黏膜下剥离术（ESD） 适用于 20mm 以上息肉或难以采用 EMR 整块切除或伴有黏膜下纤维化的病变、内镜切除后局部残留或复发的早期癌。ESD 与 EMR 的操作原理不同，其在黏膜下注射液体抬高病变后利用电刀将病变黏膜和黏膜下层完整剥离，其具有较高的整块切除率、R0 切除率，复发率较低。简化 ESD（simplified ESD，ESD-S）是一种简化的带有圈套器的 ESD 装置，在操作时起初的步骤与标准 ESD 相同，在将黏膜切除至病灶总大小的 1/4 或更小时，使用圈套器分离代替电刀切除剩余组织。对于 < 20mm

的结直肠病变，ESD-S 可能是 ESD 的良好替代方案。

五、治疗并发症及处理

（一）出血

出血包括即刻出血（术中或息肉切除后内镜下见残端出血）、早期出血（息肉切除后 24h 内发生的出血）和迟发性出血（息肉切除 24h 后发生的出血，常发生于息肉切除的第 3～7 天）。对于内镜切除术相关的出血，适当的方法是夹闭或电凝止血。如为小血管轻微出血，EMR 过程中用圈套器尖端接触电凝止血，或在 ESD 过程中用刀头端接触电凝止血，或用止血钳止血。如为大血管或动脉严重出血，需要用热止血钳。为避免热损伤引起迟发性穿孔，应用止血钳准确处理出血点，尽量减少采用电凝方式止血。

（二）穿孔

由于结肠壁比胃壁薄，因此术中结肠穿孔的风险比胃高。在手术前，需要进行充分的肠道准备，以备穿孔后的处理。

1. 术中穿孔　在手术过程中发生穿孔时，无论位置如何，都应尽可能进行夹闭。应创造足够的操作空间进行夹闭，因为夹子经常会影响后续黏膜下剥离。当穿孔完全闭合时，通常可以静脉注射抗生素和禁食，避免急诊手术。CT 发现穿孔后腹腔内游离气体的存在不能用来指导是否决定紧急手术。必须与外科医生合作，通过仔细检查腹部症状和实验室数据决定紧急手术的时机。如穿孔闭合不完全，则发生腹膜炎的风险极高，因此应尽快进行急诊手术。

2. 迟发性穿孔　是在 ESD/EMR 后一段时间内发生的肠穿孔（即肠镜在 ESD/EMR 完成后退出时未发生穿孔）。诊断依据为腹痛、腹部体征、发热和炎症反应。迟发性穿孔大多发生于 ESD/EMR 术后 14h 内，而在临床工作中，约 1/3 的迟发性穿孔病例在术后 24h 得到证实。如怀疑迟发性穿孔，应进行腹部 CT 检查，如提示腹腔内游离气体，必须请外科医生进行紧急手术。EMR 的迟发性穿孔发生率为 0，ESD 的迟发性穿孔发生率为 0.1%～0.4%。

对于腹膜反折以下的直肠病变，由于解剖特征，不会穿孔至腹腔内；然而，可穿透至后腹膜，因此可能发生纵隔气肿或皮下气肿。

（三）息肉切除术后电凝综合征

即使在没有穿孔的情况下，如果肌层损伤，也可能发生腹痛或发热。腹痛和发热可能是由腹膜炎症引起的，即使在没有继发穿孔的情况下，偶尔也会在电凝后发生。大多数患者一般可以保守治疗，延长禁食期，静脉注射抗生素，同时也要考虑迟发性穿孔的可能性。

（四）暴发性坏死性筋膜炎

对于腹膜反折以下的病变，由于解剖特征，不会穿孔至腹腔内，然而，可穿透至后腹膜而发生纵隔气肿或皮下气肿。此外，也有可能发生坏死性筋膜炎（necrotizing fasciitis，NF），虽然这种情况极为少见，但当发生时，会引起败血症和弥散性血管内凝血，相关死亡率为 20%～40%。因此，需要应用广谱抗生素和立即外科手术治疗。

六、术后切除息肉标本的规范化处理

（一）病理检查申请单和送检标本的接收

临床医生认真逐项填写申请单内的有关项目，包括简要病史、活检部位、活检组织数量及可能的内镜下诊断，签名后随同检查标本送往病理科。病理科在接收申请单和送检标本时，应对两者进行认真核对。

（二）充分伸展并及时固定黏膜标本

充分伸展标本：为保持病变原形、避免黏膜肌层回缩，需要使用不锈钢细针将 EMR/ESD 标本整块固定于泡沫塑料或橡胶板上。在固定黏膜标本时应该保持整个黏膜标本平展，在标本边缘用针将整个黏膜层特别是黏膜肌层均匀用力向外牵拉，使黏膜伸展固定于泡沫板上，充分显露黏膜面的病变。黏膜伸展的程度应该和黏膜本身在相应器官的生理状态相当，不要过分牵拉破坏标本的完整性而影响后续对病变的病理组织学观察。标记病变：在充分固定的标本周围标记标本在体内的相对位置，如口侧、肛侧、前壁、后壁等。固定息肉标本时应充分显露蒂部或切缘。及时固定标本：对有蒂息肉，用细针固定蒂部周围黏膜组织于泡沫板上，翻转泡沫板使黏膜组织朝下浸泡于固定液中及时固定标本，避免过度干燥。建议取材前后留取照片。对标本处理时间的规定关系到抗原修复，影响免疫组化及分子生物学检查结果，一般来说组织标本在固定液中固定的时间不应该超过 72h。固定液：使用 10% 中性福尔马林固定液。固定液量：≥所固定标本体积的 10 倍。固定温度：正常室温。固定时间：内镜下切除腺瘤或活检标本，6～48h；手术标本，12～48h。

七、监测与管理

中国结直肠肿瘤综合预防共识指出，结直肠腺瘤内镜下治疗后的随访应采取风险分层，低危结直肠腺瘤应在内镜下治疗后 3 年内行结肠镜复查，高危结直肠腺瘤患者的复查时间应适当缩短。根据国内外相关共识，并结合我国的实际情况，建议在高质量结肠镜检查的前提下，结直肠腺瘤内镜下治疗后应在 3 年内行结肠镜复查，对于数量超过 3 个，有 1cm 以上腺瘤，或合并高级别上皮内瘤变者，复查时间应缩短至 1～2 年。对于分片切除的病例，首次随访时间建议为术后 6 个月。

第九节 结直肠癌

一、概　述

结直肠癌（CRC）包括结肠癌和直肠癌，是起源于结直肠黏膜上皮的恶性肿瘤，是全球最常见的恶性肿瘤之一。随着生活方式及饮食结构的变化，我国结直肠癌发病率呈上升趋势。我国每年结直肠癌新发病例超过 25 万，死亡病例约 14 万，成为我国消化系统发病率第 2 位、患病率第 1 位的恶性肿瘤，新发和死亡病例均占全球同期结直肠癌病例的 1/5。因此，如何降低我国结直肠癌的发病率和死亡率是重大临床科学问题。

目前我国普遍将早期结直肠癌定义为浸润深度局限于结直肠黏膜层和黏膜下层的癌，其中局限于黏膜层的为黏膜内癌，浸润至黏膜下层但未侵犯固有肌层者为黏膜下癌。癌浸润已达到或超过肌层时，为进展期癌。然而 2000 年 WHO 肿瘤分类则规定只有结直肠发生的上皮恶性肿瘤穿透黏膜肌层进入黏膜下层时，才可诊断结直肠癌。过去属于早期癌的腺瘤癌变、原位癌和黏膜内癌，目前认为不是结直肠癌，而使用高级别上皮内肿瘤替代，理由是局限于黏膜层的癌如不穿透黏膜肌层，无转移的危险。鉴于我国实际情况，建议使用 WHO 推荐的术语，但也可暂时沿用原位癌及黏膜内癌等术语。结直肠癌癌前病变包括结直肠腺瘤、腺瘤病、炎性肠病（IBD）相关异型增生及传统锯齿状腺瘤（traditional serrated adenoma，TSA）和广基锯齿状腺瘤 / 息肉（sessile serrated adenoma /polyps，SSA/P）等锯齿状病变。

结直肠癌的转归和预后与其诊断时临床分期密切相关。发病时未转移、局部转移的结直肠癌 5 年生存率高达 90%、70%，其中部分未转移的早期结直肠癌患者仅通过内镜微创治疗便可获得根治。而发生远处转移者仅为 10%。然而，大多数结直肠癌患者早期无明显症状，随着结直肠癌诊疗技术的进步，我国结直肠癌 5 年生存率有一定提高，但目前我国结直肠癌的早期诊断率仍然较低。结直肠癌筛查和内镜下早诊早治是提高结直肠癌早期诊断率、降低结直肠癌相关死亡率的有效途径，因此值得基层医院进一步普及和推广。其中，新型内镜技术的发展及内镜分型的提出，显著提高了早期结直肠癌及癌前病变的早诊率。

下文将围绕白光内镜、染色放大内镜、共聚焦内镜、超声内镜发现病变性质及肿瘤浸润深度的核心内容展开，使接受培训后的基层医院医生可以按照统一的规范化标准独立完成常见结直肠肿瘤的诊疗工作。

二、内镜检查

（一）白光内镜检查

结肠镜结合病理检查是诊断结直肠肿瘤的标准方法，其中白光内镜检查是使用最为广泛和基础的肠道方法。在结肠镜直视下从直肠开始循腔进镜至回盲部，必要时可进入回肠末端。退镜时依次观察全结肠，为避免退镜过程中漏诊，退镜时间应不少于 6min，同时需要注意观察皱襞后及转折处，必要时可反转镜身观察，注意黏膜的色泽、光滑度、血供情况等。检查过程中，如有黏液和气泡影响内镜视野，可用清水或去泡剂及时冲洗。为确保结肠和直肠检查的完整性，对结直肠各个节段至少各留 1 ～ 2 张图片，如发现异常，需要额外留图。

如发现可疑病变，则需要确定病变的具体部位和范围，并详细记录。隆起型早期结肠癌或癌前病变在普通白光结肠镜下并不难识别，但扁平型病变容易漏诊。因此，在检查时应仔细观察肠道黏膜的细微变化（如色泽改变、结节状粗糙不平、轻微隆起或凹陷、毛细血管网中断或消失、黏膜质脆、易自发出血、肠壁僵硬、蠕动差或消失等）。可根据病灶肠道黏膜的细微变化指标初步判断是否为结直肠癌及其相应分期。

1. 早期结直肠癌　早期结直肠癌在白光内镜下可呈现分叶状、充血糜烂、表面凹陷等形态特点。在肉眼形态上以病变的高度为标准，将其分为隆起型（Ⅰ型）和浅表型（Ⅱ型），Ⅰ型又分为有蒂型（Ⅰp型）、亚蒂型（Ⅰsp型）和无蒂型（Ⅰs型），Ⅱ型又分为浅表隆起型（Ⅱa）、浅表平坦型（Ⅱb）、浅表凹陷型（Ⅱc）。对于Ⅰs型和Ⅱa型，可根据关闭的活检钳的直径（一般为2.5mm）区分，Ⅰs型高于活检钳，Ⅱa型低于活检钳。随着结直肠肿瘤诊断学的进展，在原来病变高度为标准的基础上结合肿瘤生长发育模式进行了重新分类，即发育形态分型（表32-6），分为隆起型、平坦型和浅表凹陷型；根据形态分型可对肿瘤的性质和浸润深度进行初步评估。

（1）隆起型：肠腔内明显隆起的病变。其可分为以下3个亚型。

Ⅰp型，即有蒂型，指隆起的病变基底部有明显的蒂。

Ⅰsp型，即亚蒂型，指隆起的病变基底部有亚蒂。

Ⅰs型，即无蒂型，指隆起的病变基底部无明显蒂的结构。

（2）平坦型：病变高度低平或平坦隆起型者统称平坦型。其可分为以下4个亚型。

Ⅱa型，即病变直径＜10mm，平坦型病变或与周围黏膜相比略高者。

Ⅱb型，即病变与周围黏膜几乎无高低差者。

Ⅱa+dep型，即在Ⅱa型病变上有浅凹陷者。

非颗粒型LST：直径＞10mm，以侧向发育为主的肿瘤群统称为侧向发育型肿瘤（LST），其中表面没有颗粒及结节者称为非颗粒型LST，又可进一步分为平坦隆起型和伪凹陷型。

颗粒型LST：即以前曾称的颗粒集簇型病变、结节集簇样病变、Ⅱa集簇型、匍形肿瘤等，可分为颗粒均一型和结节混合型。

（3）浅表凹陷型：病变与周围黏膜相比明显凹陷者。其可分为以下4型。

Ⅱc：病变略凹陷于周围正常黏膜。

Ⅱc+Ⅱa：凹陷病变中有隆起区域者。

Ⅱa+Ⅱc：隆起型病变中有凹陷区域者，但是隆起相对平坦。

Ⅰs+Ⅱc：隆起型病变中有凹陷区域者，但是隆起相对较高。

2. 进展期结直肠癌　癌浸润已达或超过肌层时，为进展期结直肠癌。一般按大体形态进行Borrmann分型，肉眼观察有4种类型。

Ⅰ型：又称隆起型，较多见，癌体较大，其直径常＞3cm，表面不光滑，呈菜花样，向肠腔内突出，有糜烂出血，组织脆，常伴脓性分泌物，严重时可有肠腔狭窄；好发于盲肠、升结肠与结肠肝曲。

Ⅱ型：为单纯溃疡型，溃疡深而大、不规则，基底高低不平，黄绿苔，周边不规则而有堤状隆起，有糜烂出血。

Ⅲ型：为溃疡浸润型，在隆起的癌体上有坏死、溃疡，肠壁浸润，常扩展至肠管周径，形成环形狭窄。

Ⅳ型：为弥漫浸润型，肠腔狭窄，高低不平，糜烂出血，可伴浅表溃疡和脓性分泌物，可因肠腔狭窄而镜端不能通过，肠腔形态也发生改变，结肠袋消失，蠕动消失，结肠变短而强直。其多发生于直肠、乙状结肠或降结肠。

（二）染色放大内镜检查

放大内镜除具有普通内镜基本的功能外，它还可以利用放大装置将观察到的病灶放大 100～150 倍，结合化学染色或电子染色，可更清楚地观察结直肠黏膜隐窝的形态、腺管开口，并对其进行分型。通过隐窝的形态分析鉴别肿瘤性病变与非肿瘤性病变，同时可对肿瘤的黏膜下侵犯深度进行评估，为病变能否行内镜治疗提供依据。

1. 化学染色放大内镜检查　化学染色是指通过喷洒色素染料将病变的表面结构更清楚地显示，靛胭脂、亚甲蓝和结晶紫等是结直肠检查常用的化学染色剂。靛胭脂喷洒后不可吸收，通过沉积于黏膜皱襞和凹陷处，勾勒出病变区域黏膜的表面结构。亚甲蓝和结晶紫是可吸收性染色剂，通过给黏膜染色提高黏膜表面细微结构的对比度。化学染色放大内镜检查结直肠病变通常采用 pit pattern 分型，分为以下 7 型（表 32-10）：Ⅰ型为圆形隐窝，见于正常及炎性病变；Ⅱ型呈星芒状或乳头状，见于增生性病变；Ⅲ型细分为ⅢL 型及ⅢS 型，常见于隆起方向生长的管状腺瘤及Ⅱc 型结直肠癌；Ⅳ型为分支及脑回样，多见于绒毛状腺瘤；Ⅴ型包括ⅤI 型（不规则型）或ⅤN 型（无结构型），表现为腺管及腺窝形态紊乱或结构消失，该型多见于黏膜下癌。

2. 电子染色放大内镜（图像增强内镜，image-enhanced endoscopy，IEE）**检查**　电子染色无须喷洒化学色素染料，仅通过光学成像技术及计算机图像处理技术使病变表面结构更清晰、对比度更强，达到甚至超过化学染色的效果。电子染色内镜包括 NBI、FICE、i-scan、BLI 等。电子染色系统可利用不同波长光的切换突出显示黏膜表面结构或微血管形态，清晰观察病变的边界和范围，获得与色素内镜类似的视觉效果。

NBI 内镜作为最早使用的电子染色内镜，通过窄带滤过器将白光中波长 415nm 的蓝光和波长 540nm 的绿光分离出来，血管内的血红蛋白对这两种光吸收后使血管呈深色，增加了黏膜上皮和黏膜下血管的对比度，使结构异常的病变部位更明显。结肠病变的评估一般采用 JNET 分型（见表 32-9）：JNET 1 型为增生性息肉或无蒂锯齿状息肉，JNET 2A 型为低级别上皮内瘤变，JNET 2B 型为高级别上皮内瘤变或黏膜下浅层浸润，JNET 3 型为黏膜下深层浸润。

BLI 采用激光光源，弥补了白色光源难以发现黏膜表面细微结构的不足，提高了病变部位的可辨识度，可提供更明亮的视野，适用于中远距离病变的观察，具有良好的结肠病变诊断能力。BLI 具有较高的结直肠肿瘤浸润深度的诊断准确性。

（三）激光共聚焦显微内镜检查

激光共聚焦显微内镜（CLE）是共聚焦显微镜与传统内镜的有机结合，包括探头式和整合式两种类型。整合式 CLE 的共聚焦显微镜被整合入内镜的头端，成为一条专用的共聚焦内镜。探头式 CLE（pCLE）以微探头形式通过活检孔道插入，从而显著增加 CLE 的使用范围。经典的 CLE 以 488nm 波长的激光器作为光源，以荧光素钠作为显影剂，将消化道黏膜表面放大 1000 倍，从细胞层面实现实时在体观察。pCLE 针对结直肠病变通常采用迈阿密标准，pCLE 下呈现不规则或绒毛结构伴随不规则增厚上皮细胞及杯状细胞减少，考虑结直肠腺瘤；呈现杂乱不规则绒毛，细胞结构不规则，极性紊乱或消失，排列紊乱，伴黏液减少或消失，微血管迂曲、扩张伴荧光素渗出，考虑结直肠腺癌。

（四）超声内镜检查

超声内镜（EUS）是将超声探头置于内镜前端，在常规内镜观察的同时利用超声探头进行实时探测，获得消化道管壁及周围器官的影像。EUS 观察结直肠壁的正常层次为 5 层：第 1 层黏膜层为高回声，第 2 层黏膜肌层为低回声，第 3 层黏膜下层为高回声，第 4 层固有肌层为低回声，第 5 层浆膜层或肠道周围脂肪组织为高回声。根据回声情况可判断结直肠癌的浸润深度。早期结直肠癌的超声内镜图像表现为结直肠病变处黏膜层增厚、层次紊乱和中断及各层次分界消失、较小的不规则低回声影。

第十节　炎性肠病

一、概　述

炎性肠病（IBD）是一种病因尚不明确的肠道免疫性疾病，具有慢性、非特异性、复发性特点，主要分为克罗恩病（CD）和溃疡性结肠炎（UC）。

二、炎性肠病的标准化诊断体系

IBD 缺乏诊断金标准，在排除感染性结肠炎和其他非感染性结肠炎的基础上，临床医生主要根据临床表现、实验室检查、影像学检查、内镜检查和组织病理学表现等，对病情进行综合分析并最终确立诊断。因此。建立 IBD 标准化诊断流程是必要的。

（一）病史和体格检查

对患者进行详细的病史询问，其内容包含了患者从首发症状开始之后的各项细节。需要充分了解患者腹泻和便血的病程。除此之外，疾病的伴随症状，如发热、腹痛等，以及有无合并皮肤、眼、口、关节等肠外表现和肛周情况，都需要了解。对于病程较长的患者，详细询问其诊疗经过，包括相应的内镜检查结果、病理检查结果等，也包括用药的详细经过，如药物名称、剂量、疗程及疗效，这些要点均应重点询问。同时，家族史、用药史（特别是抗菌药物和非甾体抗炎药）、吸烟史、近期旅游史和阑尾切除史不可忽视。对患者进行体格检查时应特别关注患者的营养状态和一般状况，并进行细致的专科检查，包括腹部、会阴和肛周的体格检查，进行直肠指检尤为必要。

（二）实验室检查

1. 常规检查　包括血尿便三大常规、肝肾功能、血脂、血糖、电解质、凝血功能及 D-二聚体、红细胞沉降率、C 反应蛋白、粪便钙卫蛋白。

2. 风湿免疫指标　包括免疫球蛋白＋补体、ANCA 全套、抗 dsDNA 抗体测定、类风湿因子（RF）＋抗环瓜氨酸肽抗体、抗核抗体（ANA）测定、抗 ENA 抗体谱。

3. 感染相关检查　包括粪便培养（不少于 3 次）、血培养、粪便寄生虫、EB 病毒、单纯疱疹病毒、人类免疫缺陷病毒、肝炎全套；结核相关检查（结核菌素试验、混合淋巴细胞培养＋干扰素测定、病变组织结核 PCR、病变组织抗酸染色技术）、巨细胞病毒相关检查（血巨细胞病毒 DNA 检测、组织巨细胞病毒免疫组织化学染色）及粪便难辨梭状芽孢杆菌及毒素检测。

对于具有疫区居留史的患者，需要进行阿米巴肠病、血吸虫病等方面的排查。

（三）影像学检查

利用常规腹部 X 线片或腹部平扫 CT 了解结肠情况，排查重度活动性 IBD，同时确认是否有肠道狭窄和穿透性病变等消化内镜检查禁忌或外科手术急诊指征。有的 IBD 患者合并肠腔狭窄的情况，采用 CT 结肠成像或钡剂灌肠等辅助检查进一步明确结肠镜检查未及部位的肠道情况。其中，CTE 和 MRE 是 CD 肠道检查的有效方法，并具有以下影像学特征：肠壁增厚、肠道狭窄、肠壁黏膜病变（如溃疡、"鹅卵石"征）、病变肠壁信号或密度改变、病变肠管形态改变（假憩室样突出）、病变肠道周围肠系膜改变（如"梳妆"征、"肠系膜脂肪爬行"征）。

（四）结肠镜检查

结肠镜检查是诊断肠道疾病，特别是诊断 IBD 的重要方法，并可于结肠镜下进行黏膜活组织病理检查。由于重度活动期 IBD 患者行全结肠镜检查危险度高，建议可暂缓检查。如果需要明确诊断和鉴别诊断，可谨慎轻柔进行限制性结肠镜或乙状结肠镜检查。

（五）结肠镜下黏膜活检

（1）疑诊 UC：推荐在每个病变节段的外观正常黏膜处及其与病变交界处进行≥ 2 块活检。

（2）疑诊 CD：推荐在典型溃疡边缘、外观正常黏膜处、肉芽增生处、肠腔狭窄处及炎症改变明显处取≥ 2 块活检。

（3）鉴别诊断：活检原则为多部位多块活检，并需要取正常肠黏膜进行对照活检。

（4）UC 监测过程中推荐对增生性病灶进行染色或放大观察，建议对可疑部位及病变节段进行靶向活检。

三、溃疡性结肠炎的内镜下表现及评分

（一）溃疡性结肠炎内镜下表现

UC 病变多起始于直肠，分布呈弥漫性、连续性。活动期 UC 在内镜下具有一些特征性改变（图 32-23）。

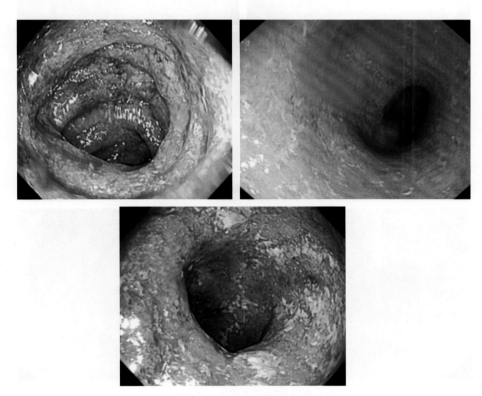

图 32-23　UC 内镜下表现

轻度炎症：血管纹理消失，黏膜充血和红斑。

中度炎症：黏膜脆性增加（接触性出血），血管形态消失，糜烂，血液黏附于黏膜表面，且常伴有粗糙呈颗粒状的外观。

重度炎症：溃疡及黏膜自发性出血。

缓解期黏膜可呈正常外观，部分可形成瘢痕或假性息肉。若病程较长，可有结肠袋形态消失、肠管缩短、肠腔狭窄及炎（假）性息肉、黏膜桥形成等表现。

伴巨细胞病毒感染的 UC 患者内镜下可见不规则、纵行或深凿样溃疡，伴部分黏膜大片状缺失（图 32-24）。

UC 伴难辨梭状芽孢杆菌感染，结肠镜检查可见假膜性肠炎改变，表现为肠黏膜表面多发性、隆起的黄褐色或灰绿色斑片（图 32-25）。其主要在直肠、乙状结肠多见。

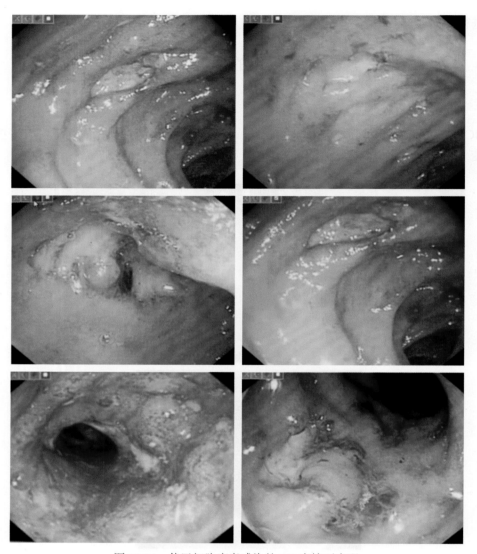

图 32-24　伴巨细胞病毒感染的 UC 内镜下表现

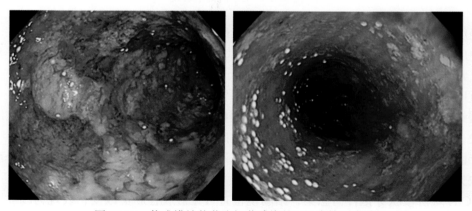

图 32-25　伴难辨梭状芽孢杆菌感染的 UC 内镜下表现

（二）病变范围

UC 病变范围推荐采用蒙特利尔分型（表 32-11）。

表 32-11　UC 病变范围的蒙特利尔分型

分型	分布	结肠镜下所见炎症病变累及的最大范围
E1	直肠	局限于直肠，未达乙状结肠
E2	左半结肠	累及左半结肠（脾曲以远）
E3	广泛结肠	广泛病变累及脾曲以近乃至全结肠

（三）溃疡性结肠炎的内镜评分

UC 的内镜评分常用的有 Mayo 内镜评分系统，该系统简单实用，在临床使用较为广泛（表 32-12），以及溃疡性结肠炎内镜严重程度指数（ulcerative colitis endoscopic index of severity，UCEIS）（表 32-13）。

表 32-12　Mayo 内镜评分系统

评分	内镜下表现
0 分	正常或缓解期
1 分	轻度活动期：红斑，血管纹理模糊，黏膜轻度易脆性
2 分	中度活动期：明显红斑，血管纹理消失，黏膜易脆、糜烂
3 分	重度活动期：溃疡形成，自发性出血

表 32-13　UC 内镜严重程度指数

指标	评分	内镜下表现
血管纹理	正常（0 分）	正常血管纹理，毛细血管清晰
	斑块状缺失（1 分）	血管纹理模糊或斑块状缺失
	完全消失（2 分）	血管纹理完全消失
出血	无（0 分）	无血迹
	黏膜渗血（1 分）	黏膜表面附着少量血凝块，易于清除
	肠腔内轻度出血（2 分）	肠腔内少量游离血性液体
	肠腔内中重度出血（3 分）	肠腔内血性液体，直接或冲洗后可见黏膜出血
糜烂或溃疡	无（0 分）	黏膜正常，无糜烂或溃疡
	糜烂（1 分）	≤5mm 黏膜缺损，白色或黄色糜烂，边缘平坦
	浅表溃疡（2 分）	>5mm 黏膜缺损，浅表溃疡，纤维蛋白覆盖
	深溃疡（3 分）	深溃疡，边缘微隆起

注：UC 内镜严重程度指数以血管纹理、出血和糜烂或溃疡为评分依据，3 项指标相加总分 0～8 分，其中，正常 0 分，轻度活动 1～3 分，中度活动 4～6 分，重度活动 7～8 分。

（四）溃疡性结肠炎的黏膜放大染色内镜下表现

腺管开口正常或略大，排列规则。黏膜的隐窝破坏及相互融合形成筛网状结构具有一定的特征性。小肠绒毛样黏膜及微小上皮黏膜缺损、珊瑚礁样黏膜都是 UC 的一些内镜下表现（图 32-26）。

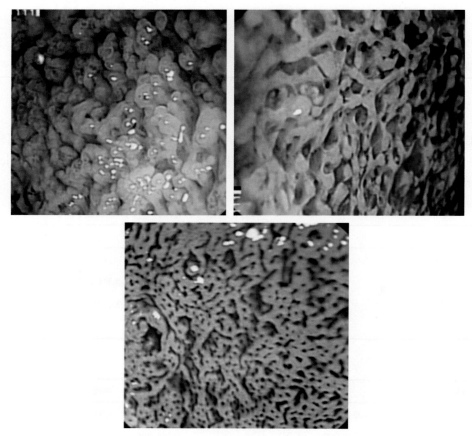

图 32-26　UC 黏膜放大染色内镜下表现

（五）溃疡性结肠炎内镜报告

UC 结肠镜报告应按全结肠的不同节段分别描述内镜下特征，操作者应从肠道血管纹理、炎症、出血程度、溃疡形态，以及有无异型增生、肠腔狭窄和扩张等方面进行观察和记录。

（1）每段肠管的观察内容包括上皮形态、炎症程度（红斑、水肿、黏液和充血等）、溃疡特征（形态、大小、边缘、底部、深浅等）、血管纹理、出血及其程度；包括增生（炎性、肿瘤性、息肉样及上皮增生等）、狭窄（原因、程度、部位）等并发症情况；还应包括进镜检查范围、病变范围（界限位置）、阑尾开口、结肠袋结构。

（2）使用色素内镜或放大内镜检查需要包括染色方法（电子染色、化学染色）、微血管结构及表面微结构。

（3）腺瘤性增生病灶的 Kudo 分型。

（4）详细记录活检数量和部位。

（5）内镜诊断：完整的疾病名称、类型、初发或复发、活动性及并发症等。

（6）内镜评分系统：推荐采用 UCEIS 评分系统或 Mayo 内镜评分系统。

（7）图片采集：建议每段肠管拍摄图片 ≥ 2 张，特殊病灶可根据情况适当增加图片拍摄或录像。

（六）溃疡性结肠炎的癌变监测

如果患者在相应的时间节点需要行结肠镜检查监测癌变（图 32-27），则需要注意以下几点。

（1）要多部位、多块活检。

（2）应用色素内镜指导活检。

（3）有条件者可借助放大内镜、共聚焦内镜等进一步提高活检的准确性。

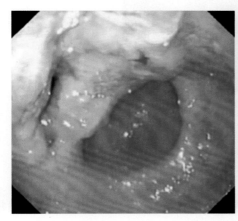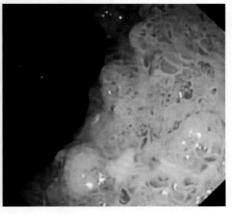

图 32-27　一例 UC 患者回盲部（左）及直肠（右）为腺癌

引自：王亚楠，李骥，吴东，等 .2017. 新型内镜在监测溃疡性结肠炎癌变中的应用进展 . 转化医学电子杂志，4（12）：85-88.

四、克罗恩病的内镜下表现及评分

（一）克罗恩病内镜下表现（图 32-28）

全结肠镜检查范围应包括整个结肠、直肠和末端回肠 20cm。结肠镜用于结肠型 CD 和回结肠型 CD 的诊断与鉴别诊断。

（1）在 CD 的发病早期，其内镜下表现常呈阿弗他溃疡。

（2）随着疾病进一步发展，溃疡增大加深、融合并形成纵行溃疡。

（3）CD 病变多为非连续改变，病变间的黏膜可呈完全正常表现。

（4）其他常见的内镜下表现还包括肠壁增厚、肠腔狭窄、"鹅卵石"征等。

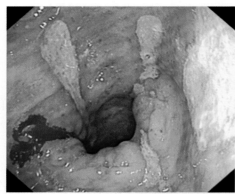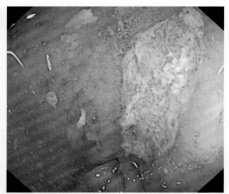

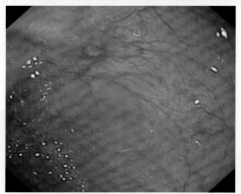

图 32-28 CD 内镜下表现

（二）克罗恩病上消化道检查

上消化道检查内镜下表现如下。

1. 非特异性表现 黏膜充血水肿、糜烂、不规则浅溃疡等。

2. 相对特异性表现 胃底部及十二指肠球降部条状竹节样改变、形态不规则溃疡伴周围炎性息肉样增生、十二指肠球部狭窄等。

（三）克罗恩病内镜评分

目前推荐的 CD 内镜评分系统包括 CDEIS 评分系统（表 32-14）、克罗恩病简化内镜（SES-CD）评分系统（表 32-15）和 Rutgeert 评分系统（表 32-16）。但是由于评分表过于复杂，限制了其在临床广泛使用。

表 32-14　克罗恩病内镜严重程度指数（CDEIS）评分系统

	末段回肠	右半结肠	横结肠	左半结肠和乙状结肠	直肠	总和
深溃疡（0～12 分）						总和 1
浅表溃疡（0～6 分）						总和 2
每 10cm 肠段中表面受累肠段平均长度 （0～10cm）						总和 3
每 10cm 肠段中溃疡累及肠段平均长度 （0～10cm）						总和 4

CDEIS 评分系统根据结肠各节段和回肠部位的溃疡深浅、炎症和溃疡所占面积的比例进行评价。CDEIS 总分 $=B+C+D$。

A 为总和 1+ 总和 2+ 总和 3+ 总和 4；n 为受累肠段数（ 1 ～ 5 ）。

B 为 A/n，即总和 / 受累肠段数（ 1 ～ 5 ）。

C 为有溃疡性狭窄记 3 分，没有为 0。

D 为有非溃疡性狭窄记 3 分，没有为 0。

表 32-15　克罗恩病简化内镜（SES-CD）评分系统

项目	0分	1分	2分	3分
溃疡大小	无	阿弗他溃疡（直径 0.1 ～ 0.5cm）	较大溃疡（直径 0.5 ～ 2.0cm）	大溃疡（直径 > 2.0cm）
溃疡表面范围	无	< 10%	10% ～ 30%	> 30%
肠段受累范围	无	< 50%	50% ～ 75%	> 75%
狭窄	无	单发，内镜可通过	多发，内镜可通过	内镜不能通过

表 32-16　克罗恩病术后内镜复发 Rutgeert 评分系统

评分	内容
0分	无病变
1分	≤ 5 处阿弗他样溃疡
2分	> 5 处阿弗他样溃疡，病变间黏膜正常；或跳跃性较大病变；或局限于回结肠吻合口溃疡（ < 1cm ）
3分	广泛的阿弗他样溃疡伴广泛的炎性黏膜
4分	广泛的末段回肠炎伴较大溃疡、结节和（或）狭窄

该评分系统根据结肠各节段和回肠部位的溃疡大小、溃疡面积、有无管腔狭窄进行评价。

该评分系统适用于有手术史的 CD 患者术后复发的评估。

（四）克罗恩病结肠镜报告

CD 结肠镜报告参照 UC 结肠镜报告。

需要注意的是，其观察内容包括炎症情况（充血、水肿、糜烂等）、溃疡特征（形态、走向、深浅、数量、范围）、息肉样增生情况（结节样、团簇样、肠壁增厚、鹅卵石样等）、息肉增生（炎性、腺瘤性）、病变为连续性或跳跃性、肠腔狭窄、瘢痕形态、瘘管开口、肛周情况、吻合口周围情况等。

虽然，在 CD 的内镜评估中，对小肠的检查非常重要，但是由于目前基层医院推广小肠镜及胶囊内镜检查技术还有一定困难，暂未列出相关技术及内镜下评价。

五、炎性肠病的鉴别诊断

在 IBD 的诊断中，鉴别诊断非常重要。内镜下疾病的表现常存在非特异性和非典型性，但是，在典型的病例中，肠道疾病的内镜下表现仍然具有重要的参考价值。

（一）溃疡性结肠炎和克罗恩病的鉴别

UC 和 CD 主要从病变分布、肠腔狭窄、直肠受累、内镜表现、活组织检查特征几个方面进行鉴别。具体参照表 32-17。

表 32-17　溃疡性结肠炎（UC）与克罗恩病（CD）的鉴别

项目	UC	CD
症状	脓血便多见	有腹泻，但脓血便较少见
病变分布	病变连续	呈节段性
直肠受累	绝大多数受累	少见
肠腔狭窄	少见，中心性	多见，偏心性
内镜下表现	溃疡浅，黏膜弥漫性充血水肿、颗粒状，脆性增加	纵行溃疡、鹅卵石样外观，病变间黏膜外观正常（非弥漫性）
活组织检查特征	固有膜全层弥漫性炎症、隐窝脓肿、隐窝结构明显异常、杯状细胞减少	裂隙状溃疡、非干酪性肉芽肿、黏膜下层淋巴细胞聚集

（二）急性感染性肠炎

急性感染性肠炎常有流行病学特点（如不洁饮食史或疫区接触史）。急性起病，临床症状常伴发热和腹痛，病程具有自限性，对抗菌药物治疗有效；粪便培养检出病原体可确诊。内镜下表现见图 32-29、图 32-30。

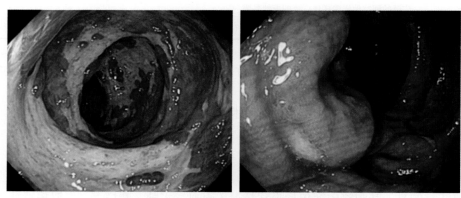

图 32-29　急性感染性肠炎治疗前内镜下表现

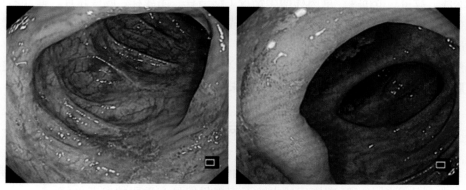

图 32-30　急性感染性肠炎治疗后内镜下表现

（三）肠结核

肠结核溃疡好发于回盲部，内镜下呈环形分布，溃疡基底污秽，周缘充血，可呈"鼠咬"征，溃疡周边增殖明显（图 32-31），回盲瓣口常固定开放。此外，可能会有肠外结核证据，T-SPOT 强阳性，CT 检查可见腹腔淋巴结坏死或钙化，活检标本抗酸染色阳性，病理见干酪样坏死。

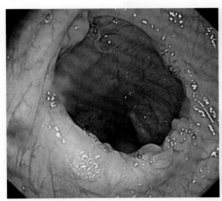 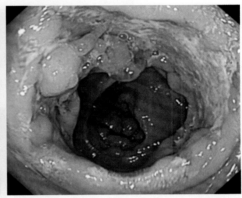

图 32-31　肠结核内镜下表现

（四）肠白塞病

肠白塞病病变可累及全消化道，溃疡可分布于食管下段、胃、回肠远端、回盲部、升结肠，以回盲部多见。溃疡可为单发或多发。典型肠白塞病溃疡具有以下 5 个方面的重要特征：①孤立溃疡；②大溃疡，直径为 1～3cm；③圆形溃疡；④深溃疡；⑤与周围边界清楚（图 32-32）。

（五）缺血性肠病

肠道缺血好发于老年人，常伴有动脉粥样硬化、高血压、糖尿病等危险因素。其最常发生于对缺血敏感的乙状结肠和结肠脾区。镜下可见病变呈节段性，早期病变界限清楚，黏膜苍白、水肿，散在斑点状出血。随着病变加重，黏膜糜烂，出现浅溃疡。慢性缺血可导致溃疡、肠壁纤维化、肠腔狭窄、黏膜萎缩呈颗粒状（图 32-33）。

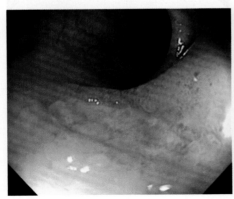 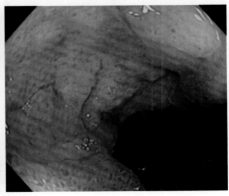

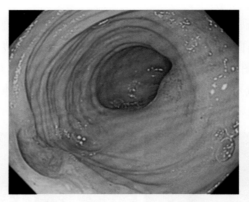

图 32-32　肠白塞病内镜下表现

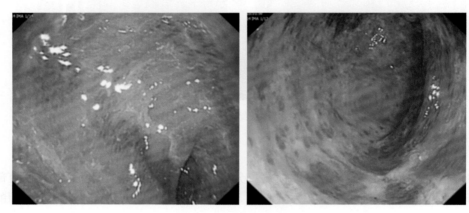

图 32-33　缺血性肠病内镜下表现

（六）阿米巴肠病

阿米巴肠病有流行病学特征，大便呈果酱样，依靠粪便或组织中检出阿米巴病原体确诊。结肠镜下可表现为溃疡较深、边缘潜行，间以外观正常的黏膜（图 32-34），抗阿米巴治疗有效。

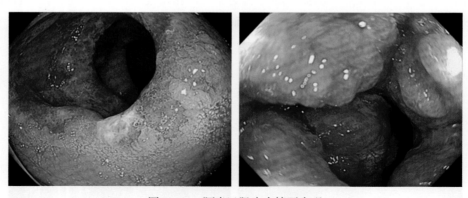

图 32-34　阿米巴肠病内镜下表现

（七）肠道血吸虫病

肠道血吸虫病患者有疫水接触史。依靠粪便检出血吸虫卵或孵化毛蚴阳性确诊。在急性期，结肠镜下可表现为直肠、乙状结肠黏膜有黄褐色颗粒，通过活检黏膜压片或组织病理学检查可检出血吸虫卵。同时，患者常伴有肝脾大。

（八）肠道淋巴瘤

肠道淋巴瘤在内镜下表现各异，形态多变（图32-35），需要紧密结合临床，以及影像学检查（如肠壁增厚或形成肿块，肠腔扩张，腹腔或腹膜后淋巴结肿大或融合成块）、病理免疫组化进一步鉴别，尤其是病理检查，是诊断淋巴瘤的金标准。

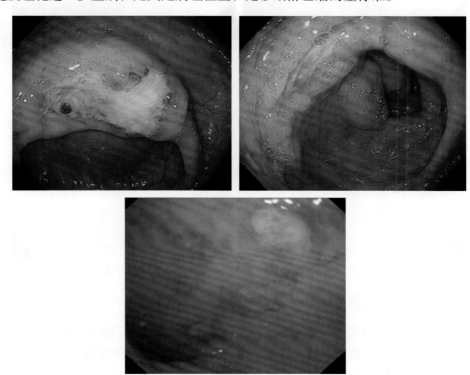

图 32-35　肠道淋巴瘤内镜下表现

（九）结肠癌

结肠癌患者一般年龄较大，存在排便习惯改变，并有不畅感，还会有粪便性状改变、便血。结肠镜（图32-36）、影像学检查等有助于鉴别。病理检查是金标准。

（十）EB 病毒相关性淋巴细胞增殖性肠病

患者常有腹泻，伴发热、淋巴结增大。小肠及结肠均可受累，镜下可表现为肠道多发溃疡，溃疡的形态各异，大小、深浅不一，可伴有黏膜红斑、水肿、糜烂等（图32-37）。肠道黏膜活检可见正常或异型淋巴细胞浸润，并且 EBER 阳性。血清学及病理活检亦可找到 EB 病毒感染的证据。

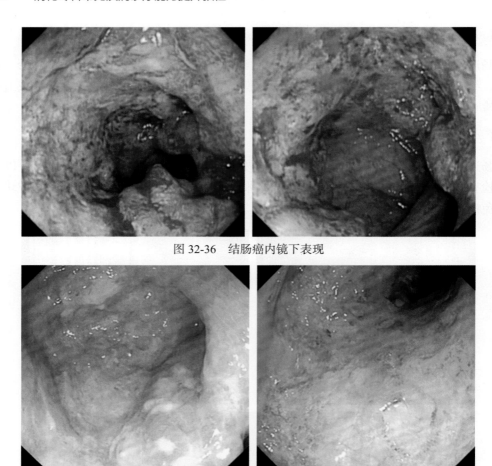

图 32-36　结肠癌内镜下表现

图 32-37　EB 病毒相关性淋巴细胞增殖性肠病内镜下表现

（十一）帽状息肉病

帽状息肉病临床主要表现为腹痛、腹泻或便秘、便血及低蛋白血症。息肉外观呈帽状、宽蒂，多发，黏膜呈暗红色，表面糜烂或呈浅溃疡样改变，大多数伴有分泌物，为纤维状、脓性或黏液样（图 32-38）。病理：隆起部的腺管显示增生性变化，以黏膜表层为主体伴炎性细胞浸润，特别是隆起顶部伴炎性细胞浸润的肉芽组织为特征。固有层深层发现纤维肌病，但与黏膜脱垂综合征（MPS）相比程度较轻。

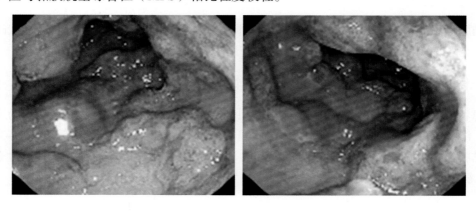

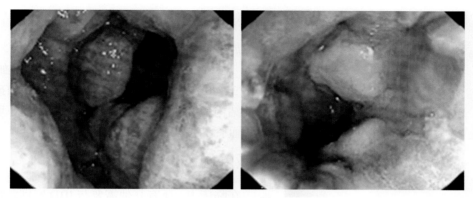

图 32-38　帽状息肉病内镜下表现

（十二）过敏性紫癜

过敏性紫癜多见于儿童，常有皮疹形成。累及胃肠道的患者出现腹痛，可有便血，偶尔出现肠梗阻及肠穿孔。其可合并肾损伤 [血尿和（或）蛋白尿]，或关节炎、关节痛。内镜下肠黏膜呈紫癜样改变，伴糜烂和溃疡，病灶间为相对正常的黏膜（图 32-39）。

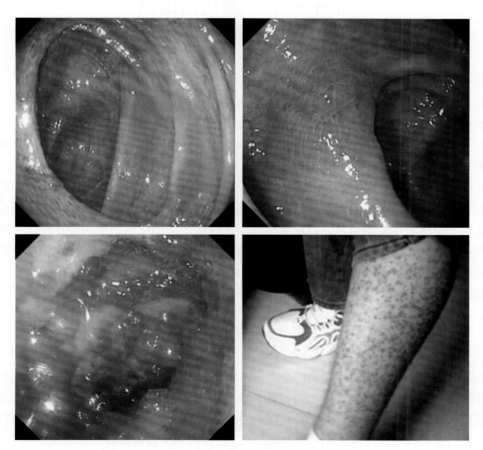

图 32-39　过敏性紫癜患者肠道内镜下表现及皮肤改变

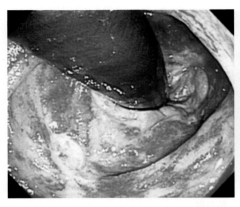

图 32-40　放射性肠炎内镜下表现

（十三）放射性肠炎

放射性肠炎患者有盆腹腔放疗史，内镜下可见结肠黏膜脆性增加，表面充血糜烂（图 32-40）。组织病理学可见腺体结构被破坏，隐窝结构轻度变形，间质内炎性细胞浸润不明显，毛细血管扩张，且有纤维素沉积。

（十四）其他

在临床上，还有其他需要与 IBD 鉴别的疾病，如嗜酸细胞性肠炎、胶原性结肠炎、真菌性肠炎、结肠憩室炎和 HIV 感染合并的结肠病变等。当遇到疑难疾病及需要与 IBD 鉴别的其他肠道疾病，或病变累及肠道的系统性疾病时，需要消化科 IBD 医生，与 IBD 的多学科团队协作，共同完成诊疗。

第十一节　消化道出血

一、概　　述

消化道出血是指从食管到肛门之间的消化道出血，是消化内科常见的急危重症，其中 60% ～ 70% 的消化道出血源于上消化道，急性上消化道出血成年人每年发病率为（100 ～ 180）/10 万，病死率为 2% ～ 15%，因此早期规范诊断和治疗对改善预后意义重大。

胃镜和结肠镜检查分别为上消化道出血、下消化道出血首选的诊断方式，胶囊内镜检查作为不明原因消化道出血的重要方法。内镜检查因其直视性与准确性，在消化道出血的诊疗过程中扮演着重要的角色。目前我国基层医院医生对消化道出血内镜诊断的早期识别能力相对欠缺，导致患者错过了诊疗的最佳时机。因此，对我国基层医院医生进行消化道出血早期诊疗的规范化培训，使基层医院成为消化道出血早期治疗的第一道关口，是降低我国消化道出血患者病死率的重要举措。

二、上消化道出血

上消化道出血（UGIB）是指十二指肠悬韧带以上消化道疾病引起的出血，包括胰管或胆管的出血和胃空肠吻合术后吻合口附近病变引起的出血。消化性溃疡、食管胃底静脉曲张破裂、急性糜烂出血性胃炎和上消化道肿瘤是常见病因。其他病因如下：①食管疾病，如食管贲门黏膜撕裂伤（Mallory-Weiss tear）、食管损伤（器械检查、异物或放射性损伤；强酸、强碱等化学剂所致损伤）、食管憩室炎、主动脉瘤破入食管等；②胃十二指肠疾病，如息肉、恒径动脉破裂出血、胃肠道间质瘤、血管瘤、异物或放射性损伤、吻合口溃疡、十二指肠憩室、胃泌素瘤等；③胆道出血，如胆管或胆囊结石、胆道蛔虫病、胆囊或胆管癌、胆道术后损伤、肝癌及肝脓肿或肝血管瘤破入胆道；④胰腺疾病累及十二指肠，如胰腺癌或急性胰腺炎并发脓肿溃破；⑤全身性疾病，病变可弥散于全消化道，如过敏性紫癜、血友病、原发性血小板减少性紫癜、白血病、弥散性血管内凝血及其他凝血机制障碍等。

（一）消化性溃疡

消化性溃疡（peptic ulcer，PU）指在各种致病因子的作用下，黏膜发生炎性反应而坏死、脱落形成溃疡，溃疡的黏膜坏死缺损穿透黏膜肌层，严重者可达固有肌层或更深。病变可发生于食管、胃或十二指肠，也可发生于胃 – 空肠吻合口附近或含有胃黏膜的梅克尔憩室，其中以胃、十二指肠最常见。胃和十二指肠同时发生溃疡者较少见，称为复合溃疡。

内镜下诊断：胃镜下典型的胃溃疡多见于胃角和胃小弯，活动期消化性溃疡多为单个，也可为多个，呈圆形或卵圆形，直径通常＜10mm，边缘整齐，底部为肉芽组织组成，覆盖灰黄色渗出物，周边黏膜常有炎性水肿。溃疡深者可侵及胃壁肌层甚至浆膜层，侵及血管可导致出血，侵及浆膜层时可引起穿孔。典型胃癌溃疡形态多不规则，常大于2cm，边缘呈结节状，底部凹凸不平，覆有污秽苔，部分癌性胃溃疡与良性胃溃疡内镜下难以区分，应常规在胃溃疡边缘区活检。十二指肠球部溃疡的形态与胃溃疡相似，多发生于球部，以紧邻幽门环的前壁或后壁多见，十二指肠球部可因反复发生溃疡，瘢痕收缩形成假性憩室。

内镜下溃疡可分为活动期（A）、愈合期（H）、瘢痕期（S），每期又可细分为1期、2期。

A1期：底覆厚白苔或污秽苔，苔上有时可见出血点或血凝块附着，周边黏膜隆起、充血、水肿、糜烂，呈炎症改变。

A2期：溃疡周边充血、水肿减轻，黄苔或白苔干净无出血。

H1期：此期溃疡缩小，溃疡周边肿胀进一步消失，再生上皮和皱襞集中明显。

H2期：溃疡变浅、变小，仅余线状或点状白苔。

S1期：溃疡完全修复，再生上皮覆盖，缺损黏膜全为红色再生上皮覆盖，呈向心性放射状排列，称红色瘢痕期。

S2期：再生上皮增厚，红色消失，与周围黏膜不易区分，为白色瘢痕期。

胃镜下如发现溃疡出血，可根据Forrest分型评估病灶再出血的概率。

Forrest Ⅰa型：活动性动脉出血，喷射状出血。

Forrest Ⅰb型：活动性渗血。

Forrest Ⅱa型：裸露血管伴明显渗血。

Forrest Ⅱb型：覆有血凝块。

Forrest Ⅱc型：黑色基底。

Forrest Ⅲ型：基底洁净。

推荐对 Forrest 分级 Ⅰa ～ Ⅱb 病变行内镜下止血治疗。

（二）肝硬化门静脉高压食管胃底静脉曲张出血

门静脉高压症（portal hypertension）是指由各种原因导致的门静脉系统压力升高所引起的一组临床综合征，其最常见病因为各种原因所致的肝硬化。门静脉高压症基本病理生理特征是门静脉系统血流受阻和（或）血流量增加，门静脉及其属支血管内静力压升高并伴侧支循环形成，临床主要表现为腹水、食管胃底静脉曲张（gastroesophageal varices，GOV）、食管胃底静脉曲张破裂出血（esophagogastric variceal bleeding，EVB）和肝性脑病等，其中 EVB 病死率高，是最常见的消化系统急症之一。

内镜下诊断：出血 12 ～ 24h 进行胃镜检查是诊断 EVB 的可靠方法。内镜下可见曲张静脉活动性出血（渗血、喷血），或在未发现其他部位有出血病灶但有明显静脉曲张的基础上发现有血栓头。我国、日本及欧美国家有关 GOV 的分型、分级标准不同，推荐我国的分型方法为 LDRf 分型，LDRf 分型是具体描述静脉曲张在消化管道内所在位置（location，L）、直径（diameter，D）与危险因素（risk factor，Rf）的分型记录方法（LDRf 分型详见第三章第三节）。

食管静脉曲张也可按静脉曲张形态、是否有红色征及出血危险程度分为轻、中、重 3 度。轻度（G1）：食管静脉曲张呈直线形或略有迂曲，无红色征。中度（G2）：食管静脉曲张呈直线形或略有迂曲，有红色征，或食管静脉曲张呈蛇形迂曲隆起，但无红色征。重度（G3）：食管静脉曲张呈蛇形迂曲隆起，且有红色征，或食管静脉曲张呈串珠状、结节状或瘤状（不论是否有红色征）。

胃静脉曲张的分类主要根据其与食管静脉曲张的关系及在胃内的位置。孤立性胃静脉曲张（isolated gastric varices，IGV）指不伴有食管静脉曲张的单纯胃静脉曲张，可分为 2 型。1 型（IGV1）位于胃底，迂曲交织，呈串珠样、瘤样或结节样，需要除外腹腔及脾静脉血栓；2 型（IGV2）罕见，位于胃体、胃窦或幽门周围。

（三）急性胃炎

急性胃炎又称糜烂性胃炎、出血性胃炎、急性胃黏膜病变，是上消化道出血的常见病因之一。患者常有上腹痛、胀满、恶心、呕吐和食欲减退，轻症可无症状，重症可有呕血、黑便。

内镜下诊断：2 天内行胃镜检查可见胃黏膜糜烂、出血或浅表溃疡病灶，超过 48h 病变将消失。非甾体抗炎药或酒精所致病变以胃窦为主，应激所致病变多位于胃体和胃底。

（四）上消化道肿瘤

1. 食管癌（esophageal carcinoma）　是发生于食管上皮的恶性肿瘤，食管癌侵及血管时可出现呕血和黑便。从病理学上食管癌可分为食管鳞状细胞癌（简称鳞癌）和食管腺癌，我国以鳞癌多见，其约占 90%。

内镜下诊断：中晚期溃疡型食管癌内镜下表现为较深的溃疡，边缘稍隆起，溃疡表面有渗出和污秽苔附着，不易引起食管梗阻，但易发生穿孔和出血。

2. 胃癌（gastric carcinoma）　是指起源于胃黏膜上皮组织的恶性肿瘤，主要为胃腺癌，其占胃恶性肿瘤的 95% 以上。溃疡型胃癌出血时可表现为呕血、黑便，继而发生贫血。

内镜下诊断：胃镜检查结合黏膜病理活检是目前最可靠的诊断手段。

（1）早期胃癌：好发于胃窦部及胃体部，尤其是胃小弯侧，可表现为小的息肉样隆起或凹陷，也可表现为平坦样，黏膜粗糙易出血，斑片状充血及糜烂。早期胃癌内镜下缺乏特征性表现，病灶小，易被忽略，需要细致观察，对可疑病变多取活检。各型特征如下。

Ⅰ 型（息肉型）：病灶呈小的息肉状，基底宽，无蒂。

Ⅱ 型（浅表型）：癌灶表浅，分为 3 种亚型，占 75%。

Ⅱa 型（浅表隆起型）：病变高出黏膜面，高度不超过 0.5cm，表面平整。

Ⅱb 型（浅表平坦型）：病变与周围黏膜等平，表面黏膜粗糙不平，可呈细颗粒状。

Ⅱc 型（表浅凹陷型）：最多见，凹陷不超过 0.5cm，病变底面粗糙不平，可见聚合黏膜皱襞中断或融合。

Ⅲ 型（溃疡型）：约占早期胃癌的 10%，黏膜溃烂较 Ⅱc 型深，但不超过黏膜下层，周围聚合皱襞中断、融合，或变形、呈杵状。

息肉型、溃疡型两种形态可共存于一个癌灶中。

（2）进展期胃癌：内镜下进展期胃癌常采用 Borrmann 分型法。

Ⅰ 型（息肉型或蕈伞型）：肿瘤呈结节状或息肉状，主要向胃腔内隆起生长，边界清楚。

Ⅱ 型（溃疡型）：单个或多个溃疡，边缘隆起、呈堤状，边界较清楚，此型常见。

Ⅲ 型（溃疡浸润型）：隆起而有结节状的边缘向周围浸润，边界不清，此型最常见。

Ⅳ 型（弥漫浸润型）：癌组织发生于黏膜表层之下，在胃壁内向四周弥漫浸润扩散，同时伴有纤维组织增生，此型少见。病变如累及胃窦，可造成狭窄；如累及全胃，可使整个胃壁增厚、变硬，称为皮革胃（linitis plastica）。

3. 胃恶性淋巴瘤（malignant lymphoma of stomach）　是指原发于胃，起源于胃黏膜下层淋巴组织的恶性肿瘤。其占胃恶性肿瘤的 3% ～ 5%，其发病率仅次于胃癌。其中以属于非霍奇金淋巴瘤的 MALT 淋巴瘤最为多见，约占 50%。胃肠道是 MALT 淋巴瘤最常见的原发部位，约占 50%，而其中胃原发又是最常见的。

内镜下诊断：胃镜检查是诊断胃恶性淋巴瘤的主要手段。通过胃镜可肉眼观察胃腔内病变，充分认识胃淋巴瘤胃镜下特点，并通过内镜下胃黏膜活检的病理诊断了解本病的组织学形态特征。病变好发于胃体大弯侧，可逐渐侵犯胃角、胃窦、幽门及十二指肠球部。其镜下最常见的类型如下。

（1）溃疡型：表现为巨大溃疡或浅小多发溃疡，表面凹凸不平，苔污秽，可有陈旧性出血，触之周边黏膜隆起，呈堤状。

（2）结节型：呈高低不平的肿物，表面可有浅溃疡或糜烂，周围皱襞巨大或呈放射状，有时可见多个结节。

（3）弥漫浸润型（胃炎型）：黏膜皱襞粗大或不规则，表面呈颗粒状或结节样，可有糜烂，组织脆，触之易出血，僵硬、蠕动差。

（五）食管贲门黏膜撕裂伤

食管贲门黏膜撕裂伤（Mallory-Weiss tear）是指由于腹内压或胃和食管内压力突然升高，食管下段或胃贲门联合部黏膜和黏膜下层纵行撕裂引起的上消化道出血。临床以不同程度的呕血或黑便为主要表现，也可有裂伤而不出血者。

内镜下诊断：内镜下可见食管下段或贲门部纵行线状急性溃疡，多为单发，也可多发，边缘锐利，重者表面覆盖血痂或伴活动性出血，或基底部有黄白色脓性物，周围黏膜充血、水肿。胃镜下可将撕裂伤出血分为 5 类：①活动性动脉性喷血；②活动性血管渗血；③可见血管显露；④撕裂伤处黏附有新鲜血痂；⑤单纯性撕裂伤。

检查最好在 24h 内进行，超过 2 ～ 3 天可因撕裂愈合而影响诊断。撕裂伤愈合后表现为具有红色边缘的灰白色线状瘢痕。有穿透性损伤可能时内镜检查应慎重。

（六）黏膜下恒径动脉破裂出血

黏膜下恒径动脉破裂出血临床较少见，约占上消化道出血病因的 1.5%、下消化道出血病因的 0.3%，主要表现为突发的大量出血，可为呕血、柏油样便或鲜血便，严重者可出现失血性休克。显微镜下病变是在黏膜小糜烂灶上有较大的表浅动脉，可有血栓附着。

内镜下诊断：内镜下病变为局灶性黏膜糜烂，内走行突起的血管，有时可附着血痂，周围黏膜没有溃疡形成。黏膜下恒径动脉破裂出血最常累及近端胃，通常在食管胃结合部下方 6cm 范围内，也可见于直肠、结肠和小肠，罕见于食管。

（七）胃、十二指肠息肉

胃、十二指肠息肉是指起源于胃、十二指肠黏膜上皮细胞的向胃、十二指肠腔内凸出的隆起性病变，息肉生长较大时表面糜烂、出血，患者可出现呕血和黑便。

内镜下诊断：根据形态学的不同，内镜下常用山田分型。Ⅰ型：隆起的起始部光滑，没有形成明确的界限；Ⅱ型：隆起的起始部位有明确的界限；Ⅲ型：隆起的起始部略小，形成亚蒂；Ⅳ型：隆起的起始部明显狭小，形成蒂。

（八）胃肠道间质瘤

胃肠道间质瘤（GIST）是一类起源于胃肠道间叶组织的肿瘤，可发生于消化道的任何部位，其中以胃和小肠多发，结直肠次之。临床表现与肿瘤的大小、部位、生长方式有关，多表现为消化道出血，偶尔有患者出现吞咽困难症状。

内镜下诊断：内镜下表现为黏膜下球形或半球形隆起肿物，表面光滑，瘤体质地坚韧，活检钳触之会在黏膜下滑动，常形成桥形皱襞，部分较大者瘤体顶端出现充血糜烂或溃疡，溃疡周围黏膜充血水肿，严重者可见溃疡面渗血和出血。

（九）胃平滑肌瘤

胃平滑肌瘤是一种常见的胃部间质性良性肿瘤，起源于胃壁肌层，常为单发，偶见多发。胃平滑肌瘤的临床表现差异较大，取决于肿瘤的大小、部位、生长方式及并发症等。

肿瘤小者可无临床症状，较大的向胃腔内生长的肿瘤可引起上腹部压迫感、饱胀和牵拉性疼痛。肿块伴有黏膜糜烂、溃疡者可导致反复上消化道出血，并可导致缺铁性贫血。

内镜下诊断：胃平滑肌瘤以胃体部为最常见，其次为胃窦、胃底、幽门和贲门。一般呈球形或卵形，质硬，无真正包膜，边界清楚，表面光滑，色泽与周围一致，可呈分叶状，多数无蒂。小的肿瘤局限于胃壁内，大者可突入胃腔，或突出于浆膜下，或向内、外突起而呈哑铃状，有时突出浆膜面而一端游离于腹腔中。肿瘤大小不一，一般为 0.5～1.0cm，但也有达 2cm 以上者，位于肌层内达 3cm 者常产生临床症状。

三、中消化道出血

中消化道出血（mid-gastrointestinal bleeding，MGIB）指十二指肠悬韧带至回盲部之间的小肠出血。病因包括肠道血管畸形、克罗恩病、肠憩室、钩虫感染、各种良恶性肿瘤（小肠间质瘤、淋巴瘤、腺癌、神经内分泌肿瘤）、缺血性肠病、肠系膜动脉栓塞、肠套叠及放射性肠炎等。

（一）肠道血管畸形

肠道血管畸形（IVM）是发生于肠黏膜或黏膜下层的薄壁、扩张的点状红色血管结构，可以累及小静脉、毛细血管和小动脉。血管畸形好发于结肠，尤其是右半结肠，也可见于胃或小肠，罕见于食管。血管畸形可以单发或多发，其发病率随年龄增长而增加。3%～6%的下消化道出血和 2%～5% 的上消化道出血是由血管畸形导致的。血管畸形导致的出血通常是隐匿的消化道失血，表现为无痛性粪便隐血阳性或缺铁性贫血，有时也可为显性失血，表现为黑便、呕血。

内镜下诊断：内镜检查是明确血管畸形和评价出血的主要方法。内镜下可见致密的网状血管丛，其中的血管呈树枝状或星状分布，边缘通常规则，与周围黏膜界限较清楚，可高出或不高出黏膜平面，畸形的血管显著发红，这与血管中的红细胞未流经毛细血管而氧含量高有关。病灶中有时可见一条供血的小动脉或回流的小静脉，有时血管畸形周围可见苍白的黏膜晕，这是由于小动静脉分流后导致周围黏膜贫血。在失血较多、血容量下降的患者中，血管扩张常变得不明显。为了明确诊断，这些患者需要在补充血容量后重复进行内镜检查。

（二）小肠良性肿瘤

成人小肠全长 5～7m，小肠长度约占全胃肠道的 75%，其黏膜表面积占整个胃肠道表面积的 90% 以上，但小肠肿瘤的发病率较胃肠道其他部位低，其仅占消化道肿瘤的 5% 左右，其中大部分为良性肿瘤，其约占 4/5，恶性肿瘤约占 1/5。小肠良性肿瘤好发于回肠（49%），其次是空肠（30%），十二指肠最少见（21%）。小肠良性肿瘤多来源于小肠黏膜上皮或间质组织。按照组织起源，上皮来源的良性肿瘤主要是腺瘤（包括错构瘤），是所有小肠良性肿瘤中最常见的。平滑肌瘤和血管瘤出血最为常见，出血量通常较大，且呈间歇性，特别是平滑肌瘤，主要与瘤体表面丰富的毛细血管受到侵蚀有关，少数瘤体甚至可见小动脉喷血。血管瘤出血常呈间歇性，以黑便为主要表现，也有少量的腺瘤、脂肪瘤合并出血。

内镜下诊断：小肠良性肿瘤诊断比较困难，小肠镜和胶囊内镜是确诊的有效手段，小肠镜可以直接诊断小肠息肉、静脉瘤、平滑肌瘤等病变。部分黏膜下病变如平滑肌瘤、脂肪瘤和神经纤维瘤的表面黏膜正常，活检没有意义，而血管瘤或静脉瘤禁忌活检。病变的组织活检对鉴别病变的良恶性有较高价值，最终确诊需要依据内镜下或手术切除完整病变获得病理结果。

（三）小肠间质瘤

小肠间质瘤属于胃肠道间质瘤（GIST）的一种，是消化道最常见的间叶源性肿瘤，是一种恶性或具有恶性潜能的肿瘤。GIST 约占胃肠道恶性肿瘤的 2%。小肠间质瘤好发部位依次是空肠、十二指肠和回肠。GIST 临床表现多种多样，从无临床症状到消化道出血、腹痛、腹部包块等。

内镜下诊断：小肠间质瘤内镜下主要特点为圆形、类圆形或蕈状隆起，表面光滑，顶部常伴有凹陷或呈溃疡样，覆盖白苔或血痂，触之易出血。良性 GIST 常＜2cm，呈结节状，质坚实，切面呈灰白色，均匀一致；恶性 GIST 常＞5cm，表面可见出血、坏死，通常浸润周围组织或与周围组织粘连，黏膜溃疡形成，质地柔软，切面灰白、暗红或暗褐色。

（四）小肠腺癌

小肠黏膜表面积占整个消化系统黏膜表面积的 90%，而癌症发病率仅占 2% 左右。小肠腺癌是最常见的小肠恶性肿瘤之一，约占小肠肿瘤的 33%，近年发病率呈上升趋势。小肠腺癌多位于十二指肠乳头周围、空肠和回肠。由于小肠黏膜富含淋巴管，故能够通过绒毛与邻近的黏膜腔相连，因此大多数小肠腺癌在做出诊断时通常已经发生转移。

内镜下诊断：小肠镜下表现为小肠腔内的隆起性病变，质地较硬，部分呈溃疡型，表面有污苔，周边黏膜呈结节状，质地硬，易出血，可伴有肠腔狭窄。

（五）梅克尔憩室

梅克尔憩室（Meckel's diverticulum）又称先天性回肠远端憩室，由卵黄管退化不全，肠端未闭合引起，为具有小肠肠壁各组织学分层（黏膜、肌层和浆膜层）的真性憩室，多位于距离回盲瓣 100cm 左右的回肠末端，在肠系膜对侧缘。临床上多无症状，多因出现并发症就诊。消化道出血是梅克尔憩室患者尤其是患儿最常见的症状，此类患者约占有症状患者的 50%。出血多由异位的胃黏膜、胰腺组织引起溃疡性病变所致，异位黏膜的检出率高达 81%～100%。临床表现为急性大量出血和慢性小量出血 2 种情况。

内镜下诊断：小肠镜下于回肠处见"双腔"征和（或）管腔处并发溃疡灶即可诊断，最终诊断仍依赖于病理学检查。相比于目前梅克尔憩室的其他诊断方法，小肠镜能够更精确地定位病灶，更直观地观察憩室形态、估测大小以明确诊断。

（六）克罗恩病

克罗恩病（CD）是一种慢性肉芽肿性疾病，多见于回肠末段和邻近结肠，但从口腔至肛门各段消化道均可累及，呈节段性或跳跃式分布。临床表现以腹痛、腹泻、体重减轻、腹部肿块、瘘管形成和肠梗阻为特点，可伴有发热等全身表现，以及关节、皮肤、眼、口腔黏膜等肠外损害。

内镜下诊断：肠镜检查可见以下情况。①口疮样溃疡（阿弗他溃疡）：直径 2 ～ 3mm 的类圆形浅凹陷和周围分散发红的溃疡，是克罗恩病的早期表现。②纵行溃疡：指沿肠腔长轴方向 > 4 ～ 5cm 的溃疡。一般纵行溃疡常伴有铺路石样改变。③铺路石样改变：指大鹅卵石样与周围小鹅卵石样改变之间相互连接成卵石步行路样改变。内镜下隆起低平，顶面较圆钝，侧面观察呈半球形，周围有溃疡包绕，呈大小不等的结节。④非干酪性类上皮细胞肉芽肿：是诊断克罗恩病最主要的依据。⑤假性息肉：与"鹅卵石"征的结节形态不同，隆起较高，峻急，顶面较尖锐，数目较溃疡性结肠炎少，散在分布，可混在溃疡边缘或"鹅卵石"中。⑥狭窄。

四、下消化道出血

下消化道出血（lower gastrointestinal bleeding，LGIB）为回盲部以远的结直肠出血，约占消化道出血的 20%。痔、肛裂是最常见的原因，其他常见的病因有肠息肉、结肠癌、静脉曲张、神经内分泌肿瘤、炎性病变（溃疡性结肠炎、缺血性肠炎、感染性肠炎等）、肠道憩室、血管病变、肠套叠及放射性肠炎等。

（一）痔

痔（hemorrhoid）是最常见的肛肠疾病。内痔（internal hemorrhoid）是由肛垫的支持结构静脉丛及动静脉吻合支发生病理性改变，导致肛垫充血增生肥大移位而形成。外痔（external hemorrhoid）是指齿状线远侧皮下静脉丛的病理性扩张或结缔组织增生形成。内痔通过丰富的静脉丛吻合支和相应部位的外痔相互融合为混合痔（mixed hemorrhoid）。内痔的主要临床表现是出血和脱出。间歇性便后出鲜血是内痔的常见症状。未发生血栓、嵌顿、感染时内痔无疼痛，部分患者可伴发排便困难。内痔的好发部位为截石位 3、7、11 点位。

内镜下诊断：目前国内外常用 Goligher 分类将内痔分为 I ～ IV 度。I 度：便时带血、滴血或手纸带血，便后出血可自行停止，无痔脱出；II 度：排便时有痔脱出，便后可自行还纳，可伴出血；III 度：排便或久站、咳嗽、劳累、负重时痔脱出肛门外，需要用手辅助还纳，可伴出血；IV 度：痔脱出不能还纳或还纳后又脱出，可伴出血，内痔严重时，可表现为喷射状出血。我国令狐恩强团队提出的 LDRF 分类（表 32-18）对内镜下内痔的微创治疗有着非常实用的指导意义。

表 32-18　内痔的 LDRF 分类

解剖特点（L）	痔核直径（D）	风险因素（RF）
Lr：位于直肠	D：痔核直径（cm）	RF0：红色征阴性
		RF1：红色征阳性，无糜烂、血栓、活动性出血
		RF2：表面黏膜有糜烂、血栓、活动性出血

（二）肛裂

肛裂（anal fissure）是齿状线下肛管皮肤层裂伤后形成的小溃疡。其与肛管纵轴平行，呈梭形或椭圆形，常引起肛周剧烈疼痛。其多见于青中年人，绝大多数肛裂位于肛管的后正中线上，也可在前正中线上，侧方出现肛裂者极少。若侧方出现肛裂，应想到肠道炎性疾病（如结核、溃疡性结肠炎及克罗恩病等）或肿瘤等其他疾病的可能。

内镜下诊断：急性肛裂可见裂口边缘整齐，底浅，呈红色并有弹性，无瘢痕形成。慢性肛裂因反复发作，底深不整齐，质硬，边缘增厚纤维化、肉芽灰白。若发现肛裂、前哨痔、肛乳头肥大肛裂三联征，不难做出诊断。应注意与其他疾病引起的肛管溃疡相鉴别，如克罗恩病、溃疡性结肠炎、结核、肛周肿瘤、梅毒、软下疳等引起的肛周溃疡，可以取活组织进行病理检查以明确诊断。因肛裂行肛门检查时，常会引起剧烈疼痛，有时需要在局部麻醉下进行。

（三）结直肠癌

结直肠癌（CRC）即大肠癌，包括结肠癌和直肠癌，通常指结直肠腺癌（colorectal adeno-carcinoma），约占全部结直肠恶性肿瘤的 95%。

内镜下诊断：通过结肠镜能直接观察全结直肠肠壁、肠腔改变，并确定肿瘤的部位、大小，初步判断浸润范围，取活检可获确诊。早期结直肠癌是指癌瘤局限于结直肠黏膜及黏膜下层。内镜下形态：①隆起型，分为有蒂、亚蒂、无蒂 3 类；②平坦型，可进一步分为浅表隆起型、完全平坦型和浅表凹陷型；③凹陷型，可分为凹陷伴周边隆起、凹陷不伴周边隆起；④侧向发育型，指横向扩展的较大片状肿瘤。进展期结直肠癌则为肿瘤已侵入固有肌层。进展期结直肠癌内镜下形态：①肿块型，多向肠腔内生长的广基菜花样肿块，表面呈结节状增生，常伴有散在的糜烂和小溃疡，质硬，易出血，好发于右半结肠；②局限溃疡型，癌肿有明显溃疡，溃疡较大，覆盖污苔，周边有结节样增生的环堤，边界清楚；③浸润溃疡型，存在边缘不清楚的溃疡，表面糜烂，质脆，边缘易出血，浸润肠管四周形成环状狭窄；④弥漫浸润型，癌细胞沿肠壁各层弥漫性浸润生长，使肠壁增厚、僵硬，肠黏膜出现糜烂、溃疡，结节感不明显，肠腔狭窄，多见于左半结肠。结合腺管开口分型有助于判断病变性质和浸润深度。

（四）溃疡性结肠炎

溃疡性结肠炎（UC）是一种病因不明、机制不清的结直肠慢性非特异性炎性疾病。UC多为年轻时起病，病程长，易反复，病变局限于大肠黏膜与黏膜下层。临床表现为腹泻、黏液脓血便，可伴腹痛、里急后重和发热等全身症状，可有关节、皮肤、黏膜、眼和肝胆等肠外表现。治疗困难，无根治方法，严重影响患者生活质量，长程患者有癌变风险，预后不佳。

内镜下诊断：结肠镜检查并活检是 UC 诊断的主要依据。应进行全结肠及回肠末段检查，直接观察肠黏膜变化，取活组织检查，并确定病变范围。本病病变呈连续性、弥漫性分布，从肛端直肠开始逆行向上扩展，呈倒灌性肠炎表现。内镜下所见重要改变：①黏膜血管纹理模糊、紊乱或消失，黏膜充血、水肿、质脆、自发或接触出血和脓性分泌物附着，亦常见黏膜粗糙，呈细颗粒状；②病变明显处可见弥漫性、多发性糜烂或溃疡；③慢性病变可见结肠袋变浅、变钝或消失及假息肉、黏膜桥等。

（五）缺血性结肠炎

缺血性结肠炎（IC）是由结肠血管闭塞性或非闭塞性疾病所致的、以结肠供血不足为主要症状的一组综合征。IC 多由肠系膜上动脉的中结肠动脉和右结肠动脉非闭塞性缺血所致；少数由微小栓子或血栓形成闭塞性缺血所致。本病发病年龄多在 50 岁以上，其中半数患者有高血压、动脉硬化、冠心病、糖尿病。男性略多于女性，以急性腹痛、腹泻和便血为临床特点，分坏疽型、一过型和狭窄型。

内镜下诊断：缺血性结肠炎多发生于以脾曲为中心的左侧结肠。受累肠段黏膜可见瘀点或瘀斑、水肿、出血、节段性红斑、出血性结节、散在性糜烂、纵行溃疡等，病变常与正常黏膜界限清晰，严重者会出现结肠袋消失、黏膜发绀甚至肠坏疽。随着病情进展，会出现肠管狭窄，溃疡愈合后会形成瘢痕。

（六）放射性肠炎

放射性肠炎（RE）是盆腔、腹腔及腹膜后肿瘤放疗常见的放射性损伤，尤其多见于妇科肿瘤及前列腺肿瘤放疗后。放射性肠炎可发生于肠道任何节段。

内镜下诊断：急性期可见受累肠段黏膜充血、水肿、颗粒样改变及脆性增加、血管纹理模糊，黏膜触之易出血，可见糜烂、溃疡。慢性期可见血管纹理稀疏，黏膜苍白、变硬、出血、糜烂、溃疡等，溃疡可呈斑片状或钻孔样，大小不等，溃疡周边有特征性毛细血管扩张，还可见肠腔狭窄。有时结肠病变酷似癌肿，增厚变硬的黏膜及环状狭窄的肠段或边缘坚硬的钻孔样溃疡均可被误认为癌肿，活检须谨慎，以防穿孔。结肠镜检查时若腹腔有广泛粘连形成、疑有穿孔和肠瘘形成，应属于相对禁忌。Sherman 按疾病严重程度将放射性肠炎分为以下 4 级。

1 级：黏膜局限性或弥漫性充血，血管扩张，组织变脆，易出血，可伴糜烂，但无溃疡形成。

2 级：溃疡形成，呈圆形或不规则形，表面覆灰白苔或坏死物。周边有堤形成，疑有恶变。

3 级：除溃疡和各种肠炎外，同时伴肠腔狭窄。

4 级：除直肠炎、溃疡外，伴瘘管形成，最多见阴道直肠瘘，少数可发生穿孔。

五、临 床 表 现

消化道出血的临床表现有呕血、黑便、便血、粪便隐血阳性、血容量不足及贫血相关症状。

1. 呕血　是 UGIB 的特征性表现。出血部位在幽门附近，出血量大者常有呕血，出血量少者可无呕血。出血速度慢，呕血多呈棕褐色或咖啡色；短期出血量大，血液未经胃酸充分混合即呕出，则为鲜红色或有血块。

2. 黑便　粪便呈柏油样，黏稠而发亮，多见于上消化道出血，高位小肠出血乃至右半结肠出血，如血在肠腔内停留较久亦可呈柏油样。

3. 便血　出血量＞1000ml 时可有便血，表现为暗红色血便、鲜血便。

4. 失血性周围循环衰竭　表现为头晕、心悸、乏力、肢体冷感、心率加快、血压偏低等。由于急性大量失血，循环血容量迅速减少，从而导致周围循环衰竭，严重者呈休克状态。

5. 贫血和血象变化　急性失血患者多为正细胞正色素性贫血，慢性失血患者则为小细胞低色素性贫血。

6. 发热与氮质血症　部分患者在消化道大量出血后 24h 内出现低热，可持续 3 ～ 5 天后降至正常。由于大量血液蛋白质的消化产物在肠道被吸收，血中尿素氮浓度短暂升高，大多不超出 14.3mmol/L（40mg/dl），称为肠源性氮质血症，24 ～ 48h 达高峰，3 ～ 4 天后降至正常。

六、诊　　断

（一）确定消化道出血

根据患者呕血、黑便、便血和失血性周围循环衰竭的临床表现，以及血红蛋白下降、大便或呕吐物隐血试验强阳性等实验室检查，可诊断消化道出血，但须与以下情况鉴别：①需要注意咯血与呕血的鉴别；②口、鼻、咽喉部位出血；③食物及药物引起的黑便，如动物血块和内脏、铁剂或铋剂等药物，需要详细询问病史，可鉴别。

（二）出血程度的评估和周围循环状态的判断

病情严重度与失血量呈正相关（表 32-19）。

表 32-19　失血量估计

症状、体征、实验室检查	出血量的估计
粪便隐血试验阳性	每天消化道出血超出 5ml
黑便	出血量超过 50ml
呕血	胃内积血量＞250ml
不引起全身症状	一次出血量＜400ml
头晕、心悸、乏力	一次出血量＞400ml
呕血、便血、休克	短期出血量＞1000ml

（三）判断出血是否停止

有下列情况时应考虑消化道活动性出血：①反复呕血、黑便、血便，次数增多，肠鸣音活跃；②经充分补液及输血后周围循环状态未见明显改善；③血红蛋白浓度与红细胞压积持续下降；④血尿素氮在补液与尿量足够的情况下持续或再次升高。

（四）判断出血部位及病因

胃镜和结肠镜检查是确定消化道出血病因、部位和出血情况的首选方法，多主张在出血后 24 ～ 48h 进行检查。根据病变特点行内镜下止血治疗，有利于及时逆转病情，缩短住院时间。

1. 胃镜检查前应做的准备

（1）医患沟通要点：①向患者及其家属告知检查目的及患者可能在哪些方面获益；②可能因患者不配合及胃内大量积血影响视野而不能清晰观察到出血病灶；③检查可能诱发再出血、术中窒息等；④检查过程中如发现活动性出血，则胃镜下止血治疗；⑤检查及治疗费用估计；⑥签署书面知情同意书。

（2）放置胃管，进行胃镜检查前用冰生理盐水洗胃，监测生命体征。

（3）根据患者出血情况及生命体征，建立充分的输液通路、备血及抢救药品。

（4）与内镜中心、院内患者转运系统联系，减少转运过程中的意外及不必要的等待。

（5）胃镜诊疗医生应充分了解病情。

2. 结肠镜检查前应做的准备

（1）医患沟通要点：①向患者及其家属告知检查目的及患者可能在哪些方面获益；②可能因肠道清洁不良、肠内大量积血影响视野而不能清晰观察到出血病灶；③诊疗中可能诱发再出血、肠穿孔等并发症；④检查过程中如发现活动性出血，则肠镜下止血治疗；⑤检查及治疗费用估计；⑥签署书面知情同意书。

（2）口服灌肠液，监测生命体征。

（3）根据患者出血情况及生命体征建立充分的输液通路、备血及抢救药品。

（4）与内镜中心、院内患者转运系统联系，减少转运过程中的意外及不必要的等待。

（5）肠镜诊疗医生应充分了解病情。

3. 胶囊内镜及小肠镜检查　胶囊内镜检查是诊断 MGIB 的一线方法。十二指肠降段以远小肠病变所致的消化道出血因胃肠镜难以到达，以往曾是内镜诊断的"盲区"，曾称为不明原因消化道出血。胶囊内镜检查为一种小肠出血常用及主要的无创诊断方法，对潜在小肠出血的诊断率为 38% ～ 83%，活动性出血时检出率较高。小肠镜检查是另一种小肠疾病诊断的主要手段，依据器具可分为双气囊小肠镜和单气囊小肠镜检查，依据途径可分为经口和（或）经肛小肠镜检查，可直视小肠内病灶并进行组织活检和内镜下治疗，对可疑小肠出血的诊断率为 60% ～ 80%。

胶囊内镜检查前应做的准备：

（1）医患沟通要点：①向患者及其家属告知检查目的及患者可能在哪些方面获益；②可能因肠道清洁不良、肠内大量积血影响视野而不能清晰观察出血病灶，也可能因肠蠕动过慢，受胶囊内镜电池限制（8 ～ 10h），小肠不能得到完全检查；③ 1% 的患者可发生胶囊滞留，多见于肠道本身有病变者；④检查过程中发现活动性出血，不能进行止血治疗；⑤检查及治疗费用估计；⑥签署书面知情同意书。

（2）其他准备同结肠镜检查。

双气囊小肠镜检查：一般在胶囊内镜或 CT 检查发现病变的基础上，需要采集活检、内镜治疗时才考虑使用。

4. 影像学检查　上消化道造影有助于发现肠道憩室及较大的隆起或凹陷样肿瘤，但在急性消化道出血期间不宜选择该项检查，除其敏感度低外，更重要的是其可能影响之后的内镜、血管造影检查及手术治疗。超声、CT 及 MRI 检查有助于了解肝胆胰病变。

5. 手术探查　对于持续大出血危及生命，各种检查不能明确出血灶者，必须手术探查，术中可借助内镜检查帮助寻找出血灶。

七、预后评估

早期识别再出血及死亡危险性高的患者，并加强监护和积极治疗，为急性消化道大量出血处理的重点。对于溃疡出血，内镜检查时对出血性病变应进行改良的 Forrest 分级（表 32-20），可根据溃疡基底的内镜特点判断再出血风险。除了基于患者年龄、临床症状等指标进行严重程度分级外，国际指南推荐使用经临床验证的预后评分体系进行患者病情严重程度评估。常用的有 Blatchford 评分（表 32-21）、Rockall 评分（表 32-22）、AIMS65 评分（表 32-23）等，其各有优劣。Blatchford 评分主要适用于在未接受内镜检查前预判哪些患者需要接受内镜检查、输血或手术等干预措施。Blatchford 评分 ≤ 1 分者无须胃镜检查，> 1 分者需要行胃镜检查；< 6 分为低危患者，≥ 6 分为中高危患者；中高危患者应行急诊胃镜检查。利用 Rockall 评分将患者进行危险分层，可用于评估患者的病死率。Rockall 评分 ≥ 5 分为高危，3 ~ 4 分为中危，0 ~ 2 分为低危，高危者再出血可能 > 24%，死亡率为 11%；低危者再出血率为 4%，死亡率为 0.1%。而较为简便的 AIMS65 评分可用于预测患者是否需要接受干预措施和住院病死率，但相关研究显示相较于 Blatchford 评分、Rockall 评分，其临床预测价值并没有明显优势。

表 32-20　改良 Forrest 分级

Forrest 分级	溃疡病变	再出血率（%）
Ⅰ a 级	喷射样出血	55
Ⅰ b 级	活动性渗血	55
Ⅱ a 级	血管裸露	43
Ⅱ b 级	附着血凝块	22
Ⅱ c 级	黑色基底	10
Ⅲ 级	基底洁净	5

表 32-21　Blatchford 评分系统

项目	评分	项目	评分
收缩压（mmHg）		100 ~ 119	3 分
100 ~ 109	1 分	< 100	6 分
90 ~ 99	2 分	血红蛋白（g/L）（女性）	
< 90	3 分	100 ~ 119	1 分
血尿素氮（mmol/L）		< 100	6 分
6.5 ~ 7.9	2 分	其他表现	
8.0 ~ 9.9	3 分	脉搏 ≥ 100 次 / 分	1 分
10.0 ~ 24.9	4 分	黑便	1 分
≥ 25.0	6 分	晕厥	2 分
血红蛋白（g/L）（男性）		肝脏疾病	2 分
120 ~ 129	1 分	心力衰竭	2 分

表 32-22　Rockall 评分系统

项目	评分
年龄（岁）	
＜ 60	0 分
60 ～ 79	1 分
≥ 80	2 分
休克状况	
无休克 [a]	0 分
心动过速 [b]	1 分
低血压 [c]	2 分
伴发病	
无	0 分
心力衰竭、缺血性心脏病或其他重要伴发病	2 分
肾衰竭、肝衰竭和癌肿播散	3 分
内镜诊断	
无病变，Mallory-Weiss 综合征	0 分
溃疡等其他病变	1 分
上消化道恶性疾病	2 分
内镜下出血征象	
无或仅有黑斑	0 分
上消化道血液潴留，黏附血凝块，血管显露或喷血	2 分

a. 收缩压＞ 100mmHg（1mmHg=0.133kPa），心率＜ 100 次 / 分；b. 收缩压＞ 100mmHg，心率＞ 100 次 / 分；c. 收缩压＜ 100mmHg，心率＞ 100 次 / 分。

注：Mallory-Weiss 综合征为食管黏膜撕裂综合征；积分≥ 5 分为高危，3 ～ 4 分为中危，0 ～ 2 分为低危。

表 32-23　AIMS65 评分系统

危险因素	判定值
白蛋白	＜ 30g/L
国际标准化比值（INR）	＞ 1.5
神志改变	是
收缩压	＜ 90mmHg
年龄	＞ 65 岁

注：≥ 2 个危险因素，高危；＜ 2 个危险因素，低危。

第三十三章

消化系统常用内镜下治疗术

第一节　消化内镜治疗理论的发展

消化内镜治疗理论经历了 3 个阶段的完善和发展，实现了从内科进入外科的突破。第一阶段为腔内治疗阶段，也可称为循腔治疗阶段；第二阶段为内外科界限模糊阶段，隧道技术的出现推倒了横隔于内外科之间的固有肌层的限制，使治疗内镜平稳进入外科；第三阶段为保留器官解剖结构以达到根治疾病目的的全新外科手术模式阶段，即超级微创手术阶段，它将治疗后的目标定位为恢复到数百万年进化而来的人体自然解剖状态，替代了传统外科"器官切除，解剖重建"的手术模式。回顾治疗内镜的发展脉络，从管腔引导发展到理论引领发展，治疗领域不断得到拓展。

一、消化管腔内治疗阶段

半个多世纪以来，消化内镜一直是循光探索消化管腔内疾病，由此产生了一系列针对消化管腔内疾病的内镜治疗方法，如注射止血、息肉切除、管腔狭窄扩张、胆胰管疾病治疗、黏膜切除等。此为消化管腔内治疗阶段，也可称为循腔治疗阶段。

对于某些消化管腔内疾病，内镜腔内治疗存在一定局限性，如消化道大面积早癌、消化道黏膜下肿物及贲门失弛缓症（AC）等疾病通常以外科手术治疗为主。固有肌层是限制消化内镜治疗"外科领域疾病"的主要瓶颈，如何突破固有肌层、推倒横隔于内外科之间的壁垒是困扰广大内镜医生的问题。

二、隧道技术阶段

2009 年，令狐恩强教授通过在固有肌层与黏膜肌层之间建立"人工隧道"的方法，成功剥离食管长环周病变，随后定义并创建人体消化内镜隧道技术（digestive endoscopic tunnel technique，DETT）理论。DETT 的精髓是在黏膜肌层与固有肌层之间建立一条"人工隧道"，保留其中一层，对另一层实施治疗，以保持消化管壁的完整性。DETT 使内镜能够平稳安全地游走于消化管壁内外之间治疗疾病，使一批外科手术成功地落地消化内镜领域。隧道技术的出现模糊了内外科界限，推倒了横隔于内外科之间的固有肌层的限制，由此，治疗内镜平稳地进入了外科。

DETT 包括但不限于以下具体应用：①消化道黏膜层疾病，隧道法内镜黏膜下剥离术（endoscopic submucosal tunnel dissection，ESTD）、双隧道 ESTD、多隧道 ESTD 治疗消化道大面积早癌。关于如何防治食管大面积病变剥离术后狭窄，内镜下自体皮片移植术目前已取得良好效果。②消化道固有肌层疾病，隧道法内镜黏膜下肿物切除术（STER）治疗消化道黏膜下肿物；经口内镜食管下括约肌切开术（POEM）治疗贲门失弛缓症、胃轻瘫等。③消化管腔外疾病，STER 治疗纵隔外源性食管肿物、POEM 联合胃底折叠术治疗胃食管反流病及经纵隔淋巴结活检术、经胃腹膜探查术、经直肠黏膜下隧道腹腔探查术等进入纵隔、腹腔、盆腔的临床研究和动物试验。

DETT 自 2009 年提出后不断完善，目前已经形成一套完备的理论体系。在此理论体系的引导下，消化内镜学成为真正意义上的手术学科。隧道技术的应用还包括经皮下通路甲状腺手术、乳腺手术等通过在组织中建立"人工隧道"到达手术位置，在建立的空间内开展诸多手术。

三、超级微创手术阶段

消化内镜进入外科领域后，临床医生必须全方位地审视从传统外科到微创外科的"器官切除，解剖重建"手术模式给患者带来的重大不良影响。这一模式除了手术并发症，术后将更深远地影响患者的精神心理、生活方式及生活质量。全新的外科手术模式在保持器官解剖结构不变的基础上达到根治疾病的目的，将治疗后目标由以往的"治愈疾病"提升到了"治愈疾病，恢复如初"，该模式即为超级微创手术（super minimally invasive surgery，SMIS）。

SMIS 模式是在保留人体解剖结构完整的基础上实现"治愈疾病，恢复如初"。它通过以下 4 条通道开展手术：①自然腔道通道，经人体自然开放的孔道进入，在自然腔道内实施符合超级微创要求的手术，如经鼻腔、耳道、气管及经口、经肛、经阴道、经尿道等。②隧道通道，通过在组织中人工建立的通道到达手术位置，在人工建立的空间内开展手术。③穿刺通道，经穿刺途径，进入腔隙或管腔实施符合超级微创条件的手术。体表，如腹腔镜、胸腔镜、关节镜及超声引导下穿刺胆管、胆囊再进入内镜进行手术等；体内，超声引导下穿刺进入腔室进行相关手术等。④多腔隙通道，经过 2 条以上通道、2 种以上内镜，在腔隙内开展并完成符合超级微创条件的手术。例如，胸腔镜与治疗胃镜联合、十二指肠镜与腹腔镜联合等。SMIS 模式通过组合数十种乃至数百种方式完成符合超级微创概念的手术，与外科开放手术、外科微创手术模式形成了鲜明对照。

消化内镜 SMIS 应遵循保器官、保功能原则，遵循腔隙完整原则，首选无菌原则，首选无化学刺激原则，以自然腔道为首选，以穿刺腔道为次选，入路与手术部位遵循就近原则，遵循止血、穿孔封闭措施后实施操作的原则，无瘤与防转移原则。

消化内镜 SMIS 的命名方法包括：①切除术，病变部位＋病变性质＋通道＋超级微创切除术；②取出术，病变部位＋病变性质＋通道＋超级微创取出术；③引流术，病变部

位 + 病变性质 + 通道 + 超级微创引流术。

消化内镜 SMIS 包括但不限于以下具体应用。①经自然腔道通道：消化管道非全层切除术与全层切除术用于治疗消化道早癌；保留十二指肠乳头的经内镜逆行胰胆管造影治疗术及胆胰镜直视下胆胰疾病手术；阑尾炎经肛超级微创治疗等。②经隧道通道：体外进行经皮下通道甲状腺手术、乳腺手术及经锁骨上纵隔手术、经背部腰椎间盘脱出去除术等；体内进行消化内镜隧道技术系列手术等。③经穿刺通道：超声内镜（EUS）引导下胆胰管引流术、EUS 引导下胰腺包裹性坏死经胃壁穿刺超级微创引流术、EUS 引导下胰腺囊性病变穿刺聚桂醇消融术等，以及经皮穿刺通道腔镜治疗术。④经多腔隙通道：胆管结石经多腔隙通道超级微创取出术、消化内镜与腹腔镜联合消化道癌灶切除 + 淋巴结清扫术等。

四、总结与展望

治疗消化内镜先于外科内镜数十年，外科内镜新生的系列概念是相对传统外科而言的。今天，消化内镜与外科内镜殊途同归，新技术、新方法层出不穷，但必须注意：不能为了创新而创新，必须坚持在患者利益至上的原则下创新，这就敦促我们必须认真思考内镜发展的理念问题。

SMIS 以"治愈疾病，恢复如初"为目标，保持人体自然解剖结构状态，保留器官固有的环境与功能，恢复了人类进化数百万年的自然状态。在未来，治疗内镜新术式的探索与发展也必将在新的理念引导下安全、平稳地向前发展。

第二节　消化内镜隧道技术治疗理论介绍

消化道管壁厚度一般不超过 5mm，在超薄的管壁上实施手术极易导致全层破裂而危及生命，极大限制了内镜治疗的发展。2009 年，令狐恩强教授在内镜下剥离食管环周早癌过程中，偶然发现在黏膜肌层与固有肌层之间可建立通道对黏膜层病变实施治疗，而后提出人体消化内镜隧道技术。经大量动物实验探索了如何在超薄的管壁上顺利建立隧道，规避全层破裂的同时对黏膜层、黏膜下层、固有肌层乃至腔外病变实施有效治疗；通过在围术期管理、手术规范、菌血症管理、术后处理、患者随访等方面进行大量临床研究，将人体消化内镜隧道技术发展为一整套治疗体系。

经过不断探索与研发，令狐恩强教授率先采用右肩抬高位，并发现其对手术视野影响最小，将其确定为最佳操作体位；同时研发多种隧道开口方式，并确定横开口更适合黏膜层病变切除，倒"T"形开口更适合固有肌层切开及肿瘤切除，弧形开口更适合较大肿瘤性病变切除。首次揭示术后菌血症的存在，为抗感染治疗提供有力证据。针对内镜术中肌间动脉回缩出血后止血难题，研发肌切开止血法。在黏膜病变的治疗中，探讨了隧道技术与常规技术的差异，证实了隧道技术的优势。创新性使用双隧道技术，进一步提升了病变剥离速度。针对食管大面积早癌切除术后狭窄问题，首创内镜下自体皮片移植术，将创面狭窄率由 100% 降至 37.5%。

　　针对固有肌层病变中部分贲门失弛缓症患者食管弯曲度大、隧道建立困难问题，令狐恩强教授率先提出疾病内镜下形态学分型，指导 POEM 适应证的选择和手术风险的预测。针对操作过程中部分食管炎症较重、粘连明显、隧道建立困难问题，提出黏膜炎症分级标准，为 POEM 难易度的预测及术式选择提供依据。研发多种 POEM 精准肌切开方式，对比发现渐进式肌切开效果最佳、并发症最少，确定其为首选的肌切开方式。研发了短隧道技术，将手术适应证拓展至 IIc 型及 III 型贲门失弛缓症；研发了 POEM-SSMD 术式，解决了黏膜下重度粘连患者的内镜治疗难题。针对固有肌层肿瘤性病变，率先开展经隧道固有肌层切除术的动物研究，并将其成功应用于临床。在腔外病变研究上，进行经隧道腔外解剖结构研究，率先开展内镜下经隧道食管气管源性肿瘤切除术等术式。

　　为规范并发症管理，令狐恩强教授提出隧道技术术中固有肌层缺损度分级、黏膜损伤度分级及内镜术中固有肌层损伤度分级，并完善内镜术中出血分级，创新性应用生物蛋白胶解决隧道黏膜层破损问题。在长期研究创新与临床实践基础上，组织国内专家制定《消化内镜隧道技术专家共识》，组织 48 位国际专家制定隧道技术国际共识，全方位规范了人体消化内镜隧道技术的操作流程。

第三节　超级微创手术理论介绍

　　针对近 200 百年来以"切除器官，解剖重建"为代价的手术模式，2016 年令狐恩强教授提出在保持器官解剖结构不变基础上达到治愈疾病目的的"超级微创手术"模式，使手术治疗由单纯的"治愈疾病"提升到"治愈疾病，恢复如初"。这种不破坏人体自然结构的手术模式，是手术治疗学追求的终极目标，是手术治疗史上的一次新的革命。"消化道肿瘤超级微创手术疗效评价体系建立和应用模式研究"项目获得国家"十四五"重点研发计划重大专项支持，以进一步提升该治疗体系的普及率。"超级微创手术"及系列相关手术名称被全国科学技术名词审定委员会公布为官方用词。中华医学会消化内镜学分会设立"超级微创协作组"，世界内镜组织（WEO）设立超级微创委员会，定期召开学术研讨会，美国、俄罗斯、德国等多国专家踊跃加入。令狐恩强教授多次受邀在世界顶级消化专业学术会议如美国消化疾病周（DDW）上作超级微创手术命名专题报告。

　　人类进步到今天，每一个器官都是非常完善的，没有任何一个器官是多余的。外科手术，无论是普通外科手术还是微创外科手术，多以切除器官为代价治疗病变，由此导致了人体解剖重建及部分器官丢失。目前，科学仍不能详尽解释每个内脏器官的功能、器官内部超微结构的作用机制、自我调整机制、自我管控机制及其对整个人体和其他器官的作用机制。我们仅仅知道其粗疏的作用原理，并不清楚器官之间相互作用的影响。以消化管道为例：我们仅知道其食物通过、排空、消化、防反流等功能，并不知道食管对胃、十二指肠、小肠、结肠、肺、心、脑等器官是否存在影响，以及如何影响等问题。即使未来人类社会达到高度文明，高度智能化、自动化，人类也仍然不能避免疾病，也仍然要去除疾病，其最高理念也只有选择保留器官，去除疾病，而不是人工重建器官结构。"超级微创手术"的定义为，对需要手术干预的疾病，在保留人体器官结构完整性的基础上切除病变或去除病灶，达到治愈疾病目的的一类手术的统称。目前超级微创手术应用范围主要包括病变切除、梗阻引流/取出和切开。病变切除主要针对良性病变及早期恶性病变；梗阻引流/取出和切开主要包括异物取出、狭窄重塑、化脓引流、胆管梗阻解除等。超级微创技术在这些疾病的治疗与外科治疗达到相同的效果。随着超级微创技术的进展，越来越多的外科手术适应证将进入超级微创手术适应证范畴。但超级微创手术概念与外科微创手术有本质区别。两者之间的差别在于，其本质目的不同。超级微创手术在组织层面治愈疾病，目的是切除病变组织，不破坏器官结构，不影响正常生存时间及围术期生活质量；而外科手术，无论是开腹手术抑或是开胸手术，均以切除器官为代价达到治疗疾病的目的。

在理论创新方面，提出了自然腔道通道、隧道通道、穿刺通道和多腔隙通道4条超级微创手术通道；同时制定超级微创手术命名方式，确定了系列超级微创手术名称，被全国科学技术名词审定委员会公布为官方用词；在超级微创手术框架下进行了系列技术革新。

在经自然腔道超级微创手术方面，除已定名的系列手术外，针对胆管结石及胆囊泥沙样结石，研发了十二指肠乳头支撑器，在保护乳头括约肌功能的前提下建立了治疗器械进入胆管的通道，在该通道下实现了直视下胆管结石取出，证实了经该通道治疗胆囊结石的可行性；针对不明原因胆道狭窄，完善胆管直视下图像鉴别标准，开启了胆系疾病超级微创诊疗新阶段。率先开展的胆管腔内超声与逆行胆管造影诊断胆管结石的对比研究等成果，获国家科学技术进步奖二等奖。在经穿刺通道超级微创手术方面，提出超声内镜诊断分型及超细子镜分型，提高了胰腺囊性肿瘤诊断准确率；率先应用超声内镜引导下聚桂醇消融术和聚桂醇联合射频消融术，为胰腺囊性肿瘤精确诊断和介入治疗提供了新思路，开创了一体化诊疗路径，避免了不必要的外科手术。研究成果被纳入国际胰腺囊性肿瘤内镜治疗专家共识。在经多腔隙通道超级微创手术方面，使用软式内镜经胆囊管进行胆总管结石取出，保留了胆管与胆管括约肌的完整性，规避了胆瘘及术后胰腺炎的风险。

未来学科的发展，特别是未来治疗学的发展，将不再以内外科为界，而是以疾病为界限，在保持解剖结构完整性的基础上进行新的治疗技术研发。超级微创技术的出现是手术发展过程中的必然产物，承担了跨越学科界限的桥梁作用。超级微创手术模式与以切除器官为代价的外科手术模式之间形成了鲜明对比。这种保持人体器官完整性的超级微创手术模式必将是未来医学发展的新方向。

第四节 内镜下止血术

一、概　　述

内镜下止血术目前已成为治疗上消化道出血的主要方法，止血成功率可达80%～90%，方法包括局部喷洒止血药物止血、物理方法止血、局部注射药物止血、硬化剂治疗、食管曲张静脉结扎和止血夹止血等。不同方法均有其优缺点，医生可根据其自身的技术和条件及患者的病因等选择。通过内镜下止血术规范化培训，使基层医生掌握内镜下止血术操作技能，提高基层医院内镜诊疗服务能力，避免患者二次治疗及减轻上级医院就诊压力，降低患者经济和心理负担，同时也有助于促使我国三级诊疗制度落实完善，降低社会负担。因而在基层医院开展内镜下止血术操作规范化培训具有重要意义。

二、操作适应证

（1）消化道炎症、糜烂、溃疡引起的出血。
（2）黏膜活检、息肉摘除、十二指肠乳头切开等术后出血。
（3）食管贲门黏膜撕裂综合征出血。
（4）食管胃底静脉曲张破裂出血。
（5）全身疾病导致的消化道黏膜出血。

三、操作禁忌证

（1）神志不清、休克患者。
（2）有内镜检查禁忌证者。

四、患者麻醉方式及术前准备

1. 麻醉方式　术前肌内注射山莨菪碱或阿托品，以减少消化道分泌物和胃肠蠕动，采取全身麻醉或口含、喷雾局部麻醉药进行咽部表面麻醉。

2. 术前准备

（1）术前至少禁食 6h，应常规检查血常规，出、凝血时间，凝血酶原时间及心电图等，如有凝血功能障碍，应纠正后再实施操作。

（2）操作者应了解患者病史、体征及可能的相关检查结果，初步判断可能的出血病因，根据病情选择恰当的止血方法。

（3）操作者应向患者介绍操作的过程及可能的并发症，取得患者同意，并签署知情同意书。

五、操　作　方　法

原则上根据出血原因及部位选择合适的止血方法。

（一）局部喷洒止血药物止血

（1）经内镜活检孔直接喷洒止血药物。凝血酶、8mg/100ml 去甲肾上腺素的冰盐水（4～6℃）、孟氏液、复方五倍子溶液等均可选用。

（2）应用止血枪经内镜喷撒粉状止血药如藻酸钠，发现病灶后立即于病灶处直接高压、快速、大量喷撒粉状止血药，收缩局部血管，促进局部凝血，形成保护血痂。粉状止血药喷撒于出血灶后较液体止血药能更好地黏附，不易流动。对于黏膜弥漫性出血、溃疡出血，应用止血枪喷撒粉状止血药物特别适用。设备简单，操作容易，安全可靠。

（二）物理方法止血

物理方法止血主要包括局部采用微波、激光、电凝等产生热效应使局部血管凝固止血。

1. 微波凝固止血 微波属于一种电磁波，频率介于高频电和激光之间。内镜检查发现病灶后，微波探头经胃镜活检孔道到达出血病灶区内，将电极刺入出血灶边缘黏膜下，功率调整为 40 ～ 50W，凝固时间为 10 ～ 20s，分点凝固至黏膜发白、出血停止即可。通过微波凝固使局部血管凝固，一次照射可使 3mm 直径范围内黏膜和血管凝固，凝固较浅，一般无穿孔危险。此方法有疗效高、安全、简单和反复应用等优点。

2. 激光（氩离子束凝固）止血 激光为单色光，具有凝聚性和相干性。组织吸收光后，将光能转变为热能，使光照处组织受热，局部血管收缩、组织水肿、变性凝固，达到止血的目的。内镜检查确定出血病灶后，经内镜活检孔道导入光纤，调整角度钮，瞄准出血灶，设定光纤输出端功率：氩激光需要 6 ～ 9W，而 Nd：YAG（掺钕钇铝石榴石晶体）激光需要 40W。照射时光纤输出端应距离病灶 0.5 ～ 1.0cm，激光发射角度应掌握在 70° ～ 80°，每次脉冲时间 3 ～ 5s，经照射治疗后，病灶表面凝固成一层灰白色的炭化层而止血。

3. 高频电凝止血 电凝疗法包括热探头、单极电凝和多极电凝等方法，通过热效应使血管组织脱水和组织蛋白凝固变性达到止血目的，而用电极直接压迫消除动脉血流使热量分散的作用也可使凝固所需的热量降低，并增加疗效。单凝电极可使血管气化，并可引起大出血，且探头粘连于组织上也可引起出血。多凝电极较单凝电极疗效高、损伤小。内镜检查确定出血病灶后，先清除血凝块，并调试高频电发生器的电凝电流强度，一般调在 3 ～ 4 档。自活检孔道送入球形电极，当电极与病灶轻轻接触时，立即通电，每次数秒，用脚踏开关控制，直视下见黏膜面发白、冒烟、出血停止即撤去电极。观察 1 ～ 2min，出血停止后退出内镜。

（三）局部注射药物止血

出血部位局部注射方法较多，常用方法包括无水酒精注射法及肾上腺素和高渗盐水混合液注射法。

（1）无水酒精可使血管收缩、血液凝固、组织脱水变性坏死而达到止血目的。内镜下发现出血灶后，在出血灶周围注射无水酒精 3 ～ 4 处，每处 0.1 ～ 0.2ml，注射深度为 3mm 左右，切忌注射过深和剂量过大。也可在出血血管断端或出血灶凝血块附着处直接注射。

（2）肾上腺素和高渗盐水混合液注射治疗消化道出血应用较广。肾上腺素可强力收缩血管，高渗盐水使局部组织水肿，血管内凝血，达到止血目的。常用方法为用含 0.05mg/ml 肾上腺素的 3.6% 或 7.1% 高渗盐水在出血灶或裸露血管处周围注射 3 ～ 5 处，每处 1ml。

（四）硬化剂治疗、食管曲张静脉套扎和组织胶黏合剂治疗

硬化剂治疗、食管曲张静脉套扎和组织胶黏合剂治疗主要用于食管胃底静脉曲张。根据食管静脉曲张的程度和出血情况选用不同的注射方法。常应用的方法：血管旁硬

化法、血管内硬化法、血管旁和血管内联合硬化法；常使用的硬化剂有 1% 乙氧硬化醇、5% 鱼肝油酸钠、5% 油酸氨基乙醇、95% 乙醇等。目前临床上常用的硬化剂主要为 1% 乙氧硬化醇，下述内容以 1% 乙氧硬化醇为例。

经活检孔道送入注射针，在贲门上方约 2cm 处于每条曲张静脉血管旁注射硬化剂，再向血管内注射硬化剂。曲张静脉旁黏膜下硬化剂注射量每点约 2ml，曲张静脉内每点注入硬化剂 4 ～ 5ml，注射完毕退针并压迫约 30s，至无明显出血再进行下一点注射。

注射后观察有无活动性出血，无活动性出血的指征为视野清楚、无新鲜血迹。

（五）止血夹

金属止血夹可治疗贲门撕裂症出血、消化性溃疡出血，特别是对动脉性出血疗效较好。本法操作复杂，需要较高技术水平。内镜下确定出血病灶，显露血管，利用钛夹钳夹出血部位，应连同组织一起钳夹。

六、术后处理

（1）原则上禁食 24h，根据出血原因及止血方法不同可适当调整，并视情况给予静脉补液。遵医嘱逐渐恢复至正常饮食。

（2）遵医嘱给予抗生素 2 ～ 3 天，并连续服用黏膜保护剂 3 天，必要时静脉滴注质子泵抑制剂或 H_2 受体拮抗剂。

（3）严密观察病情，定时测定血压、脉搏，观察有无呕血、便血，注意有无并发症，如出现迟发性出血、溃疡、穿孔等并发症，给予积极处理。

七、常见并发症

（1）内镜下止血有可能引起出血、穿孔等并发症，应予以注意。

（2）孟氏液可使平滑肌剧烈痉挛，引起恶心、呕吐、腹泻，但均为短暂性的。

八、内镜下手术术中出血 ERB 分级

随着内镜设备的发展和内镜技术的进步，消化内镜在治疗疾病方面发挥着越来越大的作用。依照目前的内镜治疗体系，消化内镜下治疗可以概括地分为消化内镜隧道技术（DETT）操作和非隧道技术操作。针对某一治疗方法安全性的评估，医生常关注的是其并发症。而在内镜手术的并发症中，术中出血是常见的问题之一。与外科手术相比，在内镜手术中，出血量难以确定，并且止血时间与操作人员的经验和操作水平有关。因此，根据出血量和止血时间评估出血是困难和不可靠的。

令狐恩强教授结合自己 30 余年的内镜下治疗经验，总结出了以三级五分法表示的内镜术中出血（endoscopic resection bleeding，ERB）分级（表 33-1），以帮助内镜医生正确

认识内镜治疗术中的并发症，指导内镜术中并发症的处理。

表 33-1　内镜术中出血 ERB 分级

分级	定义	表现
ERB-0 级	无出血	术中血管预处理及时，手术操作全过程中未见明显出血
ERB-c 级	能控制的出血	内镜下能控制的出血
ERB-c1 级	易控制的出血	内镜下出血容易控制，术中患者生命体征平稳，术中及术后无须输血治疗
ERB-c2 级	可控制的出血	术中出血情况介于 ERB-c1 和 ERB-c3 之间
ERB-c3 级	难控制的出血	内镜下出血能控制，但困难，术中或术后需要输血治疗
ERB-unc 级	无法控制的出血	术中出血内镜下无法控制，需要转外科行外科手术或血管栓塞治疗

内镜诊断及分级如下。

ERB-0 级：全术中无出血（图 33-1）。

ERB-c 级（可控）：内镜下能控制的出血。

ERB-c1 级：内镜下易控制的出血，生命体征稳定，无须输血（图 33-2）。

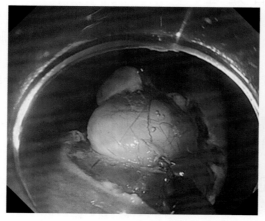

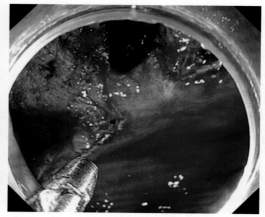

图 33-1　ERB-0 级：术中视野清晰，无出血
引自：令狐恩强，2018. 消化内镜手术术中出血分级法. 中华胃肠内镜电子杂志，5（2）：61-63；图 33-1 ～图 33-5 均引自此文献
图 33-2　ERB-c1 级：术中创面边缘渗血，电凝止血成功

ERB-c2 级：ERB-c1 和 ERB-c3 之间的出血程度（图 33-3）。

ERB-c3 级：内镜下可控制的出血，但需要术中或术后进行输血治疗（图 33-4）。

ERB-unc 级（失控）：内镜下无法控制的出血，需要进行外科手术或血管栓塞治疗（图 33-5）。

内镜术中出血 ERB 分级适用于 DETT 和非隧道技术操作，即内镜治疗中所有式式的术中出血情况评估，应用范围广，并且已被写入消化内镜隧道技术国际共识。规范的术中出血定义及分级可以帮助内镜医生更好地认识消化内镜术中出血并发症的问题，便于内镜医生对手术难度进行评估，从而帮助初学者更好地掌握内镜治疗操作。此外，该分级受操作者经验及器械设备条件影响较大。ERB-0 级应该是广大内镜医生在内镜治疗操作过程中追求的目标。

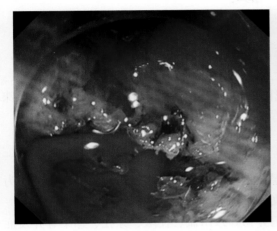 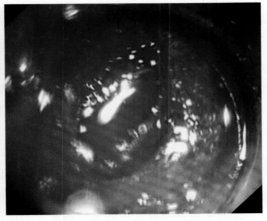

图 33-3　ERB-c2 级：术中创面出血较多，内镜　　图 33-4　ERB-c3 级：术中创面出血多，内镜下
　　　　下成功止血，但控制出血较 ERB-c1 困难　　　　　　止血成功，但难度大，术后进行输血治疗

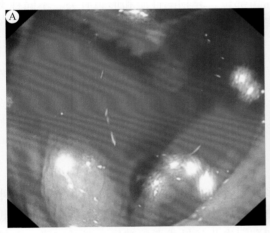 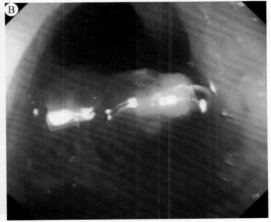

图 33-5　ERB-unc 级：术中出血多，多次尝试内镜下止血失败，后转外科手术

第五节　内镜下异物取出术

一、概　　述

消化道异物（ingested foreign body）是指在消化道内不能被消化且未及时排出而滞留的各种物体，是临床常见急症之一，若处理不及时，可能造成严重并发症甚至导致死亡。

二、发生率及危险因素

（一）发生率

70%～75% 的上消化道异物滞留于食管，以食管第一段狭窄（食管入口处）常见，其次为幽门狭窄处、十二指肠折返弯曲处。上消化道异物最常发生于儿童，6 岁以下高发。而成人上消化道异物 95% 为误吞所致，在我国以鱼刺、禽骨、义齿等为主，而其他特殊异物由精神异常者、罪犯、毒贩等特殊人群蓄意吞服所致。

（二）危险因素

1. 消化道异物的危险因素　因各种原因误吞是导致消化道异物的最常见因素，其次为基础疾病如消化道狭窄或消化道结构异常导致。

2. 消化道异物并发症的危险因素　消化道异物导致出血、梗阻、穿孔、感染等并发症常发生于消化道狭窄和折返弯曲处，异物滞留时间长，异物尖锐锋利，先天性消化道畸形或消化道手术史吻合口狭窄的异物患者常为并发症的高危人群。食管异物在消化道异物中并发症发生率最高，其发生率与滞留时间、滞留部位、异物的性质和形态有关。不同种类异物引起的并发症与严重程度各异：腐蚀性异物易使食管液化坏死并食管狭窄，磁性异物可致消化道瘘管，尖锐锋利异物易导致穿孔。

三、诊　　断

结合病史、临床表现和辅助检查结果可诊断消化道异物。

（一）病史及临床表现

异物吞食史是患者就诊的主要原因，大多数患者均有明显的疼痛。高龄儿童和非精神异常者可主诉明确的异物吞食史，应根据病史了解异物大小、形状、种类与吞食时间；低龄患儿与精神异常者无法提供病史，需要详细询问患儿父母或者精神异常者的家属，少部分异物吞食史不明确的患者，常需要根据临床表现、辅助检查判断消化道异物。

食管以外异物患者多无明显临床表现，食管内异物患者主要表现为剧烈疼痛，同时可伴有异物阻塞感、恶心、呕吐、吞咽困难等症状。异物造成食管周围软组织肿胀并压迫气管者，可表现为咳嗽、气促等呼吸系统症状，患者并没有皮下气肿等体征，此时仍需要警惕消化道异物可能。特异性临床表现提示存在相应并发症：发热提示感染；血性唾液、呕血提示黏膜损伤；吞咽唾液困难常伴随食管完全梗阻；颈部皮下气肿、红斑、压痛时高度怀疑食管穿孔；严重并发症主要为继发于穿孔的颈部脓肿、纵隔脓肿（炎）、食管主动脉瘘或假性动脉瘤相关的致命性大出血、食管气管瘘相关的呼吸障碍甚至心包积液等。

（二）辅助检查

1. 额镜、喉镜检查　考虑异物可能位于口咽部、食管入口上方者，先行额镜或喉镜检查，如发现异物，应予以取出。

2. 影像学检查　喉镜检查阴性，临床表现、病史提示异物位于食管者，应行影像学检查。

（1）X线片：通过正位和侧位X线片可以确定异物部位、大小、形状、数量，发现潜在的梗阻和穿孔等并发症。但是，部分上消化道异物在X线片不可见，此时须进一步检查以明确诊断。虽然吞服棉花、钡剂可以提高异物检出率，但因棉花、钡剂可包裹异物，可能掩盖异物的形状、尖锐度，延迟内镜治疗时机，且影响后续内镜下的视野，更存在较高的误吸风险，故不建议将其用于诊断上消化道异物。

（2）CT检查：可以清晰显示异物的位置及形态，并判断是否存在相关并发症，特别是食管异物，胸部CT检查可观察异物与主动脉的关系，应作为诊断上消化道异物的重要影像学手段。食管穿孔的CT表现包括：食管壁水肿和增厚、食管周围积液伴或不伴气泡、纵隔增宽，以及腹膜腔、腹膜后或小网膜囊积气和积液。故推荐将CT检查作为食管异物的首选影像学手段。因其不仅能发现异物，还能通过图像推断异物在食管内的位置及异物本身的形状、大小等，有助于更好地选择治疗手段。

临床实践中，影像学检查并非必需，可根据具体病情、临床表现选择。

3. 胃镜检查　拟诊上消化道异物而额镜、喉镜或影像学检查结果阴性的患者，如患者有明显症状，则需要进一步行胃镜检查以明确诊断，发现潜在基础疾病，在诊断过程中如发现异物，可同时处理异物。近年来，对于完全穿透食管壁的异物，除胸部CT外，还可用超声胃镜进行定位诊断和标记，以便于后续手术治疗。

（三）实验室检查

可疑出现并发症的消化道异物患者，必要时进行实验室检查以评估病情，如血常规可提示出血、感染等可能。检查肝肾功能、电解质、凝血功能可反映机体基本状况，评估内镜、手术等操作风险。尤其是异物滞留时间长且生命体征不稳定者，需要尽早进行实验室检查。

四、内镜处理操作

（一）内镜处理原则

消化道异物处理方式主要包括自然排出、内镜处理和外科手术。与外科手术相比，内镜处理具有创伤小、并发症少、恢复快、费用低等优点，兼具诊断和治疗的双重价值。消化道异物首选内镜处理，食管异物可在内镜下处理；部分胃内或十二指肠内异物可等待其自然排出，但存在排出失败、长期滞留于体内而造成穿孔等并发症的风险，可安排内镜干预，尝试取出。

（二）内镜处理适应证及禁忌证

1. 适应证

（1）绝对适应证：耐受并配合内镜操作、预计难以自然排出且无并发症的普通异物患者。

（2）相对适应证：①胃内容物未完全排空的急诊内镜患者，应行气管内插管，防止误吸；②不配合内镜操作者，应在静脉麻醉或气管内插管全身麻醉下操作。

2. 禁忌证

（1）绝对禁忌证：①合并心、脑、肺等重要器官功能障碍，不能耐受内镜诊疗者；②异物为毒品袋者。

（2）相对禁忌证：①异物导致瘘管形成者；②异物导致局部脓肿、积气者；③异物导致可疑或明确穿孔者；④异物邻近重要器官与大血管，内镜下取出后可能导致器官损伤、大量出血等严重并发症者。

符合内镜处理相对禁忌证的患者，经多学科共同会诊后拟定多学科协作治疗方案，不宜内镜干预的患者应进行外科手术处理；如需要内镜干预，应以外科处理为主，按照外科手术标准做术前准备，在外科医生的协助下，内镜医生于手术室试取异物，内镜处理失败者转为外科手术。

（三）内镜处理时机

内镜处理时机取决于临床表现及异物种类、部位、滞留时间等，包括急诊内镜处理和择期内镜处理。原则上，急诊内镜处理高危异物，择期内镜处理普通异物。

急诊内镜处理：①易损伤黏膜、血管而导致穿孔等并发症的尖锐异物；②腐蚀性异物；③多个磁性异物或磁性异物合并金属；④食管内异物滞留≥24h；⑤食管内异物导致气促、呼吸窘迫等气管严重受压合并梗阻表现；⑥食管内异物导致吞咽唾液困难、流涎等食管完全梗阻表现；⑦胃内或十二指肠内异物导致胃肠道梗阻、损伤表现。

以下情况的上消化道异物患者，应在24h内尽早安排内镜诊疗：①直径≥2.5cm的异物；②长度≥6cm的异物；③单个磁性异物；④自然排出失败的异物；⑤未达到急诊内镜指征的食管异物；⑥出现临床表现但未达到急诊内镜指征的胃内或十二指肠内异物。

（四）术前准备

1. 患者准备

（1）禁食、水：内镜患者须禁食至少8h以排空胃内容物，禁水至少2h。

（2）镇静、麻醉：患者耐受性差，检查不能配合，增加检查时间，增加治疗难度，异物数量多，内镜处理时间长，宜在全身麻醉下处理；儿童、精神异常不配合内镜操作的患者应在全身麻醉下操作。

2. 器械准备

（1）内镜：①胃镜，使用最为广泛，可以发现消化道潜在病变，明确异物所致并发症，同时处理异物。②经鼻或超细胃镜、小肠镜，低龄患儿或普通内镜难以通过消化道者，可尝试更为纤细的经鼻或超细胃镜。十二指肠、小肠内异物可使用小肠镜处理。

（2）钳取器械：包括异物钳、圈套器、取石网篮、取石网兜等，选择取决于异物大小、形状、种类等。临床使用最广泛的钳取器械是异物钳，尤其是扁平形异物的钳取。对于较长的异物，常可用圈套器及取石网篮取出；圆球形异物，可使用取石网兜取出。双通道内镜可同时使用多种器械，可使用于复杂高危的异物。

（3）保护器材：①透明帽，将透明帽置于内镜前端能获得更清晰的视野，以减少操作时间，在异物取出过程中，透明帽能避免部分异物对黏膜造成损伤，可以降低操作风险，因透明帽使用便利，故目前最常使用；②保护罩，将保护罩倒置于内镜前端，钳取异物后，退镜时保护罩顺势翻转并包裹异物，避免异物与消化道黏膜接触，起到保护作用；③外套管，能保护食管特别是食管 3 处狭窄，特别是试取长异物、锋利异物，反复多次进镜取多件异物能减少黏膜损伤。

（五）常见上消化道异物内镜处理方式

消化道异物主要包括短、钝异物，长异物，尖锐异物，金属性异物，腐蚀性异物，磁性异物，食管内食物团块，毒品袋等，其内镜取出各不相同（图 33-6）。

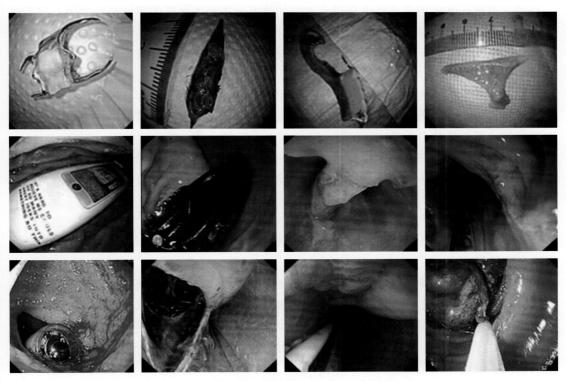

图 33-6 上消化道异物举例及术后复查内镜下表现

第一排：义齿、枣核、义齿、鸭骨。第二排：打火机、弹簧刀、枣核导致的食管穿孔，枣核导致的食管穿孔术后复查。第三排：肠狭窄导致的胶囊内镜滞留、食物异物呕吐导致的食管破裂经治疗后愈合、异物呕吐导致的食管破裂术后复查、十二指肠水平段的巨大结石

1. 短、钝异物 此类异物可通过异物钳、圈套器、取石网篮、取石网兜等取出。若食管内异物不易直接取出，可将其推入胃内调整方位后再试取出。胃内直径 ≥ 2.5cm 的异物较难通过幽门，长期停留胃内，应尽早内镜处理；直径小、长度短的胃内或十二指肠内异物若无临床表现，可等待其自然排出，若 2 周以上仍无法排出，须内镜处理。

2. 长异物 长度 ≥ 6cm 的异物（如笔、牙刷、餐具、金属棍等）不易自然排出，常用圈套器或取石网篮取出。对于较长异物，钳取异物通过狭窄处轻柔操作，以免损伤黏膜。

3. 尖锐异物 鱼刺、禽类骨头、义齿、枣核、牙签、刀片等异物处理时应引起足够重视，对于易损伤黏膜而导致穿孔、损伤血管导致大出血等的尖锐异物，应急诊内镜处理。因尖锐异物取出过程中易损伤黏膜及导致出血，可使用保护器材降低黏膜损伤。

（1）义齿：不慎脱落，随吞咽动作进入上消化道，部分义齿两端具有尖锐的卡环，强行吞咽后嵌顿于食管管壁，极易导致穿孔，内镜下取出嵌顿入食管的义齿，可在食管腔内调整义齿方向取出或使用保护套取出，对于通过狭窄段有明显阻力的义齿，可将义齿推入胃腔内，将义齿放入保护袋内取出。对于部分难以取出病例，双通道胃镜凭借其更粗的管径，可有效扩展食管、增大视野，双通道双器械可以更加快速方便地调整异物位置和方向，在实际工作中已被广泛使用。

（2）枣核：老年患者容易出现误吞枣核的情况。嵌顿于食管的枣核两端尖锐，患者疼痛剧烈，枣核易导致黏膜损伤、出血，严重时导致穿孔及化脓性感染，应急诊内镜处理。辅助检查提示枣核位于肠道但无肠道损伤表现者，绝大多数可自行排出体外，无法自然排出者应尽早取出。

4. 金属性异物 大量金属性异物可尝试在磁性异物钳吸引下取出。硬币是儿童中最常见的金属性异物，硬币滞留于食管的患儿如有明显症状，可考虑内镜处理；胃内硬币若未引起症状，可等待其自然排出，停留 3～4 周以上未排出者，须内镜处理。

5. 腐蚀性异物 纽扣电池是最常见的腐蚀性异物，常发生于低龄儿童，腐蚀性异物易造成消化道损伤甚至坏死，确诊后应急诊内镜处理，其损伤食管后易导致食管狭窄，须复查内镜，如出现狭窄，行食管扩张治疗。

6. 磁性异物 多个磁性异物相互吸引时，可能压迫消化道管壁，如不处理，造成缺血坏死、瘘管形成、穿孔、梗阻、腹膜炎等严重的胃肠道损伤，须急诊内镜处理。单个磁性异物也应尽早取出。

7. 食管内食管团块 潜在食管病变（如良恶性食管狭窄、嗜酸细胞性食管炎、食管动力障碍等）患者常发生此类情况，食管内食物团块可在内镜下取出或推入胃内待其消化后自然排出。内镜操作时应明确食管狭窄情况并留取部分组织行病理学检查。病理明确诊断者，积极处理原发病；食管狭窄而活检结果阴性者，可行食管扩张；内镜检查阴性及活检结果阴性者，建议定期随访。

8. 胃结石 植物性胃结石、毛发性胃结石、胃乳石是常见的胃结石，其中植物性胃结石最多。体积小、质地松软的胃结石可用药物溶解后等待其自然排出。无法溶解的胃结石，选择内镜下取石，无法在内镜下直接取出的胃结石，使用异物钳、圈套器等器械碎石后再试行取出；无法捣碎者，可行内镜下碎石器切割碎石、激光碎石或高频电碎石治疗。捣碎的结石经胃取出，避免肠梗阻。

9. 毒品袋 毒品袋破裂后会造成致命危险，为内镜处理禁忌证。无法自然排出或怀疑毒品袋破裂者，应积极行外科手术。

10. 下消化道异物 小肠异物多嵌顿于肠腔狭窄或发育畸形部位，无法自然排出，可行小肠镜异物取出术或外科协助治疗。小肠镜探查到异物后，圈套器或网篮抓取异物，随内镜与外套管退出；同时对局部病变进行评估。结直肠异物可经肛门塞入或上消化道异物下行至结肠、直肠而滞留，长形异物嵌顿乙状结肠或直肠较常见。肠镜探查直肠及全段结肠，圈套器或网篮套抓异物，缓慢退镜，顺应肠管方向，从肛管取出，再进镜观察异物滞留处黏膜破损情况。

（六）术后处理

术后应密切观察患者病情，监测生命体征，根据异物取出情况制订饮食方案，必要时复查 CT、内镜检查等明确疗效。上消化道异物导致瘘管形成、局部脓肿、积气或穿孔者，取出后应保持引流通畅，留置鼻肠管行肠内营养，多可自行愈合。

内镜治疗后常见症状及处理：内镜目前是处理上消化道异物的首选方式，但受设备、技术方法、具体病变情况等影响，仍存在以下可能，主要包括黏膜损伤、出血、感染、穿孔、误吸等。

（1）黏膜损伤、出血：黏膜损伤、出血者，给予禁食，同时给予抑酸剂与黏膜保护剂。术中少量渗血时，多数可自行止血，部分可通过内镜喷洒冰生理盐水加去甲肾上腺素溶液止血；出血难以控制时可选择电凝止血或止血夹止血；如采取以上处理措施出血仍未控制，需要手术治疗。

（2）感染：异物引起周围组织水肿感染，可引起局部或全身感染，除禁食、抑酸、补液外，应给予患者足量、有效的抗生素治疗。局部感染导致脓肿形成时应充分引流，保守治疗失败者，需要外科手术处理。

（3）穿孔：不合并感染的早期穿孔取出异物后，留置鼻肠管行肠内营养治疗，多可自行愈合；穿孔伴感染时，首先应保持引流通畅，已建立外引流者可考虑金属夹闭合创面；无外引流者不宜过早闭合创面，禁食、补液、鼻肠管充分引流后多可自行闭合。如食管瘘无法愈合，可使用覆膜食管支架治疗，采取各项治疗措施后瘘口仍不能愈合时，须考虑外科手术治疗。

（4）误吸：部分患者因急诊处理，禁食时间短，胃内容物未完全排空，在急诊内镜操作过程中有误吸风险。内镜处理前需要充分沟通，儿童、精神异常的患者应在气管内插管全身麻醉下操作。

五、预　　防

加强科普宣教，儿童、精神异常者的监护人需要了解消化道异物的危害，提高防范意识，避免被监护人接触异物；进食时细嚼慢咽，尽量避免误吞异物；存在基础疾病的患者，养成良好的进食习惯，并积极治疗原发病。避免空腹进食大量柿子等导致植物性胃结石，避免误吞动物毛发而致毛发性胃结石。

六、随　　访

自然排出的异物，定期行影像学检查监测异物位置，仔细观察粪便，明确异物是否排出。存在基础疾病的患者积极处理原发病。

消化道异物可通过询问病史、影像学检查、内镜检查等诊断。早期诊断、及时处理是消化道异物治疗的关键。对于特殊、高危情况，需要多学科团队协作，掌握处理时机，正确选择治疗方式，及时有效治疗，以减轻损伤，缓解患者病痛，减少并发症。

第六节　内镜下电凝电切术

一、概　　述

内镜下电凝电切术是利用电灼热效应产生局部高热，使组织因水分蒸发、蛋白凝固变性而被切除。此法安全，手术创伤极小，并发症少，适用于各种息肉，可一次性切除多个息肉，较大息肉可采取分块切除，在切除息肉的同时彻底止血。

二、操作适应证

（1）有蒂的消化道息肉。
（2）直径＜2cm 的无蒂消化道息肉。
（3）数目较少的多发性消化道息肉。
（4）起源较浅的黏膜下肿物。

三、操作禁忌证

（1）直径＞2cm 的无蒂消化道息肉。
（2）数目较多的多发性消化道息肉或家族性结肠息肉病。
（3）怀疑恶变。
（4）心肺功能严重障碍，如重度心力衰竭、严重心律失常、急性冠脉综合征等。
（5）休克、昏迷等危重状态。
（6）上消化道急性穿孔。
（7）神志不清、严重精神失常不能配合。
（8）严重凝血功能障碍。

四、术前准备

（1）行胃镜下治疗者，需要禁食水至少 8h；肠镜下手术者需要按肠道检查准备肠道，禁用甘露醇。
（2）术前完善血常规、血生化、凝血功能、电解质及心电图等检查。
（3）心脏起搏器调试：装有起搏器的患者行电凝电切治疗时，有其特殊危险性。原因为高频电刀及其产生的电磁干扰会影响起搏频率和起搏方式，起搏器可误将电流识别为心脏电活动，可能诱发心脏节律改变，如恶性心律失常、心室颤动甚至心脏停搏。因此，应在心内科及电生理科医生的配合下，术前将起搏器调至 VOO 模式（固定频率型心室起搏模式），术中需要对患者进行严密心电监测。

（4）为防止手术过程中灼伤组织，术前患者应摘除佩戴的金属物品。术前建立静脉通路，并备好急救物品和药品。

（5）长期口服阿司匹林、氯吡格雷、华法林等抗凝药物者，需要至少停药 1 周。

（6）充分告知患者操作过程及可能的并发症，取得患者同意，并签署知情同意书。

五、手术流程

电凝过程主要是用高频电流发动器，圈套器通电后，通常 3 ~ 4s，将局部烧白，或将局部创面烧除，常用的方法是圈套器电凝，圈套器主要是在息肉底部进行息肉切除，其也是最佳部位。对于基底部较粗，估计出血较多、创面较大的患者，可以先于息肉的根蒂部注入硬化剂，然后再行圈套器电切，这样切除较彻底，且并发症少。长蒂息肉圈套位置选择蒂的中央，尽可能保留 1cm 残蒂，确保与周围黏膜没有接触时再通电（图 33-7）。

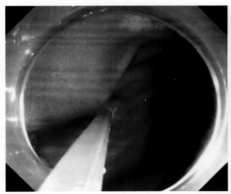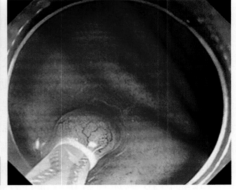

图 33-7　圈套法高频电凝电切息肉

六、术后处理

严密观察病情，监测血压、脉搏、呼吸等生命体征，观察有无呕血、便血，注意有无并发症，如出现并发症，给予积极处理。息肉电凝电切术后饮食过渡需要根据手术创面及病变数量决定。若创面较小、数量较少，肠道手术时一般手术当天给予禁食，胃内手术可酌情禁水。手术次日逐渐饮食过渡。若病变较多、创面较大，应酌情延长禁食时间，必要时给予抗生素进行抗感染治疗。胃内病变手术还应给予抑酸治疗。

七、手术相关并发症

1. 出血　切除病变后少数患者可能出现出血，一般电凝电切术后大出血少见。若出现出血并发症，可通过局部注射、氩气凝固、钛夹等方法达到治疗或预防目的，极少数患者可能需要输血、手术止血等；但随着内镜治疗的发展，此种可能越来越小。

2. 穿孔 极少数患者在术中或术后可能出现消化道穿孔，并可能出现腹腔感染、腹膜炎、脓胸、纵隔炎、纵隔气肿、气胸、胸腔积液及心包积液等并发症，甚至危及生命，并可能需要手术治疗。

3. 感染 术后可能出现发热、菌血症等。应给予抗生素进行抗感染治疗。

4. 术后残留或复发 可再次行内镜手术或外科手术。若术后病理证实为恶性，且证实有浸润性，应追加外科手术。

5. 其他并发症 主要为内镜准备及操作常见并发症，如由呕吐导致的贲门撕裂，肠道准备引起的电解质紊乱，麻醉不良反应或过敏、误吸等。

第七节 内镜黏膜切除术

一、概 述

内镜黏膜切除术（EMR）是在内镜下电凝电切术与黏膜下注射技术基础上发展而来的技术，可用于切除消化道息肉、消化道早期癌及癌前病变、消化道黏膜下肿瘤及进行大块活检诊断等。相比单纯电凝电切术，EMR 先行黏膜下注射可使病变及其周围黏膜和黏膜下层与固有肌层充分分离，有助于提高病变完整切除率，也可降低内镜切除术中出血、穿孔、透壁损伤等并发症发生率。EMR 操作相对简单，在电凝电切基础上进一步拓展了内镜诊疗范围。通过 EMR 规范化培训，使基层医生掌握 EMR 操作技能，提高基层医院内镜诊疗服务能力，避免患者二次治疗及降低上级医院就诊压力，降低患者经济和心理负担，同时也促使我国三级诊疗制度落实完善，降低社会负担。因而在基层医院开展 EMR 操作规范化培训具有重要意义。

二、操作适应证

（1）消化道息肉：尤其是 ≤ 2cm 的扁平或广基息肉。

（2）消化道早期癌及癌前病变：主要适用于无溃疡及瘢痕改变，且直径 ≤ 2cm 的病变。

（3）部分位于黏膜肌层和黏膜下层的肿瘤。

（4）获取大块消化道组织标本辅助明确诊断。

三、操作禁忌证

（1）有胃肠镜检查禁忌证。

（2）不能取得患者及其家属同意或患者不能配合或患者因生命体征不平稳或严重心肺

疾病无法耐受内镜下治疗。

（3）凝血功能障碍，有出血倾向或正在使用抗凝药物。

（4）病变表面有明显溃疡或瘢痕，或黏膜下注射后病变抬举阴性，或怀疑黏膜下深浸润，或提示病变已浸润或位于固有肌层以深，或提示有淋巴结或远处转移。

（5）病变位置不利于内镜下操作是内镜下治疗的相对禁忌证。

四、操作人员资质

（1）医生：需要熟练掌握普通胃肠镜检查技术；具备识别胃肠道恶性病变及判定浸润深度的经验；熟练掌握内镜下电凝电切、出血及穿孔的内镜下处理方法。若配备超声内镜，需要具备超声内镜检查辅助判定黏膜下病变层次的经验。

（2）技师或护士：经过系统内镜培训学习的专职人员。

（3）麻醉医生：如开展麻醉下内镜诊疗，还需要具备资质的麻醉医生进行麻醉与观察。

五、术 前 准 备

（1）签署知情同意书。

（2）完善术前各项相关检查并进行术前评估，如进行血常规、凝血功能、血生化、心电图等辅助检查评估有无内镜操作禁忌。若需要进行麻醉下操作，尚需要麻醉相关检查及评估；若安装心脏起搏器，请心血管内科评估，必要时根据情况调整模式。

（3）胃肠道准备：同普通胃肠镜检查，慎用甘露醇准备肠道，如必须使用，则需要在病变切除前进行肠道内阻燃性气体置换。

（4）术前停用抗凝或抗血小板药物，结合具体基础疾病及用药情况，相关科室评估术前及术后停药时间及是否进行过渡治疗。

（5）操作前将电极片黏附于患者臀部或小腿。

六、操 作 流 程

EMR操作方法可归为两大类：一类是非吸引法，进行黏膜下注射后直接进行圈套切除；另一类是吸引法，主要结合透明帽或套扎器等辅助吸引圈套切除。EMR操作方法基本步骤如下（图33-8）。

1. 观察定位　观察病变，尽量吸尽病变表面黏液及周围液体，充分观察整体形态，确定病变范围，必要时进行标记。

2. 黏膜下注射　使用注射针进行黏膜下注射，使病变充分抬举。选择病变口侧或肛侧边缘进针，通常先在病变远侧端开始注射，然后在病变两侧及近侧端注射；对于较小病变，也可于病变中央直接进针。注射液体量根据病变大小而定，并可在操作中重复注射。注射量：直径1cm大小的病变一般黏膜下注射5ml左右，若注射量超过5ml，但病变仍无明显隆起，则根据情况调整进针深度。

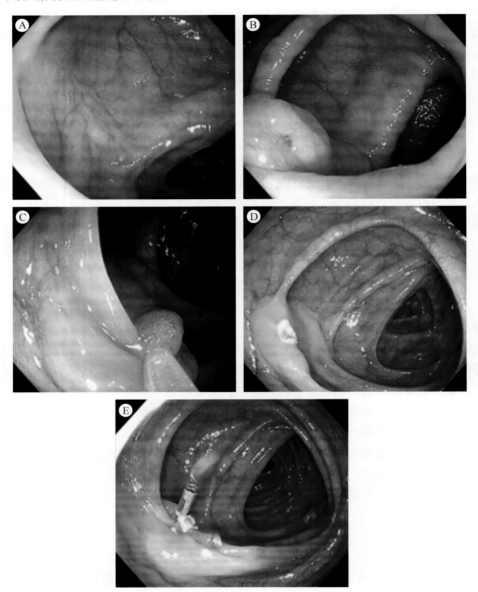

图 33-8　常规 EMR 操作步骤
A. 观察病变；B. 黏膜下注射；C. 圈套病变；D. 切除病变；E. 封闭创面

3. 切除病变　一般是直接用圈套器外鞘抵住病变周边约 0.5cm 正常黏膜后进行吸引并收紧圈套器。若采用透明帽法，在内镜头端安装透明帽并放置圈套器于其前端的凹槽内，对准病变将其吸引至透明帽内，收紧圈套器切除病变。若采用套扎器法，在内镜头端安装圈套器，对准病变进行充分吸引后释放橡皮圈，橡皮圈套住病变形成亚蒂息肉样病变，再圈套切除包括橡皮圈在内的病变。同时根据病变大小进行整块或分块切除。若分块切除，尽可能从病变一侧至另一侧有序完全切除。

4. 处理创面 切除病变后仔细观察确认创面有无出血、穿孔等情况，一般创面显露血管，须进行预防性凝固处理，其他根据创面情况，必要时使用电凝止血钳、氩等离子体凝固术或金属夹等处理创面。

5. 回收标本送病理学评估 较小息肉可直接通过吸引取出，注意吸引通道放置两层以上纱布过滤标本；无法吸引取出息肉时可吸引至透明帽内，保持吸引推镜至体外获取标本，也可用圈套器圈套病变后随内镜退出获取标本。

七、术后处理

1. 一般治疗 根据术中情况评估，从禁食水逐渐过渡饮食，直至恢复正常饮食，一般不超过3天；若为肠道病变，且操作顺利，无出血、穿孔等并发症，可直接恢复饮食观察；1周内避免剧烈活动；密切观察患者有无腹痛、呕血、便血、黑便、发热等不适，必要时监测血常规、粪便常规或完善腹部影像学等检查。

2. 药物治疗 上消化道病变可考虑加用质子泵抑制剂；若无并发症，不常规应用抗生素。

3. 随诊 根据切除病变术后病理情况制订后续随诊方案，若病理性质评估为非治愈性切除，且有较高的复发或淋巴结转移风险，建议进一步补充治疗。

八、并发症

主要并发症为出血和穿孔，推荐首先考虑内镜下处理。如出血，则可以通过内镜下电凝止血和止血夹止血等方式予以止血处理，具体可结合内镜下止血相关内容；大量出血者，如果内镜下止血效果不好，可能需要外科手术干预。一般穿孔可行内镜下金属夹夹闭缝合，若内镜下治疗效果差，可能需要外科手术干预。

第八节　内镜下消化道支架置入术

一、概　述

随着人口老龄化和消化道疾病的高发，消化道梗阻性疾病及外科术后的吻合口狭窄发病率越来越高，消化道支架在解除消化道梗阻、延长生存期、提高生活质量及改进手术方式等方面起着越来越重要的作用。常用的消化道支架有食管支架、胃流出道支架、十二指肠支架、结直肠支架。总之，内镜下可以到达的消化道出现的梗阻都可以置入支架解除梗阻。

二、支架构造

（一）支架的材质

目前市面上绝大多数食管及胃肠道支架是金属支架，而胰胆管支架有塑料支架和金属支架之分。金属支架大部分是由钛镍记忆合金制作而成，也有不锈钢丝制作成的。由于材质不同，其径向的支撑力及硬度、韧度不同。钛镍合金支架要靠"高温－冷却工艺"塑形，不易变形，又有良好的径向支撑力和柔韧性。而不锈钢材质的支架有更大的支撑力和更大的韧性。

（二）支架的结构

支架的结构决定了支架的支撑性和顺应性，食管支架常见的有网状结构，有"Z"形结构，也有分段式结构和编织结构（图 33-9）。这些不同结构各有优缺点，不同的设计都是为了使支架在保持有足够支撑力并与消化道完美贴合的同时，尽可能符合蠕动的需要。分段式支架由于节段之间是软性连接，没有金属，顺应性更好，在食管下段及贲门放置后与食管壁贴合性更好，稳定性更好，较其他结构支架移位率低。肠道支架一般均为编织型支架。

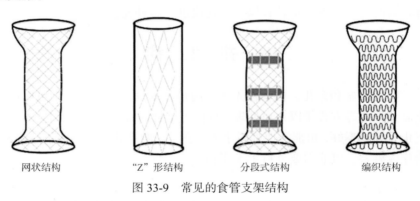

网状结构　　　　"Z"形结构　　　　分段式结构　　　　编织结构

图 33-9　常见的食管支架结构

（三）支架的覆膜

消化道支架根据不同的使用目的有覆膜与不覆膜之分，不覆膜支架通常称为裸支架。覆膜支架有全覆膜支架及两头不覆膜的半覆膜支架。覆膜的材质主要是透明硅胶，在体内能够阻止组织沿着支架网眼向支架内生长，也就是可以防止短期内再狭窄，缺点是由于覆膜后支架与消化道之间的摩擦力变小，更容易发生移位。食管支架多使用全覆膜支架，因为食管支架一般不易移位，如果使用裸支架，肿瘤组织更易向网眼内生长，即使支架两端位于正常组织，也容易刺激组织增生引起瘢痕性狭窄。肠道支架由于肠道的弹性较大，容易移位，一般多为裸支架。支架表面的覆膜在体内是可以降解的，一般 6～12 个月降解，最长保留时间为 1～2 年，不同工艺制作的覆膜完全降解的时间不同。这就意味着如果恶性肿瘤患者的生存期很长，可能需要半年到 1 年左右再次置入支架。

（四）支架附属结构

食管支架为满足不同的需要，设计一些特殊的附属结构，放置在贲门的支架可以选择防反流支架，在支架的下缘设计防反流瓣膜，类似于心脏的瓣膜设计，只能单向流动，可有效防止胃内容物反流。为方便取出支架，支架的上口设计有回收线，需要取出支架或调整支架位置时，用合适的器械夹持回收线后牵引，可使支架上口回缩，方便将上缘一般为杯口的支架向上移动。

三、食管支架置入术

（一）适应证

（1）中晚期食管癌和贲门癌导致狭窄出现吞咽困难。
（2）癌性食管气管瘘。
（3）食管贲门癌术后吻合口肿瘤复发所致狭窄。
（4）肺癌、纵隔肿瘤或转移性肿瘤压迫或侵犯食管并发吞咽困难。
（5）其他食管良性狭窄，如食管早期癌切除术后瘢痕狭窄。

（二）术前准备

1. 患者准备　术前需要完善常规化验、心电图检查，确认患者可耐受胃镜检查，如进行无痛苦胃镜下操作，需要进行麻醉评估，确认患者可以耐受麻醉。常规行胸部 CT 检查，明确狭窄部位，明确食管病变处与主气管及左右支气管关系，确认支架置入后不会由于组织推挤造成气管压迫，导致呼吸困难。其他准备同胃镜检查，需要禁食 12h、禁水 4h。签署知情同意书。

2. 器械准备　同胃镜检查，尽量选择插入部细一些的内镜，方便通过狭窄段，如狭窄较严重，尽量选择超细胃镜，方便镜身通过狭窄段。需要备长度超过 260cm 的导丝 1 枚。如术前已明确狭窄段长度，需要准备的支架长度 = 狭窄段长度 +4cm，支架置入后上下缘各越过狭窄段 2cm。支架直径可选择 1.8cm、2.0cm。食管支架长度一般有 6cm、8cm、10cm、12cm、14cm。

（三）操作过程

进行常规胃镜检查，如诊断食管癌，发现病变后，如既往没有病理结果，应留取活组织标本，然后内镜仔细循腔进镜通过狭窄段，确定病变上缘及下缘距门齿的距离，确定狭窄段长度。如病变处循腔困难，内镜不能通过，可先直视下置入导丝通过狭窄段，在导丝引导下内镜循腔通过狭窄段。内镜可通过大部分病变，对于超细胃镜不能通过的病变，多数支架置入器也难以通过狭窄段，必要时需要同时在 X 线监视下使导丝通过狭窄段，行 X 线透视及必要时造影确认导丝在胃腔内时，循导丝行狭窄段球囊或沙氏扩张探条扩张到

1cm 后再次进镜观察，确认病变情况后再行支架置入，病变处多数会出现出血，支架置入后会覆盖病变，局部可压迫止血，一般不会引起大出血。支架置入的位置要上下各超过病变 2cm，可以通过内镜监视、X 线监视及根据支架置入器刻度确认支架位置合适。

（四）术后处理及并发症预防

术后 2h 根据支架扩张情况逐渐开放饮食，由流食逐渐过渡到半流食，注意观察有无胸痛、发热及消化道出血，疼痛不能耐受者可给予对症镇痛治疗，术后 1～3 天进行胸部 X 线检查观察支架位置及支架扩张情况。常见并发症还有支架移位，一般以向下移位或脱落入胃腔多见，患者再次出现吞咽困难，可行胃镜检查或胸部 X 线检查明确支架有无移位，如确有移位或脱入胃腔，可进行向上提拉支架复位，复位时应找到支架上缘回收线，通过牵引回收线使支架上口缩小，牵引到原病变位置。个别患者支架会排入肠道随大便排出，也有食管支架在小肠嵌顿导致肠梗阻，需要外科手术取出。少见并发症有支架断裂，支架完全断裂或部分断裂后会出现支撑性变差，再次出现梗阻表现，可行 X 线检查明确，必要时需要内镜下取出断裂支架，重新置入新的支架。

四、胃流出道支架及十二指肠支架置入术

幽门前区、幽门及十二指肠病变可导致胃排空障碍，患者出现胃潴留，不能进食，短期内通过留置空肠营养管开展肠内营养支持，如恢复经口进食，需要外科手术行胃空肠吻合术，如不愿手术或不能耐受手术，可行内镜下胃流出道支架置入术。

（一）适应证

（1）幽门前区、幽门及十二指肠晚期恶性肿瘤。
（2）胰腺及其周围器官恶性肿瘤浸润或压迫造成狭窄。

（二）术前准备

1. 患者准备　术前需要完善常规化验、心电图检查，确认患者可耐受胃镜检查，如进行无痛苦胃镜下操作，需要进行麻醉评估，确认患者可以耐受麻醉。患者因大多存在胃潴留，最好检查前留置胃管将胃内容物抽吸干净，尤其行无痛苦胃镜检查患者，防止内镜操作过程中引起胃内容物反流导致窒息。

2. 器械准备　大多数幽门及十二指肠病变引起的狭窄内镜不能通过狭窄段，通常需要在 X 线配合下进行，X 线可确定导丝通过狭窄段，通过造影可明确狭窄段长度及位置，方便选择合适的支架，有时需要进行内镜交换，要备长 420cm 以上导丝。一般选用可通过内镜钳道的直径 2.0cm 左右的十二指肠支架，长度一般为 6cm、8cm、10cm、12cm。因支架置入器要通过内镜钳道，最好选用钳道内径≥3.7F 的内镜。

（三）操作过程

选用内镜钳道≥3.7F 的内镜，到达狭窄部位后，配合 X 线监视将长度超过 420cm 的

导丝通过狭窄段，循导丝置入双腔造影导管，通过狭窄段后用碘剂造影明确狭窄段长度及走行，选择合适的支架循导丝经内镜钳道进入肠腔，通过狭窄段后释放肠道支架，上下缘各超过病变2cm，尽量不要覆盖十二指肠主乳头。

（四）术后处理及并发症预防

术后2h根据支架扩张情况逐渐开放饮食，由流食逐渐过渡到半流食，注意观察有无腹痛、发热及消化道出血，出现腹痛加剧时，需要排除有无消化道穿孔。十二指肠支架多为裸支架，移位的发生率不高。如果合并黄疸，要注意支架置入后黄疸加重，必要时需要先行胆管金属支架置入或者经皮肝穿刺胆道引流术（PTCD）消除黄疸。

五、结直肠支架置入术

结直肠支架多用于结直肠癌导致的肠梗阻，对解除梗阻有立竿见影的效果，适用于急性癌性肠梗阻，可永久留置保持肠道通畅，避免急诊肠造瘘手术，或者作为手术患者的过渡治疗，解除梗阻后可更好地进行肠道准备，使急诊进行的肠癌根治术变为择期手术，开腹手术变为腔镜手术，可进行一期吻合，避免二期手术。

（一）适应证

（1）失去手术根治机会或无法耐受手术的结直肠晚期恶性肿瘤。
（2）子宫癌、前列腺癌及其他盆腔占位无法手术切除，肿块压迫肠腔或放疗导致放射性肠炎引起梗阻。

（二）术前准备

1. 患者准备　患者一般诊断为肠梗阻，经腹部CT检查明确梗阻部位在结直肠，除外穿孔，可行内镜下肠道支架置入术。一般不需要麻醉。因合并肠梗阻，肠镜检查前必须清洁灌肠，排出梗阻远端的粪便，才能进行肠镜检查。

2. 器械准备　直肠及乙状结肠病变引起梗阻时，肠镜一般通过困难，胃镜或超细胃镜有时可通过，可以不在X线下进行支架置入。如果狭窄严重，因不能确定导丝通过狭窄段后是否在肠腔及狭窄段长度，最好在X线监视下进行肠道支架置入，现多用可经过内镜活检钳道的肠道支架置入系统，要求内镜钳道直径在3.7F以上。一般选择可经过内镜钳道的支架系统，支架扩张后直径为2.4cm、2.6cm，长度有6cm、8cm、10cm、12cm。需要准备长度≥420cm的导丝、双腔造影导管、ERCP用胆管取石球囊、三腔切开刀。

（三）操作过程

先行肠镜检查明确梗阻部位及性质，因患者多为肠梗阻，进行肠镜检查时尽量少注气，防止腹胀加重。无法完成肠镜检查及梗阻加重引起肠穿孔时，肠镜到达梗阻部位后，应该先取活检。如果梗阻严重，取活检可能增加操作时间及引起出血，导致导丝通过狭窄段时间延长。国内外指南均不把取活检作为必须完成的操作，可以不取活检，直接进行肠道支架置入。操作在 X 线监视下成功率更高，安全性更高。内镜到达梗阻部位后，经钳道置入≥420cm 的长导丝，循导丝置入造影导管或取石球囊导管，寻找狭窄段肠腔，使导丝通过狭窄段。有时角度不佳，可用三腔切开刀进行导丝置入，因三腔切开刀更容易调整插入方向。导丝通过狭窄段后，循导丝使造影导管通过狭窄段进行造影，确认肠腔显影并判断狭窄段长度。也可通过取石球囊在狭窄段口侧充盈，回拉球囊至不能移动后钳道口标记球囊导管位置，球囊放气后继续回拉球囊导管直至内镜看到球囊自狭窄段出现后测量标记处距钳道口长度，从而确定狭窄段长度。循导丝经内镜钳道置入合适长度的肠道支架，内镜下监视支架肛侧位置，确保支架释放后肛侧超过病变 2cm，或确保狭窄段位于支架正中央。对于位于距肛门 5cm 以内病变，支架置入要慎重，防止离肛门太近出现不能耐受的直肠刺激征。

（四）术后处理及并发症预防

术后继续给予禁食、补液等对症治疗，注意观察有无腹痛、腹胀加重，要排除肠穿孔，支架置入后患者恢复排气排便，腹胀症状一般可以较置入前有所缓解，术后可根据排便情况和腹胀缓解情况逐级开放饮食。肠道支架一般不覆膜，置入后移位发生率并不高，支架置入后扩张过程中有可能出现病变处肠道破裂导致肠穿孔，穿孔后腹胀、腹痛会加剧，并出现腹膜炎表现，需要及时完善腹部 CT 检查，怀疑肠穿孔后要及时请外科会诊进行手术治疗，否则很快会继发感染性休克危及生命。

总之，消化道支架置入术对解除消化道梗阻可起到很好的效果，只要内镜可以到达的消化道都可以选择支架置入，选择合适的支架对治疗效果起着决定性作用，严格掌握适应证，置入过程中仔细操作，精准释放，减少并发症发生。

第九节　食管狭窄内镜下扩张术

一、概　　述

食管狭窄（esophageal stenosis）是指食管因机械性阻塞或动力异常导致食管内容物通过障碍的病变，常见于食管癌、化学烧伤、炎症、吻合口狭窄、先天性食管畸形、贲门失弛缓症等。按发病机制可分为机械性阻塞所致和动力学异常所致两大类。机械性阻塞见于化学烧伤、食管炎性狭窄、吻合口狭窄、食管环、食管蹼、食管和贲门良性肿瘤、食管癌等。食管动力学异常常见于贲门失弛缓症、弥漫性食管痉挛、系统性进行性硬化症、白塞病等。食管狭窄内镜下扩张术是治疗食管良恶性狭窄的内镜下治疗术，可有效缓解食管狭窄的症状，其操作简单，并发症少，安全性高，因而针对此手术可广泛进行我国县域医院医生培训。通过食管狭窄内镜下扩张术的规范化培训，使基层医生能掌握食管狭窄内镜下扩张术的操作技能，提高基层医院的消化内镜诊疗服务能力，同时可降低患者的经济负担，也有助于我国三级诊疗制度的实施，从而能在当地更好地服务于人民，因而在基层医院开展食管狭窄内镜下扩张术规范化培训具有重要的意义。

食管狭窄内镜下扩张术包括探条扩张术和气囊扩张术。

二、探条扩张术

（一）适应证

探条扩张术主要应用于由机械性阻塞引起的食管狭窄，如化学烧伤导致的食管狭窄、食管炎性狭窄、吻合口狭窄、先天性食管畸形（食管环、食管蹼）、食管癌等。

（二）禁忌证

禁忌证：有胃镜检查的禁忌证，患者不能配合，有严重的心肺疾病、心肺功能不全等，有凝血功能障碍、有出血倾向或正在使用抗凝药物，食管狭窄处有溃疡等。

（三）术前准备

（1）签署知情同意书。

（2）完善术前相关检查及评估：如血常规、凝血功能、血生化、心电图等，若要进行麻醉下操作，还需要进行麻醉评估。

（3）根据病情，需要禁食、禁水1天以上。

（4）术前停用抗凝药物、抗血小板药物1周。

（四）操作方法

（1）先插入胃镜到达食管狭窄部（患者此前已先做食管吞钡或口服碘帕醇明确了食管狭窄的位置、长度和程度），然后通过活检孔送入导丝，将导丝插入狭窄口远端，退出胃镜。

（2）根据食管狭窄距门齿的距离计算探条需要送入的长度，按顺序从小到大，逐步以不同管径的探条沿导丝插入狭窄部远端，每根探条插入到位后停留1min再退出。

（3）根据每名患者的实际情况确定扩张的最大管径，要保证安全，以患者能耐受为限，不必强求一定要应用11mm或更大管径的探条。

（4）扩张结束后再插入胃镜观察扩张处出血情况，必要时予以内镜下止血。

（五）扩张术后处理

1. 一般处理　根据不同病情，患者术后可禁食0.5～1天；要密切观察有无胸痛、腹痛、呕血、黑便、发热等症状，必要时做血常规、粪便常规或胸透、腹部X线片等检查。

2. 药物治疗　可静脉使用质子泵抑制剂，不常规应用抗生素。

（六）并发症

主要并发症是出血、穿孔，少见的有胃食管反流等。如出血，可先行内镜下止血，若大量出血，内镜下止血未见效，可考虑外科手术治疗。穿孔时可先行内镜下金属夹夹闭缝合，若金属夹夹闭缝合失败，需要外科手术治疗。对于胃食管反流，可按胃食管反流病给予相应的处理。

三、气囊扩张术

1. 适应证　气囊扩张术主要应用于由食管动力学异常所致的贲门失弛缓症、弥漫性食管痉挛等。

2. 禁忌证、术前准备　同"探条扩张术"。

3. 操作方法

（1）先插入胃镜到达食管狭窄部，然后通过活检孔送入导丝，将导丝插入狭窄口远端，退出胃镜。

（2）将气囊扩张器沿导丝插入狭窄部远端，再插入胃镜（胃镜保持在狭窄部上方数厘米处），在胃镜直视下调整气囊扩张器使其位于狭窄的中部。

（3）开始用压力泵充气，采用逐级间歇充气膨胀法逐步加压至 82.7 ~ 96.6kPa，最大压力不超过 104kPa。

（4）在开始充气的过程中，透过透明的气囊，使气囊上标记的中间线始终维持在狭窄的中部，每次充气达到足够压力后（82.7 ~ 96.6kPa）维持 3min 再放气，可充气 3 ~ 5 次，最多不超过 8 次。

（5）根据每名患者的实际情况确定充气扩张的最大压力，要保证安全，以患者能耐受为限。

（6）扩张结束后利用胃镜仔细观察扩张处出血情况，必要时予以内镜下止血。

4. 扩张术后处理、并发症　同"探条扩张术"。

第十节　经口内镜下贲门缩窄术

一、概　　述

胃食管反流病（GERD）是临床常见病，发病率高，症状及并发症可严重影响患者生活质量，给患者本人、家庭都带来沉重的经济和心理负担。以质子泵抑制剂（PPI）为代表的抑酸治疗是目前 GERD 的主要治疗方法，但 PPI 停用后通常复发，并不能持久地治愈GERD，仍有相当大比例的患者存在仅部分控制或难治的 GERD。如何更为有效地缓解患者的临床症状,且能长期维持,减少药物依赖并降低医疗费用,提高顽固性GERD患者生活质量,是临床工作的难点和挑战，同时也是目前研究的学术热点问题。另外，迁延不愈的食管炎是发展为巴雷特食管和食管腺癌的唯一已知危险因素，阻断这一发展路径对改善患者预后尤为重要。PPI 治疗不能纠正难治性 GERD 患者潜在的机械问题，如食管裂孔疝或食管下括约肌（LES）压力增加，这是难治性 GERD 患者对 PPI 反应欠佳的原因之一。通过内镜或外科手术进行机械修复以恢复正常的解剖结构并重建抗反流屏障对解决机械问题并恢复正常的胃肠道功能十分必要。这些患者中的大多数因为担心不良后果而放弃外科手术治疗。内镜下贲门缩窄术（clip band ligation anti-reflux therapy，C-BLART）使用套扎器联合钛夹的方式，有效率达74.6%，可以在短短十几分钟内完成治疗，具有费用低廉、设备要求不高、易于掌握、可重复的特点，其超级微创的无创伤、低成本的优点又优于腔镜下贲门缩窄术，值得推广。

二、操作适应证

（1）经充分抑酸治疗后症状仍难以控制且通过内镜检查诊断为反流性食管炎或24h pH监测显示pH＜4占总时间的比例≥5%。

（2）双倍剂量PPI治疗8周后反流、烧心等症状无明显改善者。

（3）抑酸剂治疗有效但不愿长期服药的患者。

（4）18～60岁。

（5）体重指数＜28kg/m^2。

（6）合并食管裂孔疝≤2cm。

三、操作禁忌证

操作禁忌证：严重心脏病，如严重心律失常，心肌梗死活动期、重度心力衰竭、严重肺部疾病、哮喘、呼吸衰竭不能平卧者，严重高血压，精神疾病及意识明显障碍不能合作者，食管、胃、十二指肠急性穿孔，胸腹主动脉瘤、脑卒中患者等。

四、术前准备

1. 术前要完善多项检查　如常规行血、尿、便常规，生化、凝血功能、血清八项检查，完善心电图、胃镜、上消化道钡餐造影、食管测酸及测压等检查。

2. 禁食禁水　检查前12h禁食，4～6h禁饮，以防止麻醉后，在术中发生呕吐，导致呛咳甚至窒息等不良后果。

3. 停用抗凝药物、抗血小板药物　对于服用抗凝药物、抗血小板药物的患者，如阿司匹林等，需要在停药至少1周后进行手术，一般是为了防止异常出血，或避免加大术中出血量等。

4. 监测控制血糖　对于糖尿病患者，术前应先给予降糖药（如口服二甲双胍、阿卡波糖；注射门冬胰岛素等），并监测患者血糖，遵医嘱用药。严格控制血糖，可预防术后发生感染等并发症。

5. 控制血压　对于高血压患者，应先给予降压药（如硝苯地平、缬沙坦、依那普利等）控制血压，预防术中应激状态或情绪紧张等因素引起血压升高，以减少手术风险。

五、手术步骤

每名患者均取左侧卧位，麻醉，先行常规胃镜检查，以判断贲门区域的具体位置、松弛程度、有无合并食管裂孔疝等。

随后，将多环套扎器安装到内镜上，调整内镜端角度使其正好对准计划套扎位置，然后持续吸引直到贲门区域黏膜完全吸到柱状塑料帽中。随后通过转动操作柄上的线轴释放结扎环，将两个胶圈套扎在贲门6点、12点位置黏膜上，并用金属夹固定胶圈，确定松弛的贲门空间变窄了。

根据标准的 C-BLART 方案，使用多环套扎器和夹子固定，胃食管结合部因为隆起的组织而收紧，并因瘢痕形成而变窄（图 33-10～图 33-12）。

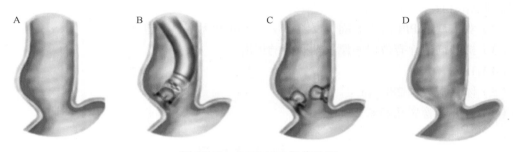

图 33-10　C-BLART 操作步骤

A. 术前贲门松弛状态；B. 释放套扎环收缩贲门黏膜；C. 使用夹子固定假性息肉根部；D. 术后贲门缩窄

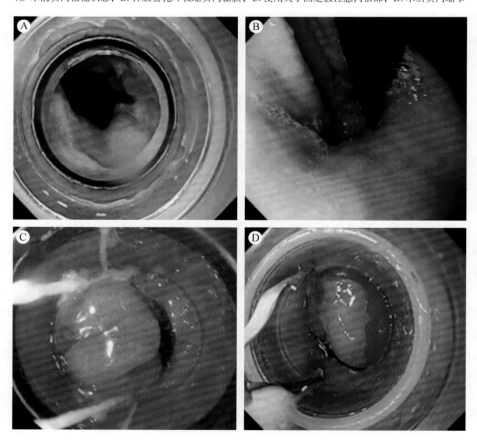

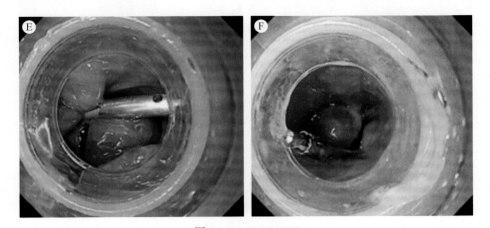

图 33-11 C-BLART

A. 术前贲门呈松弛状态；B. 贲门处的食管裂孔疝（倒镜视图）；C. 释放套扎环收缩贲门黏膜；D. 准备释放夹子；E. 使用夹子固定假性息肉根部；F. 贲门处放置 2 枚夹子

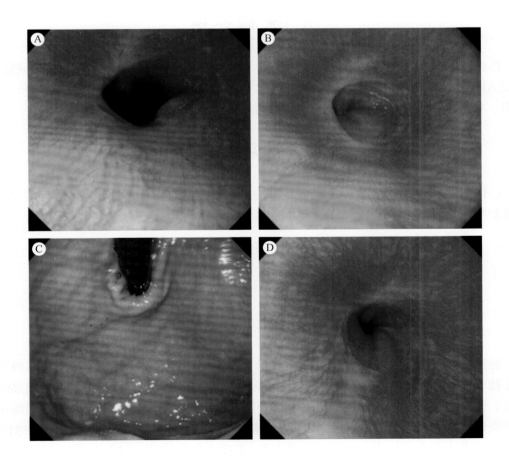

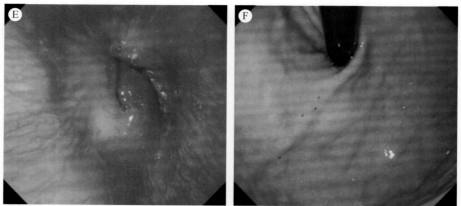

图 33-12　C-BLART（夹子联合套扎抗反流治疗）术后 3 个月和 6 个月随访内镜表现

A. 显示贲门 C-BLART 术后 3 个月的初期效果和初始瘢痕形成（张开状态）；B. 贲门 C-BLART 术后 3 个月显示良好的闭合状态（闭合状态）；C. 贲门 C-BLART 术后 3 个月（倒镜视图）；D. 贲门 C-BLART 术后 6 个月显示食管胃结合部紧闭（张开状态）；E. 贲门 C-BLART 术后 6 个月，与图 B 相似，显示良好的关闭状态（关闭状态）；F. 贲门 C-BLART 术后 6 个月（倒镜视图）[引自：Liu S, Chai N, Zhai Y, et al. 2020. New treatment method for refractory gastroesophageal reflux disease（GERD）：C-BLART（clip band ligation anti-reflux therapy）-a short-term study.Surg Endosc，34（10）：4516-4524.]

六、术后处理

C-BLART 术后禁食水 24h 并予以补液，术后 1 个月内患者应避免摄入较烫和较硬食物，C-BLART 术后 1 周内进流食。口服 PPI 持续 14 天，以便于胶圈套扎的组织面愈合，然后停用。在所有病例中，后续的管理由患者的责任医生决定，并记录 PPI 管理方案。

七、常见并发症

C-BLART 术后并发症发生率较低，可能只在治疗后的前几天内有胸骨后疼痛和吞咽困难症状。

第十一节　隧道法内镜黏膜下剥离术

一、概　　述

隧道法内镜黏膜下剥离术（ESTD）是消化内镜隧道技术在消化道黏膜层应用的重要分支技术，即通过建立黏膜下隧道，整块切除消化道大面积早期癌及癌前病变的超级微创技术。该技术的操作策略是环周标记→肛侧开口→口侧开口→建立黏膜下隧道→两侧切开→整块切除，根据建立隧道数目，可分为单隧道 ESTD、双隧道 ESTD 或多隧道 ESTD。这种操作方式改变了传统内镜黏膜下剥离术（ESD）切除模式，对于大面积病变，ESTD

比 ESD 操作时间短、剥离速度快、完整切除率高及并发症发生率低。ESTD 已广泛应用于食管大面积早期癌及癌前病变的内镜下切除，该技术在胃、十二指肠、结直肠等领域也同样表现出广阔的应用前景。通过 ESTD 规范化培训使基层医生掌握食管早期癌 ESTD 操作技能，提高基层医院内镜治疗大面积食管早期癌的服务能力，避免患者二次治疗及缓解上级医院就诊压力，降低患者经济和心理负担，同时也促使我国三级诊疗制度落实完善，降低社会负担。因而在基层医院开展 ESTD 操作规范化培训具有重要意义。

二、操作适应证

符合内镜下切除的大面积食管早期癌及癌前病变：至少 ≥ 1/3 环周，且长度 ≥ 2cm 的病变。

三、操作禁忌证

（1）病变表面有明显溃疡或瘢痕，或黏膜下注射后病变抬举阴性，或怀疑黏膜下深浸润，或提示病变已浸润或位于固有肌层以深，或提示有淋巴结或远处转移。

（2）不能取得患者及其家属同意，或患者不能配合，或患者因生命体征不平稳或严重心肺疾病无法耐受内镜下治疗。

（3）凝血功能障碍，有出血倾向或正在使用抗凝药物。

（4）有胃镜检查或麻醉禁忌证。

四、操作人员资质

（1）医生：需要熟练掌握 ESD 技术；具备识别胃肠道恶性病变及判定浸润深度的经验；熟练掌握出血及穿孔的内镜下处理方法。

（2）技师或护士：经过系统内镜培训学习的专职人员。

（3）麻醉医生：需要具备资质的麻醉医生进行麻醉与观察。

五、术前准备

（1）签署知情同意书。

（2）完善术前各项相关检查及评估，如进行血常规、凝血功能、血生化、心电图等辅助检查评估有无内镜操作禁忌，若需要进行麻醉下操作，尚需要麻醉相关检查及评估；若安装心脏起搏器，请心血管内科评估，必要时根据情况调整模式。

（3）胃肠道准备：同普通胃肠镜检查，慎用甘露醇准备肠道，如必须使用，则需要在病变切除前进行肠道内阻燃性气体置换。

（4）术前停用抗凝药物或抗血小板药物，结合具体基础疾病及用药情况，相关科室评估术前及术后停药时间及是否需要过渡治疗。

（5）操作前将电极片黏附于患者臀部或小腿。

六、操作流程

食管 ESTD 主要操作步骤如下（图 33-13）。

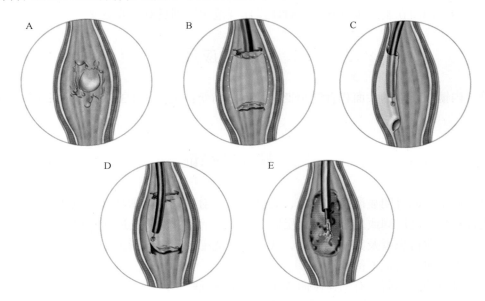

图 33-13 ESTD 操作模拟图

A. 评估并明确病变边界；B. 标记病变边界后，按照先肛侧后口侧顺序切开黏膜；C. 建立 1 条自口侧至肛侧的黏膜下隧道；
D. 两侧黏膜切开，直至病变完全剥离；E. 创面处理

1. 病变评估 通过放大内镜、鲁氏碘液染色等评估病变性质、浸润深度，明确病变范围。

2. 环周标记 于病变外侧约 5mm 处，用 APC 或电刀标记病变边界；对于环周病变，则环形标记口侧及肛侧边界。

3. 黏膜切开 黏膜下注射，充分抬举后，按照先肛侧后口侧的顺序，使用电刀横行或弧形切开黏膜。

4. 建立黏膜下隧道 边注射、边剥离，建立一条从口侧至肛侧的黏膜下隧道。肛侧黏膜开口不仅可用来提示隧道建立的终点，而且有助于降低隧道内压力。剥离过程中，需要间断从隧道中退出内镜，保证隧道建立方向和直径同病变相符合，以避免剥离过多正常黏膜。

5. 两侧黏膜切开 在两侧标记点外 5mm 处，使用电刀同步切开两侧黏膜，至病变完整剥离。

6. 创面处理 切除病变后仔细观察确认创面有无出血、穿孔等情况，一般创面显露血管进行预防性凝固处理，其他根据创面情况，必要时使用电凝止血钳、氩等离子体凝固术或金属夹等处理创面，也可用生物蛋白胶喷洒等方法。

为了方便、快捷地建立黏膜下隧道，小于食管 1/2 周的病变推荐单隧道 ESTD，大于

1/2 周的病变推荐多隧道 ESTD。双隧道及三隧道 ESTD 多用于食管环周或近环周病变的切除，其操作步骤略有不同，沿着标记环形切开肛侧及口侧黏膜，之后从口侧到肛侧，先后建立 2 条或 3 条黏膜下隧道，直至病变完全剥离。

七、术　后　处　理

（1）饮食：术后禁食水 48 ～ 72h，如无明显术后并发症，逐渐由流食、半流食过渡到正常饮食。

（2）药物治疗：食管中下段病变术后静脉滴注质子泵抑制剂 3 天后将静脉滴注改为口服，连续口服 4 周；术后常规应用抗生素 2 ～ 3 天，若无感染征象，则停用；若存在感染征象，则按需要延长抗生素使用周期或改用级别更高的抗生素。

（3）密切观察出血、穿孔等并发症，必要时行胸部 CT、内镜检查。

（4）随诊：根据切除病变术后病理情况制订后续随诊方案，常规术后 3 个月、6 个月、12 个月进行内镜复查，必要时取活检；此后每年行内镜复查 1 次，以及时发现复发或残留病灶。若病理性质评估为非治愈性切除，且有较高的复发或淋巴结转移风险，建议进一步补充治疗。

八、并　发　症

主要并发症是出血、穿孔及食管狭窄。

1. 出血　术中出血一般多可内镜下成功止血。若术后患者出现呕血、黑便、血红蛋白明显降低等情况，则考虑术后出血可能，应及时给予凝血药物，必要时给予输血等处理。出血量较大、保守治疗无效时可行内镜下止血，可以通过内镜下电凝止血和止血夹止血等方式处理，具体可参考内镜下止血术相关内容；以上治疗均无效时可考虑血管介入栓塞或外科手术处理。

2. 穿孔　术中穿孔首先应内镜下处置，多可成功封闭。穿孔较小时，一般应用金属夹等封闭；穿孔较大或内镜下夹闭困难时，全覆膜金属支架可有效封闭创面。若内镜下封闭失败或合并严重纵隔感染及血流动力学不稳定等因素，应及时进行外科干预。

3. 食管狭窄　目前常用的狭窄处理方法主要有以下几种：激素注射或口服、球囊或探条扩张、全覆膜支架置入、瘢痕松解术、自主扩张球囊及自体皮瓣移植术等。目前尚无狭窄处理的共识推荐意见。

九、术中黏膜损伤度分级

保证黏膜的完整性是消化内镜隧道技术（DETT）的优势之一，DETT 术中应尽量保证黏膜的完整性。令狐恩强教授首次提出 DETT 术中黏膜损伤度（mucosal injury，MI）分级（表 33-2）。此分级有助于帮助内镜医生更好地了解 DETT 术中黏膜损伤并发症，术中反复黏膜下注射良好的液体垫、及时止血保持清晰的内镜视野，有助于减少黏膜损伤。

MI 分级分为 MI-0 级和 MI-p 级。

MI-0 级：黏膜层无缺损。

MI-p（perforation）级：黏膜层破损。此级又分为两个亚级。MI-pc（controlled）级：黏膜破损可通过金属夹夹闭或生物蛋白胶等封闭；MI-punc（uncontrolled）级：黏膜层破损无法内镜下闭合。

表 33-2　DETT 术中黏膜损伤度分级

MI 分级	表现
MI-0 级	黏膜层无缺损
MI-p 级	黏膜层破损
MI-pc 级	黏膜破损可通过金属夹夹闭或生物蛋白胶等封闭
MI-punc 级	黏膜层破损无法内镜下闭合

十、固有肌层损伤度分级

近年来，随着消化内镜技术的飞速发展，内镜手术的适应证越来越广泛，如内镜下电凝电切术、内镜黏膜切除术（EMR）、内镜下分片黏膜切除术（EPMR）、内镜黏膜下剥离术（ESD）、消化内镜隧道技术（DETT）等被广泛应用。穿孔，即消化道管腔全层破损，被认为是内镜下手术最常见的并发症之一。由于非隧道技术中黏膜层的必然损伤，故穿孔主要指固有肌层全层损伤，而固有肌层无损伤及部分损伤未被考虑其中。因此，仅使用"穿孔"并不能很好地评估术中固有肌层损伤情况，采用内镜手术术中固有肌层损伤度（muscularis propria injury，MPI）分级能更为精确地进行固有肌层损伤程度评估。MPI 分级采用三级五分法（表 33-3）。

表 33-3　内镜手术术中固有肌层损伤程度分级

固有肌层损伤程度分级	表现
MPI-0 级	固有肌层无损伤
MPI-i 级	固有肌层有损伤但未穿破
MPI-ia 级	固有肌层未完全穿破，加压后腔内气体不渗透到腔外
MPI-ib 级	固有肌层未完全穿破，但加压后腔内气体渗透到腔外
MPI-p 级	固有肌层穿破
MPI-pa 级	固有肌层穿破，内镜下可成功修补
MPI-pb 级	固有肌层穿破，内镜下无法处理，需要外科处理

引自：令狐恩强, 2018. 消化内镜手术术中固有肌层损伤度分级方法. 中华胃肠内镜电子杂志, 5（2）：64-66.

（1）MPI-0 级：固有肌层无损伤。

（2）MPI-i 级（损伤）：固有肌层有损伤，但未穿破。MPI-i 级分为 2 个亚级。MPI-ia 级（表 33-3）：固有肌层未完全穿破，加压后腔内气体不渗透到腔外（图 33-14）；MPI-ib 级：固有肌层未完全穿破，但加压后腔内气体渗透到腔外。

（3）MPI-p级（穿孔）：固有肌层完全穿破。MPI-p级分为2个亚级。MPI-pa级：固有肌层穿破，内镜下可成功修补；MPI-pb级：固有肌层穿破，内镜下无法处理，需要外科处理。

病灶超过20mm、病变位于上1/3胃腔、术中过度电凝止血、操作难度大及内镜下剥离器械及黏膜下注射液的研发尚不够完善均是发生固有肌层破损的危险因素，绝大多数固有肌层破损在术中发生。为避免固有肌层破损，术中应及时止血，始终保持治疗过程中视野清晰。反复黏膜下注射使病变与黏膜分离，应用不易快速吸收的注射剂等，也有助于降低固有肌层破损发生率。术中避免对

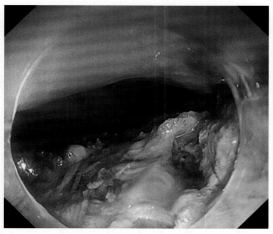

图 33-14　MPI-ia级（胃早期癌ESD）
引自：令狐恩强，2018.消化内镜手术中固有肌层损伤度分级方法.中华胃肠内镜电子杂志，5（2）：64-66.

创面进行过度电凝、喷洒生物蛋白胶等保护创面及吸除残存气体、液体等可能对预防术后迟发性固有肌层破损有一定帮助。随着内镜操作技术的发展，MPI-pb级固有肌层穿破较少见，大部分固有肌层损伤可内镜下处理或无须特殊处理，但术后仍需要密切观察，并给予禁食、胃肠减压、抗感染等保守治疗。由于DETT的特殊性，该分级适合于所有非隧道技术手术及DETT中的隧道法内镜黏膜下剥离术（endoscopic submucosa tunnel dissection，ESTD）操作。

十一、固有肌层缺损度分级

为完善内镜手术操作中固有肌层损伤度分级，令狐恩强教授首次提出固有肌层缺损度（muscularis propria defect，MPD）分级（表33-4）。这个分级有助于帮助内镜医生更好地了解内镜术中固有肌层缺损并发症，术中反复黏膜下注射良好的液体垫、及时止血保持清晰的内镜视野有助于减少固有肌层缺损发生可能。

MPD分级分为以下3级。

MPD-0级：固有肌层无缺损。

MDP-pt（partial-thickness）级：固有肌层有缺损，但未完全穿破。

MDP-ft（full-thickness）级：固有肌层完全穿破。

表 33-4　固有肌层缺损度分级

MPD 分级	表现
MPD-0	固有肌层无缺损
MDP-pt	固有肌层有缺损，但未完全穿破
MDP-ft	固有肌层完全穿破

第十二节 内镜纤维蛋白胶封堵术

一、概　　述

（一）纤维蛋白胶简介

纤维蛋白胶（fibrin sealant）是一种用于止血和组织黏合的药品，主要成分包括纤维蛋白原、凝血因子XⅢ和凝血酶、抑肽酶和氯化钙。目前其已经广泛用于各种外科手术和内镜下的止血和补漏。

（二）消化内镜治疗中纤维蛋白胶的应用

在内镜治疗领域，消化内镜隧道技术（DETT）治疗体系的出现开创了内镜治疗的新局面，使一批外科手术被取代，如对于贲门失弛缓症的治疗，经口内镜食管下括约肌切开术（POEM）疗效与外科手术一致，并且更符合"超级微创手术"理念，已经被列为一线治疗方案。消化内镜隧道技术具有保持黏膜完整性的优势，但在术中也可能会出现黏膜破损的情况。而黏膜破损的最大危险是胃或食管内的液体流入黏膜下隧道或纵隔，引起隧道感染、溃疡、食管炎、纵隔渗漏或腹膜渗漏。

以往黏膜损伤主要依靠止血夹或内镜下缝合系统对破损进行封闭。2011年，令狐恩强团队率先报道了在POEM术中使用猪源纤维蛋白封堵隧道漏口的案例，并且后续对其安全性和有效性进行了初步验证。纤维蛋白胶补漏可以解决止血夹封闭漏口时容易引起邻近黏膜撕裂造成封闭不完全的问题，并且操作简单，容易掌握。

二、操作适应证

操作适应证：消化内镜隧道技术应用过程中出现的黏膜破损或穿孔。

三、操作禁忌证

操作禁忌证：对纤维蛋白胶过敏者。

四、操 作 流 程

在POEM等隧道技术的治疗过程中，一旦发生黏膜穿孔或损伤，在内镜直视下，将纤维蛋白胶喷洒于黏膜下隧道的穿透性损伤处（图33-15）。纤维蛋白胶的用量取决于破损的大小，内镜医生在操作过程中应确保纤维蛋白胶将破损完全覆盖。

值得注意的是，对于破口较大的穿孔，仅使用纤维蛋白胶难以实现完全封闭，建议使用1个或2个止血夹初步夹紧黏膜破口的边缘，然后使用纤维蛋白胶将破口完全覆盖。

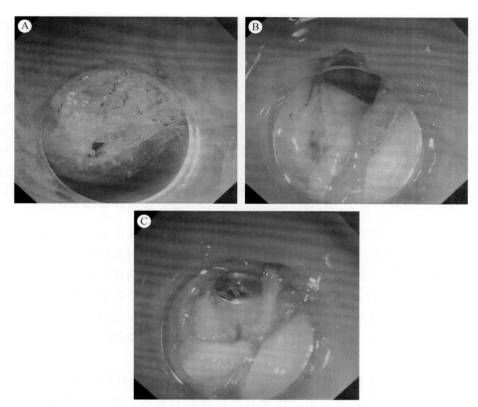

图 33-15　纤维蛋白胶补漏术操作流程

A. POEM 术中，贲门处黏膜可见一破口；B. 充分止血后于破损处喷洒纤维蛋白胶；C. 用钛夹夹闭黏膜破口

五、术后管理

密切观察患者情况，监测脉搏、血压、呼吸等生命体征。术后禁食 3 天，随后从流食逐渐过渡到普食。术后注意评估有无延迟出血、肺部感染、隧道感染或穿透性食管炎等并发症。为预防感染发生，术后 48h 内静脉给予抗生素、质子泵抑制剂（PPI），而后口服 PPI 至少 4 周。

第十三节　经乳头支撑器胆道镜直视下胆管结石取出术

一、概　　述

20 世纪 60 年代内镜逆行胰胆管造影术（ERCP）的问世开创了胆胰疾病新的治疗领域。我国的 ERCP 技术起步于 20 世纪 70 年代初，历经半个多世纪的发展与推广，目前已经成为诊断和治疗胆胰疾病的重要手段。随着医学材料科学、内镜器械等的不断发展和研发，括约肌切开、扩张、引流等 ERCP 相关诊断、治疗技术逐渐得到发展和成熟。

目前，ERCP 已成为胆总管结石的主要治疗方式。内镜十二指肠乳头括约肌切开术（EST）是经口插入十二指肠镜至十二指肠主乳头，用乳头括约肌切开刀将乳头括约肌切开，达到取石、胆道引流等目的的一种微创手术。自 1974 年 Kawai 等首次报道 EST 以来，它逐渐成为 ERCP 治疗胆总管结石的一种成熟的治疗选择。随着该技术的不断应用，其相关并发症也逐渐引起关注，早期并发症主要包括出血、穿孔、术后胰腺炎，远期并发症发生于 EST 术后 3 个月以上，包括复发性胆管结石、胆管炎、胆囊炎、菌胆症、肝脓肿、胰腺炎、胆道再狭窄及胆管恶性肿瘤等。另外，EST 也不适用于无法停用抗凝药物 / 抗血小板药物的患者。EST 从一定程度上破坏了奥狄括约肌的结构和功能，引发奥狄括约肌功能紊乱和肠胆反流，导致胆道内细菌过度生长，从而引发胆管慢性炎症甚至导致胆管癌变。近年来，学者采用不同的方法尝试减少操作对奥狄括约肌功能造成的破坏。内镜下乳头球囊扩张术（EPBD）于 1982 年由 Staritz 等首次提出，具有降低出血和穿孔风险的优势，同时可一定程度上保护乳头括约肌功能。尽管 EPBD 似乎是一种有望替代 EST 达到保护奥狄括约肌功能的方法，但其长期并发症及能否真正保护奥狄括约肌功能还需要进一步研究。Yasuda 等报道 EPBD 后奥狄括约肌功能保存不完整，仍有一定程度的降低。

经口胆道镜检查技术的出现使胆道直视下取出胆总管结石成为可能，同时也减少了辐射损伤。有研究尝试通过十二指肠乳头处置入自膨式金属支架（self-expandable metallic stent，SEMS）达到保护奥狄括约肌功能的目的，但由于该支架并非针对十二指肠乳头取石的特制支架，乳头开口处的支架相对较长，并非理想的支架。为此，令狐恩强教授团队研发出一种新型的十二指肠乳头支撑支架用于胆道镜辅助（cholangioscopy-assisted extraction through a novel papillary support，CETPS）胆管结石取出。该项技术既保留了奥狄括约肌的功能，又能在胆道镜直视下进行胆总管结石取石，同时又减少了辐射。

二、操 作 方 法

（1）ERCP 下进行胆道插管。

（2）插管成功后在十二指肠乳头及胆总管远端置入一个单哑铃式覆膜支架（直径 12mm，长度 25 ～ 30mm）（图 33-18A）。

（3）对于泥沙样胆总管结石，内镜下进行负压抽吸；对于单个块状结石，将胆道镜插入胆总管内，直视下通过胆道镜工作通道用网篮取石；对于多发块状结石，直视下通过胆道镜工作通道用球囊取石（图 33-16B ～ G）。

（4）取石后再次将胆道镜送入胆总管，确认是否有结石残留。

（5）拔出乳头处支撑支架（图 33-16H、I）。

（6）置入胆管塑料支架。

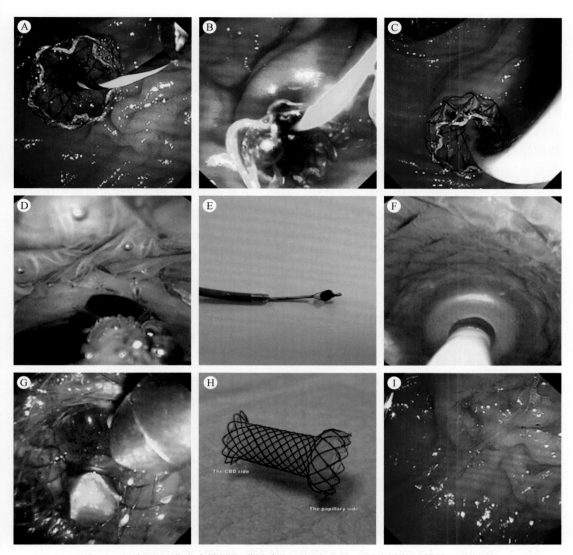

图 33-16　新型经乳头支撑器胆道镜直视下取出小的、泥沙样胆总管结石的过程

A. 新型乳头状支架放置在胆总管（CBD）下段和乳头处；B. 内镜下吸出支架流出的许多泥沙样 CBD 结石；C. 将胆道镜（Micro-Tech，eyeMax）插入 CBD；D. 胆道镜下取石网篮取出单个块状 CBD 结石；E. 网篮在胆道镜下从 CBD 中取出的结石；F. 胆道镜下球囊带出多块 CBD 结石；G. 用球囊带出一块结石，与胆道镜一起从 CBD 中取出；H. 将新型的单哑铃式乳头状支架从体内移除；I. 移除乳头状支架当时的乳头形态 [引自：Zhang W，Chai N，Zhai Y，et al.，2023. Cholangioscopy-assisted extraction of choledocholithiasis and partial sediment-like gallstones through papillary support：A pilot exploration for super minimally invasive surgery.Endoscopy，55（S01）：E274-E275.]

三、小　　结

与 ERCP 联合 EST 治疗胆总管结石相比，CETPS 的主要优势在于保留了奥狄括约肌的功能，避免了相关不良事件包括出血、穿孔、结石复发等。相关研究也已证实，使用

SEMS 对保护奥狄括约肌功能是有效的。另外，SEMS 也可用于应用双重抗血小板药物的患者胆总管结石取出，不会导致出血或血栓栓塞事件。

与以往采用的 SEMS 相比，令狐恩强教授团队所研发的乳头支撑支架具有以下方面的优势：①新型乳头支撑支架比以往的 SEMS 更短（25 ~ 30mm 比 40 ~ 50mm）；② CBD 侧的支撑支架呈 70° 角；③乳头侧的支撑采用单哑铃式设计。对于胆总管远端的结石，在置入支架后，结石可能会卡在相对较长的 SEMS 和 CBD 之间，因此 Jun 等建议在置入支架前倾斜体位，将结石从远端 CBD 移至 CBD 中部，但这种方法并不总是有效的。因此，令狐恩强教授团队所研发的长度较短（25 ~ 30mm）、CBD 侧角度为 70° 的支架，有利于支架置入过程中使结石进入胆总管近端。另外，乳头侧的单哑铃式设计可以避免胆道镜的持续摩擦，保护支撑物不进入胆总管。理论上来说，使用支架可以避免取石时器械无意中进入胰管，从而减少 ERCP 术后急性胰腺炎（post-ERCP pancreatitis，PEP）发生。然而，反复过度挤压胰管开口也会诱发 PEP。因此，下一个改进支撑支架的方法就是在支架足够的支撑力和合理的 PEP 发生率之间寻找一种平衡。

与传统 ERCP 相比，CETPS 的另一个重要优势是操作均是在直视下进行，这具有以下几方面的优势：①可以使操作者及助手减少辐射，孕妇和儿童在内的特殊患者更能从这项技术中受益；②为胆道镜直视下所设计的网篮和球囊，可以在最合适的位置打开并及时直视下抓取或拖住结石；③操作者可以及时发现 CBD 穿孔、出血、损伤等相关不良事件。因此，CETPS 是集 SEMS 支撑、保留奥狄括约肌功能、直视下操作等诸多优势于一体的一项技术。另外，该新型乳头支撑支架的应用为胆道镜的进出建立了通畅的通道，从而方便胆道镜下相关操作进行。

CETPS 为初步应用，仍有一些方面有待改进，如上面提到的支架支撑力和合理 PEP 之间如何平衡、如何使全覆膜支架在反复取石过程中不易滑脱、如何保证支架胆总管侧和管壁良好贴合等。未来期待更多的前瞻性、多中心、大样本研究证实其有效性及安全性，同时也使该项技术不断得到完善。

第十四节　经乳头支撑器胆道镜直视下胆囊结石取出术

一、概　　述

以胆总管结石和胆囊结石为代表的良性胆道疾病是当今世界的常见病。随着人们生活水平提高和社会老龄化加剧，这些疾病的发病率呈上升趋势。世界范围内，成人胆囊结石的总患病率已达 20%。相关文献表明，有症状的胆囊结石患者中 8% ~ 18% 可合并胆总管结石。临床上，由于担心胆囊结石进入胆总管，再次引发胆总管结石，甚至诱发胆源性胰腺炎，多数患者希望同时治疗胆总管结石及胆囊结石。目前治疗胆囊结石合并胆总管结石的常用术式包括：开腹胆囊切除术＋胆总管探查术；腹腔镜胆总管探查取石术＋腹腔镜胆囊切除术（laparoscopic cholecystectomy，LC）；内镜逆行胰胆管造影术（ERCP）取石 +LC。多年来，LC 一直是治疗症状性胆囊结石的首选和推荐选择。然而，胆囊在调节胆汁流动和储存胆汁方面具有不可缺少的功能，而胆囊切除术可能会破坏整个胆道系统。另外，越来越多的研究发现，胆囊切除可能导致术中胆管损伤、术后胆管功能障碍、脂肪泻等一系列并发症。越来越多的学者主张保留胆囊。保胆取石术（gallbladder-preserving cholecystolithotomy，GPC）是一种越来越多地用于治疗胆囊结石的方法。与外科胆囊切除相比，GPC 在不切除胆囊的情况下取出结石。目前这种方法主要有两大类：一是经壁的 GPC，包括内镜下微创胆囊取石术（endoscopic minimally invasive cholecystolithotomy，EMIC）相关 GPC（EMIC-GPC）、经自然腔道内镜手术（natural orifice transluminal endoscopic surgery，NOTES）相关 GPC（NOTES-GPC）和超声内镜（EUS）引导 GPC（EUS-GPC）。另一种是经胆囊的 GPC，基于 ERCP，取出胆总管结石后再取出胆囊结石。虽然 EMIC-GPC、NOTES-GPC 和 EUS-GPC 有各自的优势和应用条件，但其可能损害胆囊的结构和功能，如果切口大于胆囊的代偿阈值，则有可能诱发严重的并发症。此外，与胆囊壁损伤相关的长期并发症仍不清楚。因此，基于 ERCP 的 GPC 属于超级微创技术范畴。有研究采用胆道镜直视下导丝超选胆囊后，胆囊内置入全覆膜金属支架建立通道进行胆囊结石取石，技术成功率为 91.67%，临床成功率为 77.27%。令狐恩强教授团队研发出一种新型的十二指肠乳头支撑支架用于胆道镜辅助（cholangioscopy-assisted extraction through a novel papillary support，CETPS）胆管结石及胆囊结石取出。该项技术既保留了奥狄括约肌的功能，又可在胆道镜直视下进行胆管结石取石后的胆囊取石，同时也减少了辐射。

二、操 作 方 法

（1）ERCP 下进行胆道插管。

（2）插管成功后于十二指肠乳头及胆总管远端置入一个单哑铃式覆膜支架（直径 12mm、长 25 ～ 30mm）（图 33-17）。

（3）对于泥沙样胆总管结石，内镜下进行负压抽吸；对于单个块状结石，将胆道镜插入胆总管内，直视下通过胆道镜工作通道用网篮取石；对于多发块状结石，直视下通过胆道镜工作通道用球囊取石（图 33-18）。

（4）对于胆囊结石，胆道镜下对泥沙样结石进行抽吸或用取石网篮取出胆囊中的结石（图 33-19、图 33-20）。

（5）取石后再次将胆道镜插入胆总管、胆囊，确认是否有结石残留。

（6）拔出乳头处支撑支架。

（7）置入胆管塑料支架。

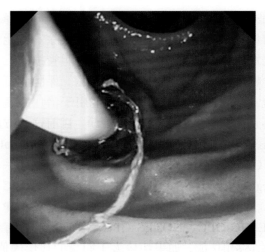

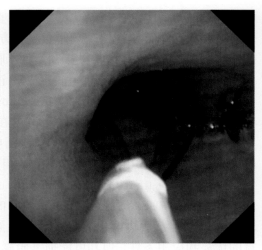

图 33-17　在胆总管（CBD）下段和乳头处放置一个直径 12mm、长 30mm 的覆膜支架，将胆道镜插入胆总管

[引自：Zhang W，Chai N，Zhai Y，et al.，2023. Cholangioscopy-assisted extraction of choledocholithiasis and partial sediment-like gallstones through papillary support：A pilot exploration for super minimally invasive surgery. Endoscopy，55（S01）：E274-E275；图 33-17 ～ 图 33-20 均引自此文献]

图 33-18　通过胆道镜工作通道将专门的取石网篮插入胆总管，顺利打开和收紧

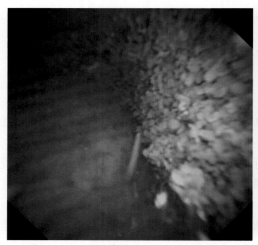

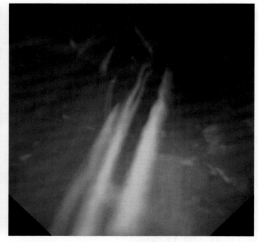

图 33-19　胆道镜直视下可见胆囊较多泥沙样结石

图 33-20　胆道镜直视下可见部分胆囊泥沙样结石通过吸引被取出

三、小　　结

　　由于胆囊颈管结构的特殊性，基于 ERCP 进行胆道镜直视下胆囊结石取石对胆囊本身的情况及胆囊结石的大小均有一定的要求，其适应证和禁忌证有待进一步探索和完善。无论是胆道镜直视下胆囊结石取石，还是胆囊置入全覆膜金属支架后再次进行胆囊结石取石，

均达到了超级微创技术的效果，是一种很有前景的手术方式。其有效性、安全性及长期疗效有待进一步的前瞻性、多中心、随机对照研究证实。

四、经口胆道镜超级微创诊断术中不明原因胆道狭窄病变鉴别新标准

不明原因胆道狭窄（indeterminate biliary stricture，IBS）是指影像学上无明显肿块的胆道狭窄，经常规内镜逆行胰胆管造影术（ERCP）取样后不能确定为良性或恶性。IBS目前占所有胆道狭窄的20%。虽然大多数狭窄最终被认为是恶性的，但高达20%的手术标本被证实是良性的。误诊会导致不必要的手术或恶性狭窄的延迟治疗。虽然目前的技术有助于在一部分病例中确定IBS的病因，但仍有许多"阴性"的病例，临床上被怀疑诊断为"恶性肿瘤"，并随后进行了手术。因此，IBS的诊断不仅要有较高的诊断准确性，也要有较高的阴性预测值，以避免不必要的手术。

目前，ERCP仍是诊断IBS的常规方式，但在判断狭窄性质方面敏感度及特异度较低。一项包括纳入1556例患者、16项研究的Meta分析显示，ERCP对IBS诊断的总体敏感度为41.6%（99% CI 38.4%～44.8%），阴性预测价值为58%（99% CI 54.8%～61.2%）。多项研究及目前的临床经验均表明，IBS的诊断亟须进一步提高。随着内镜器械的不断研发，经口胆道镜（peroral cholangioscopy，POC）的问世及不断改进，开辟了ERCP直视下操作的新时代，更有助于IBS病变的直视下诊断。近年来，学者们致力于探索IBS诊断分类系统，CRM标准、Monaco标准及Mendoza标准被相继提出，但其诊断的准确率分别为57%、61%和77%，仍有待进一步提高。截至目前，还没有一个被广泛接受的经口胆道镜直视下IBS诊断分类系统。然而，从临床观察来看，一些胆道镜检查结果高度提示恶性肿瘤，这些表现包括新生血管存在、黏膜改变和突出、导管内结节等。新生血管也称为"肿瘤性血管"，已经被公认为恶性的表现之一，它被描述为在狭窄的黏膜上不规则扩张、扭曲和异常增生的血管。2023年2月，令狐恩强教授团队通过经口胆道镜超级微创诊断术进一步提出了IBS病变性质鉴别新标准，以期进一步提高经口胆道镜下IBS病变性质鉴别诊断的敏感度及特异度。

（1）微绒毛结构（图33-21A）：胆管狭窄处表面可见密集分布的较小绒毛状突起，突起内有时可透见血管，随着注水或管壁蠕动，微绒毛结构可散开或聚集。

（2）易出血的不规则血管（图33-21B）：胆管狭窄处可见增粗、迂曲的不规则血管，胆道镜通过时可观察到血管进一步充血扩张导致的黏膜发红，并易引起出血。

（3）分叶乳头状结构（图33-21C）：胆管狭窄处可见分叶乳头状新生物，乳头密集分布形成葡萄样结构，其内部可见血管构造。

（4）堤坝样隆起（图33-21D）：胆管狭窄处可见骤然隆起的占位，隆起角度接近90°，形成堤坝样表现，可为全环周或部分环周。

（5）黏膜糜烂粗糙（图33-21E）：胆管狭窄处黏膜糜烂，整体观察粗糙、模糊感，可见白色黏液或黄色胆泥附着，易出血，甚至可见溃疡形成。

本标准共计以上 5 条准则（表 33-5）。鉴别标准：符合上述 5 条特征之一可判断为肿瘤性病变，不符合任何一条特征可判断为非肿瘤性病变。

表 33-5　经口胆道镜超级微创诊断术中 IBS 病变性质鉴别新标准

序号	肿瘤性 IBS 特征	序号	肿瘤性 IBS 特征
1	微绒毛结构（图 33-21A）	4	堤坝样隆起（图 33-21D）
2	易出血的不规则血管（图 33-21B）	5	黏膜糜烂粗糙（图 33-21E）
3	分叶乳头状结构（图 33-21C）		

注：符合上述 5 个特征之一可判断为肿瘤性病变，不符合任何一个特征可判断为非肿瘤性病变。

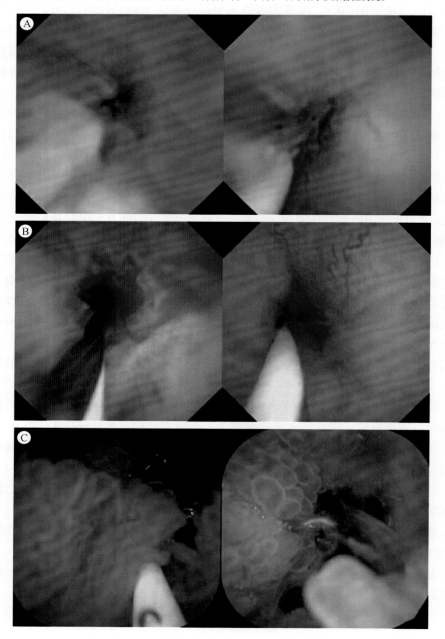

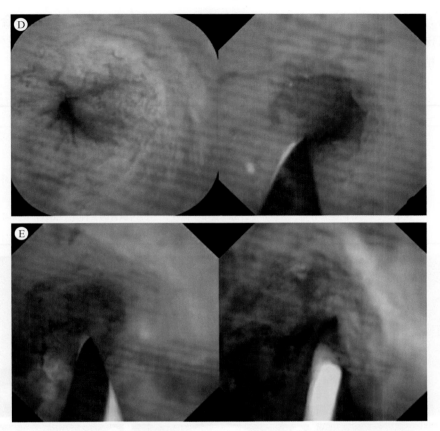

图 33-21 经口胆道镜超级微创诊断术中 IBS 病变性质鉴别新标准典型表现
A. 微绒毛结构；B. 易出血的不规则血管；C. 分叶乳头状结构；D. 堤坝样隆起；E. 黏膜糜烂粗糙

经口胆道镜超级微创诊断术中 IBS 病变性质鉴别新标准的提出，是借助近年来经口胆道镜图像质量实现高清化的契机，有望进一步提高 IBS 的诊断准确性。遗憾的是，尽管经口胆道镜图像质量不断提升，但其与胃肠镜图像质量相比仍有差距，尚需要经口胆道镜器械不断改进、更多前瞻性研究等确定、完善该标准的诊断准确性。

五、肝移植术后胆管狭窄的内镜下分型

A 型：为正常肝移植术后没有病变的胆管，ERCP 显示胆管吻合口没有狭窄，肝内胆管未见异常，此类黄疸患者可能是肝脏排异的结果。

B 型：为胆管吻合口单纯狭窄，患者肝内胆管分布、形态正常，有或无肝内胆管扩张，此类患者经过局部扩张或支撑治疗能够达到治疗狭窄的目的。

C 型：为胆管吻合口正常，患者肝内胆管分布、形态异常，出现狭窄、僵硬、串珠样改变、铸形物等，此类患者肝内胆管因各种原因出现广泛炎症、蜕变等，如能取出铸形物，可以达到治疗目的。

D 型：胆管吻合口狭窄，同时患者肝内胆管分布、形态异常，出现狭窄、僵硬、串珠样改变、

铸形物等，此类患者肝内胆管因各种原因出现广泛炎症、蜕变等，病变累及吻合口，需要充分扩张狭窄口，同时取出铸形物，才可达到治疗目的，但操作难度极大，容易发生并发症。

肝移植术后胆管狭窄的内镜下分型详见表 33-6、图 33-22。

表 33-6　肝移植术后胆管狭窄的内镜下分型

分型	胆管吻合口	肝内胆管表现	意义
A 型	无狭窄	肝内胆管分布、形态正常	肝内外胆管结构正常
B 型	狭窄	肝内胆管分布、形态正常，有或无单纯扩张	单纯吻合口狭窄
C 型	无狭窄	肝内胆管分布、形态异常，出现狭窄、僵硬、串珠样改变、铸形物等	肝内胆管因各种原因出现广泛炎症、蜕变等
D 型	狭窄	肝内胆管分布、形态异常，出现狭窄、僵硬、串珠样改变、铸形物等	肝内胆管因各种原因出现广泛炎症、蜕变等，病变累及吻合口

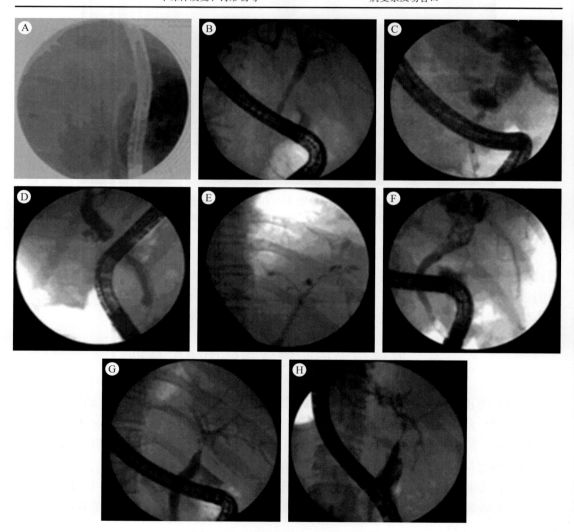

图 33-22　肝移植术后胆管狭窄分型

A、B.A 型，肝移植术后 ERCP；C、D.B 型，肝移植术后 ERCP；E、F.C 型，肝移植术后 ERCP；G、H.D 型，肝移植术后 ERCP

第十五节　内镜下自体皮片移植术

一、概　　述

内镜黏膜下剥离术（ESD）是目前临床上对食管早期癌采取的主要治疗方法，其中对于大面积食管病变 ESD 治疗，术后狭窄是常见的并发症。大于 3/4 环周的食管病变术后狭窄发生率为 70%～90%，食管全环周病变术后狭窄发生率几乎 100%。目前临床上食管狭窄的常用预防方法有口服或注射糖皮质激素、球囊扩张、临时性全覆膜金属支架置入等，不同方法各具优缺点，且均有一定的效果，但存在各种并发症，影响最终效果及患者生活质量。内镜下自体皮片移植术取患者大腿刃厚皮片，通过全覆膜金属支架将其加压固定在食管创面，以期闭合食管创面，减轻炎性渗出，减少细菌负荷及感染，以最终加速食管 ESD 创面愈合，预防食管瘢痕形成。该方法目前已建立完整体系的内镜下手术术式，疗效确切，特别是针对食管全环周创面的狭窄预防，值得推广。

二、操作适应证

（1）食管病变术前经内镜下活检病理、超声内镜、放大内镜联合窄带成像及 CT 检查等评估，考虑食管早期癌浸润深度不超过 SM1 且无淋巴结转移。

（2）食管 ESD 术后创面大于 3/4 环周。

三、操作禁忌证

（1）有严重心肺疾病等麻醉相关禁忌证。

（2）有严重凝血功能障碍等内镜下治疗禁忌证。

（3）患者大腿皮肤存在严重皮肤病。

（4）术前评估患者食管病变浸润深度超过 SM1。

四、术 前 准 备

（1）完善术前检查，如血常规、凝血功能、肝肾功能、血清四项、胸部 X 线片、心电图等检查。

（2）禁食、禁饮：检查前 12h 禁食，4～6h 禁饮，以防止麻醉后在术中发生呕吐，导致呛咳甚至窒息等不良后果。

（3）停用抗凝药物、抗血小板药物：对于服用抗凝药物、抗血小板药物的患者，如阿司匹林等，需要至少停药 1 周后进行手术，以防止异常出血，或避免加大术中出血量等。

（4）监测、控制血糖：对于糖尿病患者，术前应监测并控制血糖，遵医嘱用药，预防术后发生感染等并发症。

（5）控制血压：对于高血压患者，术前应监测并控制血压，预防术中应激状态或情绪紧张等因素引起血压过度升高，以降低手术风险。

五、手 术 步 骤

患者常规进行全身麻醉，术中依据食管 ESD 取左侧卧位。在行食管 ESD 过程中，由整形外科医生取皮，移植皮片大小由食管 ESD 术后创面大小而定。首先用滚轴取皮刀于患者右侧大腿外侧面取刃厚皮片，并用可吸收缝线将移植皮片缝合成袖套状；然后将袖套样皮片缝合于食管全覆膜支架上，通过支架释放系统，在内镜观察下逐步释放支架，使移植皮片完全覆盖在食管创面上（图 33-23、图 33-24）。最后在内镜下为患者放置三腔空肠营养管，并对大腿创面进行加压包扎。

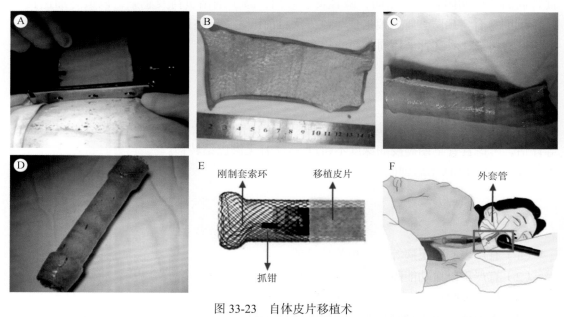

图 33-23　自体皮片移植术

A、B. 于患者大腿右侧取下移植皮片；C、D. 应用可吸收缝线将移植皮片缝合于食管全覆膜支架上；E、F. 将覆盖有皮片的全覆膜支架固定于 ESTD 术后创面上

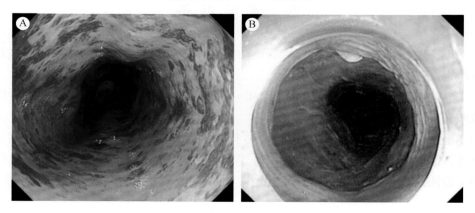

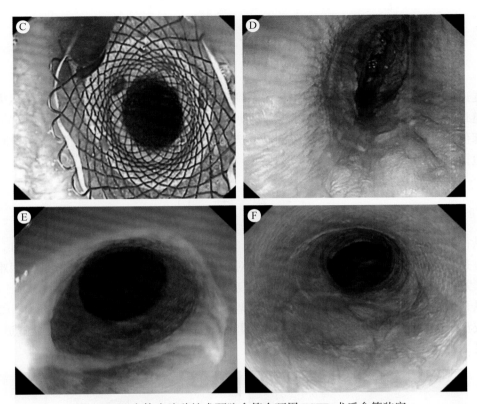

图 33-24　自体皮片移植术预防食管全环周 ESTD 术后食管狭窄

A. 内镜下鲁氏碘染色见食管黏膜呈环周拒染；B. 环周 ESTD 术后食管创面；C. 将覆盖自体皮片的食管全覆膜金属支架释放至
　食管创面上；D. 移植皮片存活良好；E、F. 术后 6 个月随访，可见移植皮片生长良好，与创面贴合紧密，无食管狭窄发生

六、术后处理

患者术后禁食饮 1 周，并利用空肠营养管进行肠内营养，然后逐步开放饮食。术后静脉滴注质子泵抑制剂 1 周，而后口服质子泵抑制剂至少 8 周。术后 3 天常规使用抗生素预防感染。术后 40 天左右取出食管支架。在取出支架前，每周复查 1 次内镜，观察皮片生长情况，以及是否发生食管穿孔、出血及创面感染和支架移位等并发症。取出食管支架后定期进行内镜随访，评价皮片存活情况及是否发生食管狭窄。对于右侧大腿创面，如果术后有明显渗出，要及时更换敷料；如果无明显渗出，于术后 1 周更换敷料，术后 2 周拆除敷料。

七、常见并发症

1. 胸痛　首先要评估是置入支架导致食管穿孔等原因所致，还是单纯置入支架所致。对于单纯置入支架所致的胸痛，可给予镇痛治疗。

2. 支架移位　可通过内镜检查确定是否发生支架移位，可通过金属夹固定支架边缘等方式进行预防。

第十六节 隧道开口的建立方式

隧道开口是内镜进入隧道的门户，关系到进出隧道的便捷性，影响隧道腔内压力及术后隧道封闭的难易程度，不同位置可能需要使用不同的开口，不同的病变需要不同的开口，同一部位也可根据操作者的习惯和解剖需要选择不同的隧道开口。目前最常见的开口方式主要包括纵开口、横开口及倒"T"形开口 3 种。

一、纵 开 口

纵行切开食管黏膜，长度 1.8 ～ 2.0cm，术后用金属夹由远及近依次夹闭开口。纵开口优点是术后便于封闭创面，但所需钛夹相对较多，缺点是内镜进入隧道相对较困难，隧道口紧紧包绕内镜，隧道内气体压力相对较高（图 33-25）。

纵开口适应证：①Ⅰ型、Ⅱa 型及Ⅱb 型贲门失弛缓症标准长度隧道 POEM；②食管下段或贲门区域固有肌层肿物 STER。其原因均为以上 2 种情况有充足空间建立隧道开口，可满足 2cm 左右长度的入口。

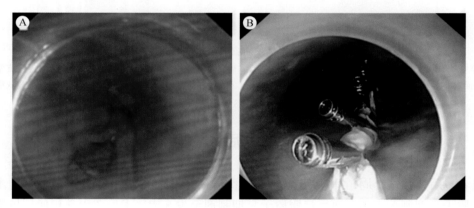

图 33-25 纵开口及封闭方法
A. 纵向开口长度 1.8 ～ 2.0cm；B. 夹闭开口约需要 5 枚金属夹

二、横 开 口

横向切开食管黏膜，横向长度约 1.2cm，主要问题是术后封闭创面较纵开口稍困难，需要在切口肛侧端正中缝合第 1 枚金属夹，此金属夹称为"锚"。以此金属夹为基准，依次纵行缝合（图 33-26）。近些年来，随着一次性大角度金属夹广泛应用，横开口夹闭困难的问题也迎刃而解。

横开口适应证：①食管上段固有肌层肿物 STER；②Ⅱc 型及Ⅲ型贲门失弛缓症短隧道 POEM；③ G-POEM 开口。原因是可用于构建隧道空间短，横开口不会缩短隧道的有效长度，同时横开口宽度大有利于内镜进入黏膜下层。

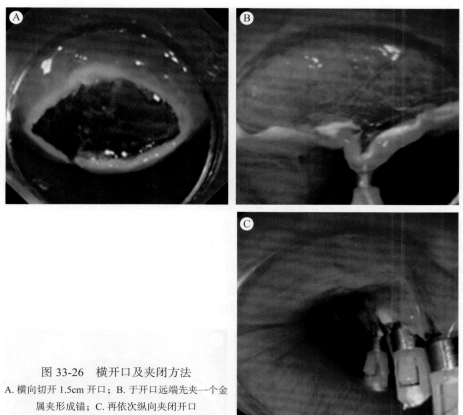

图 33-26 横开口及夹闭方法

A. 横向切开 1.5cm 开口；B. 于开口远端先夹一个金
属夹形成锚；C. 再依次纵向夹闭开口

三、倒"T"形开口

倒"T"形开口横宽约 0.5cm、纵长约 1.0cm，隧道开口像一个倒写的字母"T"，方便进镜及关闭创面，隧道口面积大，有利于隧道内气体、水分排出，一定程度上降低了隧道内气体压力，减少了气体相关并发症（图 33-27）。术后封闭开口时金属夹用量少等。

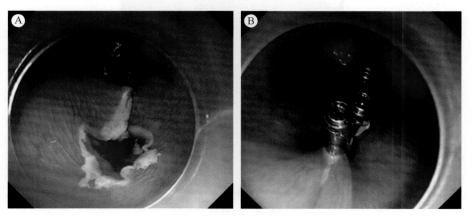

图 33-27 倒"T"形开口及封闭方法

A. 开口形状似倒置的"T"；B. 倒"T"形开口应用 3 枚金属夹即可纵向完全封闭

倒"T"形开口适应证：①所有形态的贲门失弛缓症 POEM；②食管中下段固有肌层肿物 STER；③ G-POEM 等几乎各种隧道技术均可适用。

四、一种特殊情况下适用的隧道术式——短隧道 POEM

何为标准隧道？标准隧道即隧道长度 10 ～ 12cm，从食管胃结合部口侧端 8 ～ 10cm 处开始建立隧道直至其肛侧端 2 ～ 3cm。

短隧道相对于标准隧道来说长度短，即指从食管胃结合部口侧端 5cm 处建立隧道直至食管胃结合部肛侧端 2cm，整个隧道长约 7cm。内镜下食管形态分型有利于帮助操作者选择合适的手术方法。Ⅰ型及Ⅱa型、Ⅱb型贲门失弛缓症患者管腔较直，选择标准长度隧道 POEM，而Ⅱc型及Ⅲ型贲门失弛缓症患者由于食管下段严重扭曲、扩张，标准长度隧道通常在翻越宽大的半环形结构形成的"山脊"（图 33-28A）时极困难，易迷失方向和误伤隧道黏膜，此时应考虑行短隧道 POEM。隧道开口建立在管壁相对平坦处（图 33-28B），内镜由短隧道入口进入食管黏膜下层可轻易绕过"山脊"（图 33-28C）。相关研究显示，短隧道 POEM 治疗Ⅱc型及Ⅲ型贲门失弛缓症的疗效与标准隧道 POEM 的疗效无显著差异。

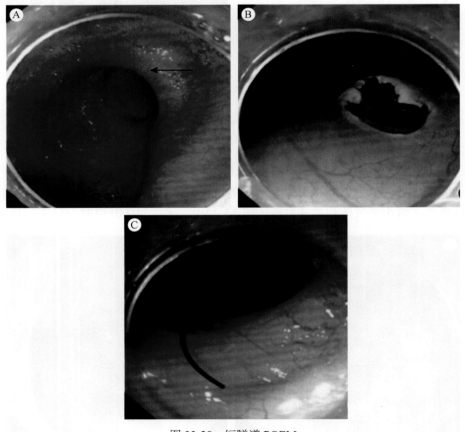

图 33-28 短隧道 POEM

A. Ⅱc型贲门失弛缓症，箭头所示为半环形结构形成类似"山脊"样结构；B. 短隧道开口建立在"山脊"口侧相对平缓的食管壁上；C. 隧道内可轻易绕过"山脊"（箭头）

第十七节　经隧道固有肌层切除术

一、概　　述

经隧道固有肌层切除术是经自然腔道内镜手术（NOTES），是在内镜黏膜下剥离术（ESD）及经口内镜食管下括约肌切开术（POEM）的基础上发展而来的。该技术通过在固有肌层与黏膜层之间建立人工隧道，有效利用隧道内的空间进行黏膜下固有肌层肿瘤剥离、切除等操作。由于隧道口与肿瘤切除部位不在同一平面，从而保持了消化道管壁的完整性，有利于创面愈合，减少穿孔、术后感染、瘘管和狭窄等并发症。该技术通过错开隧道进出切口，缩小创面，降低切口闭合的难度，真正杜绝了全层穿孔的可能。与外科手术相比，经隧道固有肌层切除术具有创伤小、术后恢复快、手术时间短等优势，但也不能完全代替手术治疗。

二、操作适应证

操作适应证：最小径≤3.5cm的食管及贲门固有肌层肿瘤。

三、操作禁忌证

（1）有胃肠镜检查的禁忌证。
（2）食管上段固有肌层肿瘤。
（3）没有建立隧道的余地或与黏膜层粘连分离困难的肿瘤。
（4）由于严重心肺功能障碍不能进行内镜操作。
（5）凝血功能障碍。
（6）隧道部位有大面积瘢痕或存在吻合口。
（7）固有肌层肿瘤表面黏膜破溃或怀疑恶性。

四、术 前 准 备

（1）签署知情同意书。
（2）完善术前各项相关检查及评估，如进行血常规、凝血功能、血生化、心电图等辅助检查评估有无内镜操作禁忌，若需要进行麻醉下操作，尚需要麻醉相关检查及评估；若安装心脏起搏器，应请心血管内科评估，必要时根据情况调整模式。
（3）胃肠道准备：同普通胃肠镜检查，慎用甘露醇准备肠道，如必须使用，则需要在病变切除前进行肠道内阻燃性气体置换。

（4）术前停用抗凝药物或抗血小板药物，结合具体基础疾病及用药情况，相关科室评估术前及术后停药时间及是否过渡治疗。

（5）术前 30min 静脉给予抗生素预防感染。

（6）进行 EUS、增强 CT 等影像学检查，评估病变大小、血供及其毗邻情况。

五、操作流程

（1）定位：治疗前胃镜头端附加透明帽，内镜下寻找肿瘤，准确定位。

（2）建立黏膜下隧道：在距黏膜下肿瘤近口侧直线距离 3～5cm 处食管或胃黏膜做切口，应用注射针向黏膜下注射肾上腺素、靛胭脂、生理盐水混合液，使局部黏膜隆起，应用 IT 刀切开黏膜层，形成 1.5～2.0cm 的切口，内镜沿切口进入黏膜下，逐步分离黏膜下层及固有肌层，在黏膜下建立纵行隧道，至肿瘤远端 1～2cm，注意止血。

（3）完整切除肿瘤：内镜直视下，应用 IT 刀、Hook 刀沿肿瘤周围分离瘤体，保持包膜完整，将瘤体完整切除，注意避免损伤浆膜层。

（4）标本回收：直径＜1.5cm 的病变可用透明帽直接吸出，较大的病变应用圈套器或网篮取出，防止撕裂损伤隧道口黏膜，分块切除的病变应于体外拼接固定。

（5）封闭隧道入口：以 APC、热活检钳处理出血灶及可见小血管，生理盐水冲洗隧道，吸引隧道内残留气体及液体，应用金属夹对缝黏膜切口。

六、术后处理

术后禁食禁水 72h，常规给予静脉抑酸、营养支持等治疗，并继续静脉滴注广谱抗生素 2 天。密切观察有无并发症发生，如皮下气肿和高热（≥39℃），必要时复查胸部 CT 或胃镜。

七、并发症

并发症有气体相关并发症、感染，以及其他相对少见的并发症，如隧道腔内迟发性出血、隧道入口开裂、纵隔脓肿、食管狭窄、胸腔积液、食管炎等。气体并发症最为常见，如皮下气肿、肺气肿、纵隔积气、气胸及气腹等，但这些并发症大多症状轻微，不需要治疗干预，皮下气肿常被自发吸收，术中全程应用 CO_2 气体，可有效减轻气体相关并发症。感染是一种严重的并发症，包括纵隔炎、腹膜炎、膈下和隧道内感染，症状包括胸部、腹部疼痛及发热（体温＞38℃）。感染发生的基础是隧道内出血与积液，因此术前清除消化道残留的液体，保持管腔相对干净，术中充分止血及吸引积液是预防术后感染最重要的措施。

第十八节　经口内镜下肌切开术的肌切开方式

一、概　述

贲门失弛缓症（AC）是一种原发性食管动力障碍性疾病，主要由食管下括约肌（LES）松弛不良及食管蠕动缺失导致，临床主要表现为吞咽困难、反流、胸痛及体重减轻等。随着内镜超级微创技术的快速发展，经口内镜食管下括约肌切开术（POEM）凭借其微创性及安全性逐渐被认为是 AC 的一线治疗方案。POEM 术式通过建立黏膜下隧道，对食管肌层进行切开以降低 LES 压力，达到治疗 AC 的目的。与常规治疗方式相比，手术创伤更小，住院时间更短，并发症发生率更低。

二、操作适应证

1. 绝对适应证　①无严重黏膜下粘连的 AC；②胃功能性排空障碍；③巨大憩室。

2. 相对适应证　①弥漫性食管痉挛、胡桃夹食管等食管动力性疾病；② POEM 或 Heller 术后失败；③部分食管黏膜下粘连的 AC。

三、操作禁忌证

操作禁忌证：合并严重凝血功能障碍、严重心肺疾病及一般状况差等无法耐受手术。

四、肌切开的方式

1. 全层肌切开术　建立黏膜下隧道后，将隧道向下延伸至贲门下，用三角刀纵向切开环形肌后，再切开相应位置的纵行肌（图 33-29）。

2. 眼镜式肌切开术　胃食管反流是 POEM 术后的常见并发症，POEM 术后异常酸暴露率可达 39%～47%。为减少异常酸反流，可以选择眼镜式肌切开术。在进行环形肌全层切开后，分别在齿状线上下全层切开纵行肌，并于齿状线相对位置保留 1cm 左右的纵行肌，以产生防反流作用（图 33-30）。

3. 肌切开联合球囊扩张术　部分患者在接受 POEM 后 LES 并未恢复到正常水平，可能是由于 POEM 术式离断环形肌后，环形肌断面之间的距离较近，导致离断不充分。因此可以利用肌切开联合球囊扩张术，在常规建立黏膜下隧道并切开内环肌后，使内镜退出黏膜下隧道，经内镜将最大直径 2cm 的球囊定位于贲门处，完全扩张球囊，从而起到牵拉延长内环肌断端距离的目的（图 33-31、图 33-32）。

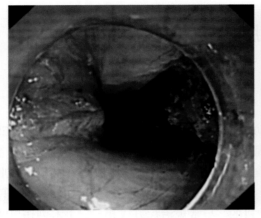

图 33-29 全层肌切开术

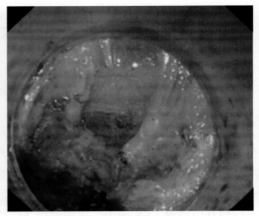

图 33-30 眼镜式肌切开术

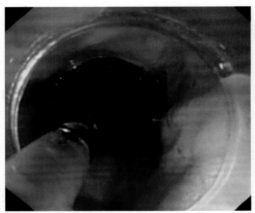

图 33-31 球囊扩张

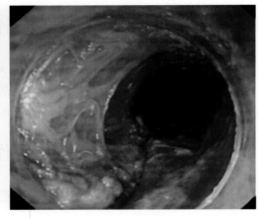

图 33-32 球囊扩张后

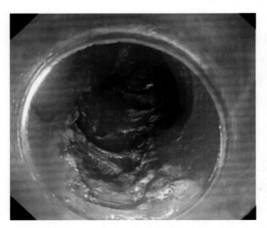

图 33-33 渐进式肌切开术

4. 渐进式肌切开术 是目前较为推荐的肌切开类型，即建立黏膜下隧道后，从肌切开起点至隧道末端，肌切开的深度由口侧到肛侧逐层加深。在食管胃结合部上方肌切开起始部位切开部分环形肌，至贲门上方后逐渐切开全层环形肌内环肌全层，由于贲门处环形肌明显增厚，与纵行肌不易分离，在此处进行全层肌切开术。渐进式肌切开术的优势在于在不影响 POEM 术式有效性的同时，有效降低了术后胃食管反流的发生率（图 33-33）。

5. POEM-SSMD（peroral endoscopic myotomy with simultaneous submucosal and muscle dissection） 对于乙状结肠型 AC 患者，POEM 的难度显著增加，主要由于扭曲及严重扩张的食管使术者难以找到一处相对平坦的位置建立黏膜下隧道，且大部分此类患者既往曾接受过内镜下肉毒毒素注射（BTI）治疗，食管黏膜下层通常粘连严重，导致术中分离及肌切开难度增大，食管穿孔及气体相关并发症发生率显著增加。针对此类患者，令狐恩强教授团队提出了 POEM-SSMD 技术，该技术强调建立隧道的同时进行肌切开，从而绕过严重粘连部位。具体步骤：①建立黏膜开口后，尽可能延伸黏膜下隧道，直至层间粘连严重无法继续；②通过黏膜下短隧道，行 1 ～ 3cm 的全层肌切开术至固有肌层，使相应的黏膜保持完整，直至食管胃结合部（EGJ）下 2 ～ 3cm 处；③对切口进行止血处理并确保内镜可以轻松通过贲门后，应用金属夹关闭黏膜切口（图 33-34、图 33-35）。

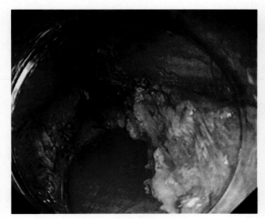 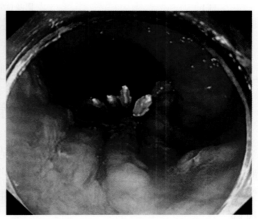

图 33-34　渐进切开　　　　　　　　　　图 33-35　用金属夹关闭切口

五、贲门失弛缓症食管黏膜炎症分级

食管内压力的变化和长期食物停滞可能导致食管黏膜慢性炎症，而慢性炎症会导致黏膜下纤维化（SMF），使黏膜下注射后食管黏膜难以提起，继而导致手术时间延长、意外不良事件甚至 POEM 失败。因此，术前应对食管黏膜炎症进行充分评估，以预测 SMF 程度和手术的难易程度。

令狐恩强教授基于内镜下食管黏膜和黏膜下血管系统的变化对食管黏膜炎症进行了食管黏膜炎症分级（EMIA 分级），并记录为 A ～ F 级（表 33-7），根据食管周围的溃疡或瘢痕，E 级和 F 级分别进一步分为 4 个亚组。EMIA 分级是 SMF 的独立预测因子，与 SMF 分级呈正相关，对评估手术难度和安全性具有重要指导价值。

表 33-7　贲门失弛缓症的 EMIA 分级

分级	内镜下表现
A 级	黏膜正常，血管纹理清晰
B 级	黏膜粗糙，血管纹理模糊
C 级	黏膜表面有白色颗粒样物，血管纹理消失
D 级	黏膜肥厚，呈条纹样或沟回状，血管纹理消失
E 级	食管溃疡

续表

分级	内镜下表现
E1	病变累及食管腔≤1/4周
E2	1/4周<累及食管腔≤1/2周
E3	1/2周<累及食管腔≤3/4周
E4	累及管腔>3/4周
F级	食管瘢痕
F1	累及食管腔≤1/4周
F2	1/4周<累及食管腔≤1/2周
F3	1/2周<累及食管腔≤3/4周
F4	累及管腔>3/4周

六、贲门失弛缓症食管黏膜下层粘连度分级

根据POEM术中黏膜下纤维分布情况、密度及黏膜下注射后的抬举效果，可对黏膜下层粘连度进行食管黏膜下层粘连度分级（SMF分级）（表33-8）。当SMF分级为A2级或A3级时，考虑为中重度纤维化，提示较高的POEM失败率及并发症发生风险。

表33-8 贲门失弛缓症的SMF分级

分级	内镜下表现	粘连程度
A0级	纤维丝呈散在丝状分布，黏膜下注射易抬举	无明显粘连
A1级	纤维丝汇集呈束状分布，黏膜下注射可抬举	轻度粘连
A2级	纤维排列紊乱，有融合，透明度下降，黏膜下注射抬举较差	中度粘连
A3级	黏膜下层与固有肌层完全粘连，抬举阴性	重度粘连

第十九节 胰腺囊性肿瘤聚桂醇消融术

一、概　述

聚桂醇是一种常见的食管胃底静脉曲张破裂出血硬化剂，还被报道用于肝囊肿、子宫囊肿、肾囊肿等消融治疗。2015年笔者率先将其应用于黏液性囊性肿瘤（MCN）消融治疗，首创超声内镜引导聚桂醇消融术（EUS-guided lauromacrogol ablation，EUS-LA）治疗胰腺囊性肿瘤（PCN）。2016年该研究初期成果获得第81届ACG唯一国际奖，2019年被写入国际PCN消融治疗专家共识，2020年EUS-LA一词被纳入由全国科学技术名词审定委员会公布的《消化内镜学名词》，成为我国内镜领域官方用词。

二、患者纳入及排除标准

EUS-LA 手术患者纳入标准：①诊断为 MCN；②有症状的 SCN 或者随访中病变增大或治疗意愿强烈；③年龄大于 18 岁；④ PCN 的最大直径≥ 10.0mm，且病变与胰管之间不相通；⑤签署知情同意书。若患者有多处病变，一次消融术仅消融一个病变。纳入标准①和②满足一项即可，③、④和⑤需要同时满足。

EUS-LA 手术患者排除标准：①无法完全耐受静脉麻醉；②存在内镜检查禁忌；③手术风险较高，如妊娠、凝血功能障碍、严重心血管疾病或严重呼吸功能障碍；④证据表明有急性胰腺炎或胰腺感染；⑤不能排除恶性或发展为恶性可能性大；⑥诊断为假性囊肿、实性假乳头瘤及神经内分泌肿瘤；⑦拒绝签署知情同意书。

三、消融操作流程

符合纳入标准的患者可进行 EUS-LA，其操作流程如下。

（1）EUS 评估：记录病变大小、位置、形状，有无分隔、乳头及实性物质，囊腔与胰管是否相通。

（2）必要时可行 EUS 造影：将六氟化硫微泡造影剂注入囊肿内，进一步评估病变囊壁、分隔、乳头等有无强化。

（3）选择合适的穿刺针，经胃或十二指肠壁穿刺进入囊腔，行 EUS-FNA。

（4）尽可能完全抽吸囊液，仅在穿刺针针尖部保留部分囊液。

（5）记录囊液的颜色、黏度和体积等特征后，囊液送细胞学和生化分析，若诊断把握度不高，可追加小活检钳穿刺。

（6）综合病史、检验及检查结果做出最终诊断，符合消融者纳入研究，通过穿刺孔道将聚桂醇注入囊腔内，直至囊壁完全浸润，反复灌洗 3 次保证最终囊腔中聚桂醇纯度。

（7）灌洗后，抽出约 2/3 体积的聚桂醇，保留约 1/3 的聚桂醇在囊腔内。

（8）最后拔出穿刺针，观察胃壁或十二指肠壁穿刺点是否有出血等情况。针对多房（囊中囊）病变，需要刺破分隔，使每一个子囊囊壁接触聚桂醇，分别消融每一个子囊。反复注射—保留—抽吸的意义在于通过 3 次置换保证最终囊腔内聚桂醇注射液浓度接近 1%。

四、术 后 处 理

术后密切监测患者情况，警惕是否出现腹痛、发热、恶心、出血、胰腺炎或胰酶水平升高等症状或体征。术后禁食 3 天，静脉注射质子泵抑制剂及抗生素 3 天，然后口服质子泵抑制剂 3 ～ 7 天。静脉注射胰酶抑制剂至少 1 天，术后次日复查胰酶水平，若升高，延长胰酶抑制剂使用时间，直至胰酶水平恢复正常。腹痛明显伴胰酶水平升高 3 倍以上者，应考虑急性胰腺炎可能，需要行胰腺超声确诊。

五、术 后 随 访

消融术后 3 个月进行胰腺 CT 或 MRI 随访，其后间隔 6 个月随访，此后每年随访 1 次。如果随访期间囊肿最大直径 < 10mm，则建议进行影像学监测；如果囊肿直径 ≥ 10mm，则建议再次消融。

EUS-LA 患者管控流程如图 33-36 所示。

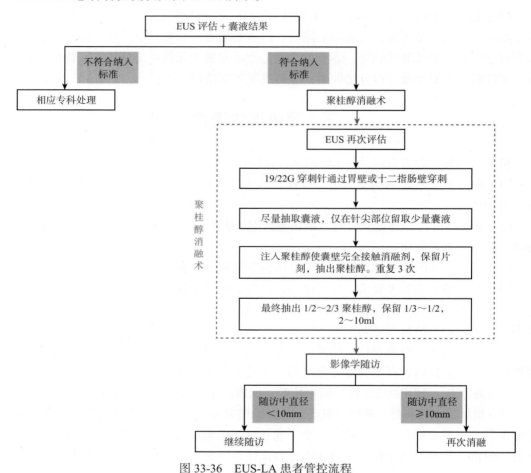

图 33-36　EUS-LA 患者管控流程

六、胰腺囊性肿瘤超声内镜诊断分型

EUS 能够动态、清晰地显示 PCN 的精细结构，可以用来鉴别 PCN 的亚类。通过对胰腺 SCN 及 MCN 的 EUS 下特征进行分析（图 33-37），令狐恩强团队提出了新的 SCN、MCN 鉴别标准（表 33-9）。同时该团队对此新标准进行了验证，研究表明，采用新标准诊断胰腺黏液性囊腺瘤的敏感度为 85.71%，特异度为 80%，准确率为 82.93%。

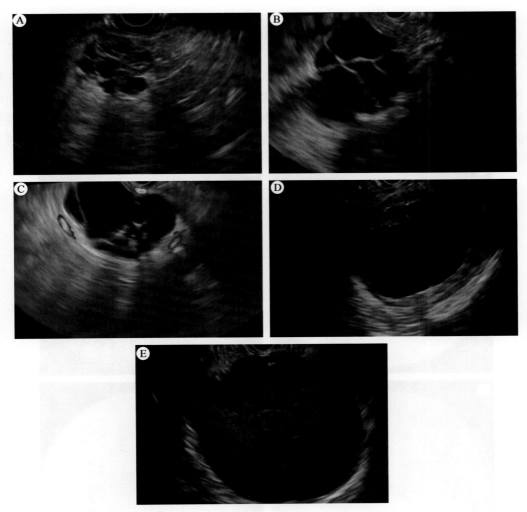

图 33-37　新标准下 SCN 和 MCN 的 3 种不同类型 EUS 下表现

A. 蜂窝状囊肿；B. 网状囊肿；C. 旋转内镜下部分母囊出现蜂窝状囊肿；D. 圆润的结节样结构囊肿；E. 圆形囊肿，
无结节状结构

表 33-9　浆液性、黏液性囊腺瘤的诊断标准

类型	分隔数目	鉴别要点
Ⅰ型	≥ 10 个	子囊内可见结节样结构——MCN
		子囊内无结节样结构——SCN
Ⅱ型	4 ～ 9 个	无蜂窝样囊肿表现——MCN
		部分母囊内呈现蜂窝样囊肿表现——SCN
Ⅲ型	0 ～ 3 个	囊内可见结节样结构——MCN
		囊内无结节样结构
		囊液 CEA ＞ 192ng/ml——MCN
		囊液 CEA ＜ 192ng/ml——SCN

七、超声内镜引导 Spyglass 直视下囊壁血管分类

囊壁血管分为主血管和分支血管，主血管较粗，分支血管按其分布方式分为 3 型（图 33-38）：Ⅰ型，血管分布为稀疏的树状分支型，常见于浆液性囊性肿瘤；Ⅱ型，血管分布为致密网状结构，常见于黏液性囊性肿瘤；Ⅲ型，血管分布呈藤状，常可观察到周围的分隔或乳头状突起。上述 3 种类型均可在浆液性囊性肿瘤和黏液性囊性肿瘤观察到。

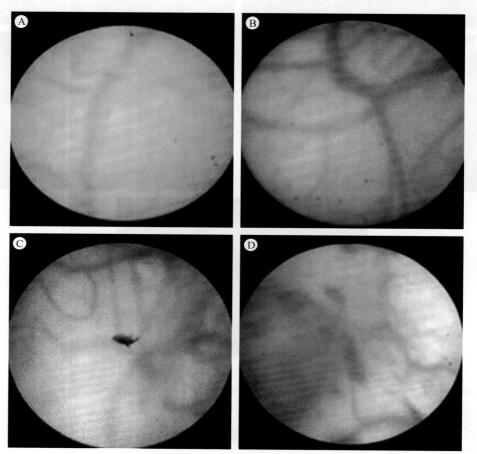

图 33-38　囊壁血管分类
A. 主血管；B. 分支血管Ⅰ型；C. 分支血管Ⅱ型；D. 分支血管Ⅲ型

第二十节　胰腺囊性肿瘤聚桂醇联合射频消融术

为进一步提高消融治疗 PCN 的疗效，可进行射频联合 EUS-LA 消融。目前常用的胰腺消融射频针有 2 种，即 Habib 射频针及 EUS-RA 射频针。目前国内尚无这 2 种器械上市，故本部分仅结合笔者前期射频 +EUS-LA 消融经验进行简述。

一般联合消融先进行射频消融，再进行 EUS-LA 消融；两种消融联合是一种物理消融

与化学消融结合的方法。这两种消融可在一次手术中同时进行，也可间隔 3 个月进行，联合消融纳入条件与单独 EUS-LA 纳入条件相似。操作上，前期采用的射频针为 Habib 射频针，尽量抽吸囊液，经穿刺针插入射频针后保持射频针接触或靠近囊壁，功率调整为 8W，消融 2min；可更换消融针位置进行多处消融。EUS-RFA 结束后进行 EUS-LA，步骤与 EUS-LA 相似，不再赘述。

前期初步研究表明，联合消融并不增加并发症发生率，且可提高消融治疗有效率。通过穿刺针孔道置入射频针，通过射频针的热量对囊壁上皮进行破坏，达到毁损囊壁上皮的作用。研究纳入 21 例接受超声内镜引导聚桂醇联合射频消融治疗的患者，联合治疗后共随访 19 例，7 例（37%）完全消失，4 例（21%）接近完全消失，5 例（26%）显著有效，2 例（11%）有效，1 例（5%）稳定，无进展病变。术后未发生严重并发症。

第五篇

消化内镜中心管理规范

第三十四章

基层消化内镜中心建设

第一节　建设的基本原则

　　为保证考核合格学员在县域医院工作岗位切实担当就诊第一道防线作用，巩固培训成效，县域医院应设立独立消化内镜中心，具备相应的配套硬件设施。基层消化内镜中心的总体布局主要根据医院规模、患者数量、开展的项目及现有的房间布局而定，理想的内镜中心应符合以下基本要求。

　　（1）布局分布要便于医生工作，更要便于患者就诊。

　　（2）功能分区要明确，通道设置要合理。

　　（3）平面设计上要考虑人流方向，功能设计上要考虑房间构型。

　　（4）设施配置齐全，安置位置适当。

　　（5）诊疗环境安静整洁，宽敞舒适。

　　（6）注意通风和采光，室内明暗适中，空气流通。

第二节　建筑布局要求

　　内镜中心总体呈"五区三通道"布局，分别设有接待候诊区、内镜诊疗区、麻醉复苏区、清洗消毒区及办公生活区，其面积应与工作需要相匹配，分别设有医护人员通道、患者通道及内镜处理通道，通道的区分一方面可以提高诊疗过程的效率，另一方面做到了洁污分离，避免了患者与污染器械和医疗废物接触可能，降低院内感染风险。

　　按照上述"五区三通道"的设置，工作人员经专用入口进入办公生活区，由内部走道进入内镜诊疗区。患者经一次候诊区分批进入二次候诊区，在二次候诊区完成相关准备工作，检查完成后在麻醉复苏区进行麻醉复苏，体征正常后离开。诊疗室设前后2个通道，前通道为工作人员及清洁内镜运输通道，使用后的内镜经后通道进入清洗消毒区，实现使用后的污染器械与经过灭菌的清洁器械通过不同通道进出诊疗室。考虑院内感染控制，在器械与医护人员流线有重合时，应尽量避免污染器械与患者流线重合。污染器械与清洁器械在转运过程中均应做好密闭防护措施。

一、接待候诊区

接待候诊区的座位数量及规模设置应依据日均诊疗量而定，需要考虑的因素包括患者人数、陪检人员人数、滞留时间等。

一次候诊区主要承担预约排号、检前宣教、药品发放、陪诊人员休息等功能。作为患者前往内镜中心就诊的第一站，预约窗口应布置在醒目直观的位置，方便服务患者。预约窗口工作人员就检查流程、注意事项等为患者进行讲解，解答患者疑惑，缓解患者紧张情绪。接待候诊区应配有宣教示意图或播放宣教视频，帮助患者更好地理解检查程序，放松心情，但需要注意的是示意图及视频的选择要注意细节，太直观的图文资料反而可能加重患者的焦虑与紧张情绪。同时随着智慧医院的发展，预约、宣教等程序也可以选择建立线上平台，利用手机进行线上预约和在线宣教。总之，一次候诊区应为就诊患者和陪诊人员提供舒适、能够缓解紧张情绪的空间。

二次候诊区在布局上更贴近内镜诊疗区，因此空间不宜过大，以确保诊疗区的安静环境和正常秩序。二次候诊区可作为术前准备区使用，需要术前用药的检查项目可以在二次候诊区内用药，使患者在进入诊疗室前完成所有术前相关准备，以提高内镜诊疗区的整体工作效率。

二、内镜诊疗区

根据《软式内镜清洗消毒技术规范》（WS 507—2016）5.1.2条款要求，内镜中心应根据所开展的内镜诊疗项目设置相应的内镜诊疗室。原则上要分设上、下消化道诊疗区，以利于医院感染防控。对于不能满足分设诊疗区要求的医院，建议管理上分时段进行操作。操作间面积应大于20m²，要便于医生操作诊疗设备及诊疗床活动。具体分为非独立操作间（多功能）和独立操作间（单一功能），分别适用于不同的单位和条件。

1. 非独立操作间　要满足多功能性的要求，因此应尽可能将需要的设备集中于此处，同时房间内应有多种器械、附件的存放处，使一间房可以完成多种功能或多种操作。这种模式适用于工作量少、规模较小、开展项目较少的内镜中心，有利于节省成本，提高效益。

要达到操作间规模小且同时可以开展多种诊疗项目的目的，不仅要求设备配置上不同检查项目之间可以互用，而且要求操作项目的安排上更为精巧合理，合理安排工作人员和设备的使用，避免时间上、空间上的冲突。操作间与辅助用房（包括储存间、消毒间等）的位置也应合理规划，辅助用房的规模、功能应与操作间相匹配。总之，非独立操作间的设计细节需要推敲，将周密考虑多方面的问题。

2. 独立操作间　对于条件允许的内镜中心，推荐采用独立操作间的设计，单独应用于某种单一的检查项目，既有利于同时开展多个检查项目，又可以节省辅助人员的需要和辅助用房的数目，提高经济效益和工作效率。基层医院消化内镜中心可以常规设立胃镜操作间及肠镜操作间，根据医院规模及受检患者数量确定操作间数量。

三、麻醉复苏区

对于选择普通胃镜检查的患者，仅进行咽喉部局部麻醉，检查结束后即可离开，不需要术后观察及处理。但对于开展无痛内镜业务的医院，施行全身麻醉后的患者，检查结束后仍需要进一步观察与复苏处理，直至患者清醒且无异常才可离开，这就需要设置麻醉复苏区。

麻醉复苏区的规模应与无痛内镜操作间规模相匹配，可以设置独立空间，也可以在开敞空间内划分独立区域。原则上，麻醉复苏应尽可能集中区域，便于医护人员观察患者状态，统一管理。麻醉复苏区应单独设置，与内镜诊疗区的入口处尽量保持距离，设置在出口位置最佳。避免候诊患者因目睹术后未苏醒的患者而增加恐惧感。

四、清洗消毒区

根据《软式内镜清洗消毒技术规范》（WS 507—2016）5.3.1 条款要求，内镜中心的清洗消毒区应独立设置。洗消间的位置应设置在内镜诊疗区附近，并与每间内镜操作间距离相当，以便于内镜储存、运送、清洗，提高操作人员工作效率。总面积应 ≥ 40m²，并设置独立的污物处理间及专用的走廊、过道和电梯。

消毒间内分清洁区和污染区，要充分利用空间，保持整洁、宽敞，便于工作。清洗消毒流程要做到由污到洁，污洁区域无交叉。其中清洗为污染操作，消毒为清洁操作，注意避免交叉感染。应将操作规程以文字或图片海报形式在清洗消毒室适当的位置张贴。基层医院很难做到每次清洗后对清洗槽进行彻底的清洁和消毒，因此为了更好防控感染，建议胃镜和肠镜的清洗消毒系统分开配置，胃镜、肠镜分开清洗。

五、办公生活区

办公生活区包括办公室、工作人员更衣室、卫生间、储物间、工作人员休息室、会议室等，有条件的医院还应设立示教室，方便教学工作开展。空间设计上，办公生活区的流线和尺度应尽可能紧凑合理，满足医护工作人员的日常需求。办公生活区旨在为医护工作人员提供一个舒适、便利的工作环境，关爱医护人员也是重要的人性化考量。

第三节　设施配置要求

工欲善其事，必先利其器。在内镜中心各个分区中配置必要的设施及物品，有利于提升医护工作人员的工作效率，提高患者的就医质量，其也是顺利开展内镜工作的基础。

一、内镜诊疗区

根据《软式内镜清洗消毒技术规范》（WS 507—2016）5.2 条款要求，诊疗区内每个诊疗单元必须包括主机（含显示器）、诊察床（1 张）、治疗车、吸引器等。应根据日均诊疗工作量配置软式内镜及内镜附件，平均每天检查量超 20 例的单位应设 2 张检查床轮替使用。诊疗室内应配备口罩、帽子、手套、护目镜或防护面罩等，同时配备手卫生装置，采用非手触式水龙头。注水瓶内用水应为无菌水，并每天更换。推荐采用全浸泡式内镜和一次性吸引管。

《软式内镜清洗消毒技术规范》（WS 507—2016）行业标准要求灭菌内镜的诊疗环境至少应达到非洁净手术室的要求，同时《医院消毒卫生标准》中规定，内镜室属于 II 类环境，空气中细菌总数 ≤ 4.0CFU/ 皿（15min），室内空气应无毒、无害、无异味，并且应单独设立排风系统保持室内为相对负压状态。操作间内的物品与设施应符合相关的标准和规范，包括通风系统、水电设计、吸引系统、供氧系统、急救设备、电脑接口、药品、储存柜等。

应设独立的通风系统，通风设备要有足够的强度，设置能对流的风口。室内应包括供水系统和排水系统。电子设计上应满足动力与照明分开，最好有两路开关控制，一路主要用于非操作时段患者的抢救，亮度能满足抢救患者的要求；另一路用于日常开展操作，建议设置为可调节亮度的照明系统，亮度以操作医生观看内镜监视器时感觉不反光为宜。吸引系统是操作间的重要组成系统，每个诊疗单元应配置 2 个吸引端口，一个连接内镜，另一个用于吸引患者的口腔分泌物，吸引系统应尽量靠近操作者，吸引强度应适中。供氧系统用于预防患者特别是麻醉后的患者在检查和治疗过程中出现低氧血症，氧气接头的位置应靠近患者的头侧。诊疗室内还应配备监护仪，条件许可时应准备除颤仪及抢救车，车内备齐急救常用药物和器材，在必要时立即对患者进行急救，最大可能保障患者生命安全。开展无痛内镜诊疗时，必须配备麻醉机等相关设备。储存柜内主要存放必要的内镜附件及检查所需的治疗巾、医用一次性牙垫、药品等。

考虑到技术进步、设备更新的频率，在操作间设计上还应该留有余地，以备发展之需，包括空间的余地与辅助功能的余地，如电源、吸引、供氧、计算机接口等。

二、麻醉复苏区

麻醉复苏区可以采用平车作为病床，患者在平车上完成术前准备后推入检查室检查，检查结束推入复苏间进行观察，极大提高了工作效率。一般而言，每个无痛内镜诊疗单元需要 2 张复苏床位，1 张用于患者准备，1 张用于患者复苏。但综合考虑操作时间、操作效率等因素，根据权重因子进行折算，每个无痛内镜诊疗单元配合的复苏床位应为 1.6 ~ 3 张。

复苏室应配置必要的医护人员及医疗监护设备、供氧系统、吸引系统、应急呼叫系统和急救设备，应确保医护人员可以观察到复苏室中的每一位患者，一旦发现急救信号，医护人员可以迅速开展抢救处理。每张复苏床边应配置一盏高亮度应急灯，保证抢救患者不受断电影响。

三、清洗消毒区

合格的清洗消毒是有效防控院内感染的重要环节，更是保障患者诊疗质量的重中之重。根据《软式内镜清洗消毒技术规范》（WS 507—2016）5.3 条款要求，内镜中心的清洗消毒区应配有以下设施及设备：①清洗槽，采用手工清洗消毒操作时还应配有漂洗槽、消毒槽、终末漂洗槽；②全管道灌流器；③各种内镜专用刷；④压力水枪；⑤压力气枪；⑥测漏仪器；⑦计时器；⑧内镜及附件运送容器；⑨低纤维素且质地柔软的擦拭巾、垫巾；⑩手卫生装置，应用非手触式水龙头。

建议清洗消毒区配备动力泵（与全管道灌流器配合使用）、超声清洗器及内镜自动清洗消毒机。内镜自动清洗消毒机相关要求应符合《内镜自动清洗消毒机卫生要求》（GB 30689—2014）的规定，包括：①应具备清洗、消毒、漂洗及自身消毒功能；②宜具备测漏、水过滤、干燥、数据打印等功能。用于内镜灭菌的低温灭菌设备应满足国家相关规定要求。

机械通气是通过中央空调通风系统循环利用室内空气；如果没有新风系统的补充，内部循环的空气质量会越来越差，尤其是清洗消毒间本身消毒剂挥发和残留浓度高，严重影响医护人员的健康。因此，如果采用机械通风系统，应采取"上送下排"方式，建议每小时换气达到 10 次以上，每小时最小新风量达到 2 次以上。如果条件允许，建议在送风管路安装等离子体空气净化消毒装置。

清洗消毒室的用水主要包括内镜清洗用水和终末漂洗用水。①内镜清洗用水的要求：应按照《医院消毒供应中心第 2 部分：清洗消毒及灭菌技术操作规范》（WS 310.2—2016）规范软式内镜的清洗用水要求。手工清洗用水至少应符合《生活饮用水卫生标准》（GB 5749—2006）的要求，如果条件允许，应使用电导率在 200μS/cm 以下的去离子水进行手工清洗，以能控制水的硬度为佳。为避免积垢导致管道阻塞，清洗消毒机不建议直接使用自来水，最好使用电导率在 200μS/cm 以下并控制硬度的去离子水。②终末漂洗用水要求：软式内镜高水平消毒后的终末漂洗水应保证细菌总数≤ 10CFU/100ml。临床上通常使用孔径≤ 0.2μm 的滤膜进行过滤，滤膜的更换时间应取决于处理的水量和水源的水质，医院需要定期监测以确定更换时间。化学浸泡灭菌的软式内镜的终末漂洗应使用经过灭菌工艺处理的无菌水。

《软式内镜清洗消毒技术规范》（WS 507—2016）5.3.11 条款要求使用清洁压缩空气进行软式内镜干燥。而目前医院内镜中心使用的普通气泵和气枪通常没有配置过滤器，导致吹出气体中的真菌和细菌严重超标。建议依照《医用气体工程技术规范》相关标准管理医院的医用气体。

清洗消毒区的其余耗材应符合以下要求：①医用清洗剂应使用适用于软式内镜的低泡医用清洗剂，并根据情况选择特殊用途的医用清洗剂，如具有去除生物膜作用的医用清洗剂等。②医用润滑剂应为水溶性，与人体组织有较好的相容性，且不影响器械的机械性能和灭菌介质的穿透性。③消毒剂应适用于内镜且符合相关标准，并对内镜腐蚀性较低；可选用戊二醛、邻苯二甲醛、二氧化氯、复方含氯消毒剂、酸性氧化电位水、过氧乙酸或其他消毒剂，要求酸性氧化电位水应符合《酸性电解质水生成器卫生要求》（GB 28234—2020）的规定。④灭菌剂应适用于内镜且符合国家相关规定，并对内镜腐蚀性较低；可选用过氧乙酸、戊二醛或其他灭菌剂。⑤消毒剂浓度测试纸应符合国家相关规定。⑥干燥剂应配备75%～95%乙醇或异丙醇。⑦个人防护物品应配备防水围裙或防水隔离衣、医用外科口罩、护目镜或防护面罩、帽子、手套、专用鞋等。

四、软式内镜储存设施

内镜中心要根据自身条件设置软式内镜储存设施。条件允许时可以设置专门的内镜储存库，库房内壁要求光滑且无缝隙，最好不设窗户，并配置一台干燥机，以满足内镜对环境干燥、避光、清洁的要求。小规模的内镜中心，内镜储存无须独立区域，配置清洁、干燥的镜柜即可。镜柜内表面也应满足光滑且无缝隙的要求，方便清洁和消毒。镜柜应保持通风良好和干燥。为避免内镜因紫外线照射而老化，带有紫外线消毒功能的镜柜和镜库应在没有内镜时开启紫外线消毒功能。

要求以悬吊式存放内镜，以利于内镜管腔干燥。为延长内镜使用寿命，操作部与连接部的镜身应自然弯曲。镜柜或镜架高度应大于镜身，并在底部镶嵌具有缓冲作用的材料。内镜前端应套入海绵圈内，避免镜头刮花和前端受到撞击。

五、设施、设备及环境的清洗消毒

每天内镜清洗消毒完成后，应彻底刷洗清洗槽和漂洗槽，并应用过氧乙酸、含氯消毒剂或其他符合国家相关规定的消毒剂进行消毒。每天诊疗工作结束后，应对内镜中心的环境和设备进行清洁和消毒处理。

第四节　人员配置及管理

消化内镜中心的人员配置涉及内镜诊疗的各个环节，包括术前准备、诊疗操作、术后复苏、内镜的消毒灭菌、内镜的保养维护、内镜中心日常管理等。应根据工作量安排各环节的人员量，同时可相互交叉，如内镜护士可兼顾术前准备、诊疗辅助和术后复苏等工作，又可以参与内镜室的管理等。总之，内镜中心的人员配置应考虑多方面因素，既要方便日常的诊疗工作，又要为患者提供安全的操作环境。

关于诊疗操作的人员安排，需要同时考虑患者个体情况及具体操作内容。患者方面因素包括预计的麻醉深度（如是否接受镇静，接受轻度、中度还是深度镇静）、患者既往病史、辅助检查结果、美国麻醉学会生理状况评估分级结果等。操作内容方面因素包括预计的操作时间，是诊断性操作还是治疗性操作等。

内镜相关的工作人员主要包括操作医生、护士、内镜消毒人员、麻醉医生、辅助工作人员等，条件允许时还可以配备技术人员和放射医生。鉴于内镜的诊疗工作具有专业要求，因此要求从业人员具备一定的工作条件。

一、医　　生

（1）内镜中心应配有负责日常工作的专职医生，既参加常规诊疗工作，同时也配合科主任管理内镜中心的各项工作。专职医生应由主治医师以上职称人员担任，可固定或相对固定（一年内不少3～6个月）。

（2）内镜医生要求有坚实的临床基础，熟练掌握临床常见危重病急救的操作，应在工作3年以上的住院医师中择优培训，培训时间应大于3个月。

（3）内镜医生应既有实践技能，又有丰富的理论知识。建议经培训考核上岗。要求满足：①能够正确、安全地完成内镜操作，包括充分了解镇静、镇痛和麻醉技术，掌握内镜操作的适应证和禁忌证，以及可以正确评估患者在操作前的一般情况和操作时的生命体征监测；②能够发现并解释内镜下改变，将理论和具体临床实践相结合，做出正确的诊断和治疗选择；③能够明确内镜操作每一步的危险性所在，学会如何规避或减少危险因素，可以迅速识别并正确处理并发症；④认识内镜操作和个人技术的局限性，在必要时及时寻求帮助。

二、护　　士

（1）内镜中心应配有护龄3年以上且经过培训的专业护士。每个诊疗单元应配备1名护士，3个以上诊疗单元的内镜中心可配置护士长或设立护理组。

（2）鉴于内镜中心护士工作的特殊性，护士应经过三级医院培训后上岗，时间不短于2个月，条件允许的地区，可采取考核上岗制度。

（3）内镜护士须熟练掌握心肺复苏等基本急救技能，掌握心电监护等操作技术，并接受临床急救相关的技能培训。

三、清洗消毒人员

（1）内镜中心应配备专门的内镜消毒灭菌人员，人员数量与工作量相匹配。

（2）清洗消毒工作人员应接受相关知识培训，具体包括：①内镜构造及保养知识；②清洗剂、消毒剂的选择及清洗消毒设备的使用；③内镜及内镜附件的规范化清洗、消毒、灭菌操作；④特别注意对内镜洗消过程中相关毒害作用和危险因素进行培训，注重职业安全防护；⑤进行关于内镜院内感染控制的培训，熟悉院内感染预防与控制的相关知识。

（3）定期对清洗消毒人员进行培训与考核，严格把控清洗消毒质量，预防院内感染。

四、其他人员

（1）麻醉医生一般由麻醉科派遣，要求在熟练掌握内镜麻醉技术的基础上，可以应对麻醉突发危重情况，条件允许的内镜中心也可以配有专门的麻醉医生。

（2）辅助人员必须熟悉内镜中心诊疗的操作流程，有一定的工作经验，且必须经过基础生命支持技能培训。

第五节　基本诊疗器械及管理

考虑到内镜中心人群复杂、人员密集、人流量大的特殊性，内镜中心必须重视基本诊疗器械的使用和维护，建立严格的日常管理制度，做到切实防控院内感染，有效保障患者就诊质量，避免医疗事故发生。

一、前方直视镜（泛用镜）介绍

前方直视镜是全国范围内使用最广泛的内镜类型，也是日常工作中最常用的机种。

对于胃镜操作而言，直视镜能够详细观察咽喉部，所以能安全插入内镜，而且因为食管是比较直的管状器官，直视镜对早期食管癌的发现很有用。对胃部整体来说，直视镜可以相对没有盲区地进行观察，难点是，由于胃体后壁容易成为切线方向，这个部位的小病变及凹凸变化少的病变容易漏诊。体部大弯侧能得到大范围的直视像，对早期发现将来有可能发育、进展成革囊胃的未分化型 II c 型病变很有用。直视镜很容易观察十二指肠球部，但对于乳头部的正面观察略有困难。

二、内镜设备的数量

内镜中心的内镜数量应考虑内镜中心的接诊能力、内镜设备消毒灭菌时间、患者检查数量等因素。依照《软式内镜清洗消毒技术规范》（WS 507—2016）关于内镜清洗消毒的相关规定，内镜的清洗及消毒时间不得少于20min。医院应根据日均患者诊疗数量配置合适的内镜数及检查台数，保障内镜消毒达标。

合理估计内镜设备数量，还要考虑设备故障、维修及重复使用所需要的间隔时间。通过对多个大型内镜中心及较小的内镜室进行调查，发现1根肠镜或胃镜，每年大概能做到350例次；1根十二指肠镜或超声内镜，每年约能完成150例次。每个诊疗单元，每年大概需要消耗1个内镜光源。每台内镜主机，每年大概可完成1000例次。可结合这些数据，拟定合适的内镜需求量。

三、操作间辅助器械的配置

每一内镜操作单元须配有足够数量的消毒手套、牙垫、弯盘、纱布、治疗巾、吸引器、敷料缸、各类镊子、标本瓶、玻片、各种规格的针管、过滤小纸片、消毒用桶、喷洒管、硬化剂注射针、生理盐水等。

急救药品和器材可集中于一台急救车内，便于应急抢救，包括吸氧面罩、简易球囊呼吸器、氧气、除颤仪、复苏药物等及局部止血用药（如肾上腺素、去甲肾上腺素、冰盐水、凝血酶等）。相关负责人员应在每天开始工作前检查除颤仪和急救车，确保相关器材及设备状况良好，储备充足，随时可以处理应急事件。

四、内镜清洗消毒的基本原则

（1）所有软式内镜在每次使用后均应接受彻底清洗及高水平消毒或灭菌。

（2）进入人体无菌组织、器官，或接触破损皮肤、破损黏膜的软式内镜及附件应进行灭菌。

（3）与完整黏膜相接触，而不进入人体无菌组织、器官，同时不接触破损皮肤、破损黏膜的软式内镜及附件，应进行高水平消毒。

（4）与完整皮肤接触而不与黏膜接触的用品可以进行低水平消毒或清洁。

五、内镜清洗消毒手工操作流程

（一）预处理

（1）检查结束后，内镜在与光源和视频处理器拆离之前，应立即用含有清洗液的湿巾或湿纱布擦去外表面污物，擦拭用品应一次性使用。

（2）反复送水与送气至少10s。

（3）将内镜的前端置入装有清洗液的容器中，按压吸引按钮，抽吸清洗液直至其流入吸引管。

（4）将内镜防水盖盖好。

（5）放入专用的运送容器，送入清洗消毒室进一步消毒。

（二）测漏

（1）取下各类阀门和按钮。

（2）连接测漏装置，并注压。

（3）使内镜全部浸没于水中，通过注射器向各个管道注水以排出管道内气体。

（4）向各个方向弯曲内镜前端，观察有无气泡冒出；再观察插入部、操作部、连接部等是否有气泡冒出。

（5）如果发现渗漏现象，应及时上报并保修送检。

（6）测漏情况应及时记录备案。

（7）也可采用其他有效的测漏方法。

（三）清洗

（1）于清洗槽内配制清洗液，将内镜、阀门和按钮完全浸没于清洗液中。

（2）用擦拭布反复擦洗镜身，重点擦洗插入部和操作部。擦拭布应在每次使用后更换。

（3）使用清洁刷刷洗软式内镜的所有管道，做到刷洗时两头见刷头，并洗净刷头上的污物。反复刷洗至没有明显可见污染物。

（4）连接全管道灌流器，使用动力泵或注射器使各管道内充满清洗液，遵照产品说明书掌握浸泡时间。

（5）刷洗按钮和阀门，应遵循生产厂家的使用说明书对适合超声清洗的按钮和阀门进行超声清洗。

（6）清洗液应在每清洗 1 根内镜后更换。

（7）清洗干净清洗刷，高水平消毒后备用。

（四）漂洗

（1）将完成清洗的内镜连同全管道灌流器，与阀门、按钮一同移入漂洗槽内。

（2）使用压力气枪或动力泵充分冲洗内镜各管道至无清洗液残留。

（3）流动水冲洗内镜的外表面、按钮和阀门。

（4）使用压力气枪或动力泵向各管道充气至少 30s，去除管道内的水分。

（5）用擦拭布擦干内镜外表面、阀门和按钮，擦拭布应在每次使用后更换。

（五）消毒和灭菌

（1）将内镜连同全管道灌流器，以及阀门、按钮一同移入消毒槽，并使其完全浸没于消毒液中。

（2）使用动力泵或注射器，使各管道内充满消毒液，依据产品说明书选择消毒方式及时间。

（3）更换手套，使用压力气枪或动力泵向各管道至少充气 30s，去除管道内的消毒液。

（4）依照灭菌设备使用说明书对软式内镜进行灭菌。

（六）终末漂洗

（1）将内镜连同全管道灌流器，以及阀门、按钮移入终末漂洗槽。

（2）使用压力水枪或动力泵，用无菌水或纯化水冲洗内镜各管道至少 2min，直至无消毒剂残留。

（3）用无菌水或纯化水冲洗内镜的外表面、阀门和按钮。

（4）应在专用终末漂洗槽内使用无菌水对采用浸泡灭菌的内镜进行终末漂洗。

（5）取下全管道灌流器。

（七）干燥

（1）将内镜、阀门及按钮置于铺设无菌巾的专用干燥台。每 4 小时应更换 1 次灭菌巾。

（2）使用 75% ～ 95% 乙醇或异丙醇灌注所有管道。

（3）使用压力气枪向所有管道充入洁净压缩空气至少 30s，至其完全干燥。

（4）使用压力气枪和无菌擦拭布干燥内镜外表面、阀门和按钮。

（5）安装阀门和按钮。

六、自动内镜清洗消毒机操作流程

（1）预处理、测漏、清洗和漂洗：与手工操作流程的预处理、测漏、清洗和漂洗流程相同，其中清洗和漂洗可在同一清洗槽内进行。

（2）应遵循产品使用说明书使用内镜清洗消毒机。

（3）对于无干燥功能的内镜清洗消毒机，应依照手工操作流程中的干燥流程对内镜进行干燥处理。

七、复用型附件的清洗消毒和灭菌

（1）应将使用后的附件及时浸泡在清洗液中或使用保湿剂保湿，管腔类附件应及时向管腔内注入清洗液。

（2）附件的关节处及内外表面应反复刷洗至无明显可见污染物。

（3）应依照附件的产品说明书使用医用清洗剂对须采用超声清洗的附件进行清洗。清洗后使用流动水漂洗干净并干燥。

（4）应遵照生产厂家的使用说明书对附件进行润滑。

（5）依照前述内镜清洗消毒基本原则中的分类标准，选择消毒还是灭菌处理。

1）可选用热力消毒对耐湿、耐热附件进行消毒，也可采用消毒剂进行消毒。使用消毒剂消毒后，应采用无菌水或纯化水漂洗干净并干燥备用。

2）首选压力蒸汽灭菌对耐湿、耐热附件进行灭菌。应采用低温灭菌设备或化学灭菌剂浸泡灭菌方法对不耐热的附件进行灭菌。应使用无菌水将采用化学灭菌剂浸泡方法灭菌后的附件漂洗干净，并干燥备用。

八、诊疗器械的储存

（1）软式内镜清洗干燥后应储存于镜库或镜柜内，内镜前端应套入海绵圈内，避免镜头刮花和前端受到撞击。应悬吊式存放镜体，操作部与连接部的镜身保持自然弯曲，保持弯角固定钮位于自由位，并单独储存取下的各类阀门和按钮。

（2）应每周至少清洁消毒 1 次镜库或镜柜，遇污染时应随时清洁消毒。

（3）为避免内镜因紫外线照射而老化，带有紫外线消毒功能的镜柜和镜库应在没有内镜时开启紫外线消毒功能。

（4）应依照无菌物品储存要求对灭菌后的内镜、附件及相关物品进行储存。

第三十五章

质量控制体系

第一节　质量控制体系的建立

为患者提供优质服务，进行高质量的内镜诊疗工作是内镜医生努力的方向和目标，这要求内镜医生在符合适应证的前提下做出正确的临床诊断（或除外某些诊断），并实施高效率、低风险的内镜下治疗。内镜工作的质量通过一系列质量控制指标体现出来，通过确定质量控制目标，监控质量指标，实施质量控制措施，提高内镜服务质量。基层医院消化内镜中心应根据自身情况，制订符合自身特点、适应所处环境的质量控制体系。

一、质量控制目标

尽管质量控制体系的最终目标是使每项质量控制指标均能达到完美，但在实际工作中却很难做到。因此，基层医院消化内镜中心应结合自身情况和条件，通过对所有内镜医生及相关辅助人员进行严格的教学训练和技术指导，以质量指标激励成长，以质量控制措施引导发展，实现内镜中心综合实力的不断提升，以更好地为患者服务。

二、质量指标

内镜医生年均工作量 $= \dfrac{消化内镜中心年诊疗例次数}{消化内镜中心医生数}$，即消化内镜中心医生每年平均承担的工作量，反映消化内镜中心医生工作负荷。

三级消化内镜诊疗技术占比 $= \dfrac{单位时间内消化内镜中心开展三级消化内镜诊疗技术例次数}{同期消化内镜诊疗总例次数}$，即单位时间内，消化内镜中心开展三级消化内镜诊疗技术例次数占同期消化内镜诊疗总例次数的比例。反映医疗机构消化内镜诊疗质量。

上消化道内镜检查完整率 $= \dfrac{单位时间内上消化道内镜检查完整的例次数}{同期上消化道内镜检查总例次数}$，即单位时间内，上消化道内镜检查完整的例次数占同期上消化道内镜检查总例次数的比例。上消化道内镜检查完整是指对食管上段、中段、下段，贲门、胃底、胃体、胃角、胃窦、幽门，十二指肠球部、降段等部位完整观察并留图。该指标反映医疗机构上消化道内镜技术临床应用质量。

$$结肠镜检查肠道准备优良率 = \frac{单位时间内肠道准备优良的结肠镜检查例次数}{同期结肠镜检查总例次数}$$，即单位时间内，肠道准备优良的结肠镜检查例次数占同期结肠镜检查总例次数的比例。肠道准备优良指根据波士顿量表，每段肠道的评分 ≥ 2 分。该指标反映医疗机构结肠镜技术临床应用质量。

$$结肠镜盲肠插镜成功率 = \frac{单位时间内结肠镜检查到达盲肠例次数}{同期结肠镜检查总例次数}$$，即单位时间内，结肠镜检查到达盲肠例次数占同期结肠镜检查总例次数的比例。结肠镜盲肠插镜成功是指内镜到达盲肠并留图。该指标适用于无解剖变异或结直肠外科手术史的受检者。该指标反映医疗机构结肠镜技术临床应用质量。

$$结肠镜退镜检查时间 \geq 6 分钟率 = \frac{单位时间内结肠镜检查退镜检查时间 \geq 6分钟的例次数}{同期结肠镜检查总例次数}$$，即单位时间内，结肠镜检查退镜检查时间 ≥ 6 分钟的例次数占同期结肠镜检查总例次数的比例。该指标反映医疗机构结肠镜技术临床应用质量。

$$消化内镜相关严重并发症发生率 = \frac{单位时间内发生消化内镜相关严重并发症的诊疗例次数}{同期消化内镜诊疗总例次数}$$，即单位时间内，发生消化内镜相关严重并发症的诊疗例次数占同期消化内镜诊疗总例次数的比例。消化内镜相关严重并发症包括严重出血、术后重症胰腺炎、全身感染、穿孔转外科手术修补、致残、致死或其他需要外科手术干预的情况。该指标反映医疗机构消化内镜技术临床应用质量。

$$食管癌早期诊断率 = \frac{单位时间内上消化道内镜检查发现早期食管癌患者数}{同期上消化道内镜检查发现食管癌患者总数}$$，即单位时间内，上消化道内镜检查发现早期食管癌患者数占同期上消化道内镜检查发现食管癌患者总数的比例。早期食管癌指病灶局限于黏膜层，无论有无区域淋巴结转移。该指标反映医疗机构上消化道内镜技术临床应用质量。

$$胃癌早期诊断率 = \frac{单位时间内上消化道内镜检查发现早期胃癌患者数}{同期上消化道内镜检查发现胃癌患者总数}$$，即单位时间内，上消化道内镜检查发现早期胃癌患者数占同期上消化道内镜检查发现胃癌患者总数的比例。早期胃癌指病灶局限于黏膜层或黏膜下层，无论有无淋巴结转移。该指标反映医疗机构上消化道内镜技术临床应用质量。

$$结直肠腺瘤检出率 = \frac{单位时间内至少检出一枚结直肠腺瘤的结肠镜检查患者数}{同期结肠镜检查患者总数}$$，即单位时间内,至少检出一枚结直肠腺瘤的结肠镜检查患者数占同期结肠镜检查患者总数的比例。结直肠腺瘤是结直肠癌的高危因素,提高其检出率有助于早期预防结直肠癌。

$$结直肠癌早期诊断率 = \frac{单位时间内结肠镜检查发现早期结直肠癌患者数}{同期结肠镜检查发现结直肠癌患者总数}$$,即单位时

间内,结肠镜检查发现早期结直肠癌患者数占同期结肠镜检查发现结直肠癌患者总数的比例。早期结直肠癌指病灶局限于黏膜层或黏膜下层,无论有无淋巴结转移。该指标反映医疗机构结肠镜技术临床应用质量。

三、质量控制措施

基层医院消化内镜中心应以质量控制目标和质量指标为基点,以提高医院综合诊疗能力为中心,以提供优质诊疗服务为宗旨。切实制订相关质量控制措施,建立日趋完善、日趋健全的质量控制体系。

1. 建立和完善规章制度 在医疗机构管理层面,切实重视质量控制制度的建立及工作落实。结合本院消化内镜中心的实际情况,制定消化内镜质量控制工作制度,规范工作流程。集中组织骨干培训,使内镜中心的管理有章可循,并认真从各个环节抓好各项制度的落实。质量控制管理工作指定专人负责,责任落实到人。定期计算质量指标并登记备案,通过定期检查并与之前进行对比,明确诊疗工作的薄弱点,针对性解决问题,做到有的放矢、对症下药。

2. 引进现代化医疗设施 现代化精良的硬件设施是医疗服务合格的保障。引入现代化的医疗设施可以提高医疗诊疗服务的下限,保障诊疗质量,提高工作效率与经济效益。

3. 定期组织相应的岗位培训和继续教育 从事内镜诊疗和辅助工作的医务人员,应严格遵守有关规章制度,定期接受相关的医疗技术培训和理论教育。培训形式可采用理论授课与实践操作相结合的模式。此类形式培训应定期举行,并定期进行考核,考核通过者进行资格认证,以确保内镜诊疗工作者的综合能力达标。培训单位可以是所处医院,也可以与相关内镜协会或内镜质量控制中心合作,培训合格者发放合格证。

4. 多方面完善质控体系 质量指标的高水平完成不仅与内镜医生的操作水平有关,还与其他诊疗因素息息相关。内镜中心应加强内镜清洗消毒的质量控制,按时做好记录,严格遵守流程,保证消毒效果;应加强医疗设备的质量控制,对内镜等医疗设备实行精细化管理,定期进行检测,排查故障,及时维修,尽可能延长医疗设备使用寿命,同时还要保证正在使用的医疗设备质量达标;注重加强医患沟通的质量控制,重视人文关怀,保障知情同意,提前告知风险,避免医患矛盾。

第二节 安全与防控感染

现代消化内镜中心由于人群复杂、人流量大,是医院感染的高发场所。大型医院普遍存在着患者多、内镜相对少、使用频繁、消毒不彻底等情况;中小型医院存在患者少、消

毒设施不齐全、消毒成本高、不按要求消毒等问题。由消化内镜诊疗而引起的医院感染率居高不下，这要求我们建立合格的医院感染防控制度，通过严格把控清洗消毒指标提高内镜服务质量，为患者提供优质服务。

1. 重视内镜清洗消毒 规范化内镜清洗消毒是有效预防和控制由消化内镜诊疗所造成的医源性感染的重要基础。内镜中心应指导和规范清洗消毒人员的工作流程（可参考第一章第五节基本诊疗器械及管理中有关内镜清洗消毒的内容），保证消毒质量，保障患者安全。清洗消毒应严格做好记录，内容包括操作日期和时间、患者姓名和住院号、操作医生姓名、内镜型号及洗消人员等，使清洗消毒工作具有可追踪性。一旦发生感染，能够及时准确判断问题环节，以对症下药，进一步改进。消毒后的电子胃镜及肠镜每季度进行生物学监测，每年对内镜消毒效果进行一次全面的生物学监测，用全管道灌流器采集每个内镜腔道的样本，进行细菌培养。将消毒灭菌效果监测工作与清洗消毒工作放在同等地位。

2. 注重一次性医疗用品的及时报废 内镜中心一次性医疗用品包括且不限于一次性活检钳、一次性套扎器、一次性手术衣等，内镜中心要重视一次性医疗用品的及时报废，不可为节省成本而重复使用一次性用品，避免交叉感染及严重医院感染发生。

3. 重视环境的消毒灭菌 每天清洗消毒工作结束后，应对清洗槽、漂洗槽等彻底刷洗，并应用含氯消毒剂、过氧乙酸或其他符合国家相关规定的消毒剂进行消毒。每天诊疗及清洗消毒工作结束后，应对内镜诊疗中心的环境和设备进行清洁和消毒处理。

4. 加强工作人员防护，提高职业防护意识 为避免工作人员交叉感染，应加强职业防护教育，充分认识职业暴露的危害性，创造安全健康的工作环境，有效保障医务人员健康安全。工作人员在内镜诊疗或清洗消毒内镜时，应穿戴必要的防护用品，包括工作服、手术衣、口罩、帽子、手套、防渗透围裙等。

5. 预防性使用抗生素 对于存在感染高危因素的患者，在内镜操作前可以结合患者的具体情况预防性使用抗生素，防止严重感染发生。感染高危因素包括：人工瓣膜、心内膜炎病史、体肺分流、人工血管植入术小于1年、复杂的发绀型先天性心脏病、接受经皮胃镜造瘘术等患者。高危人群的低危操作是否使用抗生素预防视具体患者情况而定。中危或低危患者的低危操作不建议使用抗生素预防。不提倡在内镜操作中无差别使用抗生素，避免增加不必要的费用及加重抗生素耐药性泛滥。

第三节　特殊人群的内镜诊疗要求

一、孕妇内镜检查

1. 孕妇内镜操作的危险因素 鉴于内镜操作可能会引起母亲缺氧和呼吸困难，进而引起胎儿缺氧而导致死亡，因此胎儿对母体的缺氧和低血压非常敏感。接受无痛内镜检查时，母亲过量使用镇静药可引起低灌流和低血压，以及母亲的体位不正也会导致妊娠子宫压迫下腔静脉而引起子宫的血流减少和胎儿缺氧。母亲接受内镜检查时服用的药物也可能导致胎儿畸形和早产。此外，内镜相关治疗虽然较放射检查和外科手术治疗安全，但也有可能对胎儿造成不良影响。

2. 孕妇内镜操作的适应证 结合上述危险因素，孕妇的内镜操作必须在证实不会对孕妇和胎儿造成伤害才可进行。知情同意书上也必须同时包含对孕妇和胎儿的不良反应两方面内容。其检查适应证主要有：①大量的或持续性消化道出血；②严重的顽固性恶心、呕吐或腹痛；③吞咽困难和吞咽疼痛；④严重腹泻；⑤急性胆源性胰腺炎、胆总管结石和急性胆管炎；⑥胆道和胰管损伤。

3. 孕妇内镜操作的禁忌证 胎盘早剥、临产、胎膜破裂和子痫等产科并发症为内镜检查禁忌证。

4. 体位要求 由于妊娠子宫可压迫主动脉和（或）下腔静脉，造成母亲低血压和胎盘灌流降低，因此所有的内镜检查中，要特别注意妊娠期较长的患者在等待检查和复苏时均不能采用仰卧位，可在右侧臀部放置枕头等物体避免子宫压迫血管。患者也可采用坐位以避免对下腔静脉产生压迫。大部分内镜检查均在左侧卧位完成，孕妇与普通人相比更容易发生胃内容物和分泌物误吸，除了通常的患者监护外，还应进行胎儿监测。

小结：孕妇的内镜检查一般需要遵循下列原则。必须有强烈的适应证，尤其是在高危妊娠时；妊娠的最初3个月内，尽量避免内镜检查，如果必须进行内镜检查，尽可能延迟至妊娠的第4个月后；应用镇静药物前和内镜检查后必须证实胎心搏动存在；使用最低有效剂量的镇静药物；使用孕妇安全性高的药物；操作时间应缩短；采用左侧骨盆斜位或左侧卧位以避免压迫下腔静脉和主动脉；及时与产科医生沟通，出现相关并发症时必须有产科医生协同处理。

二、哺乳期妇女内镜检查

哺乳期妇女进行诊断和治疗性内镜检查的适应证、准备工作、检查时的监护、射线暴露和内镜设备与一般患者无明显差别。需要注意的是，由于在检查过程中所使用的药物可能通过分泌的乳汁影响婴儿发育，因此必须加以重视。如果某些药物可能通过乳汁进入婴儿体内，则母亲必须在药物的半衰期内避免哺乳。

哺乳期妇女用药注意事项：哺乳期妇女，禁用喹诺酮类、链霉素和四环素；哺乳期妇女建议使用芬太尼，芬太尼较哌替啶更安全；哺乳期妇女在使用咪达唑仑4h内避免哺乳；使用丙泊酚后，避免持续哺乳；青霉素类、头孢菌素类和红霉素类药物在哺乳期可安全使用，应避免使用喹诺酮类和磺胺类药物。

三、儿童内镜检查

由于儿童胃肠腔道狭小、操作困难，胃肠壁薄容易穿孔及配合困难等原因，其操作风险相对成人明显增加。而且儿童消化系统疾病谱与成人也不相同，除了炎症，可合并多种胃肠道畸形，尤其部分疾病以先天畸形为主。因此，儿童内镜医生不仅需要掌握内镜操作的要点，还需要熟知不同年龄儿童正常及病变的解剖特点。

儿科消化内镜学逐渐发展为一门专科，儿科内镜医生需要经过特定的技能训练，需要配置相关的仪器设备，从而使内镜操作更加安全舒适。因此，对基层医院消化内镜中心不进行硬性要求，内镜医生只需了解小儿内镜检查的特殊性，避免盲目操作即可。

参 考 文 献

白歌，王化虹，2016.胃轻瘫的发病机制.中华内科杂志，55（12）：962-964.

白婷婷，王立夫，2016.梅克尔憩室的诊断研究进展.内科理论与实践，11（2）：108-111.

柏秋霞，安彦军，2021.肠结核的中西医诊疗研究进展.中国医药导刊，23（3）：185-189.

边大鹏，冯秋实，2022.内镜引流治疗急性胆囊炎的现状与进展.中华消化外科杂志，21（7）：884-891.

蔡怀阳，叶亮，许雪清，等，2022.胆管腔内超声、内镜逆行胰胆管造影、磁共振胰胆管成像与超声诊断胆总管结石的对比研究.中国医学影像学杂志，30（10）：1035-1039.

柴宁莉，汤小伟，李惠凯，等，2020.中国胆瘘消化内镜诊治专家共识（2020，北京）.中华胃肠内镜电子杂志，7（3）：108-116.

陈旻湖，杨云生，唐承薇，2019.消化病学.北京：人民卫生出版社.

陈娜，周奥宇，史磊，等，2023.手术疗法在Zenker憩室中的应用研究进展.山东医药，63（5）：107-110.

陈孝平，汪建平，赵继宗，2018.外科学.9版.北京：人民卫生出版社.

陈钰波，马姣，陶仲宾，等，2022.改善过敏性紫癜远期预后的干预措施研究进展.医学研究杂志，51（4）：21-23，62.

程芮，严冬，刘思茂，等，2020.内镜在以消化道症状为首发表现的腹型过敏性紫癜中的应用价值.临床和实验医学杂志，19（16）：1772-1775.

程羽青，陈骏，黄勤，2017.美国抗癌联合会Vater壶腹癌TNM病理分期第8版解读.中华病理学杂志，46（9）：596-600.

翟亚奇，李惠凯，令狐恩强，2015.贲门失弛缓症的诊治进展.中华胃肠内镜电子杂志，2（4）：30-34.

丁辉，赵浩杰，李鹏飞，等，2016.食管胃黏膜异位与咽部异物感及反酸、烧心的相关性研究.中华消化内镜杂志，33（9）：632-635.

董家鸿，2007.肝胆管结石病诊断治疗指南.中华消化外科杂志，2：156-161.

杜玄凌，陈世耀，2017.伪膜性肠炎的治疗进展.中华消化杂志，37（6）：423-425.

方秀才，2016.罗马Ⅳ诊断标准在慢性便秘诊断中的应用.中华胃肠外科杂志，19（12）：1321-1323.

房殿春，2013.食管胃黏膜异位的诊治现状.现代消化及介入诊疗，18（1）：21-23.

房龙，樊艳华，2017.《2016年欧洲肿瘤内科学会胆管癌诊断、治疗与随访临床实践指南》摘译.临床肝胆病杂志，33（2）：238-243.

冯佳毅，赵宇豪，王许安，等，2022.胰腺癌肿瘤标志物研究和应用进展.中国实用外科杂志，42（11）：1312-1315.

高君，孙文兵，张延峰，等，2010.腹腔镜胆囊次全切除术在困难性胆囊切除中的应用.中国综合临床，26（4）：423-425.

高翔，何瑶，陈瑜君，等，2011.试验性抗结核治疗鉴别肠结核与克罗恩病的临床与内镜分析.中华消化内镜杂志，28（8）：446-451.

高志勇，徐潜，袁利超，等，2010.北京市成人诺如病毒性腹泻流行病学调查.中国预防医学杂志，11（5）：439-441.

戈之铮，2004.消化性溃疡的内镜诊断和鉴别诊断.胃肠病学，9（1）：40-41.

葛均波，徐永健，王辰，2018.内科学.9版.北京：人民卫生出版社.

耿向南，李开良，刘亚文，等，2020.建立医用内窥镜质量控制体系的实践探索.现代仪器与医疗，26（1）：46-49.

工藤进英，2016.结肠镜插入法：保持轴线短缩法.2版.唐秀芬，孙晓梅，柏愚，等，译.上海：第二军医大学出版社.

桂道军，周建明，莫剑忠，2014.胃轻瘫.胃肠病学，19（12）：763-768.

郭水英，靳嵘，朱明华，等，2016.肠系膜上动脉综合征的临床诊断研究进展.河北医科大学学报，37（1）：112-115.

郭伟，张忠涛，2008.十二指肠良性肿瘤诊断与治疗.中国实用外科杂志，28（11）：939-941.

国际肝胆胰学会中国分会，中华医学会外科学分会肝脏外科学组，2015.胆管癌诊断与治疗：外科专家共识.临床肝胆病杂志，34（1）：12-16.

国家卫生健康委员会，2022.消化内镜诊疗技术医疗质量控制指标（2022年版）.http://www.nhc.gov.cn/yzygj/s7657/202205/56765f0f512f4f058efc4169a0e1c639/files/37fef257647d438099eb43753c0aa79b.pdf，2022-05-27/2023-01-13［2024-06-12］.

国家消化病临床医学研究中心（上海），中国医师协会胰腺病学专业委员会，2022.中国胰腺囊性肿瘤诊断指南（2022年）.中华胰腺病杂志，22（6）：401-414.

国家消化系统疾病临床医学研究中心（上海），国家消化道早癌防治中心联盟，中华医学会消化病学分会幽门螺杆菌学组，等，2020.中国胃黏膜癌前状态和癌前病变的处理策略专家共识（2020年）.中华消化杂志，40（11）：731-741.

国家消化系统疾病临床医学研究中心（上海），国家消化内镜质控中心，中华医学会消化内镜学分会胶囊内镜协作组，等，2021.中国小肠胶囊内镜临床应用指南（2021，上海）.中华消化内镜杂志，38（8）：589-614.

国家消化系统疾病临床医学研究中心（上海），中华医学会消化内镜学分会，中国抗癌协会肿瘤内镜专业委员会，等，2022.中国结直肠癌癌前病变和癌前状态处理策略专家共识.中华消化内镜杂志，39（1）：1-18.

韩英，朱疆依，2016.《原发性硬化性胆管炎诊断和治疗专家共识（2015）》推荐意见解读.临床肝胆病杂志，32（3）：420-422.

郝元震，程芮，张澍田，2022.超声内镜在胰腺疾病诊治中的应用.临床肝胆病杂志，38（12）：2681-2686.

赫捷，陈万青，李兆申，等，2022.中国食管癌筛查与早诊早治指南（2022，北京）.中国肿瘤，31（6）：401-436.

赫捷，陈万青，李兆申，等，2022.中国胃癌筛查与早诊早治指南（2022，北京）.中华肿瘤杂志，44（7）：634-666.

胡文聪，周顺军，王建国，等，2019.近15年1566例胃息肉临床流行病学分析.肿瘤预防与治疗，32（6）：524-527.

胡玥，吕宾，2020.肠易激综合征的治疗进展.中国实用内科杂志，40（2）：105-110.

姜泊，巩兰波，2010.食管良性肿瘤.中国实用内科杂志，30（8）：687-689.

姜亚，林琳，2019.食管上段胃黏膜异位的内镜特点及临床意义.中华全科医学杂志，18（9）：885-888.

焦学龙，2009.术后胆漏的原因分析及处理方法.杭州：浙江大学.

金山，2012.肝内胆管结石的病因及发病机制.世界华人消化杂志，20（34）：3323-3328.

金淑芳，2013.抗生素相关性腹泻的发病机制及诊治原则.医学理论与实践，26（23）：3112-3115.

金英虎，王锡山，2015.肠结核的诊断与治疗.中华结直肠疾病电子杂志，4（2）：57-58.

抗血小板药物消化道损伤的预防和治疗中国专家共识组，2013.抗血小板药物消化道损伤的预防和治疗中国专家共识（2012 更新版）. 中华内科杂志，52（3）：264-270.

李开宗，窦科峰，王为忠，2008. 普通外科难点疑点问题解析. 北京：人民军医出版社.

李年丰，冯思佳，2021. NCCN 肝胆肿瘤临床实践指南（2021. V1）胆管肿瘤诊治的解读. 肝胆胰外科杂志，33（9）：513-518.

李宁，田宏亮，陈启仪，等，2019. 菌群移植治疗肠道疾病 2010 例疗效分析. 中华胃肠外科杂志，22（9）：861-868.

李强，黄玉仙，陈良，2017. 原发性硬化性胆管炎的药物治疗进展. 胃肠病学和肝病学杂志，26（11）：1210-1212.

李汛，张奇煜，2019. 胆漏的内镜外科治疗. 中华消化杂志，39（10）：652-657.

李益农，陆星华，2004. 消化内镜学. 2 版. 北京：科学出版社.

李园，刘霆，2021. 食管结核 1 例诊治体会并文献复习. 中国普通外科杂志，30（2）：236-240.

李兆申，吴仁培，2014. 现代消化内镜中心设计与管理规范. 上海：上海科学技术出版社.

李兆申，许国铭，2004. 胰腺疾病内镜诊断与治疗学. 上海：第二军医大学出版社.

李转，苏红霞，路红，等，2020. 胃息肉的诊治进展. 胃肠病学和肝病学杂志，29（1）：93-98.

梁后杰，秦叔逵，等，2019. CSCO 胆道系统肿瘤诊断治疗专家共识（2019 年版）. 临床肿瘤学杂志，24（9）：828-838.

梁力建，罗时敏，2002. 胆瘘. 中国实用外科杂志，22（9）：468-469.

林果为，王吉耀，葛均波，2017. 实用内科学. 15 版. 北京：人民卫生出版社：1544-1547.

林玫，董柏青，2008. 感染性腹泻流行病学研究现况. 中国热带医学，8（4）：675-677.

林擎天，2010. Oddi 括约肌功能障碍的诊断与治疗. 肝胆胰外科杂志，22（6）：443-445.

林三仁，2009. 消化内科学高级教程. 北京：人民军医出版社.

令狐恩强，2019. 早期胃癌内镜下规范化切除的专家共识意见（2018，北京）. 中华消化内镜杂志，36（6）：381-392.

刘德辉，潘瑞芹，贾振庚，等，1990. 胆囊切除后胆瘘和出血与胆囊床组织学的关系. 中华外科杂志，28（11）：665-667.

刘厚宝，倪小健，沈盛，等，2020. 胆囊良性疾病的治疗现状与思考. 中华消化外科杂志，19（8）：813-819.

刘攀，郝亮，成雨，等，2022. 超声在急性胰腺炎诊治中的应用进展. 临床肝胆病杂志，38（12）：2873-2876.

刘瑞，李刚，宋彬，2010. 普通外科常见急症应对措施. 北京：人民军医出版社.

刘诗，田爱霞，2008. 胆囊及 Oddi 括约肌功能障碍. 医学新知杂志，18（4）：191-194，197.

刘思莹，李鹏，张澍田，等，2022. 急性胆囊炎内镜及介入治疗的研究进展. 临床肝胆病杂志，38（6）：1445-1448.

刘勇，罗羽宏，2011. 肠系膜上动脉压迫综合征的诊疗进展. 中国普外基础与临床杂志，18（2）：225-228.

龙峻标，于淑霞，刘绍能，2013. 食管上段异位胃黏膜 69 例临床分析. 中华消化杂志，33（5）：336-338.

吕毅，董卫国，兰平，2021. 消化系统与疾病. 2 版. 北京：人民卫生出版社.

马丹，杨帆，廖专，等，2015. 中国早期食管癌筛查及内镜诊治专家共识意见（2014 年，北京）. 胃肠病学，20（4）：220-240.

马翼飞，贺海蓉，晏天傲，等，2022. 1990—2019 年中国、日本、韩国胰腺癌流行病学趋势及主要风险归因分析. 中华消化外科杂志，21（4）：507-519.

美国国家综合癌症网络（NCCN），2021. NCCN 临床实践指南：食管癌和食管胃交界处癌（2021. V4）. https：//www. doc88. com/p-97139056561906. html ［2024-06-15］.

缪晓辉，冉陆，张文宏，等，2013. 成人急性感染性腹泻诊疗专家共识. 中华消化杂志，33（12）：793-802.

倪佳祺，2021. 肠系膜上动脉综合征的诊断与治疗策略. 外科理论与实践，26（4）：370-372.

倪茜茜，吴惠敏，2018.《2017 年日本胃肠病学会原发性硬化性胆管炎临床指南》摘译. 临床肝胆病杂志，

34（9）：1873-1876.

聂青和，2009. 感染性腹泻的临床诊治. 传染病信息，22（3）：132-136.

齐崧旭，邱铖，唐世龙，等，2020. 内镜下 Oddi 括约肌切开术治疗 SOD Ⅰ 型及 Ⅱ 型患者的临床应用研究.
　　中国医学创新，17（33）：119-122.

缺血性肠病诊治中国专家建议（2011）写作组，中华医学会老年医学分会，《中华老年医学杂志》编辑委员会，
　　2011. 老年人缺血性肠病诊治中国专家建议（2011）. 中华老年医学杂志，30（1）：1-6.

申弘，胡萌，魏泽辉，等，2019. 胆汁的生成、分泌、排泄及胆汁淤积发生机制. 临床肝胆病杂志，35（2）：
　　431-437.

沈冰冰，张学彦，2005. 消化内科速查. 北京：人民军医出版社.

宋巍，朱可玉，孙艳华，等，2016. 结核感染 T 细胞斑点试验在结核性疾病中的诊断价值分析. 中华医院
　　感染学杂志，26（9）：1934-1935，1957.

宋祥树，2013. 肠系膜上动脉综合征的诊断和治疗体会. 现代中西医结合杂志，22（10）：1100-1101.

孙思予，2018. 电子内镜超声诊断及介入技术. 4 版. 北京：人民卫生出版社.

孙晓敏，徐萍，马志红，等，2011. 上海松江地区胆囊良性疾病的流行病学调查30901例. 世界华人消化杂志，
　　19（27）：2881-2885.

谭树亮，2011. 胆道手术后并发胆漏的临床分析与处理. 右江民族医学院学报，33（2）：182-183.

谭玉勇，王海琴，刘佳，等，2015. 内镜下切开术联合支架置入治疗难治性食管良性狭窄的临床应用. 中
　　华消化内镜杂志，32（6）：408-411.

唐承薇，张澍田，2015. 内科学：消化分册. 北京：人民卫生出版社.

陶颖，李敏，宋陆军，2018. Oddi 括约肌功能障碍的诊治进展. 中华肝胆外科杂志，24（7）：495-499.

田群芝，2017. 消化内镜医源性感染的危险因素及质控管理. 临床医药文献电子杂志，4（25）：4800，4802.

田真壹，庄晓君，陈旻湖，等，2017. Oddi 括约肌功能障碍的诊治进展. 胃肠病学，22（8）：494-497.

汪洋，杨建锋，2018. 肝外胆管癌的内镜诊断. 国际消化病杂志，38（3）：183-186.

王晨，宁势力，王广智，等，2017. Meckel's 憩室研究进展. 临床外科杂志，25（9）：714-717.

王惠娟，刘嫣然，江学良，2020. 结核菌素试验和 T 细胞斑点试验在肠结核中的诊断价值. 中华消化病与
　　影像杂志（电子版），10（4）：174-177.

王吉耀，葛均波，邹和建，2022. 实用内科学. 16 版. 北京：人民卫生出版社.

王璐，韩英，2019.《2019 年英国胃肠病学会和英国原发性硬化性胆管炎协作组指南：原发性硬化性胆
　　管炎的诊断和治疗》摘译. 临床肝胆病杂志，35（9）：1937-1941.

王璐，韩英，2020. 原发性硬化性胆管炎诊治进展. 中国医学前沿杂志（电子版），12（2）：7-12.

王迈，2013. 超声检查联合甘露醇诊断慢性胆囊炎的临床价值分析. 医学影像学杂志，23（8）：1336-
　　1338.

王鹏，张新明，谢美英，2022. 胆源型 Oddi 括约肌功能障碍的中西医治疗研究进展. 中医临床研究，14（13）：
　　145-148.

王庆谊，孟昭影，2020. 过敏性紫癜发病机制的研究进展. 中国中西医结合皮肤性病学杂志，19（3）：
　　285-287.

王云超，张维璐，王新华，2018. 我国胆石病相关危险因素概述. 中华老年多器官疾病杂志，17（8）：
　　636-640.

王志梅，王岩，2019. 过敏性紫癜的病因分析. 中国中西医结合儿科学，11（1）：41-44.

魏秀芹，2011. 136 例结肠憩室病的内镜特点及临床分析. 胃肠病学和肝病学杂志，20（9）：825-826.

吴璟奕，费健，毛恩强，2015. 急性胰腺炎流行病学的研究进展. 外科理论与实践，20（3）：270-273.

吴孟超，吴在德，2018. 外科学. 9 版. 北京：人民卫生出版社：424-425.

吴孟超，吴在德，2020. 黄家驷外科学. 8 版. 北京：人民卫生出版社.

吴文明，袁峥，孙自勤，2016.妊娠期消化道疾病的内镜诊断与治疗进展.中华全科医师杂志，15（4）：306-309.

细井董三，2013.标准胃镜检查.汪旭，李昱骥，周建平，译.沈阳：辽宁科学技术出版社.

谢文强，邓弘扬，魏丰贤，等，2020.腹腔镜胆囊切除术的研究现状.临床肝胆病杂志，36（5）：1190-1192.

辛维栋，张兴元，2019.PTGD联合LC序贯微创治疗急性化脓性胆囊炎临床分析.滨州医学院学报，42（3）：198-201.

徐采朴，2000.食管憩室.中国实用内科杂志，20（2）：81-82.

徐丹凤，邹文斌，胡良皞，等，2013.消化内镜中心清洗消毒的质控与管理.解放军医院管理杂志，20（7）：623-625.

徐定婷，王智峰，何晋德，等，2010.胆总管结石诊断方法的对比与评价.中华临床医师杂志（电子版），4（11）：2281-2283.

徐慧海，张珊珊，李姿健，等，2019.43例腹腔结核并发肠穿孔患者的外科治疗效果分析.中国防痨杂志，41（3）：266-271.

徐京京，2010.食管憩室的发生机制及外科治疗进展.中国医疗前沿，5（12）：13-14.

许国铭，李兆申，2003.上消化道内镜学.上海：上海科学技术出版社.

杨格日乐，李艳梅，赵丽萍，2022.消化道结核临床及内镜特征研究进展.中国防痨杂志，44（5）：517-521.

杨浩，陈涛，2020.过敏性紫癜的诊治进展.医学综述，26（19）：3854-3859.

杨建锋，林秀英，2009.Oddi括约肌功能障碍发病机制的研究现状.国际消化病杂志，29（4）：286-288.

杨静，周飞红，黄萌，等，2007.山莨菪碱治疗单纯型过敏性紫癜临床疗效观察.中国皮肤性病学杂志，21（7）：410-411.

杨力，朱晓佳，赵赛菊，2012.食管结核440例临床与内镜分析.中华消化内镜杂志，29（12）：707-709.

杨松，李玥，2022.原发性硬化性胆管炎的诊断与鉴别诊断.内科理论与实践，17（1）：24-28.

杨绪娟，胡瑜霞，农祥，等，2017.过敏性紫癜的研究进展.皮肤病与性病，39（2）：105-108.

尹美玲，马筱玲，周文静，2012.抗生素相关性腹泻的研究进展.临床检验杂志，30（6）：456-458.

于皆平，2008.实用消化病学.2版.北京：科学出版社.

于皆平，沈志祥，罗和生，2007.实用消化病学.2版.北京：科学出版社.

余贤恩，2015.急性胰腺炎流行病学及严重性预测评估研究进展.胃肠病学和肝病学杂志，24（2）：234-237.

曾庆煜，汪丽燕，2019.Oddi括约肌功能障碍研究新进展.世界最新医学信息文摘，19（99）：100-102.

张东伟，杨维良，2005.Lemmel综合征的研究现状.中国普通外科杂志，14（10）：777-779.

张健，张嘉璐，李媛，等，2019.太原市晋源区部分社区人群常见上消化系统疾病流行病学调查.临床消化病杂志，31（4）：209-213.

张凯，闫军，2020.急性梗阻性化脓性胆管炎诊疗的研究进展.临床与病理杂志，40（7）：1902-1907.

张坤良，2021.缺血性肠病的临床特征及影响因素分析.中国实用医药，16（26）：41-43.

张明发，沈雅琴，1989.小檗碱的抗腹泻和抗炎作用.中国药理学报，10：174.

张维兰，罗和生，2018.嗜酸粒细胞性胃肠炎的诊断和治疗.医学综述，24（17）：3441-3446.

张玮，陈熹阳，2021.急慢性肠系膜缺血的诊治.中华血管外科杂志，6（3）：147-151.

张怡璇，郑松柏，2022.结肠憩室病的流行病学、发病机制及诊治进展.老年医学与保健，28（3）：699-704.

张育森，朱德君，陈阳，等，2016.急性化脓坏疽性胆囊炎的判别分析.中华普通外科杂志，31（11）：914-916.

张振海，吴硕东，2006.胃肠肽类激素对胆囊及Oddi括约肌运动功能影响的研究进展.中华肝胆外科杂志，12（8）：571-573.

赵红梅，张文婷，游洁玉，2022.消化内镜在小儿普外科疾病中的应用进展.临床小儿外科杂志，21（7）：

605-611.

赵洪川，2012. 胃肠道血管畸形 . 中华内科杂志，51（3）：250-251.

郑文洁，张娜，朱小春，等，2021. 白塞综合征诊疗规范 . 中华内科杂志，60（10）：860-867.

郑芝田，1998. 消化性溃疡病 . 北京：人民卫生出版社 .

智发朝，2013. 消化内镜室（中心）的布局和配置 . https：//www. doc88. com/p-7025996435333. html
［2023-01-09］.

中国防痨协会，2019. 耐药结核病化学治疗指南（2019 年简版）. 中国防痨杂志，41（10）：1025-1073.

中国抗癌协会肝癌专业委员会胆管癌协作组，2022. 原发性肝癌诊疗指南之肝内胆管癌诊疗中国专家共识
（2022 版）. 中华消化外科杂志，21（10）：1269-1301.

中国抗癌协会神经内分泌肿瘤专业委员会，2022. 中国抗癌协会神经内分泌肿瘤诊治指南（2022 年版）.
中国癌症杂志，32（6）：545-580.

中国抗癌协会肿瘤靶向治疗专业委员会，2021. 结直肠癌分子检测高通量测序中国专家共识 . 临床肿瘤学
杂志，26（3）：253-264.

中国抗癌协会肿瘤营养专业委员会，中华医学会肠外肠内营养学分会，2022. 结直肠癌患者的营养治疗专
家共识 . 肿瘤代谢与营养电子杂志，9（6）：735-740.

中国临床肿瘤学会（CSCO）结直肠癌专家委员会，2021. 结直肠癌分子标志物临床检测中国专家共识 .
中华胃肠外科杂志，24（3）：191-197.

中国临床肿瘤学会神经内分泌肿瘤专家委员会，2022. 中国胃肠胰神经内分泌肿瘤专家共识（2022 版）.
中华肿瘤杂志，44（12）：1305-1329.

中国临床肿瘤学会胃肠间质瘤专家委员会，中国抗癌学会胃肠间质瘤专业委员会，中国医师协会外科医
师分会胃肠道间质瘤诊疗专业委员会，2020. 小胃肠间质瘤诊疗中国专家共识（2020 版）. 临床肿瘤学
杂志，25（4）：349-355.

中国临床肿瘤学会指南工作委员会，2022. 中国临床肿瘤学会（CSCO）结直肠癌诊疗指南 2022. 北京：
人民卫生出版社 .

中国炎症性肠病诊疗质控评估中心，中华医学会消化病学分会炎症性肠病学组，2021. 生物制剂治疗炎症
性肠病专家建议意见 . 中华消化杂志，41（6）：366-378.

中国医师协会放射肿瘤治疗医师分会，中华医学会放射肿瘤治疗学分会，中国抗癌协会肿瘤放射治疗专
业委员会，2022. 中国食管癌放射治疗指南（2021 年版）. 国际肿瘤学杂志，49（1）：12-25.

中国医师协会急诊医师分会，解放军急救医学专业委员会，中华医学会急诊医学分会，等，2020. 2020
中国急性肠系膜缺血诊断与治疗专家共识 . 中国急救医学，40（9）：804-812.

中国医师协会结直肠肿瘤专业委员会机器人手术专业委员会，中国研究型医院学会机器人与腹腔镜外科专
业委员会，2021. 机器人结直肠癌手术中国专家共识（2020 版）. 中华胃肠外科杂志，24（1）：14-22.

中国医师协会消化医师分会胃食管反流病专业委员会，中华医学会消化内镜学分会食管疾病协作组，
2021. 2020 年中国胃食管反流病内镜治疗专家共识 . 中华消化内镜杂志，38（1）：1-12.

中华耳鼻咽喉头颈外科杂志编委会咽喉组，中华医学会耳鼻咽喉头颈外科学分会咽喉学组，中华医学会
耳鼻咽喉头颈外科学分会嗓音学组，2022. 咽喉反流性疾病诊断与治疗专家共识（2022 年，修订版）.
中华耳鼻喉头颈外科杂志，57（10）：1149-1172.

中华人民共和国国家卫生和计划生育委员会，2017. 软式内镜清洗消毒技术规范 WS 507—2016. 中国感染
控制杂志，16（6）：587-592.

中华人民共和国国家卫生和计划生育委员会，2017. 医院消毒供应中心第 2 部分：清洗消毒及灭菌技术操
作规范 WS 310. 2—2016. 中国感染控制杂志，16（10）：986-992.

中华人民共和国国家卫生健康委员会，2022. 淋巴瘤诊疗指南（2022 年版）. http：//www. nhc. gov. cn/
cms-search/downFiles/abcfc8aae54a4c3bbcfc5c6eea87cb71. pdf［2024-06-15］.

中华人民共和国国家卫生健康委员会医政医管局，2022.食管癌诊疗指南（2022年版）.中华消化外科杂志，21（10）：1247-1268.

中华人民共和国国家卫生健康委员会医政医管局，2022.胃癌诊疗指南（2022年版）.中华消化外科杂志，21（9）：1137-1164.

中华人民共和国国家卫生健康委员会医政医管局，2022.胰腺癌诊疗指南（2022年版）.中华消化外科杂志，21（9）：1117-1136.

中华人民共和国国家卫生健康委员会医政医管局，中华医学会肿瘤学分会，2020.中国结直肠癌诊疗规范（2020年版）.中国实用外科杂志，40（6）：601-625.

中华消化杂志编辑委员会，中华医学会消化病学分会肝胆疾病协作组，2019.中国慢性胆囊炎、胆囊结石内科诊疗共识意见（2018年）.临床肝胆病杂志，35（6）：1231-1236.

中华消化杂志编委会，2016.消化性溃疡诊断与治疗规范（2016年，西安）.中华消化杂志，36（8）：508-513.

中华医学会，中华医学会杂志社，中华医学会消化病学分会，2020.慢性腹泻基层诊疗指南（2019年）.中华全科医师杂志，19（11）：973-982.

中华医学会，中华医学会杂志社，中华医学会消化病学分会，等，2019.慢性腹痛基层诊疗指南（2019年）.中华全科医师杂志，18（7）：618-627.

中华医学会，中华医学会杂志社，中华医学会消化病学分会，等，2020.慢性便秘基层诊疗指南（2019年）.中华全科医师杂志，19（12）：1100-1107.

中华医学会病理学分会消化疾病学组，2020.胃肠道腺瘤和良性上皮性息肉的病理诊断共识.中华病理学杂志，49（1）：3-11.

中华医学会儿科学分会免疫学组，《中华儿科杂志》编辑委员会，2013.儿童过敏性紫癜循证诊治建议.中华儿科杂志，51（7）：502-507.

中华医学会儿科学分会肾脏病学组，2009.儿童常见肾脏疾病诊治循证指南（二）：紫癜性肾炎的诊治循证指南（试行）.中华儿科杂志，47（12）：911-913.

中华医学会放射学分会传染病放射学专业委员会，2018.肺结核影像学及分级诊断专家共识.新发传染病电子杂志，3（2）：118-127.

中华医学会放射学分会医学影像大数据与人工智能工作委员会，中华医学会放射学分会腹部学组，中华医学会放射学分会磁共振学组，等，2021.结直肠癌CT和MRI标注专家共识（2020）.中华放射学杂志，55（2）：111-116.

中华医学会肝病学分会，韩英，郭长存，等，2022.原发性硬化性胆管炎诊断及治疗指南（2021）.临床肝胆病杂志，28（1）：50-61.

中华医学会外科学分会胆道外科学组，2021.急性胆道系统感染的诊断和治疗指南（2021版）.中华外科杂志，59（6）：422-429.

中华医学会外科学分会胰腺外科学组，2015.胰腺囊性疾病诊治指南（2015）.中华外科杂志，53（9）：641-645.

中华医学会外科学分会胰腺外科学组，2021.中国急性胰腺炎诊治指南（2021）.中华外科杂志，59（7）：10.

中华医学会外科学分会胰腺外科学组，赵玉沛，杨尹默，等，2021.中国胰腺癌诊治指南（2021）.中国实用外科杂志，41（7）：725-738.

中华医学会消化病学分会，2017.中国慢性胃炎共识意见（2017年，上海）.中华消化杂志，37（11）：721-738.

中华医学会消化病学分会，2020.2020年中国胃食管反流病专家共识.中华消化杂志，40（10）：649-663.

中华医学会消化病学分会胃肠动力学组，中华医学会消化病学分会功能性胃肠病协作组，2019.中国慢性便秘专家共识意见（2019，广州）.中华消化杂志，39（9）：577-598.

中华医学会消化病学分会胃肠功能性疾病协作组，中华医学会消化病学分会胃肠动力学组，2020. 2020年中国肠易激综合征专家共识意见 . 中华消化杂志，40（12）：803-818.

中华医学会消化病学分会胃肠激素与黏膜屏障学组，2021. 胃肠道黏膜保护临床专家共识（2021年，福州）. 中华消化杂志，41（12）：798-811.

中华医学会消化病学分会胃肠激素与神经内分泌肿瘤学组，2021. 胃肠胰神经内分泌肿瘤诊治专家共识（2020·广州）. 中华消化杂志，41（2）：76-87.

中华医学会消化病学分会炎症性肠病学组，2018. 炎症性肠病诊断与治疗的共识意见（2018年，北京）. 中华消化杂志，38（5）：292-311.

中华医学会消化病学分会炎症性肠病学组，2022. 肠型贝赫切特综合征（肠白塞病）诊断和治疗共识意见 . 中华消化杂志，42（10）：649-658.

中华医学会消化病学分会胰腺疾病学组，《中华胰腺病杂志》编辑委员会，《中华消化杂志》编辑委员会，2019. 中国急性胰腺炎诊治指南（2019，沈阳）. 中华胰腺病杂志，19（5）：321-331.

中华医学会消化病学分会幽门螺杆菌学组，2022. 2022中国幽门螺杆菌感染治疗指南 . 中华消化杂志，42（11）：745-756.

中华医学会消化病学分会幽门螺杆菌学组，2022. 第六次全国幽门螺杆菌感染处理共识报告（非根除治疗部分）. 中华消化杂志，42（5）：289-303.

中华医学会消化内镜学分会，2016. 中国消化内镜中心安全运行专家共识意见 . 中华消化内镜杂志，33（8）：505-511.

中华医学会消化内镜学分会，中国抗癌协会肿瘤内镜学专业委员会，2015. 中国早期结直肠癌筛查及内镜诊治指南 . 中华医学杂志，95（28）：2235-2252.

中华医学会消化内镜学分会ERCP学组，中国医师协会消化医师分会胆胰学组，国家消化系统疾病临床医学研究中心，2018. 中国ERCP指南（2018版）. 中国期刊，53（11）：777-813.

中华医学会消化内镜学分会超级微创协作组，中国医师协会内镜医师分会，北京医学会消化内镜学分会，等，2021. 中国贲门失弛缓症诊治专家共识（2020，北京）. 中华消化内镜杂志，38（4）：256-275.

中华医学会消化内镜学分会结直肠学组，中国医师协会消化医师分会结直肠学组，国家消化系统疾病临床医学研究中心，2020. 下消化道出血诊治指南（2020）. 中华消化内镜杂志，37（10）：685-695.

中华医学会消化内镜学分会消化内镜隧道技术协作组，中国医师协会内镜医师分会，北京医学会消化内镜学分会，2021. 中国胃肠间质瘤内镜下诊治专家共识（2020，北京）. 中华消化内镜杂志，38（7）：505-514.

中华医学会消化内镜学分会消化系早癌内镜诊断与治疗协作组，中华医学会消化病学分会消化道肿瘤协作组，中华医学会消化内镜学分会肠道学组，等，2015. 中国早期结直肠癌及癌前病变筛查与诊治共识 . 中国期刊，50（2）：14-30.

中华医学会肿瘤学分会，中华医学会杂志社，2022. 中华医学会胃癌临床诊疗指南（2021版）. 中华医学杂志，102（16）：1169-1189.

钟嫦，周晓东，2020. 血管畸形与消化道出血的诊治研究进展 . 内科急危重症杂志，26（1）：16-18，43.

朱承睿，马晓春，2016. 抗生素相关腹泻识别与处理 . 中国实用外科杂志，36（2）：168-171.

朱佳源，谭周进，郑淘，等，2021. 艰难梭菌与抗生素相关腹泻的研究进展 . 中国感染控制杂志，20（12）：1168-1173.

邹家乐，柴宁莉，令狐恩强，等，2019. 自体皮片移植术预防食管环周早癌内镜黏膜下隧道剥离术后食管狭窄的临床研究 . 中华消化内镜杂志，36（5）：312-316.

邹峻，陈永，曲环汝，等，2021. 中国白塞综合征中西医结合诊疗专家共识（2020年）. 老年医学与保健，27（1）：14-20，29.

邹正东，2022. 胆结石的发病原因与饮食建议 . 食品与健康，34（8）：50-51.

《中华内科杂志》编辑委员会，《中华医学杂志》编辑委员会，《中华消化杂志》编辑委员会，等，2019. 急性非静脉曲张性上消化道出血诊治指南（2018 年，杭州）. 中华内科杂志，58（3）：173-180.

Abad M R A, Inoue H, Ikeda H, et al., 2019. Utilizing fourth-generation endocytoscopy and the 'enlarged nuclear sign' for *in vivo* diagnosis of early gastric cancer. Endoscopy International Open, 7（8）：E1002-E1007.

Ahmed M, 2021. Ischemic bowel disease in 2021. World Journal of Gastroenterology, 27（29）：4746-4762.

Akkoç N, 2018. Update on the epidemiology, risk factors and disease outcomes of Behçet's disease. Best Practice & Research Clinical Rheumatology, 32（2）：261-270.

Amara Y, Leppaniemi A, Catena F, et al., 2021. Diagnosis and management of small bowel obstruction in virgin abdomen：a WSES position paper. World Journal of Emergency Surgery, 16（1）：36.

Amoyel M, Belle A, Dhooge M, et al., 2022. Endoscopic management of non-ampullary duodenal adenomas. Endoscopy International Open, 10（1）：E96-E108.

Aparicio-López D, Cuadal Marzo J, Ollero Domenche L, et al., 2023. Intestinal obstruction secondary to Brunner's glands hyperplasia. Revista Espanola de Enfermedades Digestivas, 115（11）：661-662.

Apte M V, Pirola R C, Wilson J S, 2008. Individual susceptibility to alcoholic pancreatitis. Journal of Gastroenterology and Hepatology, 23（Suppl 1）：S63-S68.

Ashat M, El-Abiad R, Khashab M A, 2022. Gastric peroral endoscopic myotomy for gastroparesis：making sense of the pros. Gastrointestinal Endoscopy, 96（3）：509-511.

Association CPG of PDC of CMD, 2018. Guideline for the diagnosis and treatment of chronic pancreatitis（2018, Guangzhou）. Chinese Journal of Digestion, 38（11）：739-746.

Baiu I, Hawn M T, 2018. Choledocholithiasis. JAMA, 320（14）：1506.

Bakheet N, Cordie A, Nabil alkady M, et al., 2020. Brunner's gland adenoma is a rare cause of upper gastrointestinal bleeding：a case report and literature review. Arab Journal of Gastroenterology, 21（2）：122-124.

Bala M, Kashuk J, Moore E E, et al., 2017. Acute mesenteric ischemia：guidelines of the World Society of Emergency Surgery. World Journal of Emergency Surgery, 12（1）：38.

Barberio B, Judge C, Savarino E V, et al., 2021. Global prevalence of functional constipation according to the Rome criteria：a systematic review and meta-analysis. The Lancet Gastroenterology & Hepatology, 6（8）：638-648.

Barbosa S H B, de Filho Lázaro G C, Franco L M, et al., 2017. Agreement between different pathologists in histopathologic diagnosis of 128 gastric polyps. Arquivos de Gastroenterologia, 54（3）：263-266.

Bartlett J G, 2002. Clinical practice. antibiotic-associated diarrhea. The New England Journal of Medicine, 346（5）：334-339.

Becq A, Rahmi G, Perrod G, et al., 2017. Hemorrhagic angiodysplasia of the digestive tract：pathogenesis, diagnosis, and management. Gastrointestinal Endoscopy, 86（5）：792-806.

Birch B R, Cox S J, 1991. Spontaneous external biliary fistula uncomplicated by gallstones. Postgraduate Medical Journal, 67（786）：391-392.

Buxbaum J L, Abbas Fehmi S M, Sultan S, et al., 2019. ASGE guideline on the role of endoscopy in the evaluation and management of choledocholithiasis. Gastrointestinal Endoscopy, 89（6）：1075-1105. e15.

Camilleri M, 2022. Choosing G-POEM or other treatments for gastroparesis. Gut, 71（11）：2145-2146.

Camilleri M, Kuo B, Nguyen L, et al., 2022. ACG clinical guideline：gastroparesis. The American Journal of Gastroenterology, 117（8）：1197-1220.

Cao F, Ma T H, Liu G J, et al., 2017. Correlation between disease activity and endorectal ultrasound findings of chronic radiation proctitis. Ultrasound in Medicine & Biology, 43（10）：2182-2191.

Chatterjee A, Harmath C, Vendrami C L, et al., 2017. Reminiscing on remnants: imaging of meckel diverticulum and its complications in adults. AJR American Journal of Roentgenology, 209（5）: W287-W296.

Cheng C L, Lin C H, Liu N J, et al., 2014. Endoscopic diagnosis of cervical esophageal heterotopic gastric mucosa with conventional and narrow-band images. World Journal of Gastroenterology, 20（1）: 242-249.

Cheon J H, Kim W H, 2015. An update on the diagnosis, treatment, and prognosis of intestinal Behçet's disease. Current Opinion in Rheumatology, 27（1）: 24-31.

Cheon J H, Shin S J, Kim S W, et al., 2009. Diagnosis of intestinal Behçet's Disease. The Korean Journal of Gastroenterology = Taehan Sohwagi Hakhoe Chi, 53（3）: 187-193.

Chiu P W Y, Uedo N, Singh R, et al., 2019. An Asian consensus on standards of diagnostic upper endoscopy for neoplasia. Gut, 68（2）: 186-197.

Chong V H, 2013. Clinical significance of heterotopic gastric mucosal patch of the proximal esophagus. World Journal of Gastroenterology, 19（3）: 331-338.

Choong C K, Meyers B F, 2003. Benign esophageal tumors: Introduction, incidence, classification, and clinical features. Seminars in Thoracic and Cardiovascular Surgery, 15（1）: 3-8.

Click B, Pinsky P F, Hickey T, et al., 2018. Association of colonoscopy adenoma findings with long-term colorectal cancer incidence. JAMA, 319（19）: 2021-2031.

Cotton P B, Elta G H, Carter C R, et al., 2016. Gallbladder and sphincter of oddi disorders. Gastroenterology, 150（6）: 1420-1429. e2.

Culver E L, McIntyre A S, 2011. Sporadic duodenal polyps: classification, investigation, and management. Endoscopy, 43（2）: 144-155.

Dadoukis J, Prousalidis J, Botsios D, et al., 1998. External biliary fistula. HPB Surgery, 10（6）: 375-377.

Dekker E, Bleijenberg A, Balaguer F, 2020. Update on the World Health Organization criteria for diagnosis of serrated polyposis syndrome. Gastroenterology, 158（6）: 1520-1523.

Dekker E, Tanis P J, Vleugels J L A, et al., 2019. Colorectal cancer. Lancet, 394（10207）: 1467-1480.

Dellon E S, Gonsalves N, Abonia J P, et al., 2022. International consensus recommendations for eosinophilic gastrointestinal disease nomenclature. Clinical Gastroenterology and Hepatology, 20（11）: 2474-2484. e3.

Deprez P H, 2011. Endoscopic diagnosis and treatment of upper gastrointestinal tumors. Endoscopy, 43（11）: 966-970.

Desai M, Srinivasan S, Sundaram S, et al., 2022. Narrow-band imaging for the diagnosis of nonerosive reflux disease: an international, multicenter, randomized controlled trial. Gastrointestinal Endoscopy, 96（3）: 457-466. e3.

Destek S, Gul V O, 2019. Brunner's gland hyperplasias and hamartomas in association with *Helicobacter pylori*. Canadian Journal of Gastroenterology & Hepatology, 2019: 6340565.

Di Saverio S, Coccolini F, Galati M, et al., 2013. Bologna guidelines for diagnosis and management of adhesive small bowel obstruction（ASBO）: 2013 update of the evidence-based guidelines from the world society of emergency surgery ASBO working group. World Journal of Emergency Surgery, 8（1）: 42.

Diggs N G, Holub J L, Lieberman D A, et al., 2011. Factors that contribute to blood loss in patients with colonic angiodysplasia from a population-based study. Clinical Gastroenterology and Hepatology, 9（5）: 415-420.

Donovan J M, 1999. Physical and metabolic factors in gallstone pathogenesis. Gastroenterology Clinics of North America, 28（1）: 75-97.

Downes T J, Cheruvu M S, Karunaratne T B, et al., 2018. Pathophysiology, diagnosis, and management of chronic intestinal pseudo-obstruction. Journal of Clinical Gastroenterology，52（6）：477-489.

Drossman D A，Hasler W L，2016. Rome Ⅳ：Functional GI disorders: disorders of gut-brain interaction. Gastroenterology，150（6）：1257-1261.

Early D S，Lightdale J R，Vargo J J，et al.，2018. Guidelines for sedation and anesthesia in GI endoscopy. Gastrointestinal Endoscopy，87（2）：327-337.

Enck P，Aziz Q，Barbara G，et al.，2016. Irritable bowel syndrome. Nature Reviews Disease Primers，2：16014.

Endoscopic Classification Review Group，2005. Update on the Paris classification of superficial neoplastic lesions in the digestive tract. Endoscopy，37（6）：570-578.

Ernst O，Sergent G，Mizrahi D，et al.，1999. Biliary leaks：treatment by means of percutaneous transhepatic biliary drainage. Radiology，211（2）：345-348.

Fagan S P，Awad S S，Rahwan K，et al.，2003. Prognostic factors for the development of gangrenous cholecystitis. The American Journal of Surgery，186（5）：481-485.

Farooq P D，Urrunaga N，Tang D M，et al.，2015. Pseudomembranous colitis. Dm Disease-a-month，61（5）：181-206.

Feldman M，Friedman L S，Brandt L J，2020. Sleisenger and Fordtran's Gastrointestinal And Liver Disease：Pathophysiology，Diagnosis，Management. Amsterdam：Elsevier Health Sciences.

Ferlitsch M，Moss A，Hassan C，et al.，2017. Colorectal polypectomy and endoscopic mucosal resection（EMR）：European Society of Gastrointestinal Endoscopy（ESGE）clinical guideline. Endoscopy，49（3）：270-297.

Ford A C，Lacy B E，Talley N J，2017. Irritable Bowel Syndrome. N Engl J Med, 376（26）：2566-2578.

Forrest K，Welch C，Williams E，et al.，2006. Investigation of cholesterol gallstone disease. Lancet, 368（9540）：989-990.

Freeland J，1882. Rupture of the hepatic duct. The Lancet，119（3062）：731-732.

Fuccio L，Guido A，Laterza L，et al.，2011. Randomised clinical trial：preventive treatment with topical rectal beclomethasone dipropionate reduces post-radiation risk of bleeding in patients irradiated for prostate cancer. Alimentary Pharmacology & Therapeutics，34（6）：628-637.

Fuccio L，Hassan C，Frazzoni L，et al.，2016. Clinical outcomes following stent placement in refractory benign esophageal stricture：a systematic review and meta-analysis. Endoscopy，48（2）：141-148.

Fujiyoshi M R A，Inoue H，Fujiyoshi Y，et al.，2021. Endoscopic classifications of early gastric cancer：a literature review. Cancers，14（1）：100.

Ge Z Z，Chen H M，Gao Y J，et al.，2011. Efficacy of thalidomide for refractory gastrointestinal bleeding from vascular malformation. Gastroenterology，141（5）：1629-1637. e4.

Gomi H，Solomkin J S，Schlossberg D，et al.，2018. Tokyo guidelines 2018：antimicrobial therapy for acute cholangitis and cholecystitis. Journal of Hepato-Biliary-Pancreatic Sciences，25（1）：3-16.

Gralnek I M，Stanley A J，Morris A J，et al.，2021. Endoscopic diagnosis and management of nonvariceal upper gastrointestinal hemorrhage（NVUGIH）：European Society of Gastrointestinal Endoscopy（ESGE）guideline：update 2021. Endoscopy，53（3）：300-332.

Halpin V，Gupta A，2011. Acute cholecystitis. BMJ Clinical Evidence，2011：0411.

Hara Y，Goda K，Dobashi A，et al.，2019. Short- and long-term outcomes of endoscopically treated superficial non-ampullary duodenal epithelial tumors. World Journal of Gastroenterology，25（6）：707-718.

Hatemi I，Hatemi G，Çelik A F，2018. Gastrointestinal involvement in behçet disease. Rheumatic Diseases Clinics of North America，44（1）：45-64.

Heldwein W，Schreiner J，Pedrazzoli J，et al.，1989. Is the Forrest classification a useful tool for planning endoscopic therapy of bleeding peptic ulcers. Endoscopy，21（6）：258-262.

Hisamatsu T, Ueno F, Matsumoto T, et al., 2014. The 2nd edition of consensus statements for the diagnosis and management of intestinal Behçet's disease: indication of anti-TNFα monoclonal antibodies. Journal of Gastroenterology, 49 (1): 156-162.

Hochberger J, Koehler P, Wedi E, et al., 2014. Transplantation of mucosa from stomach to esophagus to prevent stricture after circumferential endoscopic submucosal dissection of early squamous cell. Gastroenterology, 146 (4): 906-909.

Holtmann G J, Ford A C, Talley N J, 2016. Pathophysiology of irritable bowel syndrome. The Lancet Gastroenterology & Hepatology, 1 (2): 133-146.

Hu B, Jin C C, Li H B, et al., 2016. The DNA-sensing AIM2 inflammasome controls radiation-induced cell death and tissue injury. Science, 354 (6313): 765-768.

Iqbal U, Anwar H, Scribani M, 2018. Ringer's lactate *versus* normal saline in acute pancreatitis: a systematic review and meta-analysis. Journal of Digestive Diseases, 19 (6): 335-341.

Ishihara R, Iishi H, Uedo N, et al., 2008. Comparison of EMR and endoscopic submucosal dissection for en bloc resection of early esophageal cancers in Japan. Gastrointestinal Endoscopy, 68 (6): 1066-1072.

Ito Y, Miyashiro I, Ishikawa T, et al., 2021. Determinant factors on differences in survival for gastric cancer between the United States and Japan using nationwide databases. Journal of Epidemiology, 31 (4): 241-248.

Iwakiri K, Fujiwara Y, Manabe N, et al., 2022. Evidence-based clinical practice guidelines for gastroesophageal reflux disease 2021. Journal of Gastroenterology, 57 (4): 267-285.

Jackson P, Vigiola Cruz M, 2018. Intestinal obstruction: evaluation and management. American Family Physician, 98 (6): 362-367.

Januszewicz W, Kaminski M F, 2020. Quality indicators in diagnostic upper gastrointestinal endoscopy. Therapeutic Advances in Gastroenterology, 13: 1756284820916693.

Jensen E T, Martin C F, Kappelman M D, et al., 2016. Prevalence of eosinophilic gastritis, gastroenteritis, and colitis: estimates from a national administrative database. Journal of Pediatric Gastroenterology and Nutrition, 62 (1): 36-42.

Kalaiselvan R, Theis V S, Dibb M, et al., 2014. Radiation enteritis leading to intestinal failure: 1994 patient-years of experience in a national referral centre. European Journal of Clinical Nutrition, 68 (2): 166-170.

Kamada T, Satoh K, Itoh T, et al., 2021. Evidence-based clinical practice guidelines for peptic ulcer disease 2020. Journal of Gastroenterology, 56 (4): 303-322.

Kamani L, Raj R, Ali R, et al., 2020. Brunner's gland hyperplasia: a rare cause of gastrointestinal bleeding. Clinics and Practice, 10 (2): 1267.

Kaplan G G, Windsor J W, 2021. The four epidemiological stages in the global evolution of inflammatory bowel disease. Nature Reviews Gastroenterology & Hepatology, 18 (1): 56-66.

Kassi A B F, Koffi E, Yénon K S, et al., 2017. Cholecystoparietal fistula revealed by an epigastric abscess. Case Reports in Gastroenterology, 11 (1): 225-228.

Katz P O, Dunbar K B, Schnoll-Sussman F H, et al., 2022. ACG clinical guideline for the diagnosis and management of gastroesophageal reflux disease. The American Journal of Gastroenterology, 117 (1): 27-56.

Khan M K, Islam M N, Ferdous J, et al., 2019. An overview on epidemiology of tuberculosis. Mymensingh Medical Journal, 28 (1): 259-266.

Khashab M A, Vela M F, Thosani N, et al., 2020. ASGE guideline on the management of achalasia. Gastrointestinal Endoscopy, 91 (2): 213-227. e6.

Kimura Y, Takada T, Kawarada Y, et al., 2007. Definitions, pathophysiology, and epidemiology of acute cholangitis and cholecystitis: Tokyo guidelines. Journal of Hepato-Biliary-Pancreatic Surgery, 14 (1): 15-26.

Klein A P，2021. Pancreatic cancer epidemiology：understanding the role of lifestyle and inherited risk factors. Nature Reviews Gastroenterology & Hepatology，18（7）：493-502.

Koch M，Garden O J，Padbury R，et al.，2011. Bile leakage after hepatobiliary and pancreatic surgery：a definition and grading of severity by the International Study Group of Liver Surgery. Surgery，149（5）：680-688.

Koo H L，Ajami N，Atmar R L，et al.，2010. Noroviruses：the leading cause of gastroenteritis worldwide. Discovery Medicine，10（50）：61-70.

Kovaleva J，Peters F T M，van der Mei H C，et al.，2013. Transmission of infection by flexible gastrointestinal endoscopy and bronchoscopy. Clinical Microbiology Reviews，26（2）：231-254.

Kroner P T，Brahmbhatt B S，Bartel M J，et al.，2016. Yield of double-balloon enteroscopy in the diagnosis and treatment of small bowel strictures. Digestive and Liver Disease，48（4）：446-448.

Kühn F，Schiergens T，Klar E，2020. Acute mesenteric ischemia. Visceral Medicine，36（4）：256-262.

Kumagai T，Rahman F，Smith A M，2018. The microbiome and radiation induced-bowel injury：evidence for potential mechanistic role in disease pathogenesis. Nutrients，10（10）：1405.

Lacy B E，Patel N K，2017. Rome criteria and a diagnostic approach to irritable bowel syndrome. Journal of Clinical Medicine，6（11）：99.

Laine L，Barkun A N，Saltzman J R，et al.，2021. ACG clinical guideline：upper gastrointestinal and ulcer bleeding. The American Journal of Gastroenterology，116（5）：899-917.

Lee S H，Park Y K，Lee D J，et al.，2014. Colonoscopy procedural skills and training for new beginners. World Journal of Gastroenterology，20（45）：16984-16995.

Lee S K，Lee S C，Park J W，et al.，2014. The utility of the preoperative neutrophil-to-lymphocyte ratio in predicting severe cholecystitis：a retrospective cohort study. BMC Surgery，14：100.

Leffler D A，Lamont J T，2015. Clostridium difficile infection. New England Journal of Medicine，372（16）：1539-1548.

Leung W K，Ho S S M，Suen B Y，et al.，2012. Capsule endoscopy or angiography in patients with acute overt obscure gastrointestinal bleeding：a prospective randomized study with long-term follow-up. The American Journal of Gastroenterology，107（9）：1370-1376.

Liao Z，Gao R，Xu C，et al.，2010. Indications and detection，completion，and retention rates of small-bowel capsule endoscopy：a systematic review. Gastrointestinal Endoscopy，71（2）：280-286.

Lin K J，García Rodríguez L A，Hernández-Díaz S，2011. Systematic review of peptic ulcer disease incidence rates：do studies without validation provide reliable estimates. Pharmacoepidemiology and Drug Safety，20（7）：718-728.

Liu B，Li G，2022. Progress in endoscopic and interventional treatment of esophagogastric variceal bleeding. Disease Markers，2022：2940578.

Lordick F，Carneiro F，Cascinu S，et al.，2022. Gastric cancer：ESMO clinical practice guideline for diagnosis，treatment and follow-up. Annals of Oncology，33（10）：1005-1020.

Madariaga A，Lau J，Ghoshal A，et al.，2022. MASCC multidisciplinary evidence-based recommendations for the management of malignant bowel obstruction in advanced cancer. Supportive Care in Cancer，30（6）：4711-4728.

Magaz M，Baiges A，Hernández-Gea V，2020. Precision medicine in variceal bleeding：are we there yet. Journal of Hepatology，72（4）：774-784.

Mankaney G，Rouphael C，Burke C A，2020. Serrated polyposis syndrome. Clinical Gastroenterology and Hepatology，18（4）：777-779.

Mann R，Gajendran M，Perisetti A，et al.，2021. Advanced endoscopic imaging and interventions in GERD：

an update and future directions. Frontiers in Medicine，8：728696.

Mathenge N，Osiro S，Rodriguez I I，et al.，2014. Superior mesenteric artery syndrome and its associated gastrointestinal implications. Clinical Anatomy，27（8）：1244-1252.

Matsubayashi H，Kiyozumi Y，Ishiwatari H，et al.，2019. Surveillance of individuals with a family history of pancreatic cancer and inherited cancer syndromes：a strategy for detecting early pancreatic cancers. Diagnostics，9（4）：169.

McCarty T R，Rustagi T，2018. New indications for endoscopic radiofrequency ablation. Clinical Gastroenterology and Hepatology，16（7）：1007-1017.

McFarland L V，2008. Antibiotic-associated diarrhea：epidemiology，trends and treatment. Future Microbiology，3（5）：563-578.

Mehta R S，Staller K，Chan A T，2021. Review of gastroesophageal reflux disease. JAMA，325（14）：1472.

Merrett N D，Wilson R B，Cosman P，et al.，2009. Superior mesenteric artery syndrome：diagnosis and treatment strategies. Journal of Gastrointestinal Surgery，13（2）：287-292.

Miura F，Takada T，Strasberg S M，et al.，2013. TG13 flowchart for the management of acute cholangitis and cholecystitis. Journal of Hepato-Biliary-Pancreatic Sciences，20（1）：47-54.

Mori S，Kadochi Y，Luo Y，et al.，2017. Proton pump inhibitor induced collagen expression in colonocytes is associated with collagenous colitis. World Journal of Gastroenterology，23（9）：1586-1593.

Mukai S，Itoi T，Baron T H，et al.，2017. Indications and techniques of biliary drainage for acute cholangitis in updated Tokyo guidelines 2018. Journal of Hepato-Biliary-Pancreatic Sciences，24（10）：537-549.

Navas-Campo R，Moreno-Caballero L，Ezponda Casajús A，et al.，2020. Acute mesenteric ischemia：a review of the main imaging techniques and signs. Radiología（English Edition），62（5）：336-348.

Nelson D B，2005. Recent advances in epidemiology and prevention of gastrointestinal endoscopy related infections. Current Opinion in Infectious Diseases，18（4）：326-330.

Nieto I G，Alabau J L C，2020. Immunopathogenesis of Behçet disease. Current Rheumatology Reviews，16（1）：12-20.

Ono H，Yao K S，Fujishiro M，et al.，2021. Guidelines for endoscopic submucosal dissection and endoscopic mucosal resection for early gastric cancer（second edition）. Digestive Endoscopy，33（1）：4-20.

Ortiz Requena D，Rojas C，Garcia-Buitrago M，2021. Cytological diagnosis of Brunner's gland adenoma（hyperplasia）：a diagnostic challenge. Diagnostic Cytopathology，49（6）：E222-E225.

Parc Y，Mabrut J Y，Shields C，2011. Surgical management of the duodenal manifestations of familial adenomatous polyposis. The British Journal of Surgery，98（4）：480-484.

Paris F，Fuks Z，Kang A，et al.，2001. Endothelial apoptosis as the primary lesion initiating intestinal radiation damage in mice. Science，293（5528）：293-297.

Park J J，Wolff B G，Tollefson M K，et al.，2005. Meckel diverticulum：the Mayo Clinic experience with 1476 patients（1950-2002）. Annals of Surgery，241（3）：529-533.

Patel M，Uboha N V，2021. Treatment approach to adenocarcinoma of the ampulla of Vater. Current Treatment Options in Oncology，22（11）：103.

Pea A，Riva G，Bernasconi R，et al.，2018. Ampulla of Vater carcinoma：molecular landscape and clinical implications. World Journal of Gastrointestinal Oncology，10（11）：370-380.

Pereira J，Afonso A C，Constantino J，et al.，2017. Accuracy of ultrasound in the diagnosis of acute cholecystitis with coexistent acute pancreatitis. European Journal of Trauma and Emergency Surgery，43（1）：79-83.

Phillips M S，Bonatti H，Sauer B G，et al.，2011. Elevated stricture rate following the use of fully covered self-expandable metal biliary stents for biliary leaks following liver transplantation. Endoscopy，43（6）：

512-517.

Porouhan P，Farshchian N，Dayani M，2019. Management of radiation-induced proctitis. Journal of Family Medicine and Primary Care，8（7）：2173-2178.

Raine T，Bonovas S，Burisch J，et al.，2022. ECCO guidelines on therapeutics in ulcerative colitis：medical treatment. Journal of Crohn's & Colitis，16（1）：2-17.

Reuken P A，Albig H，Rödel J，et al.，2018. Fungal infections in patients with infected pancreatic necrosis and pseudocysts：risk factors and outcome. Pancreas，47（1）：92-98.

Rizzo A，Dadduzio V，Lombardi L，et al.，2021. Ampullary carcinoma：an overview of a rare entity and discussion of current and future therapeutic challenges. Current Oncology，28（5）：3393-3402.

Ruhl C E，Everhart J E，2011. Gallstone disease is associated with increased mortality in the United States. Gastroenterology，140（2）：508-516.

Rupaimoole R，Calin G A，Lopez-Berestein G，et al.，2016. miRNA deregulation in cancer cells and the tumor microenvironment. Cancer Discovery，6（3）：235-246.

Rusu R，Ishaq S，Wong T，et al.，2018. Cervical inlet patch：new insights into diagnosis and endoscopic therapy. Frontline Gastroenterology，9（3）：214-220.

Sachan A，Mandavdhare H S，2023. EUS versus MRCP in patients with intermediate risk of choledocholithiasis：clinical and statistical viewpoint. Gut，72（1）：209-210.

Sakitani K，Toyoshima O，Watanabe H，2014. Mo1823 prevalence of heterotopic gastric mucosa in the cervical esophagus and its pathological characteristics. Gastroenterology，146（5）：S662-S663.

Salen P，Stankewicz H A，2022. Pseudomembranous Colitis//StatPearls. Treasure Island（FL）：StatPearls Publishing.

Sami S S，Al-Araji S A，Ragunath K，2014. Review article：gastrointestinal angiodysplasia—pathogenesis，diagnosis and management. Alimentary Pharmacology & Therapeutics，39（1）：15-34.

Sato H，Inoue H，Kobayashi Y，et al.，2013. Control of severe strictures after circumferential endoscopic submucosal dissection for esophageal carcinoma：oral steroid therapy with balloon dilation or balloon dilation alone. Gastrointestinal Endoscopy，78（2）：250-257.

Savarino E，Bhatia S，Roman S，et al.，2022. Achalasia. Nature Reviews Disease Primers，8（1）：28.

Schlottmann F，Patti M G，2018. Esophageal achalasia：current diagnosis and treatment. Expert Review of Gastroenterology & Hepatology，12（7）：711-721.

Schmocker R K，Lidor A O，2017. Management of non-neoplastic gastric lesions. The Surgical Clinics of North America，97（2）：387-403.

Schol J，Wauters L，Dickman R，et al.，2021. United European gastroenterology（UEG）and European Society for Neurogastroenterology and Motility（ESNM）consensus on gastroparesis. United European Gastroenterology Journal，9（3）：287-306.

Schottenfeld D，Beebe-Dimmer J，2006. Chronic inflammation：a common and important factor in the pathogenesis of neoplasia. CA，56（2）：69-83.

Seifert E，Schulte F，Stolte M，1992. Adenoma and carcinoma of the duodenum and papilla of Vater：a clinicopathologic study. The American Journal of Gastroenterology，87（1）：37-42.

Shadad A K，Sullivan F J，Martin J D，et al.，2013. Gastrointestinal radiation injury：prevention and treatment. World Journal of Gastroenterology，19（2）：199-208.

Shimamoto Y，Harima Y，2016. A case of eosinophilic gastroenteritis forming a rigid chamber mimicking giant duodenal ulcer on computed tomography imaging. The American Journal of Case Reports，17：259-263.

Shimizu J，Kubota T，Takada E，et al.，2016. Bifidobacteria abundance-featured gut microbiota compositional change in patients with behcet's disease. PLoS One，11（4）：e0153746.

Shimizu K，Ito T，Irisawa A，et al.，2022. Evidence-based clinical practice guidelines for chronic pancreatitis 2021. Journal of Gastroenterology，57（10）：709-724.

Shrestha B M，Wyman A，2006. Cholecystocolocutaneous fistula：a case report. Hepatobiliary & Pancreatic Diseases International，5（3）：462-464.

Siersema P D，de Wijkerslooth L R H，2009. Dilation of refractory benign esophageal strictures. Gastrointestinal Endoscopy，70（5）：1000-1012.

Smyth E C，Nilsson M，Grabsch H I，et al.，2020. Gastric cancer. Lancet，396：635-648.

Society of American Gastrointestinal Endoscopic Surgeons（SAGES），1993. The role of laparoscopic cholecystectomy（L. C.）. Guidelines for clinical application. Surgical Endoscopy，7：369-370.

Spaander M C W，Baron T H，Siersema P D，et al.，2016. Esophageal stenting for benign and malignant disease：European Society of Gastrointestinal Endoscopy（ESGE）clinical guideline. Endoscopy，48（10）：939-948.

Spach D H，Silverstein F E，Stamm W E，1993. Transmission of infection by gastrointestinal endoscopy and bronchoscopy. Annals of Internal Medicine，118（2）：117-128.

Srisajjakul S，Prapaisilp P，Bangchokdee S，2022. Drug-induced bowel complications and toxicities：imaging findings and pearls. Abdominal Radiology（New York），47（4）：1298-1310.

Stanley A J，Laine L，2019. Management of acute upper gastrointestinal bleeding. BMJ，364：l536.

Stigliano S，Sternby H，de Madaria E，et al.，2017. Early management of acute pancreatitis：a review of the best evidence. Digestive and Liver Disease，49（6）：585-594.

Stollman N H，Raskin J B，1999. Diverticular disease of the colon. Journal of Clinical Gastroenterology，29（3）：241-252.

Sulzer J K，Ocuin L M，2019. Cholangitis：causes，diagnosis，and management. The Surgical Clinics of North America，99（2）：175-184.

Sung H，Ferlay J，Siegel R L，et al.，2021. Global cancer statistics 2020：GLOBOCAN estimates of incidence and mortality worldwide for 36 cancers in 185 countries. CA，71（3）：209-249.

Sung J J Y，Laine L，Kuipers E J，et al.，2021. Towards personalised management for non-variceal upper gastrointestinal bleeding. Gut，70（5）：818-824.

Sung J J，Chiu P W，Chan F K L，et al.，2018. Asia-Pacific working group consensus on non-variceal upper gastrointestinal bleeding：an update 2018. Gut，67（10）：1757-1768.

Surawicz C M，Brandt L J，Binion D G，et al.，2013. Guidelines for diagnosis，treatment，and prevention of *Clostridium difficile* infections. The American Journal of Gastroenterology，108（4）：478-498.

Tahir A R M，Westhuyzen J，Dass J，et al.，2015. Hyperbaric oxygen therapy for chronic radiation-induced tissue injuries：Australasia's largest study. Asia-Pacific Journal of Clinical Oncology，11（1）：68-77.

Takada T，Strasberg S M，Solomkin J S，et al.，2013. TG13：Updated Tokyo Guidelines for the management of acute cholangitis and cholecystitis. Journal of Hepato-Biliary-Pancreatic Sciences，20（1）：1-7.

Tazuma S，Unno M，Igarashi Y，et al.，2017. Evidence-based clinical practice guidelines for cholelithiasis 2016. Journal of Gastroenterology，52（3）：276-300.

Torres J，Bonovas S，Doherty G，et al.，2020. ECCO guidelines on therapeutics in Crohn's disease：medical treatment. Journal of Crohn's & Colitis，14（1）：4-22.

Uppal V，Kreiger P，Kutsch E，2016. Eosinophilic gastroenteritis and colitis：a comprehensive review. Clinical Reviews in Allergy & Immunology，50（2）：175-188.

Urabe Y，Hiyama T，Tanaka S，et al.，2011. Advantages of endoscopic submucosal dissection versus endoscopic oblique aspiration mucosectomy for superficial esophageal tumors. Journal of Gastroenterology and Hepatology, 26（2）: 275-280.

Vaezi M F, Pandolfino J E, Yadlapati R H, et al., 2020. ACG clinical guidelines: diagnosis and management of achalasia. The American Journal of Gastroenterology, 115（9）: 1393-1411.

van Dijk L J, van Noord D, de Vries A C, et al., 2019. Clinical management of chronic mesenteric ischemia. United European Gastroenterology Journal, 7（2）: 179-188.

van horne N, Jackson J P, 2023. Superior Mesenteric Artery Syndrome//StatPearls. Treasure Island （FL）: StatPearls Publishing.

van Huijgevoort N C M, Del Chiaro M, Wolfgang C L, et al., 2019. Diagnosis and management of pancreatic cystic neoplasms: current evidence and guidelines. Nature Reviews Gastroenterology & Hepatology, 16（11）: 676-689.

Vanbiervliet G, Moss A, Arvanitakis M, et al., 2021. Endoscopic management of superficial nonampullary duodenal tumors: European Society of Gastrointestinal Endoscopy （ESGE）guideline. Endoscopy, 53（5）: 522-534.

Vriesman M H, Koppen I J N, Camilleri M, et al., 2020. Management of functional constipation in children and adults. Nature Reviews Gastroenterology & Hepatology, 17（1）: 21-39.

Wachter S, Gerstner N, Goldner G, et al., 2000. Endoscopic scoring of late rectal mucosal damage after conformal radiotherapy for prostatic carcinoma. Radiotherapy and Oncology, 54（1）: 11-19.

Walker M M, Potter M, Talley N J, 2018. Eosinophilic gastroenteritis and other eosinophilic gut diseases distal to the oesophagus. The Lancet Gastroenterology & Hepatology, 3（4）: 271-280.

Waller A, Findeis S, Lee M J, 2016. Familial adenomatous polyposis. Journal of Pediatric Genetics, 5（2）: 78-83.

Walter D, van den Berg M, Hirdes M, et al., 2018. Dilation or biodegradable stent placement for recurrent benign esophageal strictures: a randomized controlled trial. Endoscopy, 50（12）: 1146-1155.

Wang S D, You L, Dai M H, et al., 2020. Mucins in pancreatic cancer: a well-established but promising family for diagnosis, prognosis and therapy. Journal of Cellular and Molecular Medicine, 24（18）: 10279-10289.

Wang X F, Ma C, Gong F F, et al., 2018. Relationship between UGT1A1 gene polymorphisms and irinotecan-induced severe adverse events. Zhonghua Zhong Liu Za Zhi [Chinese Journal of Oncology], 40（8）: 594-599.

Watanabe K, Tanida S, Inoue N, et al., 2020. Evidence-based diagnosis and clinical practice guidelines for intestinal Behçet's disease 2020 edited by Intractable Diseases, the Health and Labour Sciences Research Grants. Journal of Gastroenterology, 55（7）: 679-700.

Williams G, Yan B M, 2010. Endoscopic ultrasonographic features of subacute radiation proctitis. Journal of Ultrasound in Medicine, 29（10）: 1495-1498.

Xu Y S, Xiong L N, Li Y N, et al., 2021. Diagnostic methods and drug therapies in patients with ischemic colitis. International Journal of Colorectal Disease, 36（1）: 47-56.

Yamada T, Ichikawa H, 1974. X-ray diagnosis of elevated lesions of the stomach. Radiology, 110（1）: 79-83.

Yamada T, Tsuji A, Onoue S, et al., 2017. Acid suppressive therapy improved symptoms due to circumferential cervical inlet patch with proton pumps （H（+）/K（+）-ATPase）. World Journal of Clinical Cases, 5（11）: 403-406.

Yamashita H, Chijiiwa K, Ogawa Y, et al., 1997. The internal biliary fistula: reappraisal of incidence, type, diagnosis and management of 33 consecutive cases. HPB Surgery, 10（3）: 143-147.

Yokoe M，Hata J，Takada T，et al.，2018. Tokyo Guidelines 2018：diagnostic criteria and severity grading of acute cholecystitis（with videos）. Journal of Hepato-Biliary-Pancreatic Sciences，25（1）：41-54.

Yokoe M，Takada T，Strasberg S M，et al.，2013. TG13 diagnostic criteria and severity grading of acute cholecystitis（with videos）. Journal of Hepato-Biliary-Pancreatic Sciences，20（1）：35-46.

Yuan Z X，Ma T H，Wang H M，et al.，2016. Colostomy is a simple and effective procedure for severe chronic radiation proctitis. World Journal of Gastroenterology，22（24）：5598-5608.

Yuanchen W，Wenbin Z，Zhuan L，2021. Explanation on the clinical guideline for chronic pancreatitis by ACG in 2020. Chinese Journal of Pancreatology，21（2）：81-84.

Zhu M H，Li H Y，Wu Y Y，et al.，2021. Brunner's gland hamartoma of the duodenum：a literature review. Advances in Therapy，38（6）：2779-2794.

Zimmer V，Lammert F，2015. Acute bacterial cholangitis. Visceral Medicine，31（3）：166-172.